精神外科学

——脑疾病治疗的新技术

Psychosurgery

New Techniques for Brain Disorders

注　意

该领域的理论知识和临床实践在不断变化。随着新的研究与经验不断扩充我们的知识结构，在实践、治疗和用药方面做出适当的改动是必要或适宜的。建议读者检查相关操作的最新信息，或查询每一药物生产厂家所提供的最新产品信息，以确定药物的推荐剂量、服用方法、服用时间以及相关禁忌证。治疗医师根据对患者的了解和相关经验，确立诊断，制定每一位患者的服药剂量和最佳治疗方法，并采取适当的安全预防措施，是其职责所在。不论是出版商还是著作者，对于在本出版物使用过程中引起的或与本出版物相关的任何个人或财产的损伤和（或）损失，均不承担任何责任。

出版者

精神外科学

——脑疾病治疗的新技术

Psychosurgery

New Techniques for Brain Disorders

原著 Marc Lévêque

主译 陆 林 孙伯民

译者 （按姓名汉语拼音排序）

陈斯婧 邓佳慧 范滕滕 何 佳 林 潇

陆 林 马运东 孟适秋 宓为峰 师 乐

孙伯民 孙艳坤 王 丰 王雪芹 徐亚辉

尹大志 岳晶丽 张陈诚 张力博

北京大学医学出版社

JINGSHEN WAIKEXUE——NAOJIBING ZHILIAO DE XINJISHU

图书在版编目（CIP）数据

精神外科学：脑疾病治疗的新技术 /（法）马克·雷维契原著；陆林，孙伯民主译 .—北京：北京大学医学出版社，2017. 8
书名原文：Psychosurgery：New Techniques for Brain Disorders
ISBN 978-7-5659-1560-4
Ⅰ．①精… Ⅱ．①马…②陆…③孙… Ⅲ．①精神障碍-神经外科手术 Ⅳ．①R651
中国版本图书馆 CIP 数据核字（2017）第 031239 号

北京市版权局著作权合同登记号：图字：01-2016-3662

精神外科学——脑疾病治疗的新技术

主　　译：陆林　孙伯民
出版发行：北京大学医学出版社（电话：010-82802230）
地　　址：（100191）北京市海淀区学院路 38 号 北京大学医学部院内
电　　话：发行部　010-82802230；图书邮购　010-82802495
网　　址：http://www. pumpress. com. cn
E - mail：mail：booksale@ bjmu. edu. cn
印　　刷：中煤（北京）印务有限公司
经　　销：新华书店
责任编辑：李　娜　**责任校对**：金彤文　**责任印制**：李　啸
开　　本：710mm×1000mm　1/16　**印张**：21. 5　**字数**：338 千字
版　　次：2017 年 8 月第 1 版　2017 年 8 月第 1 次印刷
书　　号：ISBN 978-7-5659-1560-4
定　　价：95. 00 元

中文版序言

我国著名精神病学专家、北京大学第六医院院长陆林教授，致力于精神障碍疾病的临床诊疗和研究工作多年，取得了优异成绩，在精神病学领域有重要影响。作为一名精神病学临床和科研一线专家，陆林教授认识到精神外科学的重要性，组织翻译了《精神外科学——脑疾病治疗的新技术》一书，令人钦佩。

随着社会经济快速发展和竞争压力不断增大，精神性疾病的患病率日益增长。2010 年，中国疾病预防控制中心精神卫生中心公布的数据显示，我国各类精神障碍患者达 1 亿人以上，严重精神障碍患者超过 1600 万人。虽然已有药物和心理治疗不同类型精神疾病，但仍有很多患者治疗后症状不能缓解或复发。此外，一些抗精神疾病药物还可能损伤患者的认知、记忆等脑功能，影响患者回归社会；心理治疗也常因患者配合程度不同而影响疗效。近年来，有证据表明，精神外科治疗某些精神疾病，尤其是难治性精神疾病已初显较好疗效。

精神外科学（psychosurgery）属于神经外科学的一个分支，是对脑内某些特定联系纤维或部位，采用刺激、毁损、切断等外科手段，治疗某些精神障碍的外科方法。采用外科手段治疗精神性疾病历史悠久，从新石器时期的颅骨穿孔术到中世纪时期的史料记载，人们曾不断尝试应用脑部手术治疗精神性疾病。1935 年，Fulton 等报道切断黑猩猩大脑前连合后，黑猩猩情绪反应下降，术前恐怖状态消失。受该动物实验启发，葡萄牙神经病学家 Moniz 教授与神经外科医师 Lima 施行了第一例“前额叶白质切断术”治疗严重精神病患者，开创了真正意义的“精神外科”。1949 年，Moniz 因此获得诺贝尔医学奖。1945 年至 1955 年，数以万计的精神病患者接受了外科手术治疗。但是，采用手术治疗精神性疾病，无论在学术界，抑或社会舆论界，一直存有争议。1955 年后，抗精神病药物氯丙嗪的临床应用开启了药物治疗精神疾病的新时代，精神外科学逐步衰退。随着神经解剖、神经生理、结构性和功能性影像技术、神经内分泌学的发展，形成了现代精神外科学。受深部脑刺激（deep brain stimulation，DBS）治疗运动障碍性疾病获得成功的启发，1999 年，神经外科医师 Nuttin 及其同事报道了第一例内囊前肢深部脑刺激治疗强迫症，疗效明显。深部脑刺激立体定向手术治疗精神性疾病因其定位准确、侵袭性小，从伦理学角度更容易被社会、患者及其家属接受，已经取代了传统的脑白质切断术，取得了初步成果，成为精神外科的主要治疗方法。深部脑刺激立体定向手术治疗精神性疾病的研究范围，包括强迫症、重性抑郁、双相情感障碍、抽动秽语综合征、严重的攻击性行为障碍、难以控制的有暴力行为的精神分裂症、进食障碍等。但需指出，目前深部脑刺激立体定向手术治疗精神性疾病仍处于试验性治疗阶段，缺乏对照研究，其有效性及安全性尚待进一步评估。迷走神经刺激术（vagal nerve stimulation，VNS）属于颅外神经调节，具体作用机制尚不明。由于迷走神经刺激术缺乏明确的作用靶点，临床仅应用于抑郁症、强迫症及进食障碍患者，效果亦较为温和。尽管美国已批准迷走神经刺激术可以应用于经过正规药物治疗、心理治疗、行为治疗以及电休克治疗无效的慢性或难治性抑郁患者，但目前应用有限。

我国精神外科起步较晚。20 世纪 50 年代虽有个案报道，但总体疗效欠佳。1985 年，国内陆续开展了立体定向核团毁损治疗难治性精神病，并开展深部脑刺激治疗精神疾病的研究。1987 年，在安徽合肥召开的首届全国立体定向和功能性神经外科学术会议上，交流开展精神外科经验。1988 年，全国首届精神外科研讨会在南京举行，会议对精神外科手术适应证、手术操作规范、并发症预防、评定量表应用和疗效评定等提出原则性意见，形成《全国精神外科协作组关于现代精神外科手术治疗的要求（草案）》，一致认为：立体定向手术虽然有效，但处于探索阶段，应该有限制地发展。2008 年，为规范精神外科治疗，原卫生部（现称国家卫生和计划生育委员会）发文要求加强精神外科手术治疗精神疾病的临床研究管理，指出精神外科的适应证主要为国际学术界没有争议的、经规范化非手术方式长期治疗无效的难治性强迫症、抑郁症、焦虑症，并明确指出精神分裂症等不属于精神外科手术适应证。2009 年，中华医学会功能神经外科分会、中国医师学会功能神经外科专家委员发布《精神外科临床指南（建议稿）》，再次对精神外科手术适应证和禁忌证作了详细说明。2013 年 5 月 1 日《中华人民共和国精神卫生法》的颁布实施，进一步保证了我国精神外科学的规范、健康发展。目前，国内有多家功能神经外科中心正在开展深部脑刺激治疗精神疾病的精神外科临床和科研工作。

缘于生物精神医学与社会精神医学之间的分歧，手术治疗精神性疾病一直存有争议。因此，神经外科医师在运用外科技术治疗精神疾病时，必须经独立的伦理委员会和机构审查委员会进行伦理学调查和监管，完善知情同意与告知系统，保障患者权益。精神外科学必须多学科合作，包括对神经外科医师、精神科医师、神经科医师和神经心理学医师等进行立体定向专业技术培训。同时还需要社会福利、康复、心理治疗专业人员参加。严格精神外科技术准入制度，选择有资质的医院和医师谨慎开展精神外科学研究，为一部分药物和其他治疗无效的精神疾病患者提供最后的治疗手段。不断健全精神外科治疗规范，术前充分评估和术后完善疗效评价以及并发症的监测，建立健全精神卫生监测网络，以期得到科学的随访证据。以深部脑刺激为代表的神经调控技术治疗精神疾病具有广阔前景，但其机制尚不清楚，需加强相关基础研究。精神外科学历经百余年曲折发展，在治疗精神性疾病中发挥了一定作用。但目前精神疾病和精神外科领域尚存在诸多尚待研究的问题，故仍需谨慎开展此类外科手术。

陆林教授主持翻译的《精神外科学——脑疾病治疗的新技术》全面介绍了精神外科学历史、神经解剖学基础、手术治疗方法及其在相关疾病中的应用，并从大家讳莫如深的法律和伦理问题出发，消除人们对精神外科学的疑惑，展望了精神外科学的未来发展。全书深入浅出、通俗易懂，为我国精神外科工作提供了重要的指导和参考，不仅是精神科医师、神经外科医师和全科医师等专业人员的工具书，也可作为对精神外科学感兴趣的医学生的参考用书，还可以作为精神病患者、普通民众了解精神外科的一本实用读物。

本书的各位译校人员均从事精神病学和神经外科学临床、科研与教学工作多年。译者遵从原文，结合我国精神卫生现状，力求中、英文内涵统一，并对原文中的疑问进行逐一求证，体现出严谨科学的治学态度和精益求精的职业精神。在此感谢所有为此书的出版作出贡献的医师和工作人员，他们为我国精神外科学的发展作出了贡献。

赵继宗
中国科学院院士
国家神经系统疾病临床医学研究中心主任
首都医科大学附属北京天坛医院神经外科学系主任

参 考 文 献

[1] 中国科学技术协会 . 2014—2015 神经外科学学科发展报告 . 北京：中国科学技术出版社，2016.

[2] 汪业汉，陈海宁 . 精神外科过去、现在与未来 . 立体定向和功能性神经外科杂志，2008，21（1）：52-58.

[3] 常义 . 精神外科的历史和现状 . 中华外科杂志，2007，45（24）：1661-1662.

[4] 中华医学会神经外科分会 . 精神外科临床指南（建议稿）. 中国神经精神疾病杂志，2009，35（8）：449.

[5] 何锦，赵继宗 . 精神外科学进展 . 中华医学杂志，2008，88（15）：1076-1079.

[6] 王学廉，李楠，耿宁，等 . 脑深部电刺激术治疗难治性抑郁症 2 例 . 中国神经精神疾病杂志，2013，39（11）：678-680.

[7] Elliot SV. History of psychosurgery in Samuel H. Greenblatt（Editor）：History of Neurosurgery. AANS，1997：499-516.

译者前言

21世纪是脑的世纪。近年来，欧美及中国相继推出了“脑计划”项目，旨在探索人类大脑工作机制、绘制脑活动全图和防治精神疾病等脑病，这也为我国精神疾病研究的发展提供了前所未有的机遇。精神心理疾病（精神分裂症、情感障碍、物质依赖、注意缺陷多动障碍、老年痴呆等）的患病率逐年增加，成为21世纪人类最大的健康挑战。我国患有精神和心理问题的人口比例高达17.5%，总数超过两亿人，精神疾病在我国疾病总负担排名中居首位。

应用外科方法治疗精神疾病的历史约120余年，既往的发展过程中一直伴随着争议和曲折；但是近年来，随着临床精神病学、神经外科学、神经影像学以及立体定向技术的深入研究与发展，精神疾病的神经外科治疗又逐渐得到了国际精神医学界的广泛关注。现在精神外科学的治疗靶点更为精准，手术的安全性和有效性取得了突破性进展，这是精神疾病患者的福音。2016年，加拿大心境和焦虑障碍治疗网络（CANMET）指南将神经调控治疗作为精神疾病的重要治疗方式列出，其中就包括深部脑刺激（deep brain stimulation，DBS）和迷走神经刺激术（vagal nerve stimulation，VNS）。目前，美国食品药品监督管理局（FDA）已经批准深部脑刺激应用于难治性强迫症的治疗和迷走神经刺激术应用于难治性抑郁症的治疗，但国内精神科同道对于该领域的国际前沿进展的了解相对不足。

我在参加第五届全国临床心理科建设高峰论坛期间，该书英文版作者Marc Lévêque教授希望将该书引入中国，邀请我担任中文版主译。接到邀约后，我认真通读了英文版原著，感觉受益匪浅。Marc Lévêque教授是法国巴黎Pitié-Salpêtrière医院的神经外科医师，担任过法国驻华大使馆医师，在国际上率先采用深部脑刺激治疗难治性强迫症，临床和科研成果得到了国际功能神经外科界的高度评价。由Marc Lévêque教授编写的该学术专著，总结梳理了精神外科治疗的发展史，并从多个角度阐释了精神障碍相关的神经解剖基础，详尽描述了针对不同精神障碍的神经外科治疗术式，同时将精神外科治疗领域的最新前沿进展呈现给了读者，对于精神外科治疗面临的法律和伦理面临问题也一一作答，最后展望了精神外科学广阔的发展前景。

该书的翻译工作得到了众多学术专家的指导和支持。医学泰斗赵继忠院士亲自为中文版图书作序，对此深表感谢。赵院士是享誉国内外的神经外科学专家，从事神经外科学的临床、科研和教学工作四十余载，见证了我国神经外科学的成熟壮大，也目睹了精神外科学的发展历程；在神经外科领域具有极高的学术造诣，取得了具有国际影响力的研究成果；几十年来，他已经培养了大量功能神经外科学的专家、学者，建立了很好的学术梯队，对我国精神外科学事业的发展起到了巨大的推动作用。

本书的各位译校人员均从事精神病学和功能神经外科学临床、科研与教学工作多年，他们在遵从原文的基础上，查阅了大量文献，认真听取了有关专家的意见和建议，力求中、英文内涵统一。感谢各位译者为此倾注的心血和智慧。译者们深知责任重大，唯恐疏漏，但由于翻译时间有限，难免有不妥之处，诚请各位读者在阅读过程中提出宝贵意见，使之日臻完善。

在中国，精神外科疗法还面临诸多挑战，主要包括精神外科学多学科团队的建立和发展以及专业的精神外科医师培训。此外，精神外科的一些治疗操作尚缺少统一、完善的指南和标准化流程。令人振奋的是，目前国产深部脑刺激器和国产迷走神经刺激器已先后问世，这标志着中国的精神外科学领域已逐步迈入世界前列。在未来 10 年，中国很有可能成为精神外科学领域发展最快的国家之一。与此同时，相关的研究进展也会有飞跃式提高。本书的英文版本已经得到读者的广泛认可，我相信中文版图书的出版将会对中国精神外科学事业的推广和发展具有重要意义。

陆林
北京大学第六医院院长
国家精神心理疾病临床医学研究中心主任
中国疾病预防控制中心精神卫生中心主任

原著序言一

神经外科手段能够减轻很多极度绝望的精神疾病患者的疾苦，这些传统治疗手段效果不理想的群体多年来一直受到神经外科医生、精神科医生和心理学专家的关注。本书将这些干预手段总结囊括。每一位了解“精神外科学”含义以及知晓其历史的人，均深知这其中包含正、负两方面的意义。本书详细解释了精神外科学的真实含义。开展脑外科手术的目的是改善患者的病态行为；遗憾的是，患者并非都能从手术中获益，有时仍要面对手术带来的不利影响。

到目前为止，精神疾病神经外科委员会［世界功能性神经外科学会（World Society for Stereotactic and Functional Neurosurgery，WSSFN）成立的委员会之一］的成员认为，目前这一类型的手术只能由多学科团队完成，精神科医生需要和神经外科医生以及心理医生通力合作。这类手术目前还无法增强正常的生理功能（所谓的“改善”）或预防疾病的发生，主要是减少疾病带来的痛苦。

2009 年，在多伦多的 WSSFN 大会上，对精神障碍进行神经外科手术治疗的文献报告数量远多于运动障碍，而在多年前，两者在大会上被报道的比例截然相反。

本书中，Marc Lévêque 详尽地总结和梳理了精神障碍的神经外科手术发展史，并从多个方面解释了情绪的神经解剖学。该章节的叙述使读者理解为什么某些神经外科手术技术能够得以发展。本书详细介绍了这些手术技术及其发展成果。Marc 在书中概述了精神外科治疗的精神疾病适应证，还论述了这一类手术方法相关的伦理原则并展望了此类技术在未来的发展。

综上所述，我很欣赏这本书，它宏观地综述了精神外科手术的相关知识。对于医务工作者来说，这本书十分通俗易懂，对于该领域内的专家来说也能从中有所收获。此外，书中经典的和鲜为人知的精美插图非常有吸引力。本书的法语版（我已经读过）已经得到读者的认可，我相信此书的英文版（我尚未读过）一定会受到广大读者的好评。

Bart Nuttin
鲁汶大学医院神经外科医生
鲁汶大学生物医学组研究协调员

原著序言二

对大脑这一负责思维和认知的精细器官进行手术操作，会存在侵入性和危险性。我们如何证明这一操作的合理性？在操作流程合法的前提下，如何保证能够开展适当的专业操作？当长期经受难以忍受的疾病困扰的患者决定尝试新的治疗方式，即使疗效尚未明确，他如何得到清晰的知情告知？选择放弃可能的治疗或选择尝试医疗干预都是一个复杂的抉择过程。由于治疗方案通常是试验性质的，且脑外科手术会导致判断力、注意力和行为的改变，而这三种因素是构成社会人最重要的因素，因此这种选择显得尤为困难。个人的生活质量以及人格尊严有可能受到深远的不良影响。即使初衷是为了改善或补偿机体的功能紊乱或恢复其功能，在治疗过程中也不可避免会存在问题和危险性，特别是对个人精神层面的影响。

Marc Lévêque 医生在本书中所阐述的精神外科的工作重点在于全面深入地分析各个方面的影响因素，包括科学和医疗层面，而这些因素在之前往往被低估了。Marc 医生深刻地分析并权衡了那些认为精神外科存在“不人道甚至有辱人格”的激进批评，以及另一些“危害较轻”的保守实用主义观点。在过去，精神外科学常常是一个悲剧的话题，它曾经一度遭受来自社会和道德方面的谴责，而并没有被视作一项科学的、充满人性和道德的科学研究，这使其在许多文学作品中都能找到它的身影。事实上，本书能帮助读者了解那些医学和科学决定，以及那些荒诞逻辑背后的社会、文化以及政治因素。书中所努力呈现的时代背景、动机、意识形态都进一步阐释了为什么精神外科学总是如此认真仔细、高效率、疗效良好甚至有些“过度的谨慎”。Marc Lévêque 编写的这本书是伦理学教材的典范之作，其详尽论述了多种类型的精神外科手术的步骤，这些手术将治愈那些久寻良方的患者。

这一工作具有双重意义。首先，通过使用科学的方法以及丰富的经验，调查了这一领域当下最新颖和有效的手术操作方法；其次，它检测了这一专业手术操作标准所必备的合法性、可接受性以及严谨性。很值得人们尊敬的是，即使目前的医疗环境具有挑战性，并且可替代的治疗手段仍然有限，但是患者仍然愿意尝试。每次当我们对疾病的了解有所转变时，我们的治疗模式就会越来越个性化，患者的权利和喜好也会日益被纳入考虑范围，并且疾病对生活质量的影响和患者的个人环境也更为重要。精神外科工作者考查了这些问题并提供了一套严谨实用的应用框架。它对手术伦理维度的考查十分严格，其中包括自主权、知情同意等，这些原则问题常常会给医生带来挑战，甚至到“崩溃”的边缘。那么手术中所采取的安全措施是如何保护处于弱势的患者和家属呢？如何制订相关的伦理道德指导方针呢？由谁负责密切关注此类手术的问题呢？

2011 年 7 月 7 日，在投票产生第 2011–814 号法案前，人们关于生物伦理学进行了激烈的讨论。今天这项法案应用于神经科学之前，并没有详细地审查，其民主权利、个体的自由等应用于生物医药的目的远大于治疗患者。因此，这一框架不足以解决目前的问题。比如，框架理论的目的是使人性高于一切，打破传统的观念，将生命系统的能力提升到至今无法匹及的高度。整合人脑与其他资源，比如微型计算机，将颠覆我们对于“人类能力”的概念，与此同时也将彻底改变我们与周围事物之间的关系。为了维护公共利益以及我们作为人类的身份，我们所应履行和捍卫的道德义务和责任是什么？

Marc Lévêque 为我们提供了一次共同帮助那些受疾病折磨的人们的机会，这也是一个充满挑战的责任。这些患者身心受到疾病的摧残。疾病不仅改变了他们的生活质量，也改变了他们的生存状态。Marc 在手术治疗时表现出高度的敏锐和智慧、对患者焦虑的重视、高度的执行能力和社会责任感，这些一直都在指导医学实践。正因为如此，我们荣幸地邀请 Marc 向我们介绍他的工作，呼吁给予患者及其家属更多的理解和帮助。“人类的利益和福祉是优于社会或科学的单一利益”[1] 的理念将始终置于前列。Marc 医生为我们提供了一次了解科学进展以及医学治疗真正内涵的机会。其目的是警示我们手术的固有危险，如果不能满怀责任感地小心处理，可能会危及患者的意识和生活自由。当我们无视患者的困境或忽视存在的问题时，都可能导致手术危险的发生。事实上，不论是忽视问题或者滥用医疗手段，都会将患者置于危险的境地。这本书详尽地叙述了如何为他人考虑从而真正实现医学治疗中的道德实践。

Emmanuel Hirsch

思想家

生物医学伦理学教授

法国 AP-HP 伦理中心主任

---

1 《保护人类权利和尊严公约》中关于《生物和医学应用：人类权利和生物医学公约》，奥维耶多，4. IV. 1997。

法语版序言

精神外科学是功能神经外科领域快速发展的一门学科。一方面，是由于神经科学的快速发展，并且人们对脑功能有了深入了解；另一方面，在过去的几年时间里，神经外科多项技术取得了突飞猛进的发展，使我们的操作流程更加安全、有效，治疗结果更加有说服力，例如深部脑刺激，对于只伴有轻度并发症的神经系统疾病（包括帕金森病、肌张力障碍和特发性震颤）疗效显著。由于这种治疗没有脑部永久性损伤、可精细调节效果和可逆转不良反应，使得此种治疗方法成为某些神经精神疾病治疗的必然选择。这个引人入胜的医学领域即将迎来一个新的时代。

总结概括该领域相关工作的专业论著的出版，包括对最新研究成果的解释以及对未来潜在临床治疗的预测，都是必然的。

非常感谢 Marc 医生给我这个机会为本书作序，并允许我参与全书的内容编写。相信这个充满挑战的专业领域的所有同道们会期待我与他们分享我的观点。在这本内容丰富、结构清晰的著作中，我们将提供详尽的参考资料以及大量有意义的相关信息。

患者和家属同样也能从本书中获益，发现大量有价值的信息。总而言之，本书撰写的目的是为了促进大众对神经生物学以及神经精神疾病的了解，以便更好地改善患者的生活。

Philippe Cornu

法国巴黎 Pitié-Salpêtrière 医院神经外科主任

缩略词汇表

AC-PC	anterior-posterior commissure	前-后连合
ACTH	adrenocorticotropic hormone	促肾上腺皮质激素
BDNF	brain-derived neurotrophic factor	脑源性神经营养因子
BPD	borderline personality disorder	边缘型人格障碍
CRF	corticotropin-releasing factor	促肾上腺皮质激素释放因子
DBS	deep brain stimulation	深部脑刺激
EEG	electroencephalogram	脑电图
FDA	Food and Drug Administration	食品药品监督管理局
GABA	gamma-aminobutyric acid	γ-氨基丁酸
GAF	Global Assessment of Functioning	整体功能评估
GPe	globus pallidus external	外侧苍白球
GPi	globus pallidus internal	内侧苍白球
HFS	high-frequency stimulation	高频刺激
HPA	hypothalamic-pituitary-adrenal	下丘脑-垂体-肾上腺
HRSD	Hamilton Rating Scale for Depression	汉密尔顿抑郁量表
MRI	magnetic resonance imaging	磁共振成像
NBIC	nanotechnology biotechnology information technology and cognitive science	纳米技术、生物技术、信息技术和认知科学
OCD	obsessive compulsive disorder	强迫症
PET	positron emission tomography	正电子发射断层成像
PTSD	post-traumatic stress disorder	创伤后应激障碍
STN	subthalamic nucleus	底丘脑核
TRD	treatment-refractory depression	难治性抑郁
VNS	vagus nerve stimulation	迷走神经刺激术
Y-BOCS	Yale-Brown Obsessive Compulsive Scale	耶鲁-布朗强迫量表

目　录

概述

精神外科学或手术方法治疗精神疾病是医学中饱受争议的方向。如今，感谢神经科学在过去数十年间取得的惊人发展，包括新的技术、精神外科手术（或称为神经调控），使其迈入医学进步的前列。深部脑刺激这项技术初期应用于治疗帕金森病，如今也应用于治疗强迫症、难治性抑郁症、成瘾、严重的神经性厌食症、抽动秽语综合征以及某些类型的攻击行为。

在过去的12年里，脑功能影像学技术的适应证数量稳步增加，并显示出新的潜在应用，包括诊疗脑表浅层和深层疾病。诸如脑刺激和迷走神经刺激术等其他技术也得到了发展。然而，一些极具潜力的新兴技术如纳米技术、生物工程技术、信息工程技术、认知神经科学，这些所谓的“大认知科学汇集”的兴起，能够对那些目前疗效欠佳的治疗方法起到巨大的变革作用。

有趣的是，尽管生物科学方面的文章在过去的几十年中呈指数递增，但其取得的成果和意义仅被神经外科医生、神经内科医生和精神科医生所知晓，很少被大众和媒体所了解。这又是为什么呢？首先，这些新兴技术只适用于很少一部分患者；其次，科学界为这些未知的改变和公众的舆论导向而担心。事实上，白质切断术的悲剧结果给大众对精神外科学的理解蒙上了一层阴影。然而，当今的技术已经和过去不能同日而语了。深部脑刺激的效应是可逆转的，现代医疗技术所造成的创口十分精确，不会对大脑造成损伤，而20世纪50年代的技术所造成的损伤甚至会影响患者的人格。那么科学界如此担忧、谨慎的原因又是什么呢？很有可能是出于对公众抵制态度的恐惧。公众接触的转基因食品和干细胞研究越多，对它们的抵制态度就越强烈。尽管有如此强烈的担忧，但是相关的研究却有增无减并引导着研究模式的转移。神经科学家、伦理学家Nicolas Kopp说道：“我们应该对未来的技术感到前景黯淡吗？当然不用！我认为我们应该对此保持谨慎的态度。我们必须明白：首先，媒体会助长大众的恐惧心理；其次，公众对科学知识的了解还很不全面；最后，我们必须谨慎对待伦理和科学，特别是毒理学、心理学和社会学等学科。对转基因食品的争论一再告诫我们，以上问题要认真考虑。”[1]

本书的目的是让那些发表于专业期刊的神经外科、精神外科、神经科学以及生物伦理学研究成果能够被普通大众所熟知，让这些科学成果不仅仅存在于科学家的小圈子里。书中涉及大量知识成果，汇集了过去5年的会议报告、对医生和研究人员的访谈以及我个人对精神病学、普通神经外科学、功能神经外科学以及立体定位技术的研究。

为了帮助读者更好地了解本书并学习书中的知识，本书按内容分为六个章节。书中某些内容会有少量的重叠，以便让读者在没有通读全书的前提下，也能对各个章节所叙述的内容完全理解，比如关于手术技术和解剖学靶标的描述。

第一章“备受争议的历史”，内容从疯狂的中世纪和悲剧的白质切断术流行，到第二次世界大战结束，再到21世纪本领域最新的研究发现，这一系统的历史回顾能够帮助读者了解，为何这一学科在过去受到公众的强烈反对，但如今仍持续发展，以及当代的科学家是如何从过去的错误和成功中吸取经验的。了解脑的解剖学知识和调节情感的生物化学环路，将有助于更好地了解本学科的历史，并理解在过去几十年中取得的进步。本书的第二章将会详细论述相关的解剖学和调控环路知识。

第三章将根据解剖结构对手术操作进行划分，并讲述不同手术技术的细节、适应证以及并发症。对于一些有损伤性的手术、深部脑刺激、皮质刺激或迷走神经刺激术、神经精神机制以及科学理解瓶颈，我们将分节专门论述。

第四章综述了重症精神疾病的病理学改变。精神外科的发展和进步已经或即将使此类疾病的治疗和研究从中获益。临床概念将和流行病学数据一并讲述。讲述内容还包括对病理生理学机制的详细阐述。最后，本章节还综述了与精神疾病相关的目前已经应用和仍在探索中的解剖学靶标。

第五章讨论了现代生物伦理学所关注的人的自主、行善、不伤害和公正原则，并讨论了精神外科科学研究和科学发展是如何摆脱这些生物伦理原则的。各种各样的伦理保护方式已经孕育而生来保护公众。本章节我们也将就此展开讨论。

最后，第六章用相同的篇幅讲述科学幻想和科学事实。在每个领域取得惊人科学进展的同时，都促进了其他领域的发展，包括纳米技术、信息技术和生物技术的结合以及认知科学，这些技术的高速发展都为认知科学的汇集铺平了道路。科学发展的链式效应在未来的20年时间里，会促使人类在健康方面取得长足的进步甚至强化人类自身。Lozano的研究团队在多伦多通过下丘脑刺激治疗肥胖症患者时偶然发现，这一操作能够增强患者的记忆唤起能力[2]（在先前的研究中，刺激大脑内嗅区能产生相似的效果）。这一强化人体效应的结果会促使人们思考社会哲学的概念，包括世界改良论或超人论。

无论是“好人”还是“坏人”，都常常将精神外科学置于争论的风口浪尖，因此精神外科学界必须进行长期的斗争。在1954年，Jacques Le Beau的著作《精神外科的心理功能》一书中写道：“任何涉及心理功能的内容都是滋生指责的温床。”Salpêtrière医院的神经外科医生，以及精神科医生Baruk[4]，将那些不明事理而又冲动的批评者分成三类：第一类，倡导神学论，我们无法对他们的想法进行分析，这类人的想法已经过时了；第二类，污蔑临床治疗和统计评估缺乏评判标准，这类人的想法也已经过时；第三类，在道德层面进行反对，包括近日的道德警告等，这类人的想法需要我们关注。为了让伦理层面的反击更为有效，精神外科学界必须清楚地认识到，仅仅依靠现代的医学技术是远远不够的。关于主要解剖原理、外科手术以及治疗原则的最新进展，必须让公众熟知。本书不只是为精神外科学家和他们的患者解惑答疑，而且也让公众了解精神外科学的本来面貌。

参考文献

1. Kopp N (2007) Neuroethique et nanotechnologies. In: Hervé C (ed) La nanomedecine: Enjeux éthiques, juridiques et normatifs. Dalloz, Paris
2. Hamani C, McAndrews MP, Cohn M, et al (2008) Memory enhancement induced by hypothalamic/fornix deep brain stimulation. Ann Neurol 63: 119-123
3. Le Beau JC, Gaches M, Rosier J (1954) Psycho- chirurgie et fonctions mentales: Techniquesrésultats applications physiologiques. Masson, Paris
4. Baruk H (1951) [Medico-legal and moral problems of psychosurgery]. Ann Med Psychol (Paris) 109: 472-474

第一章
备受争议的历史

摘要 精神外科诞生的时代背景是如何管理那些无法治疗的精神障碍患者。在1935年，神经科学领域的拓荒者、葡萄牙神经科学家Moniz发明了前额叶脑白质切断术，并因此在15年后获得了诺贝尔奖。精神外科学迎来其发展的高潮是在20世纪50年代初期，全世界进行了超过6万例手术。从那以后，大脑额叶手术发展出两个不同的分支：单纯毁损型和选择性毁损型。第一类，单纯毁损型，由美国人Walter Freeman发明，他普及了经眶额叶切断术，使这一操作能够在手术室以外进行，进而大大增加了这一术式的可行性；第二类，选择性毁损型，此类发展的初衷是为了减少手术带来的副作用、认知改变和人格改变。此类手术中明确靶点的操作，包括内囊前肢毁损术和扣带回毁损术一直沿用至今。在1955年以后，随着精神药理学的发展和取得的成果，外科手术被人们逐渐弃用。直到20世纪60年代末期，由于对某些患者治疗效果欠佳以及手术方法的改良，比如立体定位技术的发展，精神外科又重新被人们所重视。然而，精神外科的复兴是短暂的，由于技术的滥用、公众的高度警惕以及出于对“精神控制”独裁主义的恐惧，精神外科被严格限制使用，甚至在某些地区被明令禁止。自从1999年起，深部脑刺激在帕金森病患者治疗中成功应用，这为后续治疗严重的精神疾病，包括强迫症等提供了全新的治疗理念。如今，基于神经调控技术的治疗手段已经重塑了精神外科领域。

精神类疾病手术的开端

从第一例颅骨环钻术到 Hippocrates

第一例颅骨钻孔操作可以追溯到公元前 5100 年的新石器时期。虽然我们无法猜测这种操作在当时的用途，但能够从颅骨周围的伤痕中辨别出“患者”在“术后”依然存活[1-2]。这类操作存在的证据遍布整个大陆地区：欧洲、西伯利亚、北非、阿比西尼亚、美拉尼西亚、新西兰、秘鲁和玻利维亚[3]。然而，第一次有记录的手术操作出现的时间要远远晚于此。公元前 1500 年，第一位进行外科手术的医生对手术内容记录如下：“通过钻孔术释放囚禁于身体中的灵魂”“真正的痛苦、忧伤或者释放恶魔”[4]。Hippocrates 是第一位对颅骨钻孔术提出适应证的人，并列举了详细的操作流程和必备的器械。一位来自帕加马角斗学校的内科医生 Galen（公元 129—201 年），通过角斗士的伤口来窥探身体的结构，也是第一位研究神经解剖的人。他所具备的解剖学知识激励他进行一个又一个大胆的手术操作，包括脑手术。他认为大脑是“人体器官的君主”，是一切思考、意识和感觉的来源。而 Aristotelian 认为心脏才是人体器官的中心，Galen 的观点与之相悖[1]。

中世纪“疯狂的石头”：一幅绘画作品中的故事

早在 1170 年，意大利帕尔马的 Roger 医生在他的著作《手术实践》一书中记录，为治疗抑郁的患者，在头顶部做十字形的切口并穿透头骨使得“有害的体液”能够流出。尽管如此，像这样的记录在中世纪时期仍然很少。很大程度上，我们只有有关治疗精神疾病的绘画作品。许多画家生动地记录了患者进行切除术的状态，这一画面的原始状态可以从

1 Aristotelian 的观点经过很长时间才被公众所接受。这一古老的概念在我们现今的生活中有所折射，比如某些词语：“用心学习”“你打动了我的心”“铁石心肠”。这些词语的概念可能源于我们不同的情绪体验时心率的变化以及脉搏的加快。心脏的这些变化与大脑的平静反应呈鲜明的对比。

绘画作品中想象出来。在这一时期，切除术是治疗此类疾病的重要方法。其中最著名的绘画作品是 Hieronymus Bosch 的《取出疯狂的石头》，这幅画对手术进行了些许描述（图 1.1）[5-6]。仲夏季，在一个田园中，一个理发师式的外科医生从一位被固定在椅子上的人头骨中取出组织，旁边一位修道士和修女正注视着他。图片中描述的那位穿戴烟囱样礼帽的人显然是一位精神病医生。有趣的是，并不像图画标题描述的那样，从头骨中取出的并不是一块石头，而是一朵郁金香。如果采用哥特式的命名，那么将上述题目翻译后是“主人，取走石头，我的名字是 Lubbert das”，在荷兰语中 Lubbert das 的意思是傻瓜。患者名称的寓意是谴责当时利用疾病谋取私利的人。取石术是一项著名的医疗手术方法，在 Bosch 的有生之年被用于治疗精神疾病。石头象征着疯狂，人们相信当石头被取出时，疯狂就会终结。人们认为治愈疯狂的唯一方法就是将其从大脑中移除。不论这种做法是治疗范式、设计、象征，还是艺术的幻想，疯狂的石头仍然是个谜。尽管许多绘画作品描绘了这一主题，特别是 15 世纪和 17 世纪荷兰和法兰西的学院[1]，但是医学背景的主题资料仍然欠缺。资料的唯一来源就是人物的肖像[7]。尽管如此，我们猜测图画中所示的手术仅为表浅的手术操作，而并非真正的手术。首先，垂直的切口应在前额头皮的中部。在这样的切口下，术者可以通过手部的小动作而拿出一块小石头样的骨头，从而向患者证明介入手术操作是多么成功。这当然是一种骗术，不过从侧面提示我们安慰剂效应的作用。然而，当时没有人了解什么是安慰剂效应，结果使得这种骗术广为流传。虽然在 19 世纪，神经病学和神经解剖学的贡献已经被大众所熟知，但是从心理学角度记录手术实属罕见。有两个著名的例外：Robert Burton 和 Thomas Willis。Robert Burton[8]在其 1621 年的著作《忧郁解剖》一书中为颅骨钻孔术辩护，目的是释放“煤烟色的蒸汽”；1664 年，牛津大学著名的解剖学家 Thomas Willis 在其著作《大脑解剖学》中推荐颅骨钻孔术与麦芽汁提取物[2]一起可用来治疗严重的忧郁症[9]。虽然这类手术在绘画中经常见到，但是这类手术由于存在较高的死亡率而难以大范围开展。

1　这项工作由以下作者共同完成：Carel Allard，Jérôme Bosch，Andries Both，Pieter Brueghel，Adriaen Brouwer，Jan de Bray，Théodore de Bry，De Wael，A. Diepraem，Frans Hals，Pieter de Huys，Jan Steen，David Téniers，Jan Van Der Bruggen，Jan Van Hemessen，Franz Van Mieris，Jan Van Mieris and Nicolas Weydmans.

2　一种传统的农作物，常用来治疗轻度抑郁，其效果在今天已被认可。

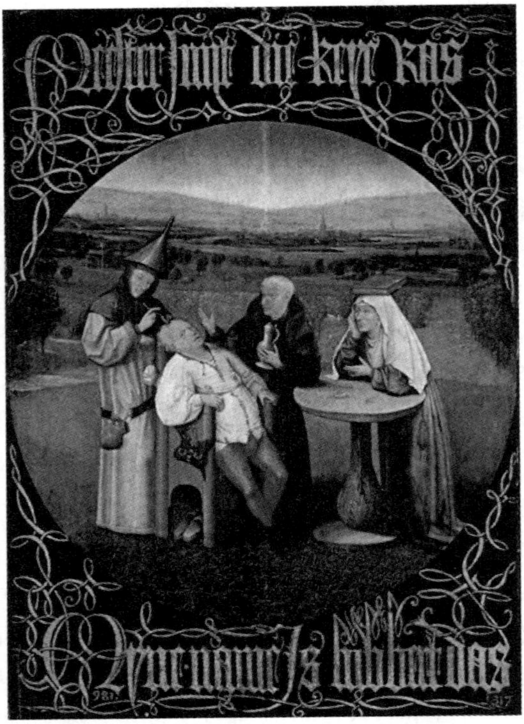

图 1.1　Hieronymus Bosch 的作品《取出疯狂的石头》

19 世纪与第一次科学观察

颅骨手术从 Hippocrates 时代到 19 世纪末期进步甚微，直到 1887 年[1]，英国人 Victor Horsley 和美国人 Harvey Cushing 的出现以及神经外科学的诞生。感谢解剖学、生理学、临床诊断学对神经系统的卓越贡献，使得后续的研究者能够更好地了解为什么以及如何通过脑调控轴影响某一脑区或者临床症状[10]。Pasteur 发明青霉素后大大降低了手术打开脑膜后的感染率，促进了神经外科学的发展。Paul Broca 和 Carl Wernicke 通过临床观察头盖骨外伤和尸检报告，更精细地理解了大脑皮质的功能，建立了脑损伤和行为学改变之间的联系。

1　在 1887 年，Horsley 是第一位进行脊柱肿瘤切除术的人，著名的 William Osler 评论道，“Horsley 的手术是整个外科手术历史中最光辉的一笔。”

Phineas Gage 案例——著名的医学伤害事件

虽然我们无法断言 Gage 事件对初期的精神外科学发展所造成的影响，但这一事件在日后被广为引用[11]。在 1848 年，年轻外向的 Gage 在铁路建筑工地上班，一次偶然的意外中，一根金属管贯穿了他的前部头骨（图 1.2）。然而，他却奇迹般地存活下来并且智力水平没有受到任何影响。但是从那以后，“Gage 不再是以前的 Gage 了”[12]。在余下的 12 年中，Gage 一直生活在行为“失抑制”状态，这种生活状态使得他无法思考或做抉择。通过不断的观察，发现 Gage 脑损伤所导致的行为改变逐渐显现。与此同时，精神科医生倾尽全力寻找治疗方法，他们提供各种有创造性的方案，均以失败告终[1]。

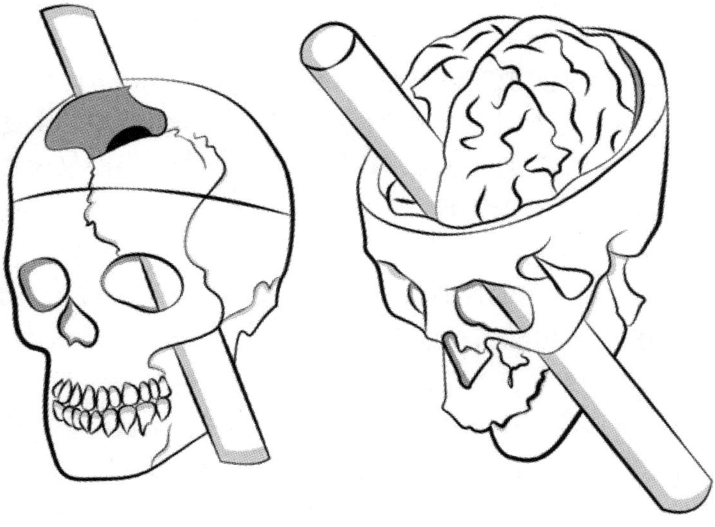

图 1.2　Phineas Gage 的颅骨和金属管的轨迹

1　精神科医生所采取的一系列疯狂的各式各样的治疗方法，被 Quétel 记录在他《疯狂的历史》一书中。他讲述了一例 33 岁的患者：“他被诊断为非常严重且持续发作的躁狂症伴有极度的持续性攻击行为，而被囚禁在法国卡昂的 Bon Sauveur 医院里，我们为他进行局部和全身性的放血，让其服用泻药、每日洗澡，并长期给予高剂量的洋地黄制剂。尽管如此，患者仍然没有平静下来。我们隔离他 1 个月后，在其颈后部埋线（这是一种人造的皮肤溃烂方法，通过局部皮肤坏死化脓导致溃烂）；但是 3 个月后，患者的激动情绪仍然存在。我们采用汞疗法，结果依然无效。在我们使用其他方法将患者治好前，患者于 1849 年 7 月死于霍乱。”（Quétel，C. 2009. Story of Madness. Tallandier）

精神外科医生 Gottlieb Burckhardt

大胆的 Gottlieb Burckhardt 是精神外科的先驱者（图 1.3），他是瑞士 Prefargier 收容所的一名精神科医生。尽管他不是一名外科医生，但他是第一个钻开人脑颅骨“为了将疾病连根拔除的人”[13]。他的目的是“让那些情绪激动的疯子安静下来”[14]。1891 年，他发表了一篇对 6 个精神病患者进行手术治疗的病例报告[15]。基于当时背景下的生理学知识，特别是基于 Mairet 医生的观察[16]，Mairet 医生曾经发现幻听症的患者存在过度增大的颞叶，并推测这种错乱的感觉源自感觉中枢的异常；他还推测是否切除部分大脑皮质就能消除与问题脑部的联系。Bwrckhardt 对先前治疗无效的慢性患者以及那些神经运动过度兴奋而无法进入收容所的患者进行手术。Bwrckhardt 在给予患者全身麻醉后，在其医疗助手的帮助下进行手术。

经过 2 ~4 h，他们取下患者的一片头骨。随后，用小勺剥出大约 10 g 的颞叶皮质组织，但有时也会取自额叶皮质。关于患者术后恢复以及神经功能缺陷的信息，我们几乎无从得知[17]。我们能知道的仅仅是其中一个患者在术后抽搐了 6 天后死亡，另一位患者在术后出现了严重的惊厥而不得不用溴化物控制。第 3 位患者在手术出院 1 年后自杀，与此同时，通过其留下的物品，我们推断这位患者的躁动症状有所减轻。1889 年，瑞士精神病医生在柏林医学会议上讲述他的发现时，他的法国同行 Semelaigne 提出异议[19]，并愤怒地质问他：“这样的手术什么时候才能终止？患者真的有必要被移除运动皮质吗？”[20] 同样，圣彼得堡的神经外科医生 Estonian 在 1906—1910 年做过相似的尝试，通过切除额顶叶白质使 3 名躁狂和癫痫的患者安静下来[21-22]。1907 年，在催眠与心理学大会上，法国外科医生 E. Doyen[1] 推荐在治疗智力障碍的儿童患者时使用局部颅骨切除减压术[2]，他认为这样可以使得大脑摆脱骨质围栏的限制。然而他声称的成效“快速且惊人”的手术似乎并未奏效[23]。

1　Doyen 医生改进了手术技术并发明了外科手术记录电影，使得法国兰斯的外科手术名扬四方。他发明了分离式环切术：当骨钻钻穿头骨，停止旋转时其尖部刚好到达骨膜，进而可以进行后续的神经外科手术。

2　这种钻孔手术技术包括消融部分颅骨顶。

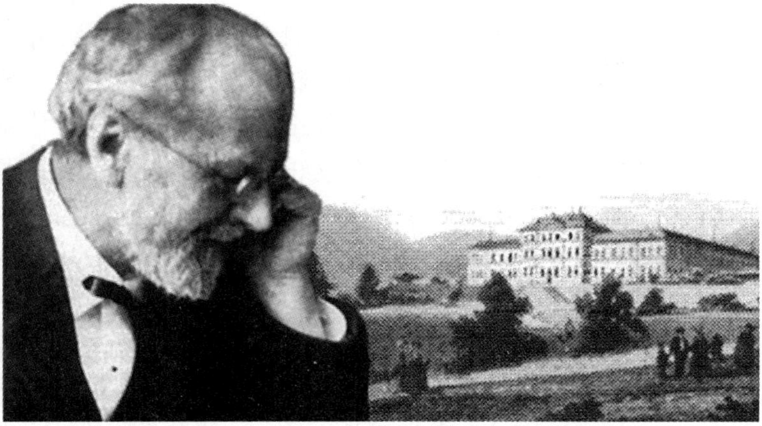

图 1.3　Gottlieb Burckhardt

精神疾病的“休克疗法”

在精神疾病治疗的历史中，收容所是仅比监狱牢房稍大一点的地方，淋雨和从樟脑中提取的溴化物则是治疗的唯一方法。一些暴力的收容者会让患者穿上束缚衣，而待遇好些的收容所会准备软垫病房。对于治疗方法的开发，精神科医生想尽办法填补治疗方法的空缺。1917 年，J. Wagner-Jauregg 医生为他的精神疾病患者发明的感染发热疗法就是其中一种[24]。这位奥地利神经精神科医生发现一位患者在感染发热传染病后，其精神症状有所改善。他随后给一组患者注射疟疾病毒（这是因为疟疾会伴有发热并且给予奎宁治疗）。这一疗法在青霉素问世前一直在使用，并且在 1927 年，其发明者凭借此技术获得诺贝尔医学奖，这是此奖项唯一一次授予精神科医生。同年，波兰精神科医生 M. Sackel 提出用胰岛素休克疗法治疗精神错乱[25]，他认为胰岛素休克治疗代表未来的精神疾病治疗方法[26]。后来，通过一系列“补糖”并在护士的严密观察下，患者能够从低血糖症状中恢复过来，但往往伴有痉挛。直到 20 世纪 60 年代，这种进入短暂的无意识状态的方法被医院接受并使用。这种方法认为患者从无意识状态中恢复时会变得平静并且容易接受精神疾病的治疗。

几年前，“coloido[1]”休克和“pneumoshocks[2]”也被医生尝试使用，但是在中途被迫停止，主要是由于其并发症和有限的疗效。在1934年，匈牙利精神科学家L. von Meduna推测在癫痫和精神分裂症之间存在一种生物源性的拮抗作用，通过使用卡地李唑® 治疗产生抽搐样反应。休克治疗的方法在一小部分精神疾病患者中具有较好的疗效，但是由于其偶发的极度严重的抽搐反应，迫使人们放弃了这种疗法。然而，抽搐反应的出现也促使临床技术不断改进。在20世纪之交，Babinski在Salpêtrière医院工作时，为那些已经尝试过所有其他方法（水疗法、阿片疗法、高剂量颠茄疗法）均无效的抑郁障碍患者进行电刺激治疗。他发现电刺激疗法“通过某种方式改变了大脑的定位并恢复了大脑的平衡”[28]。1938年，就职于罗马大学的Cerletti受到先前研究的启发，打算用电流的方法代替卡地李唑产生抽搐。他一共进行了11场电抽搐治疗精神分裂症的演示并取得了巨大的成功。他的电休克疗法（electroconvulsive therapy，ECT）被迅速传播。到了1940年，研究发现肌肉收缩没有任何治疗益处时，人们在后续治疗时会联合使用肌肉松弛剂箭毒碱。所有的休克治疗方法中，只有电休克疗法一直沿用至今。电休克疗法在如今使用时，会将患者全身麻醉并联合箭毒碱，在治疗抑郁症和谵妄型抑郁症时有很好的疗效，我们在后续的章节中会继续讨论这两种疾病[29]。与此同时，精神病学在不断地向前发展，从一个纯粹的哲学范畴转变为医学领域。某些精神疾病的发病原因如今已经明确，这将有助于越来越多的患者逐渐康复。治疗全身性麻痹或梅毒性脑膜炎的方法，也受益于疟疾治疗和发热治疗并逐步完善。精神疾病的各种发病机制，包括内分泌问题、中毒、先天缺陷或感染，都被人们所发现；Baruk能够治疗“大肠埃希菌源性”的紧张综合征。Puech于1939年在Saint-Anne医院建立“神经-精神-外科”部门，并著有《精神外科简介》一书[30]，书中还记载了Puech所发明的镇静药物苯巴比妥（鲁米那®）以及另外一种抗痉挛药物，这种新的药物也许能将精神疾病患者从效应缓慢的溴化物中解脱出来。另外，弗洛伊德理论的发现以及精神分析法的应用，使得经典的精神心理治疗方法改头换面，为精神疾病的治疗迎来了新的曙光。

1　注射多种可能导致过敏性休克的混合物。

2　相当于气脑造影或向侧心房灌注气体。

精神外科学的诞生

1910 年，精神病学家 Bernard Hollander 在伦敦出版了一本名为《脑疾病的精神症状》的著作。1935 年，William Penfield 在蒙特利尔报道了摘除大脑额叶肿块或囊肿能够改善精神症状[31]。这些发现提示我们额叶区在个体情绪和行为中的重要作用。神经外科医生 P. Wertheimer 在 1950 年对这一学科清晰地认识道："如果没有神经外科，没有相关的研究成果提供支持，精神外科学是不可能诞生的。这是一个年轻的充满活力的学科分支。这一学科的知识是通过对手术病例的严格观察，对颅骨外伤、脑额叶损伤以及对脑萎缩等病例经验的收集汇总而得出的。"里昂著名的内科医生对此补充道："这些资料需要我们的高度重视，内容涉及额叶脑功能和丘脑额叶连接的重要性。前额叶脑区似乎是个体未来的投射，它是未来脑区；它调控着想象中的自己；参与个体的期望和内省。丘脑参与情绪的组成，而何种情绪反应则由前额叶脑区决定，前额叶缺失的患者会表现出欣快、冷漠、缺乏自控力以及社交敏感；虽然智力受损较少，但是综合以及分析能力明显受损；情绪反应的阈值降低……功能外科手术减少了患者对未来和死亡的焦虑。这种安全感的价值在某种程度上不被重视。事实上，手术产生了一种退化的状态。简单说来，手术将个体带回现实，它将他们面对面地置于日常生活的现实中。将个体的情感从生活环境中剥离出来。这似乎能够治疗焦虑、紧张和痛苦的内省。"[32]耶鲁大学的 Fulton 在其首创性的研究工作中用灵长类动物总结得出相同的临床结果。

John Fulton 和他对猴子额叶的研究

耶鲁大学生理系主任 John Fulton 和他的同事 Carlyle Jacobsen，通过灵长类研究大脑皮质额叶的功能。他们研究了两只黑猩猩，并取名为 Becky 和 Lucy。两只猩猩被训练执行复杂的任务并获得随后的奖励。他们发现损毁部分额叶皮质并不影响黑猩猩完成学习任务，但是当没有得到奖励时，他们会变得心烦意乱和产生挫败感[33-34]。他们的研究成果在 1935 年第二届伦敦国际神经科学年会上进行展示，吸引了神经科学家 Egas Moniz

的注意[34]。同时展示的还有法国神经外科学家 Clovis Vincent，他展示了额叶功能方面的研究[35]。

精神外科学的创始人 Egas Moniz

Egas Moniz（图 1.4）是葡萄牙一名著名的神经科学家[36]。他是一位多才多艺的折中主义者，在第一次世界大战后出任葡萄牙的外交大臣并随后任驻西班牙大使。1927 年，他在血管造影术方面的研发工作受到了同行的高度评价[36-38]。基于 Fulton 和美国神经科学家 Brickner 的研究发现，Moniz 推断："精神障碍很可能与细胞集群间连接的形成有关……为了治愈患者，我们必须破坏存在于额叶脑区的细胞集群联系[1]。"[40] 在参加伦敦会议的 3 个月后，这位来自葡萄牙的神经科学家邀请他的同事，另一名神经外科学家 Almeida Lima，在没有任何动物预实验的情况下，准备第一次尝试中断额叶皮质的传入[2]和传出神经联系。这一技术在尸检研究中将详细论述[40]。

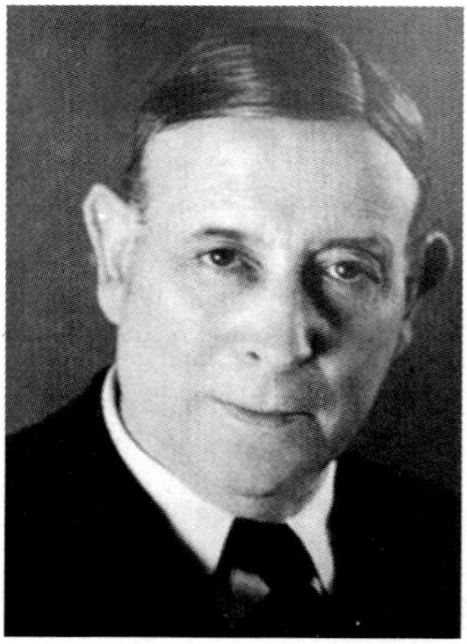

图 1.4　Egas Moniz

1　为了支持这一假设，Moniz 从西班牙神经解剖学家 Santiago Ramon y Cajal（由于神经元学说而获得 1906 年的诺贝尔奖）借取相关技术。Moniz 出任大使的时候经常去拜见 Ramon y Cajal。Moniz 经常提到 Ramon y Cajal 的研究，认为他的研究不仅仅是真实的科学必要，而且是受人尊重的成果（in Valenstein, E. S. 1986. Great and desperate cures: the rise and decline of psychosurgery and other radical treatments for mental illness. Basic Books, New York）.

2　传入神经纤维与传出神经纤维相对应，是向外传导的神经纤维。

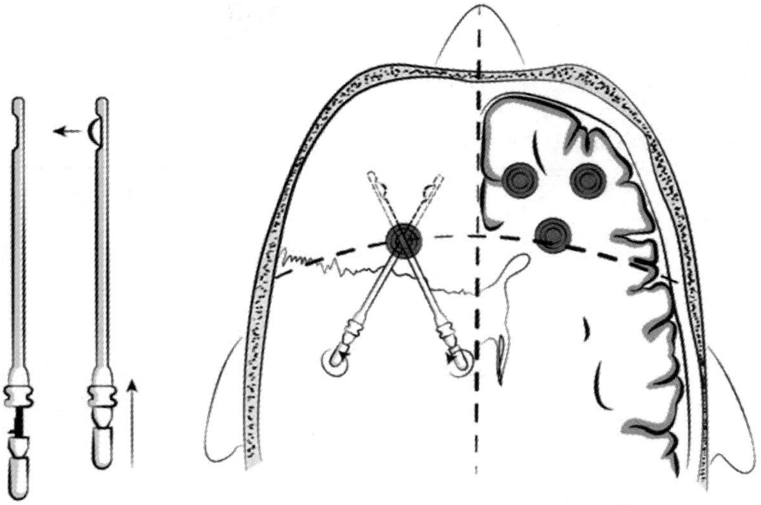

图 1.5　标准的前额叶脑白质切断术。在颅骨前段钻孔，将白质切断器插入脑实质中，并伸向深处。当切断器到达目标位置时，按压切断器外部套管，其前段的环状切割器会伸出。旋转套管针切断白质。同样的操作在大脑两侧以三种不同的角度重复

第一次手术：前额叶脑白质切断术

在局部麻醉和随后的全身麻醉完成后进行手术操作，在颅骨额叶区距离中线 3 cm 处的两侧各钻一孔（图 1.5）。将注射器从圆孔中插入并将无水乙醇注射到两侧白质。有 1/8 的患者在操作中采用可回缩的金属套环（白质切断器被认为更加精确，图 1.9）代替无水乙醇。前额叶脑白质切断术就此诞生。葡萄牙人的团队共进行了 100 次这样的手术。

不成熟的结果

第一次手术在 1935 年 11 月 12 日进行，患者是一位 63 岁患有忧郁、焦虑以及妄想症的女性。术后 2 个月，一位年轻的精神科医生对这位患者进行查体发现：患者非常安静，容易引导，轻度悲观，没有先前的病理状态的想法[42]。尽管如此，她仍不能离开医院。Moniz 在随后的 4 个月总共进行了 20 例手术，并于 1936 年 3 月 5 号在巴黎神经学会上分享了他

的成果。他在报告中总结道："患者没有死亡，没有攻击行为，35%的患者被治愈，35%的患者症状改善，30%的患者没有改变（表1.1）。"[43]他还补充到，心境障碍患者的预后要好于精神分裂症[40]。

表1.1　前额叶脑白质切断术的初步结果

20名患者[a]	焦虑/情感疾病	精神分裂症
治愈	7	—
改善	5	2
无变化	2	5

[a] 其中一名患者患有所有三种疾病。

欧洲精神科医生的怀疑论

在巴黎，人们对于Moniz的成果感到漠不关心和怀疑。法国解剖学家Gratiolet认为额叶皮质是人脑的最高指挥，任何损伤额叶皮质的操作都会影响人的智力[44]。尽管Moniz的工作在方法学和伦理学层面都受到质疑，但是一位弗洛伊德派的学者认为，他的报告在法国并没有像想象中那样受到大量的批评。Moniz确实从他担任外交部长以及在1919年参与《巴黎和约》的签订中受益，也确实有许多人认为他在脑血管造影方面的成就应该获得诺贝尔奖（他在1949年获奖）[45]。Moniz和Lima在没有明显改进其手术操作且几乎没有随访的情况下继续开展他们的手术。他们一共进行了约100例手术，发表了约100篇病例报告并著有2本手术相关的书籍[40]。在欧洲，最初只有意大利人对他们的工作感兴趣，如都灵的Emilio Rizatti。随后，爱沙尼亚的Puusepp也开始关注他们的工作[46-47]。这些关注者随后都开始研究手术技术并在1939年开展了近200例手术[21,47]。远在大西洋彼岸的华盛顿大学神经精神学家Walter Freeman跟随Fulton的研究，也对Moniz的工作很感兴趣。1936年9月14日，在华盛顿大学神经外科医生James Watts的协助下，Walter Freeman对一位63岁的患有焦虑和抑郁的女性患者进行了第一次手术。后续一共进行了约600例类似的手术。

精神外科学的兴衰

想要充分理解由 Freeman 和 Watts 引入的技术在美国所取得的成功，就必须要考虑到当时美国精神病学所面临的危机。当时对精神病患者可用的治疗只有拘禁和上述的多种休克疗法[48]。在 1937 年，全美国共有 40 万名患者在大约 500 家精神病机构接受住院治疗。这相当于需要全美国一半以上的医院床位[49]和超过 15 亿美元的支出。在第二次世界大战开始时，1500 万人中有超过 180 万人由于精神疾病的原因未被应征入伍[50]。在 Fulton 的其中一部著作中，他估计："通过更加广泛地使用脑叶切断术，如果 10% 的住院患者能够在门诊得到治疗，那么每天至少可以节省下 100 万美元的费用。"[51]同时，美国的主流新闻媒体则在对新技术的报道方面显得相当随意[52]（图 1.17）。神经生理学家和精神外科历史学家 E. S. Valenstein 在其影响深远的著作《伟大而绝望的治疗》（*Great and Desperates Cures*）中总结道："由于当时缺乏有效的神经药理学药物，精神病院患者过多，以及精神病理学的高额财政和社会支出，导致额叶切断术受到热烈欢迎。"[4]

美国脑叶切断术的不懈推广者 Freeman

Freeman 和 Watts 最初只是复制了 Moniz 的技术，但是由于对结果感到失望，他们很快决定对该技术实施改进以改善疗效。钻孔改在了颅骨的侧面而不是在顶部（图 1.6）。

此二人还对仅进行局部麻醉的患者施行手术，以便他们能够对患者提问，并在患者执行简单的意识任务时监测他们的知觉。只要患者不显示出恶化的征兆，脑白质切断术就可扩大范围。通过反复试验，Freeman 根据所要治疗的病理学基础创立了两种"切除策略"：对于情感性精神病只切断有限的前部，而对于精神分裂症则要延伸切断其后部[53]。同时，佛罗里达州的一名神经外科医生 J. Lyerly 展示了 21 例手术的一系列治疗结果，并推断最有效的结果是在忧郁症、焦虑症或抑郁症患者中取得的。在 1942 年，Freeman 和 Watts 出版了《精神外科学》，在该书中他们提供

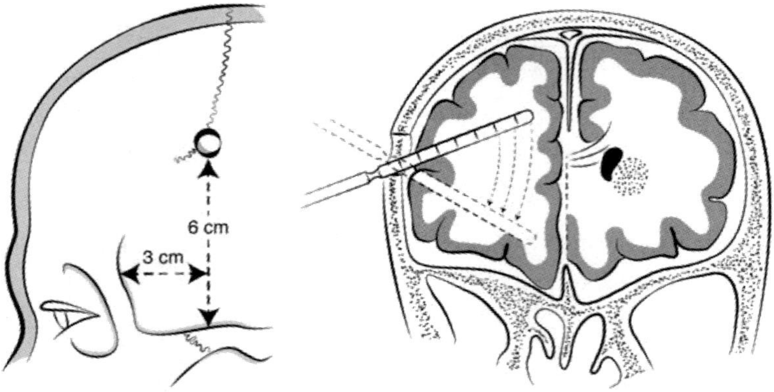

图 1.6　外侧前额叶切断术，适当程度的前额叶切断。切断左侧时略微远些，并抵住脑室前点。该位置的丘脑皮质束（圆点区域）保持紧密，因此更容易避开

了对 80 名患者进行治疗的过程中所收集到的信息[53]。在前言中，作者们解释到，在社会适应中至关重要的额叶在精神疾病患者中功能异常，部分切断额叶与脑其他部分的联系能更好地进行社会适应。根据 Freeman 的说法，没有额叶就不会发生情感性精神病。精神病学家也附和当时流行的观点，即丘脑[1]负责思想的情感维度。因此，切断额叶-丘脑束对于承受过多情感压力的人来说是释放才智的一种方式。很多这类简化的方案也同样为了公众利益而创立。一种描述将脑内的结构比做弗洛伊德的“本我、自我和超我”（图 1.7）。Freeman 的那本用简单的术语书写并被《时代杂志》狂热推崇的著作，在医学界和公众舆论中都产生过巨大的影响。由于美国精神病院已超负荷，因此促使更多患者求助于 Freeman 和 Watt 为他们施行脑叶切断术。根据《时代杂志》的报道，在 1946 年末之前，超过 2000 名患者施行了该手术；而根据一份参议院的报道，在 1951 年 6 月之前共施行了 2 万例手术。

1　想要获取更多关于该主题的信息，请阅读 Wertheimer 会议关于“精神外科学的辩解和结果”的摘录。

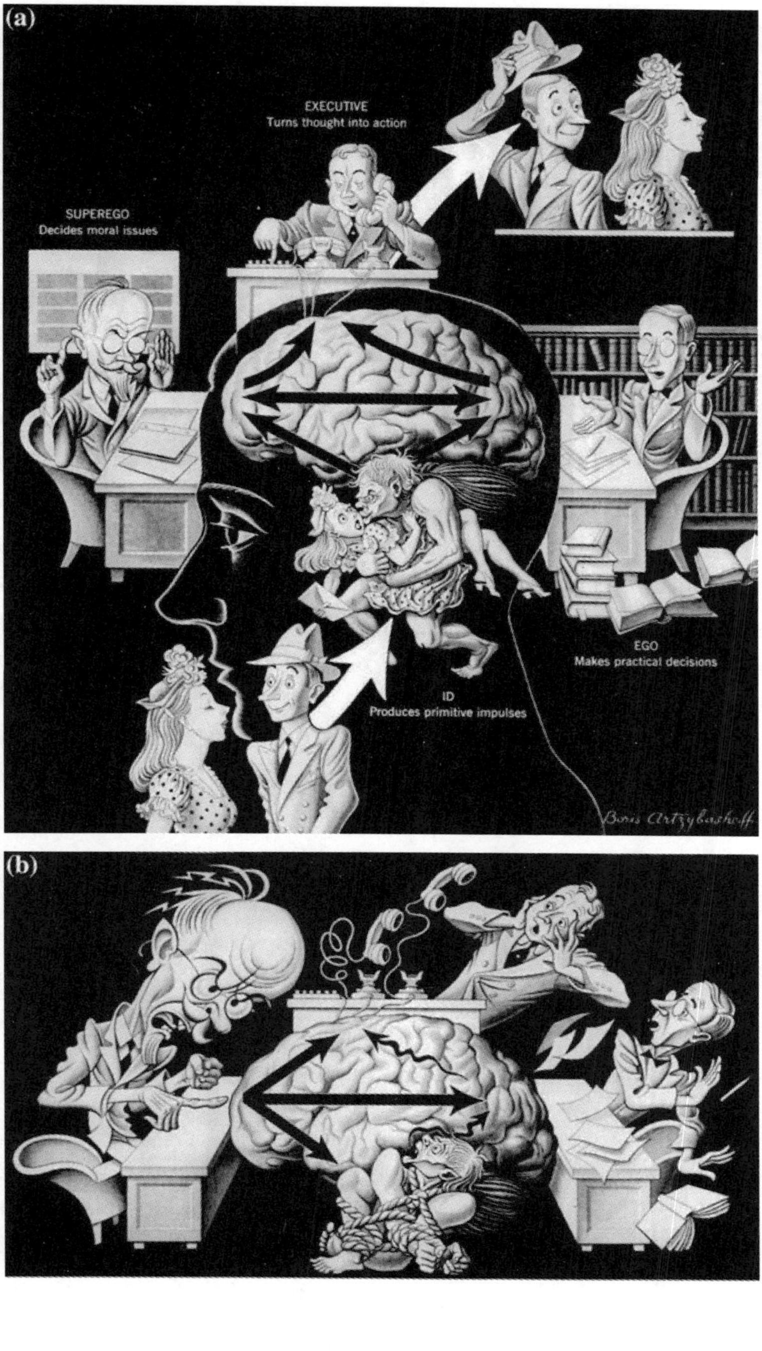
(a)
EXECUTIVE
Turns thought into action
SUPEREGO
Decides moral issues
EGO
Makes practical decisions
ID
Produces primitive impulses
Boris Artzybasheff
(b)

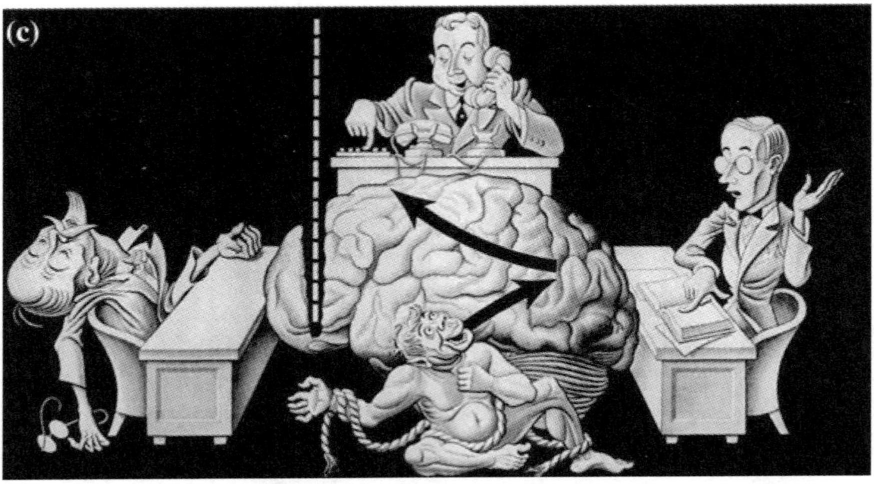

图 1.7 《生活杂志》(17/03/1947)中 Boris Artzybasheff 所画的“精神外科学”。a. 在这位艺术家的描绘中，当这位男士看到这位女士时，情绪驱动行为的根源丘脑释放一种原始的性冲动（即“本我”）。在右边，代表着智力和经验的“自我”建议该男士不要让自己扑倒在这个年轻的女士身上，正如左边代表着道德良知的“超我”一样。众多的冲动达成妥协，通过决策功能，该男士礼貌地脱帽致敬。b. 在忧郁的情况下，“超我”发挥抑制作用，引起内疚或焦虑，平衡被打破，画中人物虚弱地躺倒在地（顶部）。c. 一个当时被认为在这个适应证中十分有效的脑叶切断术可以中和“超我”并恢复平衡（底部）。尽管如此，作者补充到，该手术必须仅限于“在道德良知被消除时拥有足够的智力控制他们冲动”的个体

全球性的运动

在法国谨慎的开始

虽然 Moniz 曾在法国曾经跟随多位名家，包括在波尔多跟随神经学家 Pitre，在巴黎跟随 Pierre Marie、Joseph Babinski 和 Jules Dejerine，但是他在法国却鲜有门徒。根据神经外科医生 Puech 的说法，“他的第一份报告以及著作于 1936 年在法国巴黎发表，但遭到大多数人的怀疑和反对”[30]。我们确实有一份在 1940 年与 Gaston Ferdiere 交换的记录[54]，内容是关于对一名经葡萄牙神经病学家实施的脑白质切断术后患有紧张性木僵的精

神分裂症患者的治疗。罗德兹市医院的精神病学主任 Ferdiere 主要是作为 Antonin Artaud[1] 的精神病学专家而被公众所铭记[54-55]。另外一个著名的事例是 1944 年在 Sainte-Anne 医院由 Puech 施行手术的一小部分患者[56]。总之，正如 Marcel David 所写的，“仅仅在［战争］之后，我们才在法国获悉继 Freeman 和 Watts 的工作后，盎格鲁-撒克逊国家境内大范围使用了脑白质切断术。原始的技术得以改进，新的手术方法得以发明，接着全世界都开始狂热地进行现在被认为缺乏依据的精神外科学技术”[57]。法国的精神病学专家通常面临较少的财政压力而且更偏爱休克[2]疗法，他们在患者转诊到神经外科医生之前观望了更长的时间[58-59]。仅在第二次世界大战后的几年时间里，精神外科学就在 David[60]、Puech[30]、Talairach[61]、Wertheimer[62] 和 Le Beau 的推动下开始在法国传播。Le Beau 由于受到 Fulton 工作的影响，开创的额叶皮质局部切断术和扣带回毁损术（扣带回毁损术的变体）是目前仍在使用的少数几种外科损毁手术之一（图 1.15）[64]。

在美国的流行

始于 1937 年，东海岸的神经外科医生如费城的 Poppen[65-65]、Grant[67]，纽约的 Pool，佛罗里达州[69]杰克逊维尔的 Lyerly[69]，以及明尼苏达州梅奥诊所的 Love 都效仿了 Freeman 的技术。到第二次世界大战结束之前，太多的人施行了该手术以至于不能将他们的名字一一列举。在 1948 年，精神病院的情况已经变得危急。美国精神病学会估计全国的精神病医院共缺少 80 万张床位。新闻记者 Deutsch 就全国精神病医院糟糕的卫生状况和人员缺乏发表了一篇尖锐且广为流传的报告[70]。

在欧洲和世界其他地方

在英国，1942 年以前共施行了 200 例手术。截至 1947 年，共施行了 1000 例，其中几乎一半的手术是由伦敦圣乔治医院的 McKissock 完成的。

1　法国导演、演员和诗人。

2　尤其是卡地阿唑® 和胰岛素，参见“休克疗法”第 11 页。

截至 1954 年，脑白质切断术达到了其受欢迎的顶峰，超过 1 万例脑白质切断术得以施行[71-73]。在 1944 年后，该手术传播到了大英帝国其他地区，包括印度。Rizzati 曾于 1936 年在都灵工作，他是意大利最早的精神外科学的采纳者。然而时至今日，瓦雷泽市的 Fiamberti 则更多的被人所铭记[74]。确实，在 1937 年，这位精神病学专家简化了 Moniz 的技术，即通过眼眶的顶部接近脑的前额部分[1]（图 1.8）。该技术被 Freeman 所采用，他将这种危险的过度行为引进至美国[46]。在伊斯坦布尔，尽管土耳其精神病学界对该手术持反对意见[75-76]，但 Saltuk 和 Berkay 还是于 1952 年至 19 世纪 60 年代早期相继施行了约 400 例手术。在苏联，列宁格勒的神经外科医生 Babchin 和 Egorov 被卫生部要求终止他们的研究前，施行了超过 100 例前额叶脑白质切断术或经眼眶脑叶切断术。Jdanov 指责某些施行该手术的犹太医生，称该项技术“与巴甫洛夫基本生理学原理的学说相悖”[77]。在一篇关于该事件的文章中，Lichterman 解释说这项在 1982 年以前有效的禁令，可能是对一名党政官僚的儿子施行脑叶切断术却并未经过其父亲允许的结果[78-79]。这桩丑闻预示了臭名昭著的“医生的密谋”，即一项由斯大林政府策划的，意图用于共产党内清洗的反犹太密谋。在日本，Nakata 于 1938 年施行了首例脑叶切断术[80]。然而，该手术并未在日本群岛广泛施行，直到日本投降后，一名美军驻大阪的神经外科医生 Schrader 传播了 Freeman 的技术。在南美，Mattos Pimenta 于 1936 年夏天开始在巴西圣保罗使用 Moniz 的技术，并于 1942 年转为使用 Freeman 的方法[81]。

经眼眶或“冰锥式”脑叶切断术

在 1945 年，由于越来越多的患者向 Freeman 寻求治疗，Freeman 开始寻求进一步简化该技术以便能够在手术室外实施操作。因此，他采用了由 Fiamberti 发明的方法：与其进入大脑额叶的上部，不如在眼眶顶部通过结合穹窿部从眼睛的上方直接到达额叶，也就是“经眼眶”技术（图 1.8）。

---

1 Fiamberti 从他的同事 A. Dogliotti 处获得灵感，后者于 1933 年发明了经眼眶技术，以便在特定脑结构的放射性脑室造影术中注射造影剂。

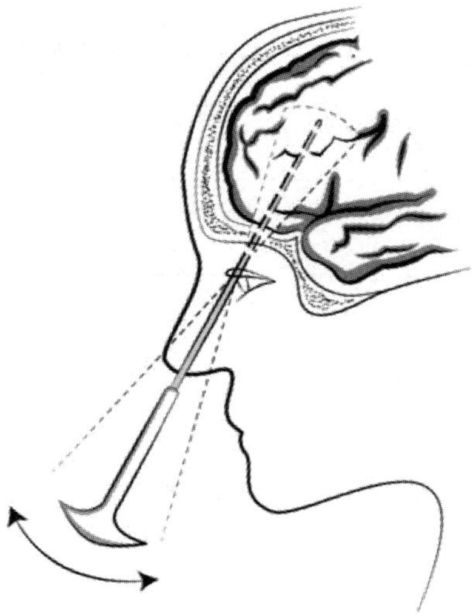

图 1.8　经眼眶脑叶切断术。一旦患者经过一系列的两种电休克“麻醉”后，使用眼眶锥在眼眶后的骨薄层穿孔，并将该器械插入脑组织内 5 cm。接着将该器械内外摆动。在两侧重复该程序并且通常在 10 min 内完成

因此，额叶从下部而非上部与脑的其余部分分离。Freeman 没有使用 Fiamberti 用过的脑白质切断术，使用了眼眶锥，即臭名昭著的“冰锥”，其尖端定位于脑的额叶部后前后摇动，以便切断丘脑皮质白质（图 1.9）。

在 1946 年 1 月，经过在尸体上的几例试验后，Freeman 开始在华盛顿大学的办公室内施行他的新技术。然而他的同事神经外科医生 Watts 认为在办公室环境施行该手术危险过大[82]；最终，由于选择患者的过程越来越严格，Watts 决定终止他们之间的合作[82-83]。Fulton 对此同样很震惊，他于 1947 年 10 月给 Freeman 写信道：“我听说你在办公室内使用冰锥施行脑叶切断术……你为什么不用一支猎枪呢？那将会更快！”[50] 自那以后，Freeman 就独自进行手术（图 1.10）[84]。他继续施行或指导了超过 4000 例干预手术[84-86]。他由于并未取得外科学的学位，也没有手术室以及合适的消毒方法，而引起了大量外科医生的愤怒。

其中一个批判者 Bailey，他不仅是一名外科医生，还是精神病学专家和解剖病理学家，声称“这项新技术即使对一名神经外科医生来说也是高风险的，如今在一名精神病学家的办公室内施行，而他并不能处理这项介入手术可能存在的并发症”[73,87]。尽管存在这些批评，但 Freeman 是

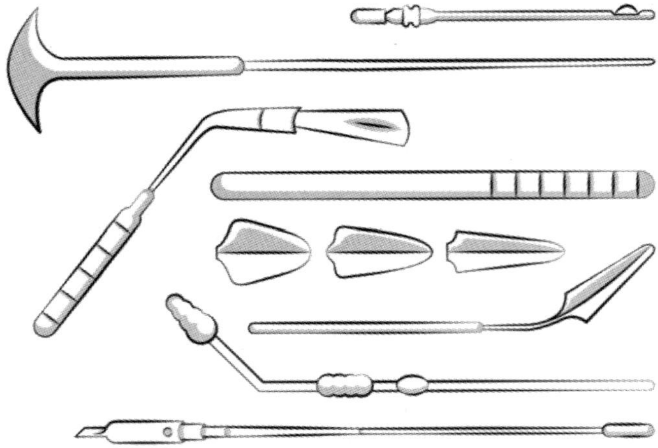

图 1.9　曾用于脑白质切断术的精神外科器械。从下到上分别为杆（Clovis Vincent）、抽引套管、一套脑牵开器（Clovis Vincent）、带有厘米刻度的刀片（Walter Freeman-James Watts）、弯曲且带有刻度的铲钳（由 William Scoville 改造）、眼眶锥或“冰锥”（Walter Freeman）以及脑白质切断器（Egas Moniz-Almeida Lima）[132]

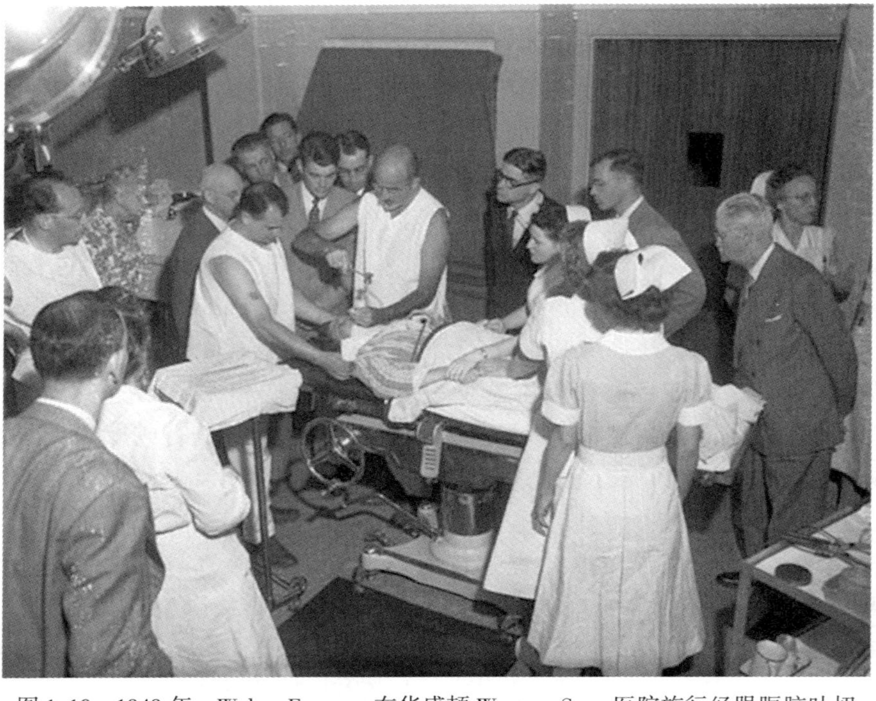

图 1.10　1949 年，Walter Freeman 在华盛顿 Western State 医院施行经眼眶脑叶切断术，患者首先经过一系列电休克“麻醉”。注意可疑的无菌条件

一个天生的销售员，他在美国各地奔波，设法训练了很多精神病学专家使用了他的技术。他的技术快速又简单，可以让他在一个早晨施行 15 例手术[58]。尽管存在较高比例的并发症，但大多数为出血以及由于器械未消毒而感染。Freeman 基于门诊的技术被他的神经精神病学专家同事所欢迎并受到媒体的赞誉[52,88-92]（图 1.17）。

脑叶切断术的顶峰[1]

6 万例手术

在 1936—1956 年，美国施行了超过 6 万例脑叶切断术[93]。在第二次世界大战结束后，美国退伍军人管理局甚至建议该手术用于我们今天称为创伤后应激障碍（post-traumatic stress disorder，PTSD）的治疗。一些知名人士如 Kennedy 总统的妹妹 Rosemary Kennedy 也进行了脑叶切断术[2]。根据她父亲的表述，她表现出一些轻微的智力迟钝并且过于滥交。因此，在她 23 岁时接受了 Freeman 和 Watts 主刀的经眼眶脑叶切断术。该手术导致了灾难性的后果，她的认知能力遭到了严重的影响，并一直留在一家精神病研究所直到她 86 岁去世。作家 Tennessee Williams 的妹妹 Rose Isabel Williams 也有相似的经历[3]。著名的魁北克歌手 Alys Robi 在患上严重的抑郁症后，于 1952 年被魁北克城的 St-Michel-Archange 精神病医院拘禁并随后进行了脑白质切断术。她于 1960 年重返歌坛并在 1965 年由于捍卫精神病患者的权利而被伊丽莎白女王二世封爵。

除精神疾病外，脑白质切断术也适用于遭受慢性疼痛的患者以减轻他们疼痛的情感因素。被视为 20 世纪阿根廷的符号和象征的 Evita Peron 在生命的最后几周里，于 1953 年因止痛[4]的原因接受了脑叶切断术。整

1　题目摘取自 E. S. Valenstein 的《伟大而绝望的治疗：精神外科学的兴衰和精神疾病的其他激进疗法》中某章节的标题。1986. Basic Books，New York.

2　与 1982 年的电影《Frances》中描述不同的是，好莱坞女演员 Frances Farmes 从来没有接受过脑白质切断术（J. El-Hai，2005. The lobotomist：a maverick medical genius and his tragic quest to rid the world of mental illness. John Wiley & Sons，Hoboken，N. J.）

3　T. Williams 根据这个悲惨的事件改编成电影《夏日惊魂》。

4　Poppen 的一些合作者认为该手术实际上是脑垂体切除术，切除垂体腺在治疗依赖激素的骨肿瘤疼痛尤其有效（D. E.，Nijensohn，L. E. Savastano，A. D. Kaplan，and E. R. Laws，Jr. 2012. New evidence of prefrontal lobotomy in the last months of the illness of Eva Peron. World Neurosurgery 77：583-590.）

个手术在 Poppen 绝对保密的情况下完成，目的是为了将这位阿根廷第一夫人从子宫癌骨转移所致的焦虑症和难以忍受的疼痛中解脱出来[94]。当时收入最高的演员 Warner Baxter 在 1951 年因手术导致死亡，该手术是为了治疗其慢性关节炎引起的疼痛。

荣获诺贝尔奖

1949 年，斯德哥尔摩的诺贝尔基金会将诺贝尔生理学或医学奖平分给瑞士神经生理学家 Walter Hess 和 Egas Moniz（图 1. 11）。前者由于其揭示了参与情绪的神经机制而获此殊荣。后者则由于其“发现脑白质切断术在某些精神病中的治疗价值”而获奖。Moniz 的政治立场和其受到高度重视的脑血管造影术的工作似乎对影响学术团体的决定起了重要作用。无论如何，脑白质切断术已经被神圣化了[36-38,95-96]。

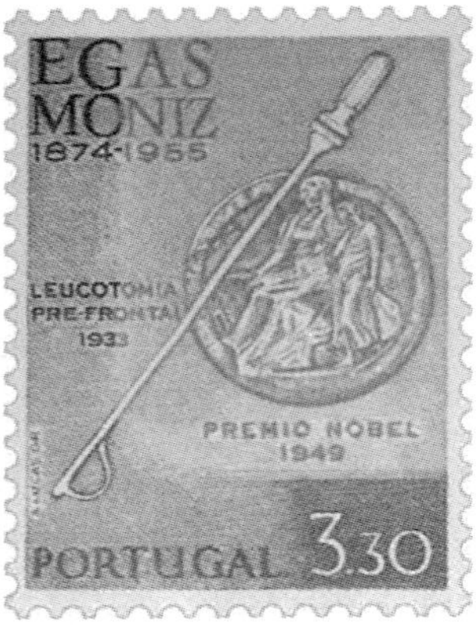

图 1. 11　纪念 Moniz 获得诺贝尔奖的葡萄牙邮票。注意错误的日期，首例前额叶脑白质切断术在 1935 年施行

用于更多选择性手术

早先时候，第一届世界精神外科学会议由 Freeman 在里斯本组织召开，参与者共来自 28 个国家（图 1. 12）。举办这次非官方会议是为了向 Moniz 致敬并支持其诺贝尔奖提名，这是一次评估世界各地发明的多种脑叶切断技术的机会。在葡萄牙科学院前，Moniz 对 Freeman 致欢迎词，他承认道：“我确实不知道脑白质切断术作为一种治疗手段会变成什么样，或许迟早有一天它会被更好、更安全的方法所取代。”[42] 虽然精神外科学

的思想很少有批判者，但是演变成了 Freeman 的支持者和希望技术革新者之间的争辩：支持者们赞成 Freeman 施行的标准双侧脑白质切断术，革新者们则希望能使用创伤更小的技术。的确，正如 Le Beau 所提及的，很多神经外科医生观察到在接受经典的双侧脑白质切断术后，“试验对象的整体人格出现了十分重大且不可预测的改变”[97]。这种人格的恶化被认为是“脑白质切断术后综合征”，并与“患者尿失禁、自我中心主义、冷漠和幼稚”有关。1939 年，瑞典精神病学家 Rylander 是最早开始关注这些并发症的人之一，并且通过精神技术学测试来量化其程度[98]。久而久之，越来越多的欧洲和美国神经外科医生将他们的关注点转向了更精确且侵入性更小的选择性额叶手术。

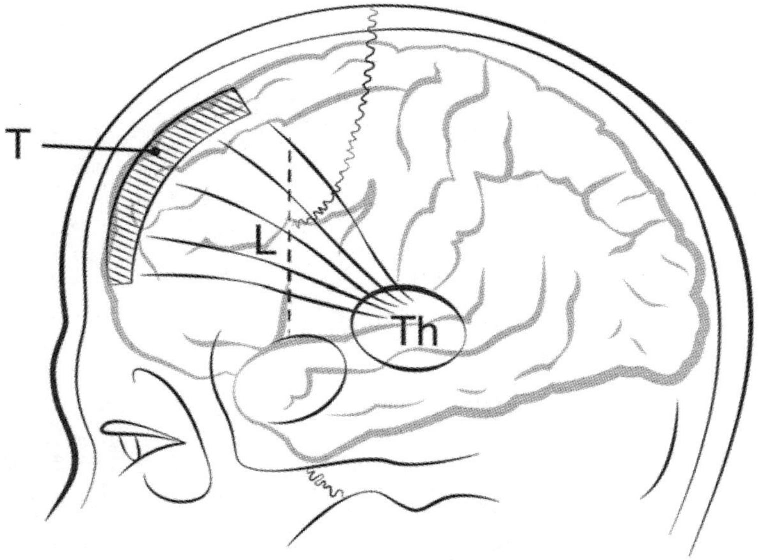

图 1.12　1950 年开展的众多精神外科手术。T，前额皮质切除（额叶皮质局部切断术）；L，脑叶切断术；Th，丘脑毁损术[30]

皮质下切断或“迷你”脑叶切断术

为了阻止认知恶化和人格损伤的发生，耶鲁的 William Scoville 推广了一项更有针对性的手术，即被称为“皮质下切断”的技术。该技术针对的手术部位是前额皮质和扣带回之间的纤维连接（图 1.13）[99-100]。扣带回在控制情绪、疼痛和焦虑症中的作用最近已经通过动物实验得到证实[82]。这项技术在法国被 D. Ferey 命名为“topotomy”并推广。

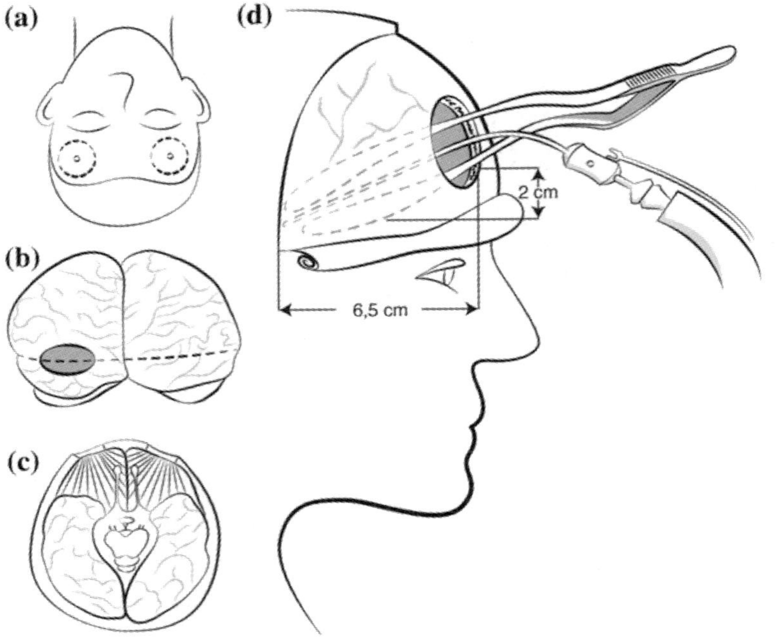

图 1.13　皮质下切断术。a. 额叶前部两个直径 4 cm 的钻孔；b、c. 延伸到扣带回和额叶-丘脑连接；d. 使用抽引套管进行损毁

额叶皮质局部切断术：从切割到损毁

正如 Le Beau 在 1949 年解释的那样，额叶皮质局部切断术不同于那些早期技术，“切除投射纤维实际切除了皮质区”[101]。在功能层面，额叶皮质局部切断术与脑叶切断术的效果相似，而继发的严重功能损伤更少。Wertheimer[32]写道：“它可造成同等程度的丘脑退化以及对下丘脑核部有同样的影响。”这种手术的另一个优势是能够直接在裸露的表面进行操作，因此减少了之前盲目操作的技术固有的出血危险（图 1.14）。这项技术使被认为参与焦虑症的前额叶背外侧皮质的脑回成为可能的手术脑区（布罗德曼 9、10 和 46 区）。纽约的 Pool 和 Le Beau 首次对患有严重焦虑症的患者施行了该脑区的部分损毁。遭受情绪因素导致慢性疼痛的患者也同样适用。痛苦的焦虑、期望的紧张，与疼痛相关的这些情况因而成为此类手术的指征之一[63,68,102-103]。该技术有一定的经验为依据，正如 1949 年记录的有关前额叶背外侧皮质 9 区和 10 区的一些建议（Pool，为

了精神疾病)。根据皮质区与该手术的关系，可以将其称为标准额叶皮质局部切断术（布罗德曼 9、10 和 46 区)、眶额皮质局部切断术（11、13 和 14 区)、颞极皮质局部切断术（10 和 11 区）扣带回毁损术（24 和 32 区)。

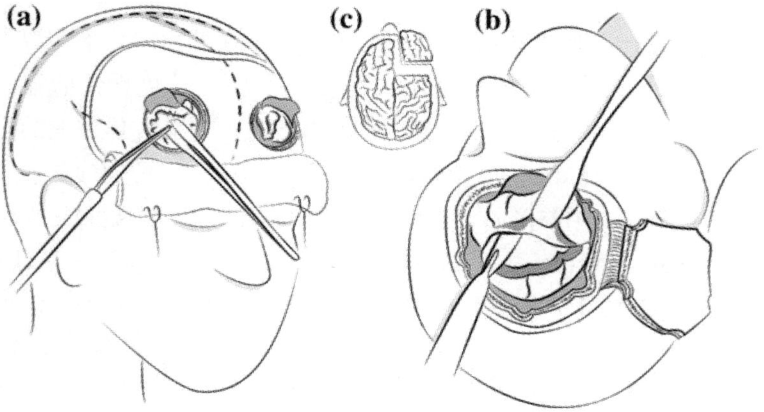

图 1. 14　前额皮质局部切断术案例。a. 使用环锯进行双侧前额叶眶面切断[181]；b 和 c. 前额皮质延伸切断术[73]

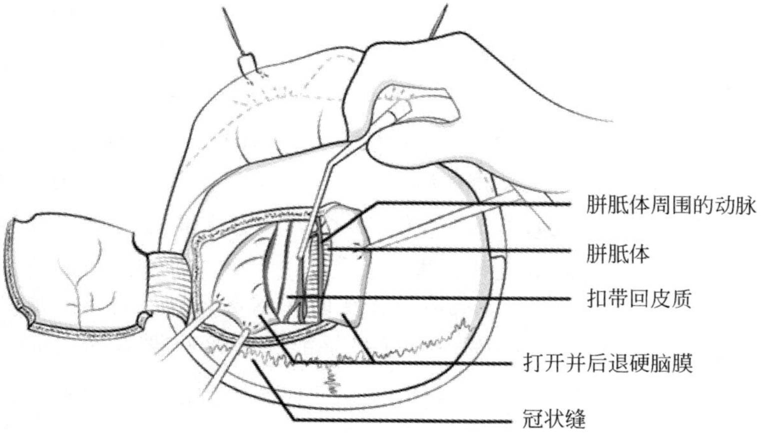

图 1. 15　扣带回毁损术。将头皮在前额向后拉开，将其切成额皮瓣以便可以切开冠状缝前的硬脑膜。接着吸引套管恰好在两个半脑之间的胼胝体上方划过，以便吸出两侧扣带回皮质的前部。在手术过程中必须注意不能损伤脑血管，尤其是胼胝体周围的动脉[132]

扣带回毁损术：一个有前景的靶点

扣带回毁损术（图 1.15）在 1948 年几乎同时由英国神经外科医生 Cairns、美国的 Scoville 和法国的 Le Beau 发明，意图用于治疗精神运动性激越的患者[104-106]。早在 1937 年，James Papez 的研究指出杏仁核和海马是参与情绪的边缘系统的一部分。Paul MacLean 在动物实验中发现，靶向损毁这些结构中的一个可使实验对象更加温顺[107]。这项干预措施的目的在于通过部分损毁扣带回，尤其是前部（24 区），来对抗焦虑症的焦虑和暴力状态。标准的额叶皮质局部切断术仍旧是焦虑症的适用疗法。

在费城，Wycis 和 Spiegel 更偏爱丘脑毁损术。作为马赛的神经外科学创建者，Paillas 解释道："脑白质切断术是为了切断丘脑-额叶环路，而额叶皮质局部切断术是为了消除该环路的皮质极，丘脑毁损术的目的是在于损毁该条环路在丘脑中央背侧区的其他极点。"[108]法国外科医生，尤其是 David 和 Talairach 也同样针对这个脑区。"在这个更复杂的手术中"，Paillas 解释道，"当电凝针的针头在丘脑实施电凝术的同时，可以通过放射线成像、脑室造影术和脑电图结合的方式来对电凝针进行精确定位。"该手术可与以前方法达到相同的水准，它使得神经外科学历史不再追求结果而是其所带来的技术进步。为了精确地接近背中核，Spiegel 和 Wycis 发明了一种更精确的设备，它可安置在患者的头部，被称为"立体定位架"（图 66）。使他们的手术与众不同的并非是材料的革新，而是他们的方法。这种设备早在 1908 年就已被描述但并未过多使用。放射学数据第一次用于确定靶点坐标[111]。在 Spiegel 和 Wycis 之前，只有几名神经外科医生在使用该设备时仅单纯依靠颅骨表面特征来引导他们的手术，而不同个体的隆起变化很大，使得这种手术本身就不精确[112]。

内囊前肢毁损术：当下依然在实施的手术

Wyeis 和 Meyer 的解剖试验已经证实，额叶皮质的纤维汇聚于丘脑一个被称为内囊前肢的脑区。Talairach[1] 和瑞典人 Leksell 在 1949 年建议针

---

1 Jean Talairach 在成为 Sainte-Anne 医院的一名神经外科医生之前，曾是一名精神病专家。他可能是受到他堂兄，著名的精神病专家 Henri Ey 的鼓励而有此追求。他博士论文的主题是"卵巢疾病"。Tailarach 和 Jean Bancaud 同样是立体定向脑电图（SEEG）之父。SEEG 涉及在脑内植入电极以便在诊断和治疗癫痫过程中检测多个脑结构的活动。

对内囊前肢使用新的立体定向技术[113]。多亏其精确且令人满意的临床结果，使得这一治疗方法是当今选择性额叶手术中唯一仍在使用的，正如接下来我们要讲到的一样。

记录、刺激和额叶电凝术

在发明了立体定向架的3年后，Spiegel 和 Wycis 开始在损毁靶点解剖结构前使用电记录和电刺激相关解剖脑区。其目的是为了将这些数据与观察到的临床表现结合，以证实器械的尖端接触到了靶点[114-116]。同时，Fulton 的一名学生，耶鲁的神经生理学家 Delgado 在基于猫和猴子的实验后，同样建议使用脑刺激和记录技术评价精神病患者的治疗方式[118]。这两种方法中，植入的电极仅仅是临时的，有时是几周，用于记录以及在移除电极时进行电热凝损毁（图 1.16）。通过他的技术，Delgado 对 12 名

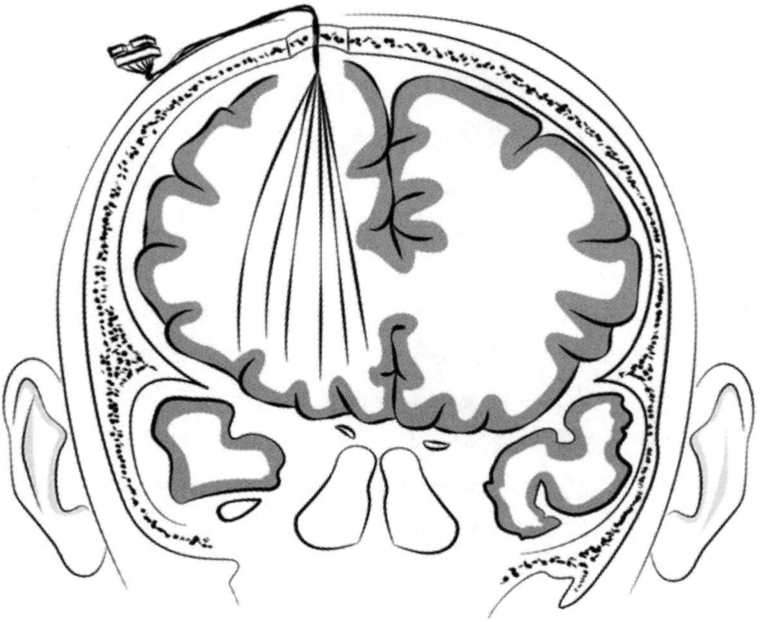

图 1.16　前额叶刺激束和与紧贴外部的设备相连的记录电极。在前额钻孔后，电极沿着与前额皮质局部切断术相同的轨迹插入并用 X 线检测（参见图 1.5）。在这些电极的顶端进行电生理记录和电刺激。接着每个电极向外退回几毫米并用电热凝技术进行损毁。根据电刺激的临床结果，由于电极逐步后退，因此可以将一系列损毁叠加[120,182]

患者施行了额叶毁损术；但奇怪的是，他从未分享过这些临床结果[119]。在布里斯托尔，Cooper 和 Crow 施行了相同的干预手术。他们使用前额叶脑白质切断术的同时将电极植入罹患焦虑症的患者[120-121]。在大西洋两岸，大约有 100 名患有精神疾病以及难治性慢性疼痛的患者植入了电极，电极植入时间有时可达数月，而其结果和随访的水平则存在较大差异[122]。

谴责

1945—1955 年这 10 年是精神外科学的黄金 10 年，诺贝尔奖的获得使 Moniz 的成就达到顶峰。尽管最初存在批评的声音，但开始于 1939 年的灾难性技术在 20 世纪 50 年代得以传播。到 1955 年，批评开始蔓延，医疗界和公众的关注更为密切，尤其是考虑到神经药理学的发展——包括抗精神病药的发现——最终创造出有效且（重要的是）可逆的选择。1955—1975 年，立法机构投票决定精神外科学在德国、日本和美国的多个州为非法。在法国、英国、瑞典、西班牙、印度、比利时、荷兰和美国少数几个州，研究仅限在监管下谨慎地开展。图卢兹的精神病学家 J. Laborie 这样总结这个神经外科学的第一个时代："过于宽泛以及有时虚假的适应证，在化学药物治疗发明后或多或少地被弃用，没有强大的神经精神病学方面的科学基础，由于其不可逆性，对一些人而言是一种冲击，这个方法会遭到很多医生抵制和如此多的反对不是必然的吗[1]？"[77] 这些结论促使医学院院士神经外科医生 G. Lazothes 得出结论："精神外科学曾受到强烈的质疑，其支持者和诋毁者在道德、宗教和医学问题上争论不休。和很多之前的治疗方式一样，热情被滥用，适应证被放宽。在

1 作为例子，1975 年一篇博士论文显示 1100 名在法国图卢兹 Marchant 精神病医院接受治疗的患者中，44 名（4%）患者接受了脑叶切断术、额叶皮质局部切断术或前额叶侵入术，且大多数为 1950 年和 1955 年（60%）或 1965 年和 1970 年（20%）。8 名患者接受了两项手术，3 名接受了三项手术。其中，9 名患者的临床结果为"好"，21 名为"作用较小"，11 名为"无效"，3 名为"差"。在患有强迫性神经症的患者（2 名）、身心疾病患者（2 名）、狂躁-抑郁精神病患者（6 名）观察到了最佳结果。而在精神障碍患者（31 名）和疑病症患者（2 名）中结果不太乐观。报告显示 11 例（25%）智力下降且通常为进行性。44 名患者中，接受手术后一半仍在住院，而另一半则出院。

大量涌入后出现了反弹，因此出现了对其的过度遗弃。”我们已经见过这种事情发生在医学的其他领域[123]。出版物变得匮乏且无法唤起读者的热情，而随着越来越多的数据涌现，更多的批评也开始出现。

Freeman 的过度行为

毫无疑问，Freeman 对那段时期精神外科学的滥用和放纵负有责任。在将脑叶切断术转变为经眼眶的快速而简单的手术后，他将其作为一项可以 15 min 内在从业者办公室内完成的技术来普及。另外，如前文所述，该手术不再在全身麻醉的情况下施行，而是给予一段电休克使患者进入几分钟的昏迷甚至失去意识的状态（图 1.8 和图 1.10）[124]。这种盲目且充满并发症的技术在未经过外科手术训练的从业者之间的传播，使得情况更加恶化。华盛顿州的精神病学专家就对近 4000 例这样的手术负有责任，这大约相当于全美国施行脑叶切断术总数的 10%。最后 1 例于 1967 年在伯克利的 Herrick 纪念医院施行[125] [1]。为了应对批评者，卓越的传播者 Freeman[93,125] 会经常谴责旧的脑叶切断术是并发症的主要根源，并指出他的技术是损伤最小的[126-127]。事实上，Freeman 宣称的这种快速且简单的手术不会造成明显的创口或钻孔标记，仅仅只是提供了相对无害的幻想。缺乏系统的记录或随访，当认识到由经眼眶脑叶切断术引起的危害程度时，为时已晚。

惨痛的领悟

1949 年，额叶切断术无法否认地得到了科学界的支持。就在 Moniz 获得诺贝尔奖的同一年，《新闻周刊》上的一篇文章报道了 Freeman 和 Lewis 之间的一场发生在美国精神病学会研讨会上的激烈争论[128]。纽约州精神病研究所所长、受人尊敬的医生 Lewis 问道：“让患者安静下来是否是一种疗法？或许它所能做的只是让需要照顾患者的那些人更加方便……看到这些手术制造出来的僵尸的数量使我十分不安……我认为在我们使大量患者发狂前应该停止该手术。”[73]第二年，退伍军人精神服务主

1　该手术由于脑出血最终导致患者死亡。

席 Jay Hoffman 推断："对前额叶脑白质切断术结果的评价将会极大地被立体定向头架技术所影响。如果患者的状态与他精神病发作前的状态对比，所有的结果都肯定会被认为是失败的……我认为应该由精神外科医生重新强调，器质性脑缺陷综合征已经替代了精神病。"[73,129] 根据 Swede Rylander 的工作，来自蒙特利尔市麦吉尔大学的两名精神病学专家 Rosvold 和 Mishkin 在一组接受了脑叶切断术的加拿大退伍军人的研究中确认，被试者的智商（intellectual quotient，IQ）显著降低。对比研究是基于在招募这些士兵首次就诊时发给他们的智商测试的结果[130]。法国精神病学专家 Baruk 是较早发声的一位批评家，他在 1953 年 7 月 2 日召开的法国神经科协会会议上声称"这些干预措施才是对患者真正的残害，因为它们会在首发疾病基础上累加其他问题，有时这些问题会非常严重。" 3 年前，葡萄牙精神病学专家 Barahona-Fernandes 将脑白质切除型人格视为"有欣快症的倾向，该倾向与某种程度的情绪不稳定、缺乏主动性以及幼稚症有关。"[131] 发表于 20 世纪 50 年代中期的首个回顾性研究描绘了一幅关于标准脑叶切断术的情势严酷的图画。正如 J. - N. Missa 所写的，"结果远远不容乐观。1955 年，数以万计的人（包括儿童）接受了精神外科手术治疗。这些手术带来了明显的道德问题。它们是基于较为模糊的生理学知识。手术适应证通常盲目地用于几乎所有的精神疾病。另外，结果通常不容乐观：轻微的改善、数不清的手术死亡、重大副作用（情感淡漠、自主性丧失、遗忘症、各种人格改变）"[58]。

神经药理学的希望

Le Beau 在 1954 年出版的著作序言中宣称："精神外科学来源于传统疗法的缺点：我们希望有一天它会被更加精细且可逆的方法所取代，如药效学。"[132] 的确，2 年前发现的一种新分子氯普马嗪——一种不具有催眠性质的镇静剂，意味着精神外科学发展的结束。1950 年，人们发现首个安定药的分子并在巴黎 Sainte- Anne 医院军医主任 Henri Laborit 的带领下进行了测试。1952 年，精神病学专家 Jean Delay 和 Pierre Deniker 就在精神病患者身上观察到鼓舞人心的临床前结果并做了报告[133]。Deniker 携带着氯普马嗪的样本周游了欧洲的精神病院，该药开始在欧洲流行开来。在加拿大精神病学专家 Heinz Lehmann 的支持下，它很快进入了北美洲并以"氯丙嗪®"为名被商业化。由于其疗效显著优于脑叶切断术，并且效果可逆，它于1954年被食品药品监督管理局（FDA）批准，并迅速受到欢迎。很快，氯丙嗪成为超过200万例患者的处方药。这个药物的广泛使用以及其所取得的成功鼓舞了其他药物的研究，如1959年比氯丙嗪效果更加直接的氟哌啶醇[134]。

公众愈演愈烈的批评

由于越来越多的公众开始将其希望寄托于神经药理学，越来越多的人意识到精神外科学被过度使用。1959年，一部由Tennessee William编剧的电影《夏日惊魂》上映[135]，该剧本描述了一个人劝说一个年轻的神经外科医生给他的侄女施行脑叶切断术，以阻止她揭露一个可怕的秘密。Ken Kesey的小说《飞越疯人院》也在1962年获得了巨大的成功。在这部小说中，作者详细叙述了一个叛逆而又和蔼的人误被一家精神病研究所拘禁并进行试验。狂躁的男主角在经历了电休克并最后接受了脑叶切断术后变得温驯而空洞。由Milos Forman和Jack Nicholson改编的电影取得了国际性的成功并在1975年获得了奥斯卡最佳电影奖。多年来，新闻报道也变得越来越负面（图1.17）[52]。

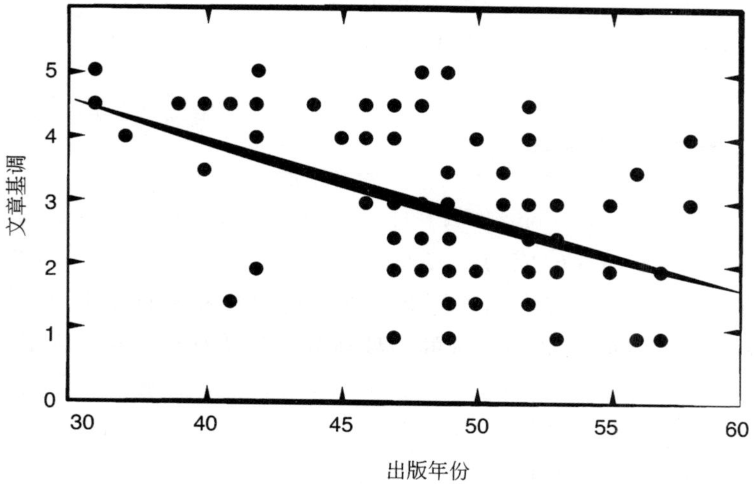

图1.17　文章基调和其出版年份的相关性。收集发表于1935—1960年的美国报纸和杂志的数据显示出该主题文章基调的演变（从5非常积极到0非常消极）[52]

谨慎而充满批评的复兴

精神药理学变得兴旺起来。在抗精神病药被发现后，1957 年通过对组胺衍生物的研究，第一个抗抑郁药分子得以开发。第一个抗焦虑药得以商业化，即 1963 年的第一代利眠宁® 和随后的安定® 。锂盐在治疗双相障碍的功效也在那时被证实。随着这些不容置疑的药理学进步，紧接着在 20 世纪 70 年代初期出现了一段停滞期。人们同样开始意识到这些新分子存在一些不良反应和局限性。1970 年，Le Beau 评论道：“有趣的是，如今我们又一次提供了可能的精神外科学病例。的确，新的药物治疗的失败随着时间的推移变得越发常见。”在这段时间，功能性和立体定向神经外科学得到完善，过去的错误得以分析。《医学手册》杂志发表了 Salpeêtrieère 医院神经外科医生的主张：“选择性额叶精神外科治疗与经典脑白质切断术截然相反，后者相对盲目，因此更危险，它会使额叶脑区大范围地失去功能，因此造成了损伤。”[137] 因此，在 20 世纪 60 年代晚期，该专业又一次引起了医学界的兴趣。这种复兴促使“第二届国际精神外科学会议[1]”于 1970 年夏季在哥本哈根召开[138]。这次会议是 22 年前里斯本会议的延续，共有超过一百多名参与者[139]。

不容置疑的技术进步

早期，甚至是在 Moniz 刚开始他的研究时，神经病学家了解到靶向干预对于精神外科治疗的成功至关重要。必须说明的是，由于大量实验和错误的积累描绘了一幅大脑的精细图谱，并分离出与治疗精神疾病有关的解剖学靶点，尤其是扣带回[2] 和内囊前肢。这段时间同样可以看到新技术的发展。高精准度、损伤最小且接近脑区靶点的需求激励着其他人继续 Spiegel 和 Wycis 的工作，随后发展到法国 Talairach[140] 的贡献以及完美的立体定向手术。这些技术以及从解剖角度编写的解剖学图册，使得实

1　Freeman 和 Lima 为名誉会长，Scoville 为会长，Knight 为副会长，Hitchcock 为秘书。第三届会议于 1972 年于剑桥召开。

2　参见图 2.4。

施精准深部脑区的局部损毁成为可能。从精神外科学发展而来的手术很快用于神经外科学的其他领域[1]，即运动功能异常的治疗。正如那些新的外科技术的精确性一样，它们并没有消除感染或脑出血的危险。早在1951年，瑞典神经外科医生 Lars Leksell 尝试通过回旋加速器产生一束质子来代替金属仪器用于靶点损毁[141-142]，以期减少这些并发症。然而这种被称为放射外科学的方法只在一次使用伽马射线时真正起效。20年后，Leksell 首次在患有重度焦虑症的患者身上使用了伽马-内囊前肢毁损术[143]。放射外科学也有很多其他应用，如脑肿瘤、动静脉畸形和某些类型的癫痫的治疗。

有限的适应证和对疗效更好的监控

在20世纪70年代初期谨慎复兴的过程中，精神外科学受到更进一步的监管，并被要求只能由神经外科医生施行。精神疾病的干预以及适应证更加受到限制。除了无法治愈的疼痛外，两类主要的适应证持续存在：伴有抑郁症的有严重自杀倾向的焦虑症和严重的强迫性神经症。在法国对于第一类症状，更倾向的治疗是前额皮质（10区）的双侧额叶皮质局部切断术。对于第二类，则更倾向于前扣带回毁损术。除了众所周知的智商测试，在干预前后分别系统进行非标准化的神经精神和人格[2]测试。该手术对认知没有危害，正如巴黎的神经精神病学家 Gaches 解释的那样：“我们没有观察到……任何手术后的智力恶化。这个重要的结论是由在一些案例中成功恢复专业活动，如高水平活动（工程师、教授、商业），以及通过维持智商测试的基线得分而得以确认的。”Gaches 和他在 Salpeêtrieère 的助手观察到“在一些精神疾病患者中，由于减少了与疾病相关的假阳性并改善了精神病学家所谓的‘效率’，使得分看起来有所提升。”[137]考虑到过去观察到的情绪改变和人格损伤，这两人总结道，“就情绪来说，我们从未观察到（在超出手术后阶段）去抑制，‘厚颜无耻’普遍出现在随访中对过度脑叶切断术的描述。尽管如此，一些试验对象

1　立体定向手术如今例行用于脑肿瘤的活组织检查、运动异常（帕金森病、震颤）或疼痛的治疗。

2　这次使用的是最著名的以及最广泛使用的人格测试，即明尼苏达多项人格测验（MMPI），共包括550个问题，试验对象必须回答“真”“不知道”或“假”。回答后的记录图表主要根据3个效度量表和10个临床量表（疑病症、抑郁症、歇斯底里症、精神病态、女性倾向量表、偏执症、精神衰弱、精神分裂、轻度躁狂、社会内向）构建。

在进行针对凸面脑沟回（额叶皮质局部切断10区，A/N）的干预后看起来更自私且不温顺。就强迫性精神病来说，我们感到一些试验对象摆脱了其强迫行为和固定程序，而其精神衰弱的基本状况并未改变。我们在此方面不完全的成功，实际上显示出相同的强迫症状是如何持续以减弱的形式从令人窒息的仪式样程序中分离的（图1.18）。”[137]根据手术的类型，观察到手术后并发症可持续3天到6周：由于背外侧皮质的切断而引起欣快、兴奋及括约肌问题；由于眶额皮质的切断而引起惰性、冷漠和缄默症；以及扣带回手术后自发运动和演讲的减少、过度温顺以及显而易见的情感淡漠[137]。在许多案例中，科学的严谨要求更多常规和长期的临床试验的随访。另外，在一些环境中，缺乏可复制且标准化的量表，会给来自不同研究团队的结果之间的对比造成困难。因此，我们随后会看到，想对此期间采取的干预措施下一个总的结论是不可能的。

Table 4.2 Diagnostic Labels and Site of Brain Operation (United Kingdom)

Diagnostic Label[a]	Total Number of Patients[b]	Frontal Lobe Procedure	Cingulum[c]	Limbic Leucotomy[d]
Aggression, including self-mutilation	12		2(16.7%)	
Depression	201	169(84.1%)	2(1.0%)	28(13.9%)
Fear and anxiety	82	58(70.7%)	1(1.2%)	23(28.1%)
Obsessive-compulsive neurosis	96	50(52.1%)	5(5.2%)	41(42.7%)
Anorexia nervosa	13	11(84.6%)		2(15.4%)
Psychopathic behavior	13	7(53.8%)		6(46.2%)
Schizophrenia and other psychoses	13	6(46.2%)		7(53.8%)
Drug addiction and alcoholism	13	13(100.0%)		
Epilepsy with psychiatric disorders	36		3(8.3%)	

图1.18　精神外科学的一些适应证

脑刺激治疗新的衰退

如前文所述，自20世纪50年代以来，深部脑结构的记录和刺激已经在极少数的患有精神疾病和慢性疼痛的患者身上施行（图1.16）[144]。然而，这期间的尝试从未超出试验阶段，而产生的结果也并非都是令人失望的。在20世纪70年代初期，新奥尔良杜兰大学的“脑电刺激计划”开始关注道德问题[145]。1950年，由精神病专家Heath发起，该计划开始对超过100名患有各种精神病，如精神分裂症、神经症、肥胖、发作性睡病、攻击行为疾病和癫痫的患者，植入电极[146-147]。很多脑区如小脑[148]

和杏仁核[149]被确认为靶点。中隔区得到了特别的关注[150]。在对其的研究过程中，Heath 观察到刺激该脑区会引起“愉悦”和“性动机”。当他注意到对一些“患者”自动刺激该区域可引起愉悦感时，他开始尝试使用一种称作“正性强化”的技术来改变他们的行为[145]。接着进行的其他可信度不高的项目包括 1972 年将一名患有精神分裂症的男性患者的同性恋倾向转变为异性恋行为[152]。令人惊讶的是，医学界很少有人谴责这些不合理事件。值得注意的例外是美国精神病专家 Breggein，他毫不犹豫地谴责该项目是“反人类罪”[153-154]，像 Hariz 提醒我们的一样[155]，斯堪的纳维亚神经外科医生 Laitinen 在 5 年后写道：“毫无疑问，有关这项研究的所有道德标准都被忽视了。接受这类报告出版的编辑的伦理责任也同样应该被讨论。”[156]相反，媒体对 Delgado 的工作的描述却是截然相反的：早在几年前的科尔多瓦竞技场，耶鲁神经生理学家在使用脑内电极远距离阻止了一头横冲直撞的公牛后登上了新闻头条[157]。在《纽约时报》的头版，Delgado 的演示被描述为“可能是有史以来进行过的通过脑外控制故意改变动物行为中最壮观的一次表演。”[158] Delgado 的《心理的物理控制——走向一个心理文明的社会》在 1970 年出版，这本书的标题十分清晰且再次印刷，但这次的评价不再那么有利。通过展示在猴子脑内植入电极以改变它们行为的研究中，Fulton 曾经的学生号召成立“精神控制”学会。他相信“神经技术的进步会带来一个仁慈、快乐的、更好的人”。同样在 1970 年出版的由神经外科医生 Mark 和精神病专家 Ervin 撰写的《暴力和脑》则引起了极大的争议[160]。这两位哈佛的研究者声称危险人物的行为与其边缘环路的紊乱有关，而外科手术干预则可以让他们回到正常的轨道[84]。1972 年，《华盛顿邮报》发表了一篇头条文章，报道了对加利佛尼亚瓦卡维尔监狱的 3 名惯犯施行了精神外科手术[161]。同时，密歇根州的 G. Kaimowitz 决定为精神外科手术治疗性犯罪提供研究经费[162]，这导致了一场激烈的法律争论。公众对“精神控制”[1] 个体的一些幻想变得极其警惕。不仅是由于所有人对 20 世纪 60 年代的脑叶切断术造成的悲剧事件依旧记忆犹新，还因为 10 年间公众的心态有了明显的改变。20 世纪 60 年代末期，西方的一名警察声称想要控制被认为反常的个体

1　这刚好与 1975 年新闻媒体披露的震惊世人的 MK-Ultra 项目一致，该项目由美国中央情报局在 1953 年到 1963 年策划进行。代号 MK 指“精神控制”，意指一项秘密且非法用于精神操控一些人的计划，尤其是通过给予精神药物[77]。

及其中丧失理智的人，进而爆发了谴责该警察暴行的反抗和呼吁运动。反精神病学运动同样在其流行程度和抨击惩戒性精神控制方面达到了顶峰[163]。全世界的电影院放映了两部极其受欢迎的电影——Kubrick 的《发条橙》和 Forman 的《飞越疯人院》，这两部电影仅在近期的康复专业受到了一些质疑。在美国，精神病专家 Breggin 以及随后加入的 Senator Gallagher 率先警告精神外科学的危险性及其固有的被滥用的可能性。1972 年，他们向国会提交了两份报告，倡导在美国禁止开展精神外科治疗。

美国一份出人意料的报告结果

为了回应这两份报告，以及 Forman 的电影引起的关于该问题的浓厚兴趣，国家生物医学和乙型肝炎受试者保护委员会委派哈佛大学的精神病学专家 Kenneth Ryan 带领展开调查。调查的决定是广泛立法工作的一部分，旨在经历 Tuskegee 试验[1]丑闻后能够更好地监管医学研究。报告的结论是基于两个独立团队的工作。第一个是由波士顿大学精神病学专家 Mirsky 和 Orzack 所率领的团队，主要集中于精神外科手术治疗的功效和安全性。第二个团队由麻省理工学院的 Teuber 和 Corkin 率领，任务是开展一项前瞻性研究，尤其是扣带回毁损术[164]。基于神经精神病学测试和对有限数量的患者采访，研究得出结论：①超过半数的患者在接受精神外科手术后有显著的改善，虽然有少数患者情况更糟，也有一些并未改变；②没有患者由于手术原因遭受重大的神经或精神损伤[165]。接着，历史学家 E. S. Valenstein 被要求总结该项目可获取的科学文献。这同样是一件积极的事情[166]。委员会原本预期在禁令生效前要谴责精神外科学，然而当他于 1977 年向总统汇报其调查结果时，得到了一个令人惊讶的结论：根据精神外科学功效评价的合约所实施的初步研究的数据表明，委员会一致决定究竟适合执行哪种精神外科手术可能需要根据情况决定（图 1.19）。他同样提供了一些建议，包括禁止对未成年人、犯人和任何不能清楚表示同意以及不了解知情同意的人进行手术。专家同样建议干预只能在多学科团队的指导下经过批准才可施行。

1　Tuskegee 试验于 1931 至 1972 年在亚拉巴马州进行，是一项梅毒的临床研究：近 400 名贫穷的乡村黑人在该试验中既未被告知他们的梅毒诊断结果，也没有给予治疗，以便研究该疾病的自然进程。

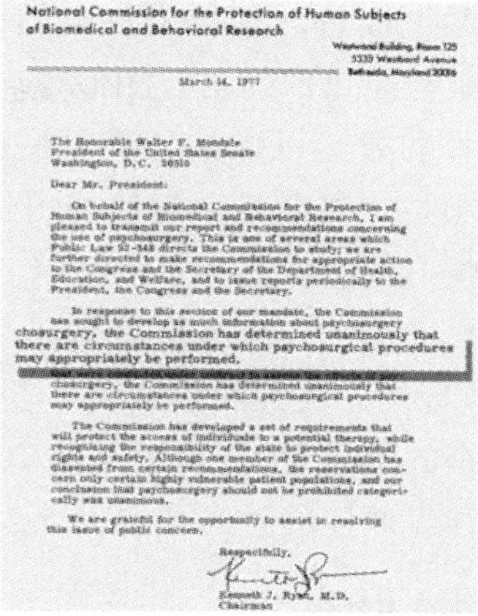

National Commission for the Protection of Human Subjects
of Biomedical and Behavioral Research

Westwood Building, Room 125
5333 Westbard Avenue
Bethesda, Maryland 20016

March 14, 1977

The Honorable Walter F. Mondale
President of the United States Senate
Washington, D.C. 20510

Dear Mr. President:

On behalf of the National Commission for the Protection of Human Subjects of Biomedical and Behavioral Research, I am pleased to transmit our report and recommendations concerning the use of psychosurgery. This is one of several areas which Public Law 93-348 directs the Commission to study; we are further directed to make recommendations for appropriate action to the Congress and the Secretary of the Department of Health, Education, and Welfare, and to issue reports periodically to the President, the Congress and the Secretary.

In response to this section of our mandate, the Commission has sought to develop as much information about psychosurgery

chosurgery, the Commission has determined unanimously that there are circumstances under which psychosurgical procedures may appropriately be performed.

[redacted]

chosurgery, the Commission has determined unanimously that there are circumstances under which psychosurgical procedures may appropriately be performed.

The Commission has developed a set of requirements that will protect the access of individuals to a potential therapy, while recognizing the responsibility of the state to protect individual rights and safety. Although one member of the Commission has dissented from certain recommendations, the reservations concern only certain highly vulnerable patient populations, and our conclusion that psychosurgery should not be prohibited categorically was unanimous.

We are grateful for the opportunity to assist in resolving this issue of public concern.

Respectfully,

Kenneth J. Ryan, M.D.
Chairman

图 1.19　精神外科委员会的报告和建议

神经调控的到来

20 世纪 80 年代末期，公众的注意力已经远离精神外科学。世界上只有少数几个地方的少数团队仍在对患有精神疾病的患者施行手术，这些地方包括：美国[167]、伦敦[168]、马德里[169]、比荷卢经济联盟[170]、悉尼[171]、斯德哥尔摩[172]和巴黎[173]。每个中心专门从事一种特定类型的手术：波士顿的麻省总医院从事扣带回毁损术，伦敦的布鲁克林总医院从事尾状核下神经束切断术，卡罗林斯卡研究院从事内囊前肢毁损术以及伦敦南部的阿特金森-莫雷医院从事边缘系统白质切断术。在一本关于神经外科学的短小的书中，Philippon 总结道：“对于选择性非常强的病变，经验显示它们可以非常有效且伴随着最小的副作用。这种选择性的损毁可以通过立体定向与完善的解剖学定位结合的方法以及控制损毁的体积而达成，损毁方法可以通过电凝术、冷却法或通过放射性元素。损毁位点也能更加精确地界定且主要涉及额叶的内下部。适应证必须非常精确，强迫性神经症是最好的例子。”在 1986 年一本相同的作品中，这位神经外科医生补充道：“使用技术刺激神经靶点且不损毁它们（与手术治疗疼痛的方式有点类似）的可能性在现在来说仍只是理论上的。”[174]尽管如此，同年一个由神经外科医生 A. -L. Benabid 领导的法国团队通过在丘脑植入电极设法有效地治疗帕金森病[175]。这种有效的方法随后也用于治疗震颤[176-177]和全身性肌张力障碍[178]。在这种新技术中，刺激电极立体定向地植入到靶点，而且由于微型化的进步，刺激电极可以与植入皮下的控制器相连。格勒诺布尔学校表明高频率电刺激与损毁术的功效相似[1]。这种新技术比传统精神外科损毁术更好，因为其功效是可逆的且是可适应的。比利时神经外科医生 Nuttin 预料到了这项技术的前景，与他的团队于 1999 年在鲁汶首次使用深部脑刺激对一名强迫症患者进行了治疗[197]。对于这次治疗，该团队选取的靶点是在近 50 年前由 Talairach 和 Leksell 描述的内囊前肢。同年，Visser-Vandewalle 领导的一支国际团队在对患有抽动秽语综合征的患者刺激后得到了令人振奋的结果[180]。由于这两个成功的干预范例，一个新的精神外科学时代即神经调控的时代开始了（表 1.2）。

表 1.2　精神外科学历史上重要事件的总结

1888 年	Burkhardt 施行首个额叶皮质局部切断术
1906 年	Puusepp 施行额叶白质切断术以便使躁狂患者的焦虑情绪安静下来[21-22]
1935 年	Fulton 和 Jacobsen 以及 Vincent 在伦敦举办的神经病学会议上展示了额叶功能的众多发现[34-35]
	Moniz 和 Lima 施行了首例额叶白质切断术[40]
1936 年	当精神病院患者过多时，Freeman 和 Watts 开始在美国发展 Moniz 的技术
1946 年	能在门诊施行的经眼眶脑叶切断术，即所谓的冰锥技术，由 Freeman 推广。其推广会导致滥用[183]
1947 年	Wycis 和 Spiegel 改善了用于丘脑毁损术的立体定向手术[111]。很多神经外科医生如 Scoville 开始提倡更多的靶点技术
1948 年	Cairn、Pool 和 Le Beau 发明了扣带回毁损术
1949 年	Moniz 由于其“脑白质切断术在某些精神疾病中治疗价值的发现”而获得诺贝尔奖。这标志着精神外科学的黄金时代
	Talairach 和 Leksell 在一项被称为内囊前肢毁损术的技术中使用新的立体定向方法靶向定位内囊前肢[113]
1952 年	Delgado 改善了一项脑刺激和记录的技术，用于精神疾病患者的治疗使用[118]。Heath 从事了相似的研究，甚至导致了不端行为[145]
	Laborit、Delay 和 Deniker 首次开发了抗精神病药[133]。这个发现和众多其他精神活性药物标志着精神外科学的衰退
1959 年	由Tennessee William 编剧的《夏日惊魂》[135] 和 Ken Kesey 的小说《飞越疯人院》[136] 改编的电影使公众的观念转为反对精神外科学

1　Philipon 在这里通过在脊髓后柱植入电极进行刺激，该刺激对治疗肢体慢性疼痛尤其有效。

续表

1964 年	Knight 施行首例尾状核下神经束切断术
1967 年	Ballantine 发明了热凝固扣带回毁损术
1973 年	Kelly 建议使用边缘系统白质切断术—— 一种扣带回毁损术和尾状核下神经束切断术的混合[185]
1976 年	美国参议院委托的一份报告声明赞同精神外科学[164]
1978 年	Leksell 施行首例放射外科学内囊前肢毁损术[143]
1987 年	Benabid 施行首例深部脑刺激用于治疗帕金森病
1999 年	Nuttin 首次使用内囊前肢深部脑刺激成功治疗患有强迫症的患者[179] Visser-Vandewalle 使用相同的技术靶向定位丘脑治疗患有抽动秽语综合征的患者[180]
2000 年	迷走神经刺激术被推荐/用于治疗抑郁症[186-187]
2002 年	法国国家伦理咨询委员会裁定赞成精神外科学继续发展[188]
2005 年	Mayberg et Lozano 发表其首例通过刺激膝下皮质治疗抑郁症的结果[189]
2007 年	一名酒精成瘾的患者首次通过刺激伏隔核戒掉了对酒精的依赖[190]
2008 年	Lozano 领导的团队在研究治疗肥胖时发现刺激下丘脑可改善记忆[191]
2010 年	首例皮质刺激用于治疗抑郁症的研究[192]

（张力博　陆　林　孙伯民　译）

参考文献

1. Alt KW, Jeunesse C, Buitrago-Tellez CH, Wachter R, Boes E, Pichler SL (1997) Evidence for stone age cranial surgery. Nature 387(6631):360. doi:10.1038/387360a0
2. Piek J, Lidke G, Terberger T, von Smekal U, Gaab MR (1999) Stone age skull surgery in Mecklenburg-Vorpommern: a systematic study. Neurosurgery 45(1):147–151; discussion 51
3. Swayze VW 2nd (1995) Frontal leukotomy and related psychosurgical procedures in the era before antipsychotics (1935–1954): a historical overview. Am J Psychiatry 152(4):505–515
4. Valenstein ES (1997) The history of psychosurgery. The history of neurosurgery. Park Ridge, AANS
5. Salcman M (2006) The cure of folly or the operation for the stone by Hieronymus Bosch (C. 1450–1516). Neurosurgery 59(4):935–937. doi:10.1227/01.NEU.0000242109.97950.9F (pii:00006123-200610000-00028)
6. Gross CG (1999) 'Psychosurgery' in renaissance art. Trends Neurosci 22(10):429–431. doi:S0166223699014885 (pii)
7. Sullivan MA (1977) Madness and folly: Peter Bruegel the elder's Dulle Griet. Art Bull 59:55–66

8. Brink A (1979) Depression and loss: a theme in Robert Burton's "Anatomy of melancholy" (1621). Can J Psychiatry 24(8):767–772
9. Fara P (2005) The melancholy of anatomy. Endeavour 29(1):20–21. doi:S0160-9327(05)00002-5 (pii:10.1016/j.endeavour.2004.10.009)
10. Paillas JE (1953) Leçon inaugurale de la chaire de neurochirurgie de la faculté de médecine de Marseille
11. Harlow J-M (1848) Recovery from the passage of an iron bar through the head. Boston Med Surg J 389–392
12. Harlow HF (1868) Recovery from the passage of an iron bar through the head. Read before the Massachusetts Medical Society, 3 June 1868
13. Muller C (1958) Gottlieb Burckhardt, the father of topectomy. Rev Med Suisse Romande 78(11):726–730
14. Stone JL (2001) Dr. Gottlieb Burckhardt: the pioneer of psychosurgery. J Hist Neurosci 10(1):79–92
15. Manjila S, Rengachary S, Xavier AR, Parker B, Guthikonda M (2008) Modern psychosurgery before Egas Moniz: a tribute to Gottlieb Burckhardt. Neurosurg Focus 25(1):E9. doi:10.3171/FOC/2008/25/7/E9
16. Mairet A (1883) De la démence mélancolique: contribution à l'étude de la péri-encéphalite localisée et à l'étude des localisation cérébrale d'ordre psychique. Masson
17. Joanette Y, Stemmer B, Assal G, Whitaker H (1993) From theory to practice: the unconventional contribution of Gottlieb Burckhardt to psychosurgery. Brain Lang 45(4):572–587. doi:S0093-934X(83)71061-8 (pii:10.1006/brln.1993.1061)
18. Luigjes J, de Kwaasteniet BP, de Koning PP, Oudijn MS, van den Munckhof P, Schuurman PR et al (2012) Surgery for psychiatric disorders. World Neurosurg. doi:S1878-8750(12)00412-3 [pii]
19. Kotowicz Z (2005) Gottlieb Burckhardt and Egas Moniz-two beginnings of psychosurgery. Gesnerus 62(1–2):77–101
20. Semelaigne R (1895) Sur la chirurgie cérébrale dans les aliénations mentales. Ann Med Psychol (Paris) 394–420
21. Raudam E, Kaasik AE (1981) Ludwig Puusepp 1875–1942. Surg Neurol 16(2):85–87
22. Puusepp L (1937) Alcune considerazioni sugli interventi chirurgici nelle malattie mentali. G Acad Med Torino 100:3–16
23. Doyen E (1907) La crâniectomie chez les enfants arriérés. Archives de neurologie 93
24. Wagner-Jauregg J, Bruetsch WL (1946) The history of the malaria treatment of general paralysis. Am J Psychiatry 102:577–582
25. Sakel M (1937) The origin and nature of the hypoglycemic therapy of the psychoses. Bull NY Acad Med 13(3):97–109
26. Sakel M (1938) Insulin therapy in the future of psychiatry. Can Med Assoc J 39(2):178–179
27. Meduna L (1990) The use of Metrazol in the treatment of patients with mental diseases. Convuls Ther 6(4):287–298
28. Babinski J (1903) Guérison d'un cas de mélancolie à la suite d'un accés provoqué de vertige voltaïque. Revue Neurologique. Société de neurologie de Paris, séance du 7 mai
29. Rasmussen K (2002) The practice of electroconvulsive therapy: recommendations for treatment, training, and privileging (second edition). J ECT 18(1):58–9
30. Puech P, Guilly P, Lairy-Bounes GC (1950) Introduction à la psychochirurgie. Masson
31. Penfield WE (1935) The frontal lobe in man: a clinical study of maximal removals. Brain 58:115–133
32. Wertheimer P (1951) Justification et résultat d'une psychochirurgie. Rev Philos VII à IX(907):337–351
33. Fulton JF, Sheehan D (1935) The uncrossed lateral pyramidal tract in higher primates. J Anat 69(2):181–187
34. Fulton JJ, Jacobsen CF (1935) The functions of the frontal lobes: a comparative study in monkeys, chimpanzees, and man. Abstr Second Int Neurol Congr 70–71
35. Guiot G (1973) Clovis vincent. 1879–1947. Surg Neurol 1(4):189–190

36. Ferro JM (2003) Egas Moniz (1874–1955). J Neurol 250(3):376–377
37. Kyle RA, Shampo MA (1979) Egas Moniz. JAMA 241(6):640
38. Fusar-Poli P, Allen P, McGuire P (2008) Egas Moniz (1875–1955), the father of psychosurgery. Br J Psychiatry 193(1):50. doi:193/1/50 (pii:10.1192/bjp.193.1.50)
39. Brickner R (1932) An interprétation of function based on the study of a case of bilatéral frontal lobectomy. In: Proceedings of the Association for Research in Nervous and Mental Disorders, vol 13, pp 259–351
40. Moniz E (1936) Essai d'un traitement chirurgical de certaines psychoses. Bull Acad Med 385–393
41. Antunes JL (1979) Pedro Almeida Lima. Surg Neurol 11(6):405–406
42. Antunes JL (2010) Egas Moniz: Uma Biografia. Publicacoes, Gradiva
43. Moniz E (1936) Tentatives opératoires dans le traitement de certaines psychoses. Masson
44. Vaysettes A (1976) Contribution à l'étude des résultats à long terme de la psychochirurgie. Université Paul Sabatier, Toulouse
45. Xiao W (2011) Psychosurgery. Chinese neurosurgeons quietly push for easing of brain operation ban. Science 332(6027):294. doi:332/6027/294 (pii:10.1126/science.332.6027.294)
46. Kotowicz Z (2008) Psychosurgery in Italy, 1936–39. Hist Psychiatry 19(76 Pt 4):476–489
47. Juckel G, Uhl I, Padberg F, Brune M, Winter C (2009) Psychosurgery and deep brain stimulation as ultima ratio treatment for refractory depression. Eur Arch Psychiatry Clin Neurosci 259(1):1–7. doi:10.1007/s00406-008-0826-7
48. Decaris F (1978) La Psychochirurgie réflexions sur son évolution et ses indications actuelles, à propos de dix observations. (S.l.n.d.)
49. Mashour GA, Walker EE, Martuza RL (2005) Psychosurgery: past, present, and future. Brain Res Brain Res Rev 48(3):409–419. doi:S0165-0173(04)00129-8 (pii:10.1016/j.brainresrev.2004.09.002)
50. Pressman JD (2002) Last resort: psychosurgery and the limits of medicine. Cambridge University Press, Cambridge
51. Fulton JF (1948) The frontal lobes: research publication for the association for research in nervous and mental disease. Baltimore
52. Diefenbach GJ, Diefenbach D, Baumeister A, West M (1999) Portrayal of lobotomy in the popular press (1935–1960). J Hist Neurosci 8(1):60–69. doi:10.1076/jhin.8.1.60.1766
53. Freeman WW (1942) Psychosurgery. Charles C. Thomas, Baltimore
54. Ferdière G (1940) Résultats immédiats de la leucotomie préfrontale dans un cas de schizophrénie avec stupeur catatonique. Ann Med Psychol (Paris) XV(I):81–89
55. Venet E (2006) Ferdière, psychiatre d'Antonin Artaud. Verdier Lagrasse
56. Puech P (1941) De l'intérêt d'une liaison entre neuro-psychiatrie et neurochirurgie, par Pierre Puech. Masson
57. David M, Guilly P (1970) La Neurochirurgie. Que sais-je?, vol 1369. Presses Universitaires de France, Paris
58. Missa J-N (2001) Psychochirurgie. In: Hautois GM, J-N (ed) Nouvelle encyclopédie de bioéthique médecine, environnement, biotechnologie avec la collab. de Marie-Geneviève Pinsart et Pascal Chabot. Bruxelles [Paris]: De Boeck Université, pp 922
59. Guenot M (2011) La lobotomie, une pratique barbare ou une avancée thérapeutique? Le Nouvel Observateur, Paris. http://leplus.nouvelobs.com/contribution/225452-la-lobotomie-une-pratique-barbare-ou-une-avancee-therapeutique.html. Accessed 23 Dec 2011
60. David M, Sauguet J, Hecaen H, Talairach J (1953) Follow-up of 78 cases of psychosurgery a year after the operation. Rev Neurol (Paris) 89(1):3–21
61. Talairach MJ (1952) Anatomic-physiological reflections on psychosurgery. Rev Neurol (Paris) 87(6):554–557
62. Wertheimer P (1953) Indications for and results of lobotomy. Lyon Med 188(13):272
63. Le Beau J (1951) The surgical uncertainties of prefrontal topectomy and leucotomy (observations on 100 cases). J Ment Sci 97(408):480–504

64. Neimat JS, Hamani C, Giacobbe P, Merskey H, Kennedy SH, Mayberg HS et al (2008) Neural stimulation successfully treats depression in patients with prior ablative cingulectomy. Am J Psychiatry 165(6):687–693. doi:165/6/687 (pii:10.1176/appi.ajp.2008.07081298)
65. Poppen JL, Dynes JB, Weadon PS (1948) Prefrontal lobotomy; general impressions based on results in 470 patients subjected to this procedure. Surg Clin North Am 28:811–816
66. Poppen JL (1948) Technic of prefrontal lobotomy. J Neurosurg 5(6):514–520. doi:10.3171/jns.1948.5.6.0514
67. Grant FC (1950) The value of psychosurgery in mental disease. Pa Med J 53(5):478–482
68. Pool JL (1949) Topectomy; the treatment of mental illness by frontal gyrectomy or bilateral subtotal ablation of frontal cortex. Lancet 2(6583):776–781
69. Lyerly JG (1952) Results of lobotomy in mental disorders. South Med J 45(9):793–798
70. Deutsch A (1948) The shame of the States, 1st edn. Harcourt, New York
71. McKissock W (1959) Discussion on psychosurgery. Proc R Soc Med 52(3):206–209
72. Wilson IW, Warland EH (1947) Pre-frontal leucotomy in 1000 cases. Lancet 2(252):584–594
73. Valenstein ES (1986) Great and desperate cures: the rise and decline of psychosurgery and other radical treatments for mental illness. Basic Books, New York
74. Fiamberti AM (1952) Ce qu'il faut préciser à propos de la méthode originale de la leucotomie transorbitaire. Méd Hyg 10(195):1–4
75. Saltuk E (1951) Psychosurgery in the world and in Turkey. Turk Tip Cemiy Mecm 17(4):171–178
76. Zahmacioglu O, Dinc G, Naderi S (2009) The history of psychosurgery in Turkey. Turk Neurosurg 19(3):308–314
77. Laboucarié J (1971) Le problème actuel de la Leucotomie préfrontale d'après une expérience thérapeutique de vingt ans (1949–1969). Rev Med Toulouse (VII):187–201
78. Lichterman BL (1993) On the history of psychosurgery in Russia. Acta Neurochir (Wien) 125(1–4):1–4
79. Likhterman LB, Likhterman BL (2001) History on ban of psychosurgery in the USSR. Zh Vopr Neirokhir Im NN Burdenko 2:35–38; discussion 8–9
80. Sano K (2002) Development of Japanese neurosurgery: from the Edo era to 1973. Neurosurgery 51(4):861–863
81. Masiero AL (2003) Lobotomy and leucotomy in Brazilian mental hospitals. Hist Cienc Saude Manguinhos 10(2):549–572
82. Heller AC, Amar AP, Liu CY, Apuzzo ML (2006) Surgery of the mind and mood: a mosaic of issues in time and evolution. Neurosurgery 59(4):720–733; discussion 33–9. doi:10.1227/01.NEU.0000240227.72514.27 00006123-200610000-00003 [pii]
83. Winn HR, Youmans JR (2011) Youmans' neurological surgery, 6th edn. Saunders, Philadelphia, London
84. Feldman RP, Goodrich JT (2001) Psychosurgery: a historical overview. Neurosurgery 48(3):647–657; discussion 57–59
85. Fins JJ (2003) From psychosurgery to neuromodulation and palliation: history's lessons for the ethical conduct and regulation of neuropsychiatric research. Neurosurg Clin N Am 14(2):303–319, ix–x
86. Black DW (1982) Psychosurgery. South Med J 75(4):453–457
87. Bucy PB (1973) Percival Bailey 1892–1973. Surg Neurol 1(5):311
88. (1936) Lobotomy: cutting the ability to worry out of the brain. Time, 30 Nov 1936, pp 68–77
89. Kill or cure. Time 1946, 23 Dec 1946, pp 66–77
90. (1949) Mental aid found in brain surgery. New York Times, pp 26
91. Kaempffert W (1941) Turning the mind inside out. Saturday Evening Post (213):213, 18–19, 69, 71–72, 74
92. Laurence WL (1951) Big advances seen in brain surgery. New York Times

93. Robison RA, Taghva A, Liu CY, Apuzzo ML (2012) Surgery of the mind, mood, and conscious state: an idea in evolution. World Neurosurg. doi:S1878-8750(12)00345-2 (pii:10.1016/j.wneu.2012.03.005)
94. Nijensohn DE, Savastano LE, Kaplan AD, Laws ER Jr (2012) New evidence of prefrontal lobotomy in the last months of the illness of Eva Peron. World Neurosurg 77(3–4):583–590. doi:S1878-8750(11)00190-2 (pii:10.1016/j.wneu.2011.02.036)
95. Ligon BL (1998) The mystery of angiography and the "unawarded" Nobel prize: Egas Moniz and Hans Christian Jacobaeus. Neurosurgery 43(3):602–611
96. Gross D, Schafer G (2011) Egas Moniz (1874–1955) and the "invention" of modern psychosurgery: a historical and ethical reanalysis under special consideration of Portuguese original sources. Neurosurg Focus 30(2):E8. doi:10.3171/2010.10.FOCUS10214
97. Le Bau JM, D. (1950) Sur les indications de la neuro-chirurgie du lobe pré-frontal dans les effections mentales, d'après 97 cas personnels. Bull Mémoires Soc méd Hôpitaux Paris 17:763–778
98. Rylander G (1939) Personality changes after operationson the frontal lobes. Acta Psychiatrica et Neurologica 1(Supplément 20):81
99. Scoville WB (1949) Selective cortical undercutting as a means of modifying and studying frontal lobe function in man; preliminary report of 43 operative cases. J Neurosurg 6(1):65–73. doi:10.3171/jns.1949.6.1.0065
100. Scoville WB, Wilk EK, Pepe AJ (1951) Selective cortical undercutting; results in new method of fractional lobotomy. Am J Psychiatry 107(10):730–738
101. Le Beau JP (1949) L'évolution de la psycho-chirugie. La semaine des Hôpitaux de Paris 94:1–7
102. Krayenbuhl H, Stoll W (1950) Prefrontal leucotomy and topectomy for the treatment of irreducible pain. Rev Neurol (Paris) 83(1):40–41
103. Constans JP (1960) Frontal surgery for pain. Acta Neurochir (Wien) 8:251–281
104. Scoville WB (1951) Research project of undercutting of the medial-cingulate gyrus Brodmann's area 24 and 32. Trans Am Neurol Assoc 56:226–227
105. Le Beau J (1952) Selective prefrontal surgery; topectomy of the convexity and cingulectomy. Rev Neurol (Paris) 86(6):699
106. Brotis AG, Kapsalaki EZ, Paterakis K, Smith JR, Fountas KN (2009) Historic evolution of open cingulectomy and stereotactic cingulotomy in the management of medically intractable psychiatric disorders, pain and drug addiction. Stereotact Funct Neurosurg 87(5):271–291. doi:000226669 (pii:10.1159/000226669)
107. Mac LP (1949) Psychosomatic disease and the "visceral brain" recent developments bearing on the Papez theory of emotion. Psychosom Med 11(6):338–353
108. Paillas JE (1951) Aperçu général sur la psychochirurgie. Bio Méd 2(Mars–Avril):59
109. David MP (1961) Neurochirurgie. Collection médico-chirurgicale à révision annuelle. Flammarion édit, Paris
110. Horsley VC, Clarke RH (1908) The structure and functions of the cebellum examined by a new method. Brain 31:45–124
111. Spiegel EA, Wycis HT, Marks M, Lee AJ (1947) Stereotaxic apparatus for operations on the human brain. Science 106(2754):349–350. doi:106/2754/349 (pii:10.1126/science.106.2754.349)
112. Rahman M, Murad GJ, Mocco J (2009) Early history of the stereotactic apparatus in neurosurgery. Neurosurg Focus 27(3):E12. doi:10.3171/2009.7.FOCUS09118
113. Talairach J, Hecaen H, David M (1949) Lobotomies prefrontal limitee par electrocoagulation des fibres thalamo-frontales à leur emergence du bras anterieur de la capsule interne. In: Proceedings IV congress neurologique international, Paris
114. Gildenberg PL (2003) History repeats itself. Stereotact Funct Neurosurg 80(1–4):61–75. doi:10.1159/000075162 75162 [pii]
115. Gildenberg PL (2005) Evolution of neuromodulation. Stereotact Funct Neurosurg 83(2–3):71–79. doi:86865 (pii:10.1159/000086865)

116. Hariz MI (2008) Psychosurgery, deep brain stimulation, and the re-writing of history. Neurosurgery 63(4):E820 (author reply E). doi:10.1227/01.NEU.0000325681.70894.91 00006123-200810000-00039 [pii]
117. Delgado JM (1952) Permanent implantation of multilead electrodes in the brain. Yale J Biol Med 24(5):351–358
118. Delgado JM, Hamlin H, Chapman WP (1952) Technique of intracranial electrode implacement for recording and stimulation and its possible therapeutic value in psychotic patients. Confin Neurol 12(5–6):315–319
119. Delgado JM, Hamlin H, Koskoff YD (1955) Electrical activity after stimulation and electrocoagulation of the human frontal lobe. Yale J Biol Med 28(3–4):233–244
120. Crow HJ, Cooper R, Phillips DG (1961) Controlled multifocal frontal leucotomy for psychiatric illness. J Neurol Neurosurg Psychiatry 24:353–360
121. Cooper R, Winter AL, Crow HJ, Walter WG (1965) Comparison of subcortical, cortical and scalp activity using chronically indwelling electrodes in man. Electroencephalogr Clin Neurophysiol 18:217–228
122. Valenstein ES (1974) Brain control. Wiley, New York
123. Lazorthes GG, Anduze-Acher H (1971) Bilan de quinze années de psychochirurgie (1954–1969). Rev Med Toulouse (VII):177–201
124. Freeman W (1954) Psychosurgery. Am J Psychiatry 110(7):511–2
125. El-Hai J (2005) The lobotomist: a maverick medical genius and his tragic quest to rid the world of mental illness. Wiley, Hoboken
126. Freeman W (1958) Psychosurgery; present indications and future prospects. Calif Med 88(6):429–434
127. Freeman W (1965) Recent advances in psychosurgery. Med Ann Dist Columbia 34:157–160 (PASSIM)
128. Lewis ND (1949) General clinical psychiatry, psychosomatic medicine, psychotherapy, group therapy and psychosurgery. Am J Psychiatry 105(7):512–517
129. Hoffman J (1950) A clinical appraisal of frontal lobotomy in the treatment of the psychoses. Psychiatry 13(3):355–356
130. Rosvold HM, Mishkin M (1950) Evaluation of the effects of prefrontal lobotomy on intelligence. Can J Psychol 4(3):122–126
131. Fernandes B (ed) (1950) Anatomophysiologie cérébrale et fonctions psychiques dans la leucotomie préfrontale. Comtpe-rendu du 1er Congrès International de Psychiatrie, Hermann, Edit, Paris, 19–27 Sept 1950
132. Le Beau JCM, Gaches J, Rosier M (1954) Psycho-chirurgie et fonctions mentales: techniques—résultats applications physiologiques. Masson, Paris
133. Delay J, Deniker P, Harl JM (1952) Therapeutic use in psychiatry of phenothiazine of central elective action (4560 RP). Ann Med Psychol (Paris) 110(21):112–117
134. Divry P, Bobon J, Collard J, Pinchard A, Nols E (1959) Study and clinical trial of R 1625 or haloperidol, a new neuroleptic and so-called neurodysleptic agent. Acta Neurol Psychiatr Belg 59(3):337–366
135. Williams T, Guicharnaud J, Arnaud M (2003) Soudain l'été dernier: suivi de Le train de l'aube ne s'arrête plus ici 10–18
136. Kesey K (2002) Vol au-dessus d'un nid de coucou: roman. Stock
137. Le Bau JW, Wollinetz E, Choppy M, Gaches J (1970) Position actuelle de la psychochirurgie. Cahiers Méd 11(4):289–298
138. Hitchcock ER, Laitinen L, Vaernet K (eds) (1970) Psychosurgery. In: Proceedings of International conference on psychosurgery. Springfield, Ill, Copenhagen, Denmark
139. Lipsman N, Meyerson BA, Lozano AM (2012) A narrative history of the international society for psychiatric surgery: 1970–1983. Stereotact Funct Neurosurg 90(6):347–355. doi:10.1159/000341082
140. Talairach J (2007) Souvenirs des études stéréotaxiques du cerveau humain: Une vie, une équipe, une méthodologie: L'Ecole de Sainte-Anne. John Libbey Eurotext

141. Leksell L (1951) The stereotaxic method and radiosurgery of the brain. Acta Chirurgica Scandinavica 102:316–319
142. Meyerson BA, Linderoth B (2009) History of stereotactic neurosurgery in the Nordic countries. In: Lozano A (ed) Textbook of stereotactic and functional neurosurgery, 2nd edn. Springer, New York
143. Leksell L, Backlund EO (1978) Strålkirurgisk kapsulotomi—en oblodig operationsmetod för psykiatrisk kirurgi Radiosurgical capsulotomy—a closed surgical method for psychiatric surgery). Läkartidningen 75:546–547
144. Hariz MB P, Zrinzo L (2010) Deep brain stimulation between 1947 and 1987: the untold story. Neurosurg Focus 29(2):E1
145. Baumeister AA (2000) The tulane electrical brain stimulation program a historical case study in medical ethics. J Hist Neurosci 9(3):262–278. doi:10.1076/jhin.9.3.262.1787
146. Heath RB (1954) Studies in Schizophrenia (The initial report of findings in 26 patients prepared with depth electrodes was made in 1952 at a meeting in New Orleans, Louisiana). Harvard University Press, Cambridge
147. Butler M (2008) History of the therapeutic use of electricity on the brain and the development of deep brain stimulation. In: Tarsy D (ed) Deep brain stimulation in neurological and psychiatric disorders, Humana Press, Totowa, p xv, p 601, [5] leaves of plates
148. Heath RG, Rouchell AM, Goethe JW (1981) Cerebellar stimulation in treating intractable behavior disorders. Curr Psychiatr Ther 20:329–336
149. Heath RG, Monroe RR, Mickle WA (1955) Stimulation of the amygdaloid nucleus in a schizophrenic patient. Am J Psychiatry 111(11):862–863
150. Heath RG (1972) Pleasure and brain activity in man. Deep and surface electroencephalograms during orgasm. J Nerv Ment Dis 154(1):3–18
151. Heath RG (1963) Electrical self-stimulation of the brain in man. Am J Psychiatry 120:571–577
152. Moan CH R (1972) Septal stimulation for the initiation of heterosexual behavior in a homosexual male. Exp Psychiatry 3(1):23–26
153. Breggin P (1972) Lobotomy—it's coming back. Liberation 17(7):15–6, 3–5
154. Breggin P (1972) Lobotomies are still bad medicine. Med Opin 8:32–36
155. Hariz M (2012) History of "Psychiatric" deep brain stimulation: a critical appraisal. In: Denys D, Feenstra M, Schuurman R (eds) Deep brain stimulation: a new frontier in psychiatry. Verlag, pp 289–294
156. Laitinen LV (1977) Neurosurgical treatment in psychiatry, pain, and epilepsy. Neurosurgical treatment in psychiatry, pain, and epilepsy. University Park Press, Baltimore
157. Delgado JM, Mark V, Sweet W, Ervin F, Weiss G, Bach YRG et al (1968) Intracerebral radio stimulation and recording in completely free patients. J Nerv Ment Dis 147(4):329–340
158. Osmundsen J (1965) Matador with a radio stops bull. New York Times 17(1965):1
159. Delgado JMR (1969) Physical control of the mind; toward a psychocivilized society, 1st edn. World perspectives, vol 41. Harper & Row, New York
160. Mark VHE, Frank R (1970) Violence and the brain, 1st edn. Medical Dept, New York
161. Aarons L (1972) Brain surgery is tested on three California convicts. Washington post, 25 Feb 1972, p 1
162. Shuman SI (1977) Psychosurgery and the medical control of violence: autonomy and deviance. Wayne State University Press, Detroit
163. Hochmann J (2011) Histoire de la psychiatrie, 2e édn. Mise à jour ed. Que sais-je?, vol 1428. Presses universitaires de France, Paris
164. Culliton BJ (1976) Psychosurgery: national commission issues surprisingly favorable report. Science 194(4262):299–301
165. (1977) United States. National commission for the protection of human subjects of biomedical and behavioral research. Psychosurgery: report and recommendations. DHEW publication no (OS) 77-0001. xviii, p 76

166. Valenstein ES (1980) The psychosurgery debate: scientific, legal, and ethical perspectives. A series of books in psychology. W.H. Freeman, San Francisco
167. Ballantine HT Jr, Bouckoms AJ, Thomas EK, Giriunas IE (1987) Treatment of psychiatric illness by stereotactic cingulotomy. Biol Psychiatry 22(7):807–819. doi:0006-3223(87)90080-1 [pii]
168. Bridges PK (1987) Psychosurgery: historical interest only or contemporary relevance. Br J Hosp Med 37(4):283
169. Burzaco J (1981) Stereotactic surgery in the treatment of obsessive-compulsive neurosis. In: Elsevier (ed) Biological psychiatry. Elsevier, Amsterdam, pp 1103–1109
170. Cosyns P, Caemaert J, Haaijman W, van Veelen C, Gybels J, van Manen J et al (1994) Functional stereotactic neurosurgery for psychiatric disorders: an experience in Belgium and the Netherlands. Adv Tech Stand Neurosurg 21:239–279
171. Hay PJ, Sachdev PS (1992) The present status of psychosurgery in Australia and New Zealand. Med J Aust 157(1):17–19
172. Mindus P, Rasmussen SA, Lindquist C (1994) Neurosurgical treatment for refractory obsessive-compulsive disorder: implications for understanding frontal lobe function. J Neuropsychiatry Clin Neurosci 6(4):467–477
173. Polosan MM, Millet B, Bougerol T, Olié J-P, Devaux B (2003) Traitement psychochirurgical des TOC malins: à propos de trois cas. L'Encéphale. XXIX(Cahier 1):514–552
174. Philippon J (1988) La Neurochirurgie. Que sais-je?, vol 1369. Presses universitaires de France, Paris
175. Benabid AL, Pollak P, Louveau A, Henry S, de Rougemont J (1987) Combined (thalamotomy and stimulation) stereotactic surgery of the VIM thalamic nucleus for bilateral Parkinson disease. Appl Neurophysiol 50(1–6):344–346
176. Benabid AL, Pollak P, Gervason C, Hoffmann D, Gao DM, Hommel M et al (1991) Long-term suppression of tremor by chronic stimulation of the ventral intermediate thalamic nucleus. Lancet 337(8738):403–406. doi:0140-6736(91)91175-T [pii]
177. Benabid AL, Pollak P, Seigneuret E, Hoffmann D, Gay E, Perret J (1993) Chronic VIM thalamic stimulation in Parkinson's disease, essential tremor and extra-pyramidal dyskinesias. Acta Neurochir Suppl (Wien) 58:39–44
178. Coubes P, Roubertie A, Vayssiere N, Hemm S, Echenne B (2000) Treatment of DYT1-generalised dystonia by stimulation of the internal globus pallidus. Lancet 355(9222):2220–2221. doi:S0140-6736(00)02410-7 (pii:10.1016/S0140-6736(00)02410-7)
179. Nuttin B, Cosyns P, Demeulemeester H, Gybels J, Meyerson B (1999) Electrical stimulation in anterior limbs of internal capsules in patients with obsessive-compulsive disorder. Lancet 354(9189):1526. doi:S0140-6736(99)02376-4 (pii:10.1016/S0140-6736(99)02376-4)
180. Vandewalle V, van der Linden C, Groenewegen HJ, Caemaert J (1999) Stereotactic treatment of Gilles de la Tourette syndrome by high frequency stimulation of thalamus. Lancet 353(9154):724. doi:S0140673698059649 [pii]
181. Asenjo A (1963) Neurosurgical techniques. Thomas
182. Smith JS, Kiloh LG (1977) Psychosurgery and society: symposium organised by the Neuropsychiatric Institute, Sydney, Pergamon, Oxford, 26–27 Sep 1974
183. Fiamberti M (1950) Transorbital prefrontal leucotomy in psychosurgery. Minerva Med 41(36):131–135
184. Knight GC (1969) Bi-frontal stereotactic tractotomy: an atraumatic operation of value in the treatment of intractable psychoneurosis. Br J Psychiatry 115(520):257–266
185. Kelly D, Richardson A, Mitchell-Heggs N, Greenup J, Chen C, Hafner RJ (1973) Stereotactic limbic leucotomy: a preliminary report on forty patients. Br J Psychiatry 123(573):141–148
186. Harden CL, Pulver MC, Ravdin LD, Nikolov B, Halper JP, Labar DR (2000) A pilot study of mood in epilepsy patients treated with vagus nerve stimulation. Epilepsy Behav 1(2):93–99. doi:S1525-5050(00)90046-5 (pii:10.1006/ebeh.2000.0046)

187. Rush AJ, George MS, Sackeim HA, Marangell LB, Husain MM, Giller C et al (2000) Vagus nerve stimulation (VNS) for treatment-resistant depressions: a multicenter study. Biol Psychiatry 47(4):276–286. doi:S0006-3223(99)00304-2 [pii]
188. France Comité consultatif national d'éthique pour les sciences de la vie et de la santé (2005) Avis sur la neurochirurgie fonctionnelle d'affections psychiatriques sévères. Ethique et recherche biomédicale Rapport 2002. la Documentation française, Paris
189. Mayberg HS, Lozano AM, Voon V, McNeely HE, Seminowicz D, Hamani C et al (2005) Deep brain stimulation for treatment-resistant depression. Neuron 45(5):651–660. doi:S0896-6273(05)00156-X (pii:10.1016/j.neuron.2005.02.014)
190. Kuhn J, Lenartz D, Huff W, Lee S, Koulousakis A, Klosterkoetter J et al (2007) Remission of alcohol dependency following deep brain stimulation of the nucleus accumbens: valuable therapeutic implications? J Neurol Neurosurg Psychiatry 78(10):1152–1153. doi:78/10/1152 (pii:10.1136/jnnp.2006.113092)
191. Hamani C, McAndrews MP, Cohn M, Oh M, Zumsteg D, Shapiro CM et al (2008) Memory enhancement induced by hypothalamic/fornix deep brain stimulation. Ann Neurol 63(1):119–123. doi:10.1002/ana.21295
192. Nahas Z, Anderson BS, Borckardt J, Arana AB, George MS, Reeves ST et al (2010) Bilateral epidural prefrontal cortical stimulation for treatment-resistant depression. Biol Psychiatry 67(2):101–109. doi:S0006-3223(09)01020-8 (pii:10.1016/j.biopsych.2009.08.021)

第二章
情绪的神经解剖学基础

摘要 一般来说，在多数哺乳动物中，边缘系统是一套涉及情绪的解剖结构。Papez 和 McLean 于 20 世纪建立的理论显示，该系统包括前额皮质，是情绪知觉通路，还有海马、杏仁核和下丘脑。下丘脑及其延长部分、脑垂体可以引起与这些情绪相关的内脏反应。这些情绪反应可以由知觉触发，但相反，身体状态知觉在某种程度上却是由岛叶产生。管理这些情绪反应也可以由皮质下结构即基底神经节完成。这些由丘脑、纹状体、苍白球以及丘脑下核和伏核组成的核团，通过和皮质相连形成环路。这些环路在情绪、认知和活动之间起到连接作用。

> 人们应当认识到：欢喜、乐趣、高兴、娱乐、忧虑、悲伤和挫折的泪水只能来源于脑部……这是因为：当你变得疯狂和精神错乱的时候，恐惧和焦虑袭击了我们。这些情况的发生都是因为大脑受损了。我相信大脑拥有人类最强大的力量。
>
> ——神圣的疾病，希波格拉底，460-377 av[1]

在此摘录中，医学之父假定：精神疾病也是脑部疾病。随着生物学和解剖学的进步，弗洛伊德精神分析理论的一些内容将逐渐被证实：“我们必须记住，我们心理学上全部假定的观念可能在未来某天会建立在器官结构基础上。”[2]8 年后，在 1920 年，奥地利神经学家补充道：“如果我们建立了生理或化学术语用于替代心理学术语，那么我们描述问题的不足之处很可能会消失。”[2]然而由于学科逻辑的不同，心理分析和神经生物学分析常常存在争执，而非互通的研究。理解精神病和可能的精神外科学需要绕道神经解剖学，包括情绪的神经解剖学。但是情绪常被解剖学家忽略，在某种程度上可能是因为情绪不容易直接在动物身上进行研究。

根据 Cabanis 的概述，脑产生思想类似于肝分泌胆汁[3]。这位哲学家和生理学家还认为脑会根据情绪对思想着色，就像胆汁是微黄色的一样。情绪的组成开启了我们生活中的快乐和悲伤；但是超乎我们想象，它同时在我们的认知过程和决策中发挥作用[1]。过去的60年里，由于精神外科学的研究、功能性神经影像[2]和神经生物学的发展，对情绪相关的解剖结构了解越来越多。这些结构被重新组编为边缘系统，该术语是由神经学家 Paul Broca 提出的，源自于拉丁语“边”，意思为边界，表示围绕大脑皮质的区域[4]。Broca 将低级的动物性行为归因于“大边缘叶”，相反，高级的智力活动是由大脑皮质控制。情绪脑结构的概念——边缘系统，由 Papez 和 MacLean 于 20 世纪 30 年代来提出[5-6]。在边缘叶的扣带回皮质和海马基础上，他们增添了杏仁核和下丘脑。前额皮质、中央灰质和岛叶后来也加入到情绪结构的名单中。神经解剖学家颇为兴奋地说：“任何部分都存在相互联系。”[7]我们的情绪表现不论是行为的、自发的还是认知的，都是通过与其他诸多脑功能系统相互作用实现的，例如运动技能、认知或感觉。后面提到的这些功能将不在此阐述。我们将重点详述与精神外科相关的通路和结构。

情绪的相关脑区

脑部包括大脑、小脑和脑干。这 3 个器官全部位于颅骨里，由脑膜完全包裹。脑膜包被全部神经组织，从外到内由硬脑膜、蛛网膜和软脑膜组成。在蛛网膜和软脑膜两者之间，存在血管和脑脊液（cerebrospinal fluid，CSF）循环。脑脊液也通过 4 个腔体（脑室）流入脑内。大脑由 2 个半球组成，一般来说，它的表面是皮质，内部是丘脑、基底节和下丘

---

1 加州神经学家 Antonio Damasio 在其著作中总结的概念，特别是他所著的书籍“Descartes' Error：Emotion，Reason and the Human Brain”。

2 大约 30 年间，新的非侵入性技术使详细绘制脑活动逐渐成为可能。得益于这些脑图谱，我们得到了“情绪激活”模式，它展示了不同情绪相关的脑活动。这可以通过体外诱导（将受试者暴露于能激发情绪的刺激中，例如大笑或震撼的图片）或通过内部感应（抑郁患者或遭受疼痛记忆的受试者）完成。新的影像技术包括：

· PET 扫描，它是基于正电子发射。当注射放射性葡萄糖后，通过某些特定脑区的代谢，这样传感器可以识别受试者大脑中这些兴奋性脑区，但其图像分辨率仍然相对粗糙。

· 功能磁共振成像（fMRI），是一种基于磁共振的影像学技术，能够可视化特定脑区的血流情况。BOLD（血氧水平依赖）效应与红细胞血红蛋白磁化强度有关，可以揭示兴奋性的脑区。

· 脑磁图（MEG）。

脑–垂体轴。

大脑皮质

摘要　大脑皮质（cerebral cortex）是产生意识、知觉、记忆、语言和认知的土壤。两平方米的灰质紧靠着颅骨壁形成了褶皱，其中存在3个紧密参与情绪调节的脑叶：额叶、颞叶和岛叶。额叶前部的背外侧皮质参与行为计划，而靠近中部的眶额皮质与动机有关。在内部，前扣带回皮质与情绪过程有关。这3个区域分别与基底神经节、认知形成和边缘回路相连接。前额皮质负责大部分认知过程，连接其他边缘系统部分，是认知和情绪临界区域的一部分。颞叶内部包含海马和杏仁核。后者是感觉信息的聚集地。杏仁核将这种感觉输入转化为先天或后天获得的刺激，如恐惧，进而由下丘脑将其转变为自主表现。现在研究人员认为，海马在情绪中起的作用不是很重要，但是对记忆很重要。岛叶用来分析与情绪体验相关的内脏状态的变化，使我们自觉地感知身体状态。

大脑皮质，拉丁文为“树皮”的意思，是一层灰色覆盖物。灰质，通常认为与智力同义，由被称为神经元的神经细胞组成。这些细胞具有投射性能，其中轴突使它们彼此连接并形成网络。皮质皱褶大大增加了表面面积，形成了突起的脑回（gyri，单数形式为 gyrus，拉丁语为 ridges），周围环绕着凹槽即脑沟（sulci，单数形式为 sulus，拉丁语为 furrows）。较深的脑沟将不同的脑叶分隔开，称为脑裂（fissure）。一般来说，这些脑裂之间几乎没有差别。例如，中央沟将额叶（前）和顶叶（后）分隔开。外侧裂将额叶和颞叶分隔开（图2.1）。

最小的脑叶隐藏在外侧裂的底部，称为岛叶（insula），拉丁语意为“岛”。第5个脑叶为枕叶，位于颞叶和顶叶后面，不是特别容易区分。在每一个脑叶内，具有特殊功能的脑区被称为功能区。任何指定区域的损伤或破坏（来自于创伤、肿瘤压迫或缺血）都可能引起对应功能的改变或丧失。事实上，几个世纪以来，正是这些脑损伤让不同的脑功能区被描绘出来。20世纪50年代早期，包括蒙特利尔神经外科医生 William Penfield 在内的研究人员，在意识清醒的患者中开展试验，试验显示对大脑皮质进行电刺激触发了特定的动作或行为并引起癫痫发作。这些试验进一步清晰了特定功能和脑区之间的关系。这些研究基于德国神经学家 Korbinian Brodmann 在半个世纪前完成的工作，他对这些功能

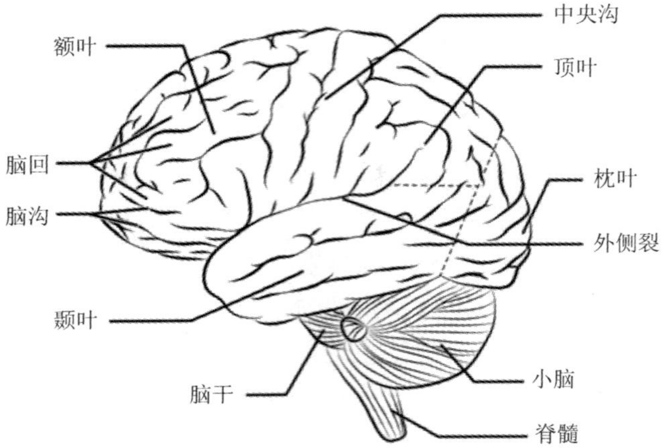

图 2.1　脑侧视图

区进行了精密的整理，并给每个功能区指定了一个编码。他的分区系统目前仍然被沿用，即布罗德曼分区系统。接下来我们将着重强调那些与我们主题相关的解剖结构，即在情绪调节过程中发挥重要作用的额叶和颞叶。

额叶

1861 年，巴黎 Salpêtrière 医院的神经学家 Paul Broca，首次在右利手受试者中通过临床观察和尸体解剖发现了左侧额叶下回后部区域在语言表达中的重要作用，即布罗德曼分区第 44、45 区，被命名为 Broca 区。额叶的最后面部分，位于中央沟或外侧裂之前，是初级运动皮质（4 区）。在此之前是运动前区（6 区），用于协助安排动作。它前面是 8 区，负责眼睛运动。运动区前面区域占了几乎 1/3 的皮质质量，称为前额皮质，它与认知和情绪过程密切相关。前额皮质和许多其他脑区相连，接收已经在枕骨颞叶或顶叶皮质联合区里处理过的感觉信息。例如视觉信息，由视网膜捕捉到的影像，沿着主要视觉通路传输到枕叶皮质，此时接收的为原始形式。不同元素构成的经由初级皮质传送的“视觉流”在枕骨联合皮质被识别和标记。同样的情况发生在颞叶联合皮质的听觉信息处理时，即将声音转化为语言。顶骨联合皮质参与触觉信息处理。除了与这些联合皮质存在联系，前额皮质与边缘系统的其他部分也有紧密的联系，如海马、杏仁核、下丘脑和丘脑（特别是丘脑的背内侧核）（图 2.2）。

另外，也存在一些对基底神经节（特别是纹状体）的投射。这些投射实际上是环路的一部分，一旦投射到纹状体，接下来到苍白球，信息将再被送到丘脑并从那里回到起点（前额皮质）。在讨论之前，由于认知功能和情绪调控涉及不同的皮质-纹状体-丘脑-皮质（cortico-striato-thalamo-cortical，CSCT）环路，而构成前额皮质的 3 个重要区域需要说明一下：背外侧皮质、眶额皮质和扣带回皮质。

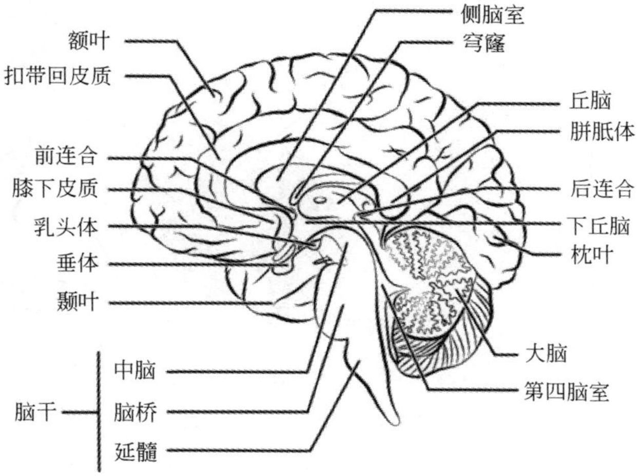

图 2.2　脑内侧视图

背外侧皮质

前额皮质的背外侧区域（9、10 区侧面和 46 区）（图 2.3）与前额皮质其他部分、丘脑的背内侧和腹前核密切关联。它延伸过尾状核背外侧区域，与联合环路有关（图 2.27）[8]。该皮质参与需要空间记忆、专注、计划、问题解决和规则获取方面的任务[9]。在临床实践中，神经心理学家称其为“执行功能”[10]。在某种意义上它们也被哲学家称为意识。正如 Bergson 所写，“意识是一种对未来的预期……是过去和将来之间的连字符。”[11]选择性地损伤该区域能够引起执行功能改变，相反，当执行涉及计划的任务时，功能影像能够探测到该皮质的活动。当个体企图控制某些负面情绪的时候，该区域也被激活。对于重度抑郁患者，功能影像研究显示该皮质几乎不被激活。临床上，这被称为精神运动性阻滞，包括记忆及注意力障碍和冷漠。相反，在治疗获得成功的患者中可观察到其活动的增加[12-13]。在抑郁患者中，右侧背外侧皮质的活跃程度要高于左侧[14-15]。现今，重复经颅磁刺激（repetitive transcranial magnetic stimulation，rTMS）能够用于治疗对药物治疗无反应的抑郁患者。有两种方法：通过高频 rTMS 唤醒左侧背外侧皮质，或通过低频 rTMS 抑制右侧背外侧皮质。目前，临床研究方法通过在皮质植入电极以维持刺激来测定效果是否能够长期维持。当临床表现获得改善时，功能影像显示此区域以及相关的膝部前扣带回皮质活动趋于正常[16-17]。

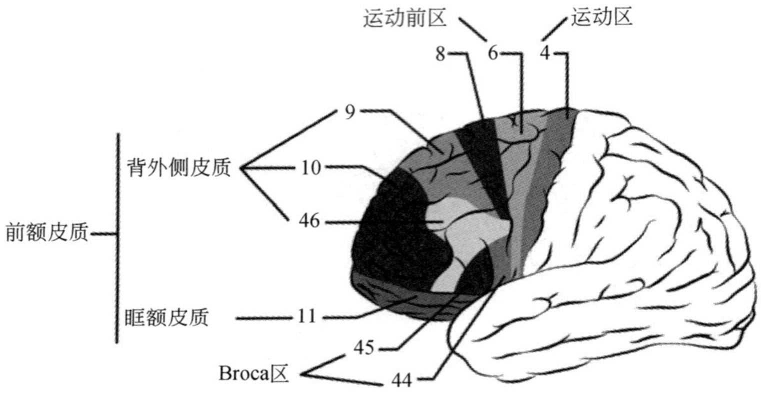

图 2.3　背外侧前额皮质

眶额皮质

这部分脑区，即布罗德曼 10 区内侧、11 区、12 区和 47 区（图 2.4）是靠近颅骨并位于眼眶之上。和背外侧皮质一样，眶额皮质紧紧连接到扣带回皮质和其余联合皮质、杏仁核、丘脑背内侧和腹前核[18]。此皮质投射到参与联合环路的尾状核腹内侧部分[8]，并且具有接受我们所有 5 种感官信息的特性[19]。该区域，特别是最里面的内侧部分，参与情绪和动机的调节，特别是与奖赏相关的过程[20-21]。正如精神科医生 B. Aouizerate 所强调的，它的作用在于："根据受试者之前的体验，通过赋予情绪和动机层面的含义解释从环境中获得的感觉信息"，这将影响决策过程[21]。皮质外侧部分参与认知、任务、需要判断或毅力的心理过程或错误识别等过程[18]。眶额皮质还可以调节社会行为，如之前提到的 Phineas Gage 案例。在事故中，Gage 的这部分脑区遭受创伤后，他变得不擅长社交、不负责任、任性和孩子气[23]。总之，该皮质区损伤可以抑制受试者基于社会和情绪线索选择正确行为反应的能力。功能影像结果显示，抑郁症或强迫症患者的眶额皮质区活动增加[12]。同样，该区域在经过有效治疗后也可恢复正常[12,24-26]。

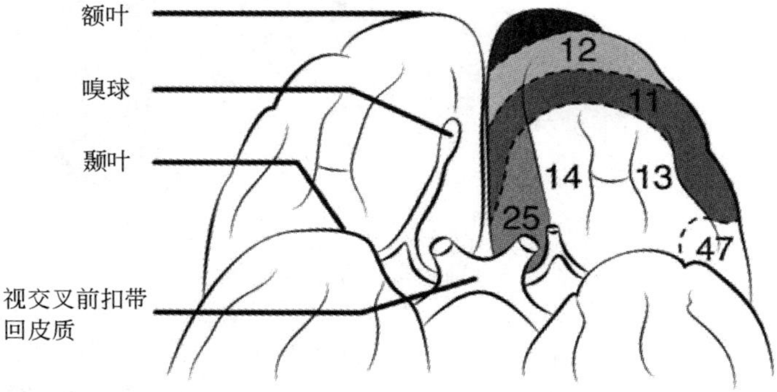

图 2.4　眶额（10、11 和 12 区）和膝下（25 区）皮质

前扣带回皮质

扣带回源于扣带，来自于拉丁语“cingulum”，意为“腰带”，分别在两个半球内侧部环绕胼胝体[1]（图 2.5）。和眶额皮质一样，该皮质区域参与许多动机、情绪或认知过程，如注意力、工作记忆、错误识别、冲突管理和预测。扣带回皮质，特别是其前部（24、32 和 25 区）（图 2.5）与另一个参与情绪调节的器官——岛叶紧密相连。Damasio 指出，当我们体验情绪的时候，“岛叶有感觉和运动功能，不过它主要涉及该过程的感觉方面，而前扣带回则属于运动区域”[28]。前扣带回（anterior cingulate cortex，ACC）和丘脑背内侧核相互联系。其前侧部分将纤维投射到杏仁核（起抑制作用）、周围灰质[2]、腹侧纹状体以及伏隔核，从而参与到边缘环路中（图 2.28）[8]。

这些投射与情绪和自主反应有关。功能影像结果显示强迫症患者扣带回皮质活动增加[12]，特别是当这些患者承担一些检错任务时[22,27]。重

1　胼胝体是一束轴突，连接大脑两个半球。它确保两个半球之间的信息传递及协调（图 2.2）。

2　水管周灰质位于 Sylvius 孔管周围的中脑中心，孔管连接第三和第四脑室。该灰质在疼痛控制和防御行为中起到重要作用。

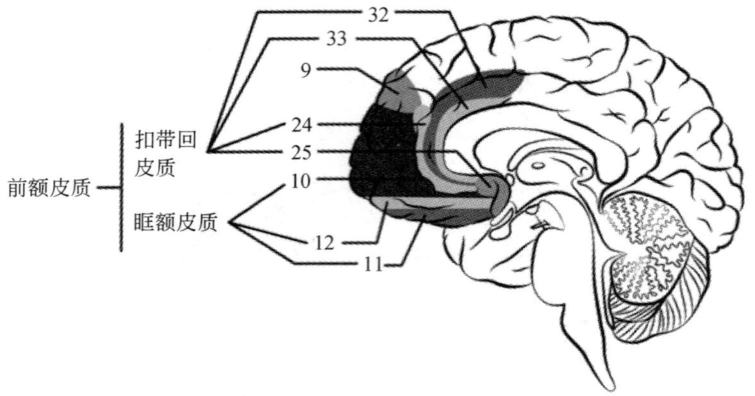

图 2.5　前扣带回和眶额皮质

度抑郁症患者扣带回的喙部也就是膝部（25 区）也发现相似的活动增加[29]。正如后面章节将讨论的那样，这一发现使得深部脑刺激开始用于抑郁患者的治疗。很明显，当抑郁被成功治疗后，这一区域的活动会减少。同时，扣带回出现这种活动情况也可作为扣带回毁损术成功的标志。扣带回毁损术是治疗抑郁症和强迫症的另一种精神外科手术[30]。

颞叶

摘要　颞叶内表面连接海马及杏仁核。来自不同感官的全部感觉信息聚集在杏仁核上。根据背景信息，杏仁核赋予其（先天或后天习得的）情绪含义，引起自主反应。杏仁核参与处理一些社会情绪信号，特别是恐惧和情绪记忆的巩固。通过识别这些危险，它起到保护个体的基本作用。海马位于杏仁核后面，根据事件的背景信息决定记忆形成条件。然后，前额皮质参与分析这些情绪事件，通过比较当前体验与过去经验以做出决定。

颞叶位于颞骨之下，它的命名是因为颞部（temples，拉丁语为 tempus）的毛发最先随着时间的推移而变灰。颞叶，特别是组成杏仁核和海马的内部区，也参与许多认知和情绪相关的过程。1937 年，两个美国研究人员 Kluver 和 Bucy 观察到接受双侧颞叶内部区域取出术的灵长类动物出现“精神失明”（psychic blindness），即不能获取感官信息的情绪含义，特别是视觉信息[31]。猴子不再害怕蛇或人类，试图与遇到的任何同类交配。辨别能力的缺乏同时也表现在嘴上，动物试图将所有的东西都放入口中。除性和摄食行为以外，作者也明显观察到它们更加温顺和安静，表现在社交活动的显著减少[32]。

杏仁核

1956 年，对猴子的研究结果再次表明，以杏仁核为中心的双侧毁损术足以导致大多数这些症状的出现[33]。杏仁核位于皮质之下，每侧颞叶的内侧和前部，因为其形似杏仁而得名（图 2.6）。

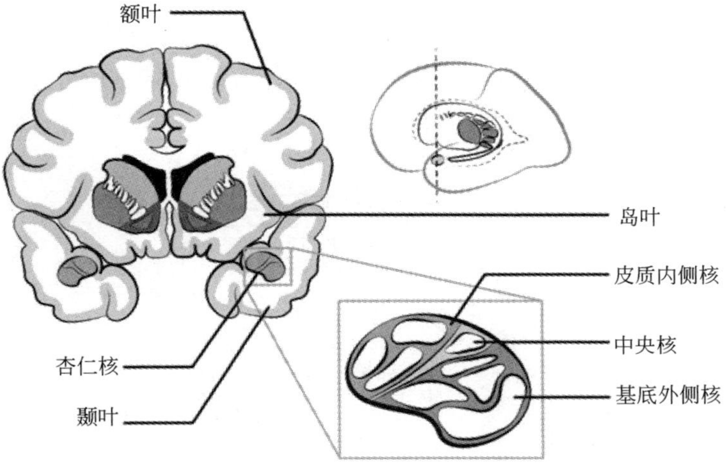

图 2.6　杏仁核

情绪过程所涉及的多条通路都会通过杏仁核，一部分甚至就在杏仁核内产生。杏仁核在这些通路中扮演一个中转站的作用。它直接或间接通过丘脑接受来自于联合皮质区、内侧眶额皮质、海马、基底神经节和中隔核的信息（图 2.7）。经过信息处理后，杏仁核通过终纹[1]将其投射到下丘脑和脑干中蓝斑核等其他结构，其中蓝斑核是某些情绪自主和内分泌表现的源头。正如神经学家 Gil 所说："杏仁核是感官传递情绪信息

1　终纹沿着与穹窿平行的轨道从杏仁核延伸到下丘脑、隔区，然后从"终纹的床核"上方通过。床核是位于前连合正后方的一组神经元。这一束神经元通常被认为是杏仁核的延伸，更精确地说是其中央核的延伸。这是由于组织学原因，而且因为它与下丘脑、脑干尤其是腹侧被盖区（VTA）存在连接。其活性也似乎受到眶额皮质的调节。这个结构引起了越来越多研究者的注意。它在解剖学中具有战略地位，能够调节压力和奖赏中枢。该核实际上投射到主要奖赏中枢（VTA）之一以及下丘脑室旁核，后者是激活促肾上腺皮质轴的关键。

和感官通路整合的地方，与记忆结合成为意义识别和调节生物学、行为学反应的场所。”[34]杏仁核复合体根据其连接方式可以分为3个不同的核群组份。皮质内侧核接受来自嗅球的信息，投射到下丘脑。基底外侧核接受来自联合感觉皮质和海马的信息，投射到腹侧纹状体、腹侧伏隔核以及丘脑背内侧核。最后，中央核通过与基底外侧核和皮质内侧核的联系连接到联想感觉区，从而接收视觉、听觉、触觉和嗅觉信息[35]。此核将信息发送到丘脑和具有迷走神经背核（副交感神经来源）的脑干上。从那里，信息输送到面部肌肉运动核（负责情绪面部表情）、中缝核、蓝斑核和迈内尔特基底核[1]。最后这3个解剖结构分别是血清素、去甲肾上腺和胆碱能反应的来源，这3种神经递质是情绪过程的核心。在无意识水平，杏仁核根据对个体的危险程度将这些信息分类。因此，它在恐惧和焦虑环境下有非常重要的作用[2]。

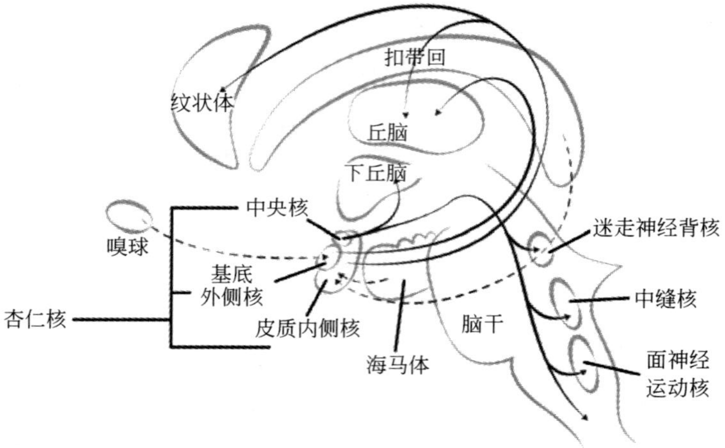

图2.7　杏仁核连接

杏仁核负责情绪体验，根据情况和环境的不同形成正性或负性的情绪。感官、联合皮质和嗅球将环境信息传到基底外侧复合体、皮质和内侧核，同时与记忆（海马）相关。这种信息被整合并转送到中央核产生

1　2008年，在一次电极轨迹误差后，一个意大利小组记录了肌张力障碍患者在该区域的刺激后出现的抑郁。这个抑郁状态在电极重新定位后消失[214]。

2　苯二氮䓬类药物（比如安定）可以减轻恐惧和焦虑反应，因为杏仁核富含这种分子的受体。即使在去除杏仁核后，也会保持这种效果，因为类似受体也位于其他区域中。

情绪反应：面神经运动核将引起害怕或厌恶，迷走神经背核和丘脑将分别引起副交感或交感反应。中缝核将激活脑部5-羟色胺能分泌。基底外侧核通过复侧纹状体和眶额皮质，在激励行为中起作用。

这暗示了信息在皮质下传递的过程，“我行动，然后我思考”，通过消除传递到皮质的信息需求，降低防御行为的反应时间[36]。如果感官信息传递了真实或设想的威胁，那么杏仁核的中央核、下丘脑和脑干之间的连接就会被激活，并伴有一系列自主反应：脉搏加快、瞳孔扩大、面色改变以及各种激素反应。按照生理学家Canon的观点，这些现象使得身体做好应对战斗或逃跑的准备[37]。比如，蛇的突然出现将触发生物学反应，使生物体处于高度警惕状态，并且“使其兴奋”，以便应对危险或者逃离。因此，杏仁核对生物体的存续起到了非常关键的作用，它使生物体能够识别危险[1]。危险的识别也以更加微妙的方式发生，比如当一个人看到另外一个人脸上的恐惧表情时[2]。杏仁核的直接电刺激——或者痉挛（类似于皮质自我刺激）——产生的反应与面临危险时表现出的反应相似。此外，这些事件往往与攻击性或记忆错觉相关。相反，该结构的病理学或手术破坏，除了能够抑制恐惧反应以及识别他人恐惧表情，也可以减少攻击行为[38-39]。因此，暴力或攻击行为可能与不合理的前额叶调节以及杏仁核活性过度引起的不平衡有关[40]。为了检验该假设，20世纪60年代，Narabayashi对60名具有严重攻击行为的患者进行了双侧杏仁核毁损术[41-42]。这位日本神经外科医生报告称85%的患者出现了显著改善。这些结果与采用下丘脑毁损术实现的结果相似，将在后文详细阐述。在20世纪80年代末期之前，这两种方法均被采用[43-48]，现在已经几乎完全消失。这与长期管理不足、药理学的发展，尤其是这种干预导致的伦理问题有关[49]。

更概括地说，杏仁核的作用是解释带有情绪内容的全部感官信息[50]。对杏仁核受损患者的研究也显示，该结构[51]参与编码情绪效价

1　在实验室实验中，条件性恐惧模型可以用于理解杏仁核的作用：将一只老鼠放在一个铁丝笼内，每次放电之前用一个信号警告它。在多次放电后，老鼠表现出焦虑迹象（不动弹、血压升高）。这些迹象在去除杏仁核后消失（LeDoux J. E 1998. The emotional brain：the mysterious underpinnings of emotional life. Simon & Schuster）。

2　Damasio花了很多年研究一名两侧杏仁核损伤的28岁患者，该患者无法识别面部表情，比如恐惧、惊讶或厌恶。

（正性或负性）记忆，以及唤起记忆[1][52]。杏仁核通过基底外侧核和伏隔核之间的相互连接也参与奖赏环路的激活[53]。因此，它可能与成瘾复发有关：当面临之前与成瘾物质相关的情况时，成瘾者可能再次想使用成瘾物质[54]。

海马

基于条件反射的行为中，杏仁核和位于它后面的海马之间存在密切的相互作用（图 2.8）。海马的形状是长方形的[2]，因形似海马而得名。它和杏仁核以及通过内嗅皮质与联合皮质的其他部分紧密连接[3]。内嗅皮质收集皮质信息，传到海马，也参与空间定向[55]。海马延伸到海马回和穹窿，然后穹窿纤维再结合到乳头体。

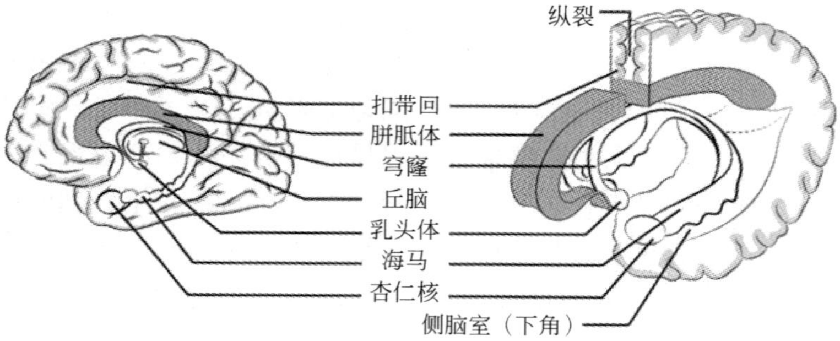

图 2.8　海马和海马回

这套结构在陈述性记忆的形成过程中起到重要作用[56]。陈述性记忆（declarative memory）指的是有意识地获取可以通过语言描述的信息，例如回忆一节历史课、词汇技巧（称为语义记忆，来自于希腊语

1　对受到严重头部伤害的美国退伍军人的研究结果表明，杏仁核受损的士兵几乎从来不会发生创伤后应激障碍（PTSD）。相比之下，其他患有这种精神障碍的受害者杏仁核出现过度活跃[215]。这些观察结果和动物实验数据使得某些研究组认为，对杏仁核进行大脑刺激是治疗严重 PTSD 的方法[216]。

2　为了说明这些结构的互补性，Damasio 举了一个没有杏仁核的人的例子，但是该人的海马体完整，虽然他记得创伤事件，但是在面对类似情况时没有表现出任何恐惧。相比之下，神经科学家给出了另外一个没有海马体的患者的例子，但是该患者有杏仁核，患者感受到恐怖但记不住原因[217]。

3　这似乎是受阿尔茨海默病影响的第一个区域。

semantikos）以及我们生活中的一些事件（情况记忆）。海马位于记忆环路中心地带（也叫帕佩兹环路），如同一个转发器，接收快速习得的信息，并将其传到存储长期记忆的其他皮质。神经生物学家 Vincent 将它比喻为一种机制，用于“将世界状态转化为情绪。神经冲动以 50 ~ 100 Hz 的速率有节奏地通过海马环路。这种振荡的脑电活动在记忆形成中起到重要作用。学习中出现的情形在梦境中再现，显示了记忆和梦境可能存在的关系”[57]。长期记忆储存在整个皮质。语义记忆主要存在于优势半脑额叶和颞叶皮质，情景记忆更多的是利用额叶[1][58]。除了记忆，海马也与记忆唤起有关。应对认知过程时，记忆唤起可以由皮质启动，另外也可以由非常靠近海马的嗅觉通路直接启动。只要我一闻到姑妈曾经做过的浸过青柠花汁的玛德琳蛋糕的味道（虽然我现在还不知道并且还将需要很长的时间去探索为什么这个记忆让我如此快乐）……就会记起小镇街上那幢灰色老房子，以及午饭前经常被带到的广场、我常常跑来跑去的那条街，以及那条我们常经过的乡间小路[2]。玛德琳蛋糕对 Proust 的强大效果明显证明了嗅觉皮质和海马的作用，同时它也显示了情绪与记忆的密切联系。海马，特别是它的后部，对空间定位也是至关重要的。伦敦出租车司机的例子通常被用来说明此现象以及脑的可塑性。影像学研究显示，这些司机的海马比普通人更发达，因为它被不断地使用[59]。对通往海马的内嗅皮质进行深部脑刺激也可以增加空间记忆[3][60]。加州一个团队最近研究发现，通过一款模拟出租车在虚拟城市运转的电子游戏，当 7 名癫痫患者学习不同线路时，对内嗅区的刺激可以改善记忆。这和 Lozano 及其团队进行的对穹窿刺激的研究很类似。这类型研究为使用神经假体治疗神经退化性疾病患者的记忆下降做好了准备，例如阿尔茨海默病，全世界有近 4000 万人患有该病[61-62]。

---

1 与皮质表面的这种有意识的陈述性记忆相对的是由基底神经节和小脑产生的无意识程序记忆的能力（比如骑自行车或者弹钢琴）。然而，两个系统之间的关联以及从一种记忆到另一种记忆的通道仍然是相通的。

2 参见 Proust[218]。

3 由来自马赛的 F. Bartholomei 和 P. Chauvel 领导的一个研究小组在 2004 年发现，鼻内皮质的电刺激引起即视感，即感觉已经经历过首次经历的事情。实际上，该皮质的刺激导致海马或嗅脑（也参与记忆编码）中的回忆过程。电刺激或者甚至是癫痫发作能够引起编码和回忆的同时进行，使得研究对象产生重新经历首次经历的场景的感觉[219]。

岛叶

在皮质褶皱处，侧沟边缘隐藏着一个很深的凹陷，其包括 1 个三角叶（图 2.9）。岛叶皮质有 5 个小的回旋。皮质参与情绪和身体的稳态调节。岛叶前部接收来自中央丘脑腹侧核的直接投射，与杏仁核相互联系，而较后侧区域连接到联合躯体感觉皮质，也接收丘脑投射的传入[1]。

岛叶前部与嗅觉和味觉有关，可以触发特定的情绪如厌恶。这种保护性情绪反应可以保护个体避免吃一些已有恶臭的变质食物。Damasio 对由岛叶触发的厌恶情绪进行了进一步研究，可以发展并适用于不同的情况，比如客体或行为的纯净程度受到折中、存在污染等情况。主体会因为感知到了道德上应受谴责的行为而感觉到厌恶。美国加州的神经学家补充道：岛叶与所有可以想到的感觉类型存在关联，这些情绪与由多种刺激，例如听到你喜欢的或憎恨的音乐、看到我们喜欢的图像（包括色情的）、缺少药物和感觉缺失引起的各种形式的快乐或疼痛相关[2][63]。美国神经病学家提出了躯体标记假说。根据该假说，岛叶绘制了与情绪体

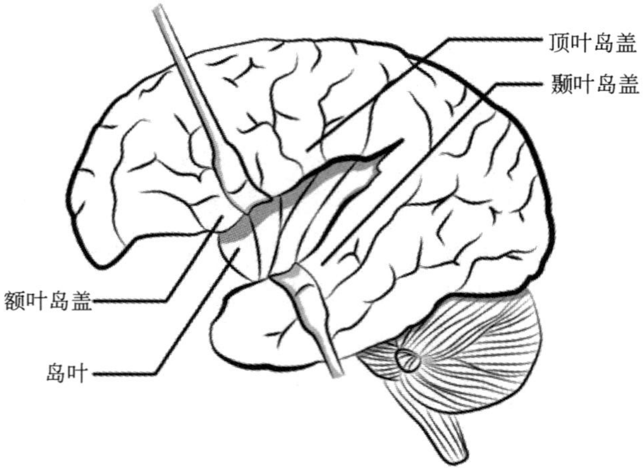

图 2.9　岛叶、额叶和颞叶图

1　特别是丘脑的腹侧、后侧、下侧和腹内侧核。

2　功能成像研究显示暴露于与吸毒习惯相关的环境因素的吸毒者（可卡因、乙醇、阿片和尼古丁）脑叶被激活。近期的研究表明，脑叶受损的吸烟者几乎不想吸烟。该研究还表明，这些人戒烟的可能性比大脑其余部位受影响的吸烟者高出 136 倍[220]。

验有关的内脏状态，并为每种状态匹配一种正性或负性的生理反应。这种图谱使得大脑可以从不同的动作方式中进行快速选择。根据 Damasio 所叙述的，这种机制可以减少认知过程的负担，使得他们可以集中于解决他们最擅长解决的问题[28]。这个假说是“具身认知”这一更广义理论的一部分[1]，其持有无法将情绪和生理反应分离的意识思维。换句话说，杏仁核通过向自主神经系统和内分泌系统发送信号，将一部分感官信息转换成躯体反应，用来调节心率、汗液和激素分泌。岛叶也反过来检测这些生理变化，使个体对其有知觉[2]。正如神经学家 Anserment 和 Magistretti[64]解释的那样，岛叶应被看做是神经系统的内感受性继电器，它不断将身体状态通知脑部。第一个闭合环路是让大脑察觉与感知外部刺激相关联的躯体状态。实际上，杏仁核和岛叶均与前额皮质相连接，同时参与一些特定类型的记忆过程，成为第二个环路，即记忆环路：一个人只有回忆起与刺激相关的事件本身才能再次感受到相关的生理反应。临床观察明确强化了这个理论。例如，由于缺少自主神经传入，脊髓受损的位置越往上，患者的情绪感知越迟钝（图 2.10）[65]。

这些数据得到了功能影像的证实，显示这些患者的前额叶活动改变[66]。一些学者认为，通过刺激迷走神经，这个机制可以在治疗抑郁症过程中起作用。通过调整自主环路，这种刺激可以减少疾病情绪化部分[67]。的确，我们知道此神经的传入传送躯体信息，在投射到杏仁核和岛叶之前终止于脑干的孤束核（图 3.23）。

顶叶

顶叶包括 3、1、2 区，位于中央沟后面，接收躯体感觉输入（触觉、肌肉和关节的位置、温度）。顶叶上部也被认为是多模态联合皮质，在整合视觉、触觉和听觉（5、7 区）的信息中起到重要作用。该区与空间知

1　“具身认知”。

2　该概念认为躯体知觉改变调节情绪的意识认知。该概念与 James 和 Langes 的外围理论一致，这二人是 19 世纪的生理学家，他们认为情绪是对生理变化的反应（颤抖、心跳加速等）。研究者经常用眼镜蛇的例子来说明该理论：看到爬行动物所引起的无意识植物表现引发了恐惧反应。质疑 James 和 Langes 理论的批判者说，生理反应时间太慢，不能成为突发情绪的来源，而且生理表现的范围过于有限，不能够体现所有情绪。Cannon 和 Bard 提出了相反的假设。根据他们的理论，情绪体验是生理刺激的来源。

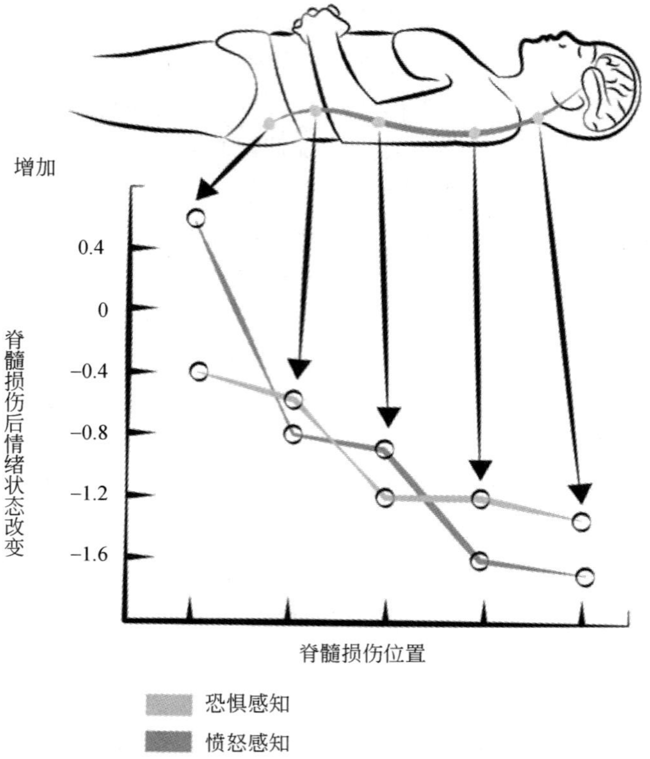

图 2.10　基于髓质损伤程度的个人情绪体验。脊髓损伤程度越高，情绪体验越弱[68]

觉和运动协调相关，但它对情绪管理的作用较小。

枕叶

枕叶位于脑部最后方，包括视觉感觉区。17 区是主要的接收区，18 区与感知相关，19 区是最靠外围的区域，与解释相关。枕叶和情绪无直接关系。

下丘脑–垂体轴与隔区

摘要　下丘脑可以被认为是情绪的传感器，将从杏仁核、岛叶、眶额皮质和边缘系统的其他部分接收到的信息转换成自主反应（加快或减慢心率、呼吸改变、消化改变等）和内分泌反应。处于下丘脑控制下的垂体参与内分泌反应，包括压力期间分泌促肾上腺素。

下丘脑–垂体轴和周边隔区都属于边缘系统。下丘脑–垂体轴是参与诸多功能的一个重要区域，特别是它通过调节口渴、饥饿、体温和睡眠帮助维持体内环境稳态，以保证我们适应外部环境。下丘脑通过自主神经系统作用于生物体，这可以独立完成，也可以通过激素完成。下丘脑控制下的垂体负责这种体液调节。

下丘脑

下丘脑位于大脑底部，在丘脑下方，因此得名。这块 4 cm^3 的微小结构，其重量按克数计与体积的数字相近，同许多功能有关。下丘脑位于第三脑室前壁，包括 12 个核团。为清楚地展示其解剖和功能情况，我们将从中心到外周、从前到后描述该区域（图 2. 11）。

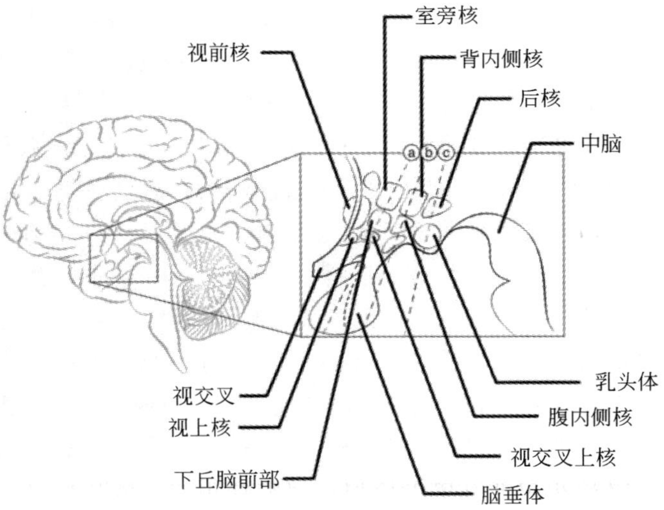

图 2. 11　下丘脑示意图

从中心向外周分为三个区域：室周、内侧和外侧（图 2. 12 ~ 2. 14）。室周区域以室壁为边界，调节垂体前叶激素分泌。内侧区域包括视上核和室旁核，两者分泌抗利尿激素（secrete antidiuretic hormones，ADH）和催产素，这两种肽类激素传送至垂体后叶释放（图 2. 16）。室旁核与压力控制反应密切相关，可以促进促肾上腺皮质激素释放激素（corticotropin-releasing hormone，CRH）分泌并调节交感系统；室旁核接收来自杏仁核、海马、前额皮质和蓝斑核的信息[1]。室旁核在对抗压力的内分泌和自主反应整合中起到重要的传递作用。CRH 和 DHA 的分泌刺激促肾上腺皮质素（adrenocorticotropic hormone，ACTH）的合成。压力对这些神经元刺激引起 ACTH 释放，可以引起糖皮质激素从肾上腺释放。糖皮质激素用于增加糖类和蛋白质代谢（图 2.15）。这些与压力有关的不同生理反应可以诱导著名的“战斗或逃跑”（fight or flight）行为，对协助生物体对抗压力刺激有重要作用。这可以导致攻击行为、恐惧或者甚至是被动，也可以抑制食欲和生殖行为（通过破坏月经周期和性欲）。内侧区也是背内侧和腹内侧核的位置，两者都负责与饥饿和口渴相关的行为，同时腹内侧核与饱腹感有关[2]。此结构的外科损伤可导致食欲增加，进而引起肥胖。对核心进行电刺激后则出现相反的效果：食物摄取减少、体重下降、脂肪分解作用激活[68]。最后，皮质和杏仁核控制下的外侧区也涉及食物摄取行为，但是它的作用与腹内侧核相反，因为它可以促进消耗。外侧区受损后，体重下降，甚至出现恶病体质[70-72]。相反，电刺激这些区域可以增加食物摄取、体重和脂肪生成。1974 年，Dane Quaade 首次提出下丘脑外侧热损坏可以用于治疗病态肥胖患者。在 5 个体重 118 ~ 180 kg 的患者中进行了下丘脑外侧区毁损术。哥本哈根内分泌科医生的报告显示，这些患者的运动、食欲和体重都减少了[69]。一些学者认为，在进行底丘脑核刺激的患者中通常可以观察到体重增加，这归因于此结构和下丘脑外侧区邻近[75-77]。当前研究方法试图通过在与摄取过量相关的病态肥胖症（BMI>40 kg/m^2）患者的下丘脑外侧区中植入电极，进而评估神经调节的有效性[78]。

除从内向外的划分外，还存在由前往后的细分。位于视神经交叉上方的视上部（图 2.13），由沿着松果体的视交叉上核组成，协助昼夜节律与光暗周期同步。视前核同体温调节和性行为的内分泌调节有关。电刺激视前核可以重复所有副交感神经系统的活动体征[3]。

---

1 蓝斑核的激活引起大脑释放去甲肾上腺素，导致注意力和记忆能力提高，但是也激发焦虑。去甲肾上腺素对海马产生的“促进”影响促进了对威胁事件环境的记忆。

2 在室内侧核中，这受到瘦素分泌的激素的控制。瘦素是一种白色脂肪组织，有时称为“饥饿荷尔蒙”。

3 它的激活导致机体能量维持功能总体上放缓。所有被交感神经系统扩大、放大或加速的功能现在都减少、收缩和放慢。只有消化功能和性欲被副交感神经系统支持。后者与神经递质“乙酰胆碱”有关。

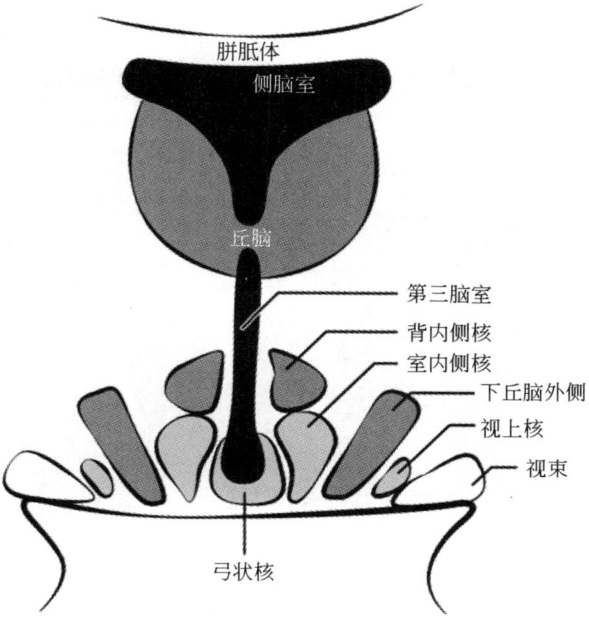

图 2.12　下丘脑内侧（B 部分）

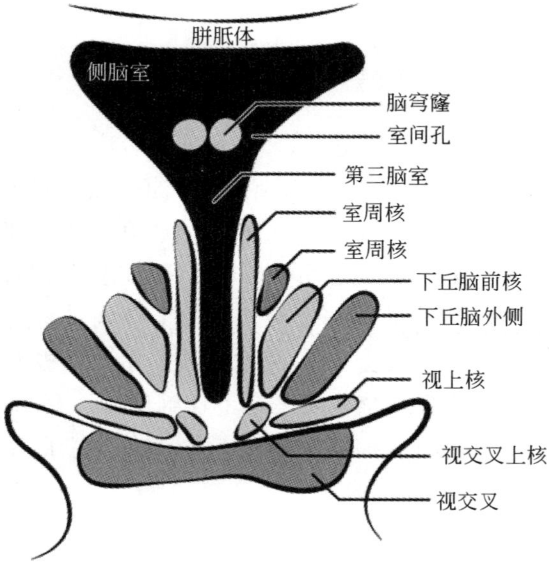

图 2.13　下丘脑前部（A 部分）

后面区域包括沿乳头体的下丘脑后侧，通过帕佩兹环路参与记忆调节[1]（图 2.14）。考虑到攻击行为的后果，神经外科医生 K. Sano 于 20 世纪 70 年代提出治疗下丘脑后侧损伤过多的超攻击行为患者（图 2.15）。

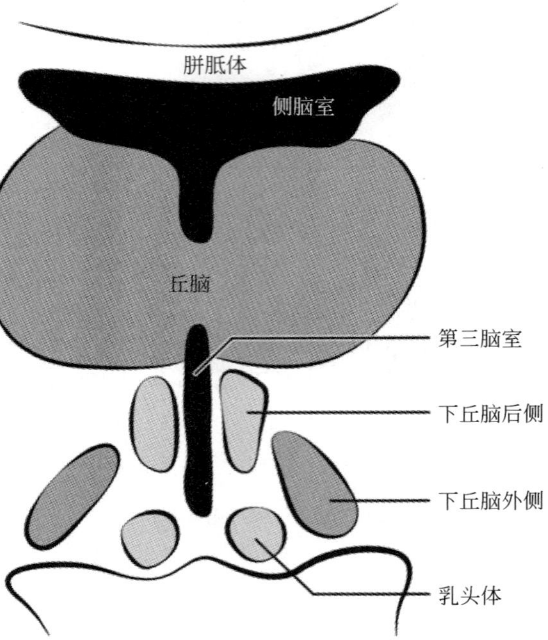

图 2.14　下丘脑后侧（C 部分）

东京外科医生最先提出通过电刺激下丘脑治疗存在大面积脑损伤和智力障碍的患者。在界定这种强化区域[2]后，通过热凝固手术形成双侧损伤。他对 51 名患者进行了下丘脑后侧毁损术，在至少 2 年后，95% 的患者出现了好转[79-80]。体重的增加可能归因于手术对邻近腹内侧核的影响。最近，Agid 领导的法国团队观察发现，对帕金森病患者进行深部脑刺激时会出现非预期的暴发性攻击[81]。影像结果显示，电极并没有按程序要求的那样正好放置于底丘脑核，而是在下丘脑后侧。在米兰，自 2000 年以来，Franzini 和 Broggi 已经成功地定位此区域，用于治疗因脑部损坏

1　参见帕佩兹环路（图 2.24）。

2　“强化作用”区是交感神经系统控制的一个区域。这里是环绕 CA-CP 轴的下丘脑的一个三角区，该轴连接前侧和后侧的接缝、Sylvius 裂顶部以及乳头体的前部区域，该区域也称为“Sano 三角区”。

（围生期弓形体病、头部损伤、脑部缺氧等）导致的存在严重攻击性行为的患者[51]。该结构也用于治疗丛集性头痛（一种非常痛苦的严重头痛）。功能影像研究显示，这类患者的该区域，特别是底部，存在活动过度[82]。令人好奇的是，这种活动过度和攻击行为的增加并没有关系。目前，正在进行对下丘脑后侧进行脑部刺激治疗难治性丛集性头痛的评估，因为这种头痛严重到使患者想要自杀[51,83]。正如我们看到的那样，下丘脑后面区域也包括一些乳头体、穹窿。目前正在评估刺激这些部分能否改善记忆。这项研究的开展是基于进行深部脑刺激时出现的非预期临床反应。2008 年，多伦多 Lozano 和其团队对一名病态肥胖症患者下丘脑的腹内侧核进行电刺激。这项操作的目的是测定当高频刺激患者一个或多个腹内侧核的不同部位时，是否会出现食欲下降。意想不到的是，在操作期间，患者强烈地回忆起 30 年前和朋友在公园时的情景。神经心理试验显示每次刺激后自传体记忆会显著改善[61]。影像显示电极事实上靠近穹窿而非腹内侧核。这一偶然发现促使加拿大团队探索治疗阿尔茨海默病患者的方法。临床研究的启动期望可以通过刺激穹窿阻止这种疾病引起的记忆丧失[62]。

脑垂体

垂体是下丘脑底部的凸起，位于一个小骨腔内，由前后两部分组成：垂体前叶（也叫腺垂体）和垂体后叶。垂体前叶受下丘脑神经元调节，分泌作用于人体腺体的释放因子。促黄体激素（luteinizing hormone，LH）和促卵泡素（follicle-stimulating hormone，FSH）刺激性激素（孕酮和睾酮）的分泌。促甲状腺激素释放激素刺激甲状腺，催乳素与催产素一起促进乳汁分泌。促肾上腺皮质激素是肾上腺分泌激素的释放因子，特别是在压力条件，可以帮助个体应对压力（图 2. 15）。然而，持续的释放对海马有害，可引起陈述性记忆萎缩和损伤，例如，在持续压力[77]或库欣综合征时，血液中皮质醇水平异常升高[85-86]。

下丘脑合成的两个激素在垂体后侧释放（图 2. 16）：阻止水从肾排出的抗利尿激素和催产素。催产素参与授乳，也与母子关系、社会现象、团结事例、利他主义和信任他人有关[87]。鼻内使用催产素也可以改善孤独症或 Asperger 综合征患者的社会行为[88]。与抗精神病治疗联合时，催产素喷鼻剂也可以有效对抗精神分裂症[89]。

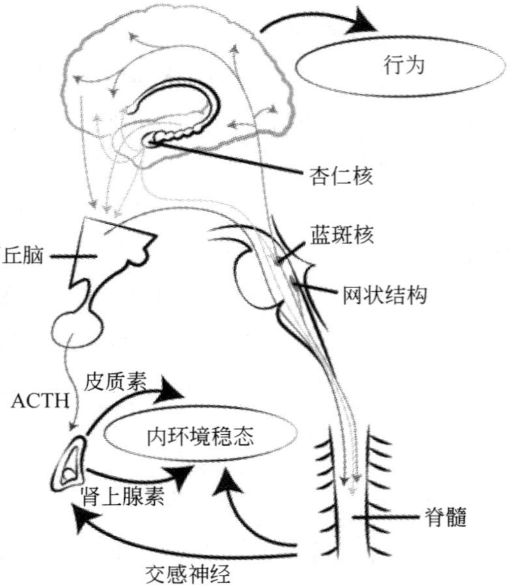

图 2. 15　下丘脑和压力。对压力的适应导致心肺速率增加、血压升高、痛觉缺失、能量改变（通过糖皮质激素以及肌肉的葡萄糖摄取）。另外，还出现合成代谢抑制、消化和增长放慢以及免疫和生殖功能下降

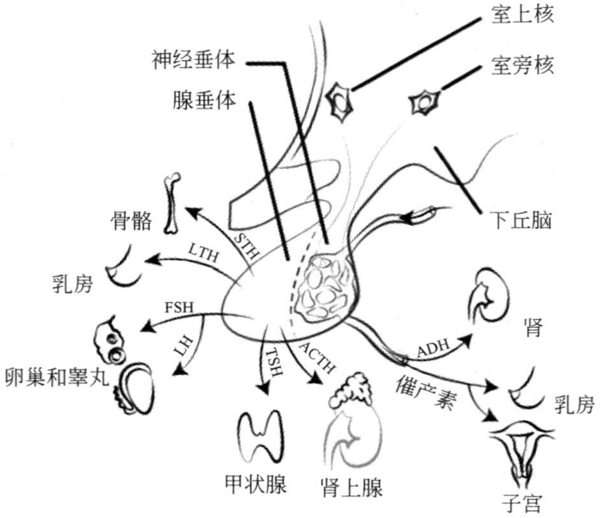

图 2. 16　脑垂体和激素分泌物

隔区

隔区位于前连合上方，丘脑之前，胼胝体喙部后面，透明隔下方[1]。它的轮廓还有待探讨。部分研究者将周围外侧结构也包括在内，包括伏隔核或诸如膝下皮质（25 区）在内的内侧结构，甚至是终纹床核（bed nucleus of the stria terminalis，BNST）。隔核被分成两部分：内侧部分和外侧部分。内侧核通过穹窿与海马相互连接，并从外侧核接收信息。隔核与下丘脑外侧相连接，并从扣带回接收信息。它们投射到外侧缰核，通过前脑内侧束（median forebrain bundle，MFB）和水管周灰质到达腹侧被盖区（ventral tegmental area，VTA）（图 2. 30）。通过释放内啡肽（天然阿片类物质），这个区域负责幸福感或镇痛[2]，而外侧缰核影响多巴胺、血清素和去甲肾上腺素释放[3]。如果我们将 BNST、之前提到的连接，以及起源于杏仁核的连接纳入隔区，那么此区域被视为情绪调节的战略节点，尤其是与主动强化相关的情绪。因此，这个区域将迅速成为深部脑刺激研究的焦点。1954 年，蒙特利尔 McGill 大学的 Olds 和 Milner 在小鼠身上对此区进行了电刺激[90]。这两位神经生理学家观察到它可以引起动物强烈的愉快感。事实上，这种愉快可以提供自我刺激的机会，动物将忽视其他全部生存威胁。同时，美国的 Heath 表示对这一区域的电刺激，可以缓解精神分裂症患者因转移性癌症导致的顽固性头痛[91-92]。随后，在患有慢性疼痛[93]的非精神病患者中也取得相似的成功。自那以后，隔区电刺激开始用于治疗极少数顽固性神经性头痛患者[94]，结果令人鼓舞。刺激 PAG 能够解释这种疗效[94-95]。位于新奥尔良的 Heath 团队继续他们对此区域的探索，主要针对精神分裂症患者，观察到通过刺激能够激发一种类似性高潮的感觉[96]。针对此区域电刺激的主要研究在表 2. 1 中予以概述[97]。

1　透明隔是将前角和侧脑室分离的一层薄膜。

2　隔核也被锁定为顽固性疼痛治疗的靶点。

3　外侧带（投射到所有 3 个神经调节回路上，使其放慢速度）是探索的解剖学标靶之一。将在有关采用深部脑刺激治疗慢性抑郁症的部分加以探讨。

表 2.1 对人类隔区进行电刺激的效果

国家，年	患者数量	临床反应（电刺激参数）
美国，1960[98]	52	感觉健康并想继续刺激（50 Hz，1 ms）
荷兰，[99]	6	更机警（1），（2～5 kHz，0.02～0.06 ms，<12 V）
美国，1972[100]	1	重要的性快感
瑞士，1985[95]	10	感觉健康（1 ms）

丘脑与基底神经节

摘要 丘脑是集合感觉、运动、认知和情绪信息的中心，其 3 个核团，即前核、背内侧核和腹前核，以及位于底部的底丘脑核都与情绪调节有关。基底神经节包括苍白球及纹状体内侧和外侧，其腹侧区和认知功能有关。纹状体底部的伏隔核与奖赏环路有关。皮质–纹状体–丘脑–皮质环路的不同结构沿着前额皮质整合，用于调整我们的运动技能、认知和情绪。

丘脑

丘脑（希腊语为 θὰλαμοξ，thalamos[1]）对称地位于脑部两侧，形成第三脑室壁（图 2.17）。这套核团位于皮质和脑干之间，传递和整合运动、感觉及感官信息（嗅觉除外），与皮质相互连接。我们将重点讨论和情绪有关的结构：前核、腹前核和背内侧核。

前核

前核通过乳头体接收来自海马的信息，被整合后传送到扣带回。它是帕佩兹环路的一部分，与记忆相关（图 2.24）。目前，此核团是深部脑刺激研究的关注点，用于治疗顽固性癫痫[101–103]。

腹前核

腹前核的传入神经主要从苍白球内部发出，传出纤维投射到背外侧

1 根据第一代解剖学家的观点，视觉通路在丘脑神经这个“床”上扩散。

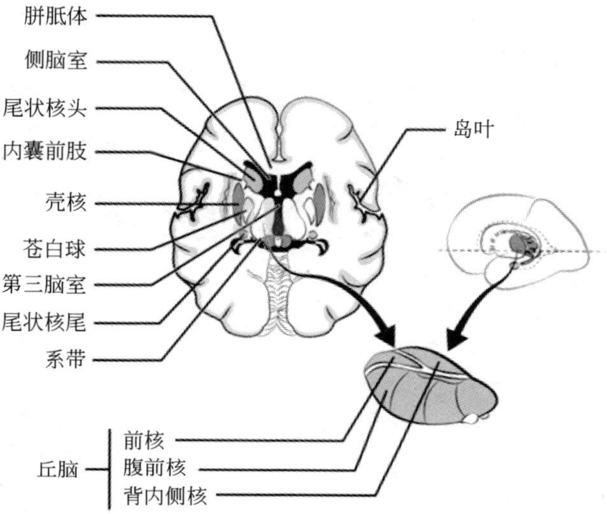

图 2.17　丘脑

和眶额皮质。此核团和皮质–纹状体–丘脑–皮质（CSTC）环路有关，参与认知过程（图 2.27）[109]。

背内侧核

背内侧核接收来自下丘脑、杏仁核、嗅皮质内苍白球和相邻丘脑核的传入。信息被整合后投射到整个前额皮质，特别是前扣带回。此核参与涉及情绪的 CSTC 环路（也叫边缘环路）（图 2.28）[104]。

丘脑皮质相关的连接

这 3 个丘脑核通过几个穿梭在尾状核和壳核之间的丘脑皮质束与前额皮质相互连接。这条白质带形成了内囊前部并构成了它的前肢。内囊后肢由一束轴突（锥体束）组成，这束轴突来自运动中心，控制身体另一侧的活动（图 2.18）。

在内囊前肢（anterior limb of the internal capsule，ALIC）内，有 2 个丘脑皮质束：将眶额皮质和背外侧皮质连接到丘脑腹前核和背内侧核的联合束，以及将眶额皮质和扣带回连接到背内侧核的边缘束[105]。这 2 个神经束之所以吸引我们，是因为它们是 ALIC 精神外科手术的 2 个靶点：毁损这些神经束的前囊切开术（图 3.6），以及通过电流阻断神经束的深

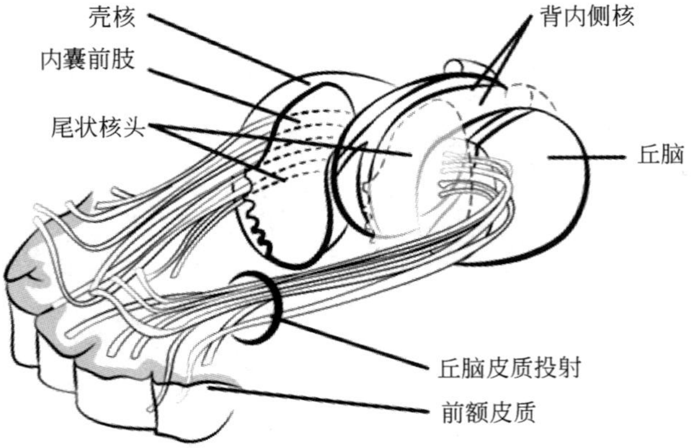

图 2. 18　丘脑皮质的投射通过内囊前肢到达前额皮质[112]

部脑刺激（图 2. 19）。

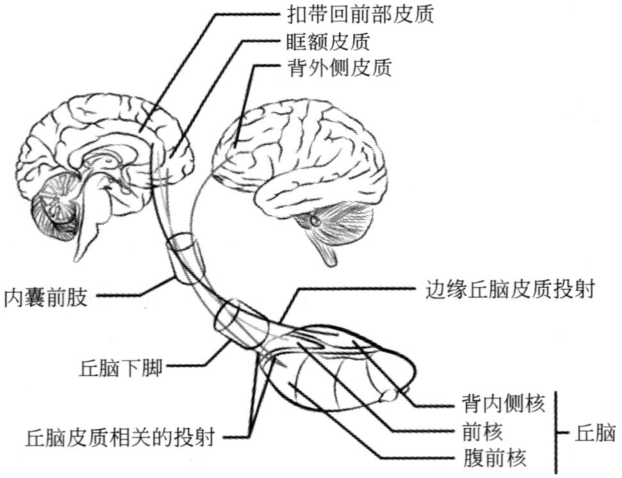

图 2. 19　丘脑皮质相关的连接和边缘连接

底丘脑核

底丘脑核（subthalamic nucleus，STN）是一个成对存在的核群（大脑两侧都有），呈瘦长状，约 150 mm^3，位于丘脑腹侧。它是由法国神经学家 JB. Luys 发现的（图 2. 20）。

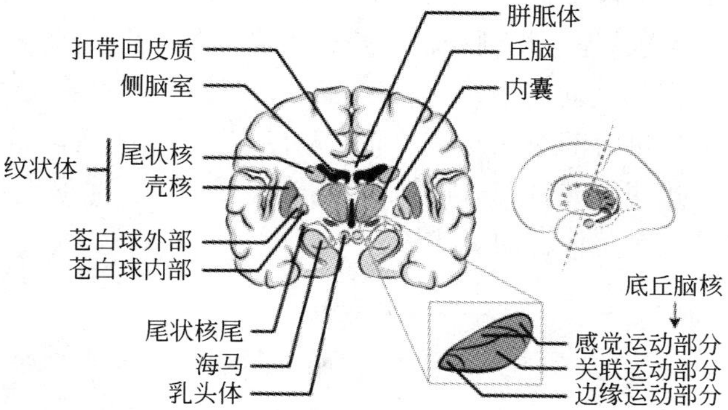

图 2.20　底丘脑核

底丘脑核包括接收前额皮质传入的谷氨酸能兴奋性神经元、黑质和苍白球外部。反过来，它主要投射到苍白球内部和丘脑。包含在不同的 CSTC 环内，底丘脑核调节运动、认知和情绪过程。这 3 个功能对应 3 个解剖区域。负责情绪的区域叫边缘区，位于后面。认知区域占据外侧核团[106]。运动区域是治疗帕金森病深部脑刺激的靶点区，并用于评估强迫症的治疗。这部分结构确切的情绪和认知功能尚存在不确定性。不过，一些被认为可以抑制此结构的高频电刺激出现的意外副作用，可能为理解该结构的功能提供一定的线索。在认知层面，对此核团进行深部脑刺激可以导致言语记忆和流畅性[107-116]、执行功能[111-112,117-120]和注意力[121-122]的减弱。根据它对情绪的作用，症状包括躁狂[115,123-125]、抑郁[111,114,125-139]甚至自杀[119,132,140]，以及人格障碍[107,133]、焦虑增加[111,113]和性欲亢进[119,125,141-145]。这些不同的和有时甚至是对立的影响，一方面证明了底丘脑核的复杂性，另一方面是对高频电刺激机制缺乏了解。另外，我们也思考临床效果到底是不是由核周围纤维活化和它包含的神经元失活联合作用引起。电极的确切位置和电流参数也起到非常重要的作用。

纹状体和苍白球

纹状体（striatum）是条纹状的（因此命名）成对的神经结构，由 2 个来自同一胚胎的内部相通的多巴胺实体组成：尾状核和壳核。形状像马蹄的尾状核包裹在丘脑周围（图 2.21、图 2.22）。

它有球状的前段和位于杏仁核后面逐渐变细的长方形主体。核团头部通过尾状核-壳核尾连接到壳核，跨过内囊，包括内囊前肢。壳核类似于锥体，它的内部朝向苍白球（pallidum）。苍白球由两部分组成：外部苍白球（GPe）和内部苍白球（Gpi）。内部苍白球的运动区包括外侧、腹侧和后侧。边缘区域沿着前腹侧-内侧轴，其他区域是联合区。壳核和苍白球形成了一个整体，即豆状核。

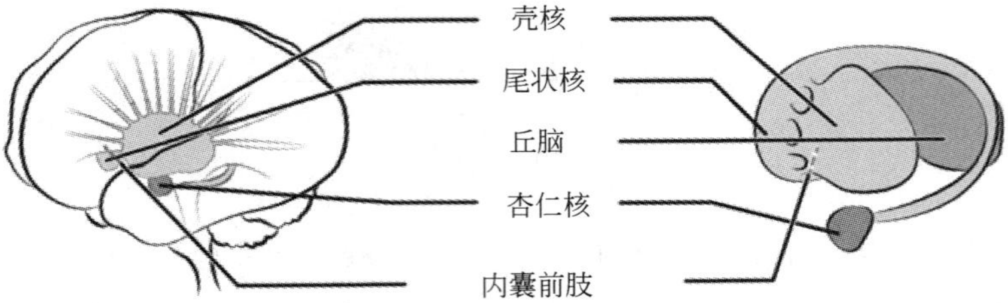

图 2.21　基底神经节

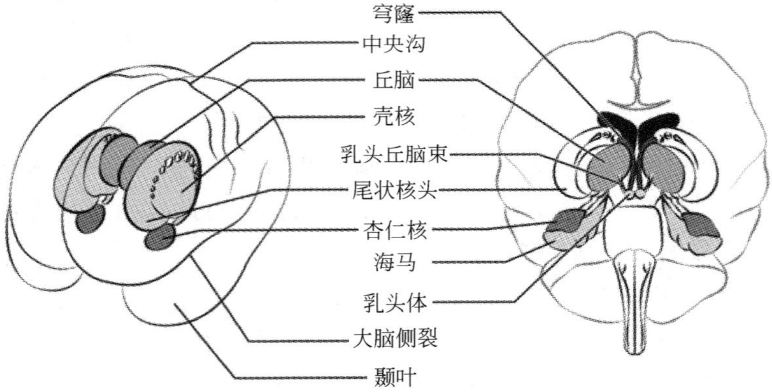

图 2.22　基底神经节侧面图和前面图

纹状体分为上侧、背部、下侧和腹侧部分。背侧纹状体涉及运动控制和认知。它对常规习惯起重要作用[146-147]。然而，腹侧纹状体参与调节情绪和行为，尤其是开启和执行奖赏相关的行为[21]。壳核和尾状核头部连接处的腹侧纹状体前部和底部有一个重要的组织：伏隔核（图 2.23）。

伏隔核

摘要　伏隔核（nucleus accumbens）位于腹侧纹状体底部，伏隔核由与运动控制相关的“核”和连接杏仁核及其他边缘系统的“壳”组成。作为CSTC环路的继电器，此核团协助调节情绪和运动，被认为是愿望和行动的接口。

因为其在精神外科手术中的重要地位，位于腹侧纹状体底部的伏隔核引起了大家的注意。它是两个情绪和行为调节基础环路的接口：CSTC环路和奖赏环路。从组织学角度看，伏隔核由“核”和“壳”组成[112]。

“壳”位于中脑边缘多巴胺释放神经元集合的末端。奖赏环路的重要燃料——多巴胺，是边缘系统激励过程不可缺少的部分。该核的中心通过CSTC运动环路连接到负责运动调节的锥体外系运动系统，负责调节运动。核团的“核”可以比作是边缘系统和锥体束外系统之间的战略门，“运动和行动之间的接口”[148]。有可能是CSTC环路之一活动过度引起强迫症。法国和德国团队因此建议通过在伏隔核植入刺激性电极来调整这个系统[149-151]。伏隔核也接收来自杏仁核[152]、海马[152-155]、丘脑[156-157]和眶额皮质[158]的兴奋性传入[1]（图2.23）。我们相信：伏隔核通过海马整合环境信息，通过杏仁核整合情绪信息，通过它和前额皮质连接整合认知数据。它利用此信息，在给定环境下选择恰当的行为反应。它的功能在动机行为（性、成瘾或压力）中很重要。同样，它在调节适应性行为和学习过程中也起到重要作用[159]。反之，伏隔核通过抑制性传出神经[2][160-162]投射到腹侧苍白球、腹侧截断区（VTA）和黑质。后两个结构是产生多巴胺的主要区域[163-164]。壳部分也有到下丘脑外侧的传出神经[165]。1954年，一项研究显示，带有在VTA植入可以自我激活的刺激性电极的大鼠，产生无尽的自主刺激，甚至因此放弃食物摄取和直到饿死[90]。在伏隔核植入电极也获得相似的效果[166]。受试动物不停地刺激自体，多达每分钟20次[167-169]。然而使用吗啡[170-171]可以减少自身刺激。所有毒品都可以在伏隔核的壳部提高神经递质的浓度[172-173]，这可以解释为什么多巴胺流入可以减少自体刺激的频率。相似的，当戒断成瘾物质时，壳内多巴胺释放陡然减少[174]。当雄性大鼠被放置于有雌性老鼠存在的环境时，壳内多巴胺水平会增加。如果它可以进行生殖活动，增加更加迅速。在人类中，功能影像显示当看到愉悦或者色情画面时，伏隔核

1　这些刺激性传入神经受到谷氨酸的调节，谷氨酸是刺激中枢神经系统（CNS）的神经递质。

2　这些抑制性传入神经受GABA（gamma-aminobutyric acid，γ-氨基丁酸）的调节。

活力增加[175-176]。因此，一些学者称此核团为“愉快中枢”。这种享乐[1]的属性鼓励团队成功地利用深部脑刺激刺激此区域来治疗难治性抑郁症[177-178]，因为抑郁症的一个主要症状是快感缺失。

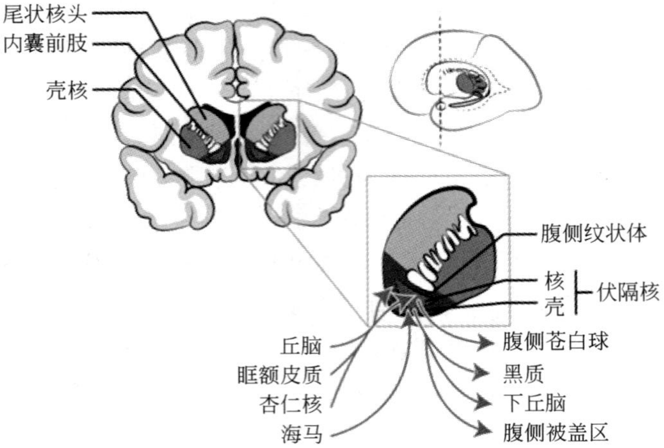

图 2. 23　伏隔核及其连接

德国研究人员建议，通过刺激核团调节神经能减轻因快感缺失导致的症状[179]。从 1970 到 1976 年，另一个德国团队对严重的强迫症患者进行了尾状核下神经束切断术，发现 16 名患者中有 8 人在随访期出现了严重的成瘾。1998 年，MRI 扫描显示，损伤实际上位于腹侧纹状体，其中 6 名患者的损伤位于伏隔核[180]。基于这些动物实验和功能影像数据，这些核团是使用深部脑刺激治疗某些成瘾的靶点（表 4. 13）[181-185]。应说明的是，涉及伏隔核毁损的手术虽然在道德上存在疑问，但也提供给阿片成瘾的患者[186]。

情绪及其神经环路

摘要　多个紧密相连的神经环路介导了情绪。包括海马、丘脑、乳头体在内的帕佩兹环路在记忆中发挥了重要作用。另外两个连接前额皮质与纹状体和丘脑的再返回到皮质的回路也携带了认知和情绪信息。情绪回

1　享乐主义来自于希腊词语，表示快乐。它是一种以寻求快乐和避免疼痛为道德原则的教义。

路通过伏隔核连接多巴胺通路参与了基于奖赏的动机行为。其他更加弥散的神经递质（5-羟色胺和去甲肾上腺素）环路也参与了情绪的调节。

概述：帕佩兹环路

1937年，James Papez提出了一个可能参与情绪的环路[5]。基于Bard对猫的下丘脑后部在愤怒的行为特征中作用的研究[187]，Papez提出海马也参与了情绪。当时人们知道狂犬病患者的海马发生了形态学的改变，而狂犬病患者又通常会有过度的情绪表现，最显著的表现为惊恐发作。在这位神经解剖学家的原文中写道我们所有的感觉信息都会传递到丘脑。在丘脑，信息被分成两个信息流，一个导致"思想"，一个导致"感觉"。第一个信息流会传递至感觉皮质和扣带回皮质，将感觉转化为意识知觉（感觉皮质）和思想（扣带回皮质）。Papez认为，根据思想的情绪基调，扣带回皮质将信息发送至海马，从海马到脑穹窿，再到下丘脑的乳头体。在这个阶段，情绪经历会转化为肢体语言。第二个信息流会直接传递至乳头体，将部分感觉转化为肢体表现。这个信息流也会通过丘脑前核影响扣带回皮质。基于Cannon-Bard的理论[1]，这位美国神经解剖学家提出从扣带回皮质产生的情绪经历要优先于来自下丘脑的情绪表达。然而，帕佩兹理论（Papez theory）并没有完全排除James-Langes理论，因为来自下丘脑的情绪经历等信息也会到达扣带回皮质。最后，通过描述这一海马-乳头体-丘脑-皮质环路，Papez首次将自己的名字用于命名记忆相关的环路（图2.24）。之后的临床观察证实了海马在记忆任务中的重要性。1954年，神经外科学家W. Scoville为治疗一位癫痫患者将其双侧海马切除，结果发现他再也无法记住任何信息[188]。这个病例与动物研究表明，移除海马-乳头体-丘脑-皮质环路中的一个或多个部分会导致顺行性遗忘。所有来自皮质的信息均通过海马的"入口"内嗅皮质传送。信息从内嗅皮质经穹窿到达乳头体，之后通过乳头体-丘脑束到达丘脑前核[2]。

---

1 情感反应如愉悦、厌恶、热情、恐惧、焦虑等是一种"情绪经历"，并且根据Cannon和Bard的理论，它也会引起"情绪表达"，表现为可量化的植物神经标志。然而这一因果关系并不明确。我们通过一些放松技巧或者冥想的试验可以得知，通过减少"情绪表达"来减少"情绪经历"是可能的。

2 又称为维克达济尔束，这一名称源自描述它的法国医师Félix Vicq d'Azyr，他是Marie-Antoinette女王的私人医师。

丘脑投射到扣带回皮质。反过来，扣带回将部分信息返回至内嗅皮质，完成了这一环路。皮质是信息的主要输入途径，而帕佩兹环路通过逐次迭代投射回同一个皮质，从而介导了陈述性记忆的编码。这一环路与下丘脑和杏仁核的连接解释了记忆和情绪之间强有力的联系。Voltaire 写道，“触动心灵的东西也铭刻在了记忆中。”读者可以清楚地回忆起 2001 年 9 月 11 日世贸中心双子塔倒塌时他所在何处。本来在正常情况下应该很快被忘记的事件，由于它的情感特质，以“快照”的形式被铭刻在了记忆中[189-190]。因此，特定事件造成的应激会通过杏仁核调节负责神经递质合成的区域，从而增加去甲肾上腺素和多巴胺的释放，去甲肾上腺素又会通过作用于杏仁核中的去甲肾上腺素受体激活杏仁核。杏仁核之后作用于海马，使其将事件结合在环境中，评估是否满足长时程记忆形成的条件，以及是否要将这个产生情绪的事件遗忘[191]。同时多巴胺与长时程记忆更相关。腹侧被盖区是多巴胺的源头[192]。信号导致了多巴胺释放的增加。多巴胺汇集到海马后促进了神经冲动的传递。因此，效能和记忆都增强了。相反，长期的焦虑和应激会对陈述性记忆造成负性的影响[193]。遭受应激时分泌的糖皮质激素对于海马的影响与记忆受损有关。长期的应激暴露[84,194]或过高的皮质醇水平[85-86]会导致海马的萎缩。在极端应激的情况下，海马的萎缩可以引起对于引起焦虑事件的记忆完全丧失。相反，杏仁核由于不受这些荷尔蒙作用的影响，会继续将这些事件以条件性恐惧的形式在无意识下储存[195]。神经科学家 Marc Jeannerod 认为，“恐惧症、战争神经症、惊恐发作等反应可以用创伤周围环境的遗忘与条件性恐惧的持续存在之间的分离来解释。”[196]

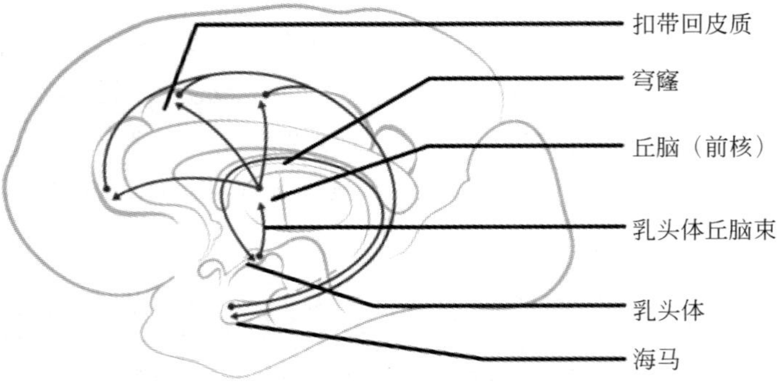

图 2.24　记忆环路的海马-乳头体连接

麦克林边缘系统（MacLean limbic system）

1949 年，Paul MacLean 在帕佩兹环路和达尔文进化论的基础上提出了不同的情绪的神经解剖学机制[197]。他将人脑看作是 3 个脑的集合（图 2.25）[6]。

Maclean 提出，这种三位一体的结构是在进化过程中逐渐聚集到一起的 3 个同轴解剖系统形成的。爬虫类脑由基底神经节和脑干构成，控制着觉醒、摄食和繁殖等功能。这个原始结构与后来被命名为边缘脑的内脏脑和古哺乳类脑相重叠[198]。他认为 Broca 在 1878 年提出的边缘叶包绕在爬虫类脑的周围形成边缘脑[4]。除了 Broca 提出的边缘叶[1]以外，还包括了 Papez 提出的丘脑和下丘脑，以及前额皮质和杏仁核。这位美国科学家强调了杏仁核和帕佩兹环路的紧密连接。杏仁核将通过帕佩兹环路的信息过滤，精神病学家 Jouvent 将杏仁核描述为“内外环境的看守者……给出负性的、危险的或正性的、喜爱的情绪效价。杏仁核通过汇集感觉输入（外侧核）接收信息。感觉丘脑是它的特权伙伴”[199]。杏仁核（中央核）与下丘脑之间的连接不仅介导糖皮质激素释放等激素反应，还介

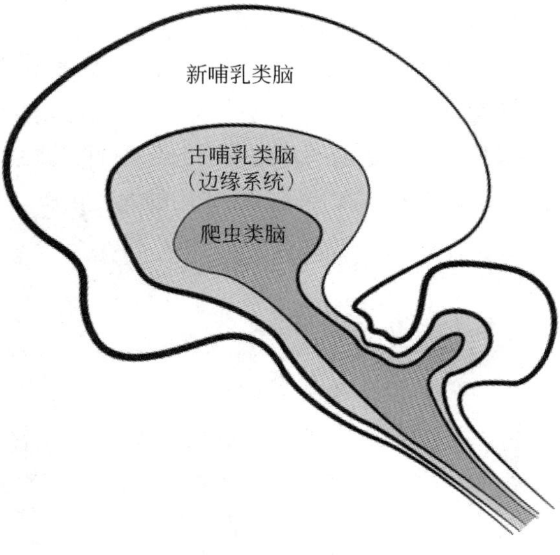

图 2.25　麦克林三重脑[206]

1　法国神经生物学家将此边缘叶与野蛮行为联系起来，与皮质其他部位产生的智能相反。

导自主反应，包括交感和副交感神经系统。最后，MacLean 将三项功能归功于边缘脑：自卫本能（基于杏仁核区域）、物种延续也就是性（基于脑隔区）和人际关系（丘脑扣带回复合体）。耶鲁的研究人员认为，这个进一步进化的结构能够通过增加社会技能、情绪等情感技能和动机让哺乳动物克服由爬虫类脑介导的刻板行为。这两个原始脑构成了马；而皮质的其余部分，也叫新皮质，则是马上的骑士。换句话说，新皮质介导了独立于情感的理性智慧[1]。尽管受到很多批判，但 MacLean 提出的情绪解剖学模型经常被引用。例如，它夸大了海马、乳头体和丘脑前核的重要性，低估了基底神经节在情绪加工中的作用[189]。

皮质–纹状体–丘脑–皮质（CSTC）环路

MacLean 的模型没有给基底神经节在情绪调解中留下空间。然而，Alexander 的研究[104]更充分地意识到这些核团在情绪中的作用。这位巴尔的摩神经生物学家提出的模型更清晰地阐释了基底神经节在我们的运动、认知和情绪加工及综合任务中的作用。Alexander 描述了一个包含 5 个平行回路的系统，包括基底神经节、丘脑和额叶皮质。这 5 个皮质–纹状体–丘脑–皮质环路（cortico-striato-thalamo-cortical loops，CSTC 环路）将皮质区域与纹状体和苍白球区域连接起来，苍白球再反过来经由丘脑核投射回皮质区域。这些环路中最著名的是负责感觉运动的环路。因此，下面将详细介绍这个环路。与我们的主题更相关的边缘和认知环路发挥作用的途径相似。

以运动环路为例

运动环路（图 2.26）包括额叶运动皮质（4 区和 6 区）和顶叶躯体感觉皮质，二者均投射至背侧纹状体，更精确地说是壳核，通过兴奋性神经递质谷氨酸起到兴奋作用。纹状体再投射到苍白球内部（GPi）的背侧部分和黑质（SN），通过 GABA 起到抑制作用。

GPi 和 SN 再投射到丘脑的运动核，通过 GABA 起到抑制作用。丘脑

1　这本杰出的著作由巴黎的 R. Jouvent（2009）和 Le cerveau magicien（大脑如同魔术师）Odile Jacob 撰写。

通过释放谷氨酸反过来激活皮质从而完成整个环路。在这个环路内，信号可能沿着两个分开的通路传导。这两个路径依赖于纹状体内不同的神经递质，使用不同的结构，起到相反的作用。首先是直接路径，合成GABA和P物质的纹状体神经元向GPi和SN进行抑制性传入。第二个是间接路径，合成GABA和脑啡肽而不是P物质的纹状体神经元向苍白球外部（GPe）进行抑制性传入。GPe反过来投射到底丘脑核（STN）的背侧部分进行抑制性传入，再通过谷氨酸投射到GPi和SN。在第二个方案中，GPI和SN接收兴奋性传入。直接路径的激活引起传出核团（GPi和SN）活动减弱，导致丘脑活性的去抑制，从而向皮质释放谷氨酸能的兴奋性脉冲，介导运动。直接通路可以比做汽车的油门踏板，而间接通路则是刹车踏板。到底哪个通路被激活取决于纹状体内多巴胺的情况，黑质释放的多巴胺激活直接通路，抑制间接通路。下述的关联环路和边缘环路采用同一模式发挥作用。

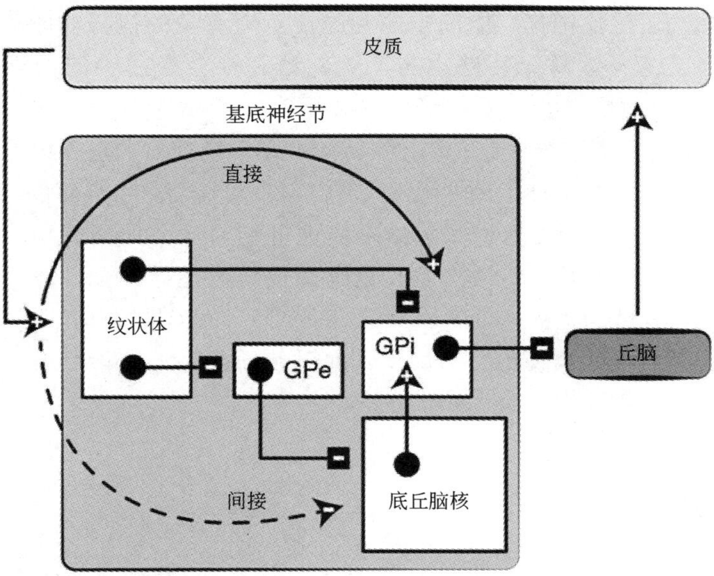

图2.26　运动皮质-纹状体-丘脑-皮质环路（CSTC环路）

关联CSTC环路

关联环路起始于外侧和背外侧眶额皮质，在尾状核头部和前内侧壳核连接于纹状体（图2.27）[8]。

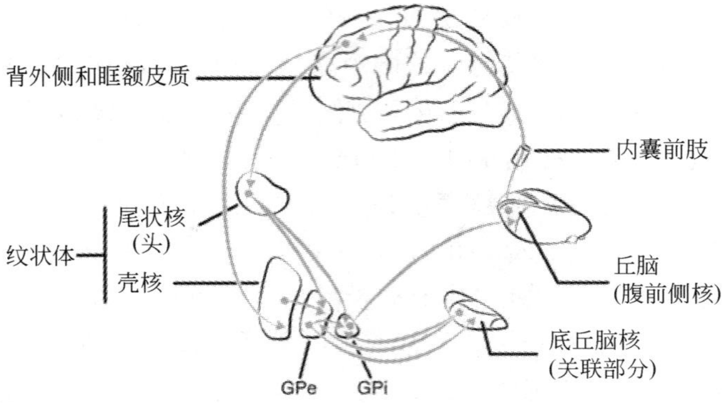

图 2.27　关联皮质-纹状体-丘脑-皮质（CSTC）环路[209]

关联环路接下来穿过 GPi 和 SN，经由丘脑下脚进入丘脑到达腹前核，再连接回前额皮质[200]。这个通路与前面提到的直接路径相对应。在间接路径中，GPe 与腹内侧 STN 介于纹状体和 GPi 之间。在认知中，关联环路可能参与了工作记忆、空间定向和与注意力有关的执行功能，以及动作的准备或起始。这个环路也与产生共情和社会交往中的恰当反应有关[200]。环路内多巴胺水平的降低导致了帕金森病患者的认知迟缓和冷漠[201]。反之，多巴胺水平上升导致认知冲动、精神活动过速以及猎奇行为。重度抑郁症的精神运动性阻滞（图 4.4）可能与这个环路的功能紊乱有关[202-203]。去除消极思想和忽略疼痛也可能与这个环路的功能紊乱相关[202-206]。定向损毁这些结构尤其是眶额皮质可能导致个性改变，如冲动、情绪不稳或与他人相处时不够圆滑[207-208]。而当损毁部位是背外侧皮质时，患者则可能表现出言语反复、面对新任务时无法很好地计划和适应，或无法抵御外界刺激[207-208]。

边缘 CSTC 环路

边缘环路起始于前扣带回（24 区）和眶额皮质[8]，投射至纹状体的边缘（腹侧）区域。这个区域包含了尾状核和壳核的腹侧区域以及伏隔核（图 2.28）。

腹侧纹状体也接收来自杏仁核、海马和内嗅皮质[1]的传入连接。它的

1　内嗅皮质（28 和 34 区）位于颞叶内部，汇集从关联皮质到海马脑区加工的信息。

传出连接投射至纹状体背内侧核内的腹侧苍白球。边缘环路也包含间接通路，其中 GPe 和 STN 的喙部介于腹侧纹状体和 GPi 之间。这个环路参与了行为的动机方面。在帕金森病患者中，边缘环路的低多巴胺水平（与关联环路相似）导致认知迟缓和冷漠[201]。广泛性双侧损毁扣带回会改变动机减弱的程度，如冷漠、意志丧失和缄默症。在一些案例中，言语表达仅限于单音节，面部也不能表达任何情绪，甚至是对疼痛的反应[207-209]。事实上，疼痛已经不被感知为痛苦了。这些不同的环路几乎都一致行动，共享相同的结构和神经递质[200]。它们的相关性如下：如果你想喝柠檬水，这就是动机（边缘环路）；打算去拿瓶子（认知环路）；运动行为使你将柠檬水倒入杯子中喝下（运动环路）。这 3 个环路均包含 STN，STN 可能在认知表现、边缘表现和运动行为的交互作用中扮演重要角色。伏隔核也参与了欲望和行动的交互作用。B. Bioulac 带领的法国团队指出，STN 可能作为中央基底神经节的中央时钟使这些核团的振荡活动与皮质的活动同步[210-211]。这些振荡对脑连接和可塑性至关重要[212]。

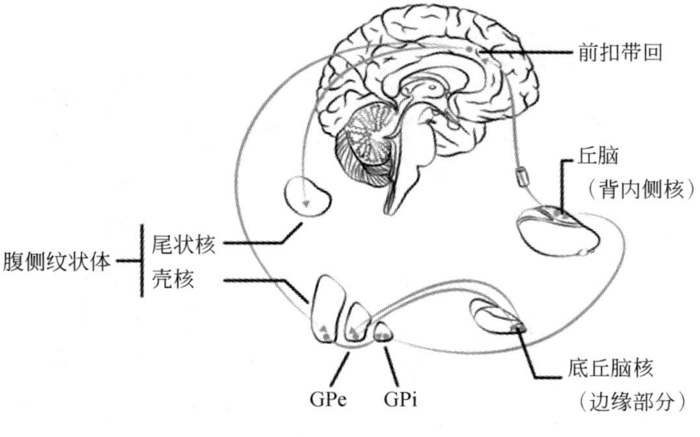

图 2.28　皮质-纹状体-丘脑-皮质（CSTC）边缘环路[200]

神经递质环路

摘要　3 个主要的神经递质多巴胺、5-羟色胺和去甲肾上腺素都是单胺类物质，介导了边缘系统的神经化学环路。黑质合成的多巴胺激活了 CSTC 环路，而腹侧被盖区神经元分泌的多巴胺参与了奖赏环路。中缝核合成的5-羟色胺主要通过抑制作用调节行为，而蓝斑合成的去甲肾上腺素则可以提高对外界刺激的注意力。

我们在上一部分中提到，多巴胺处于环路的核心。然而，另外两个神经递质在边缘系统的作用也必须提及：5-羟色胺对行为起抑制作用，而去甲肾上腺素对行为起兴奋作用。这些神经递质主要由脑干中的神经元合成，在各脑区中广泛释放，形成分布式的调节系统。

多巴胺与奖赏环路

脑内多巴胺在运动、认知、动机、睡眠和记忆中起到关键作用。根据多巴胺产生和释放的位置，可以将其分为4个主要的多巴胺能通路（图2.29）。

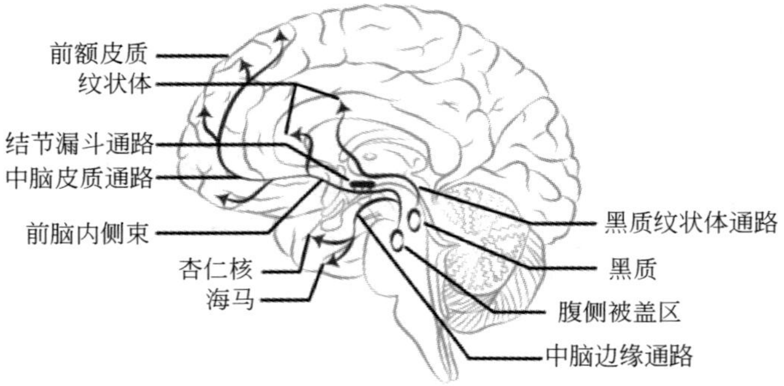

图2.29　多巴胺能通路

多巴胺主要由黑质和腹侧被盖区（VTA）内的神经元合成，这两个脑区有向纹状体和隔核的轴突投射。背侧纹状体沿黑质纹状体通路接收来自黑质的多巴胺能投射，参与运动控制[1]。然而，腹侧纹状体沿前脑内侧束[2]接收来自VTA的多巴胺能投射（图2.30）。

第二个多巴胺能通路称为中脑边缘通路。由于其与边缘系统的关系，

1　帕金森病是黑质退行性疾病的一个例子，表现为多巴胺缺乏。这个皮质-纹状体-丘脑-皮质环路的缺陷会导致运动减少。在关联环路和边缘环路（也依赖于这个神经介质）中，多巴胺缺乏会导致帕金森病的认知问题（痴呆）和精神问题（抑郁、焦虑）。

2　前脑内侧束起始于小脑深部核团，之后形成导水管周围灰质。之后分为两个分支：内下支投射至下丘脑外侧，外上支经由内囊前肢的内部投射至伏隔核。这个外上支会投射至眶额皮质、背外侧皮质，并且可能投射至膝下皮质[221]。

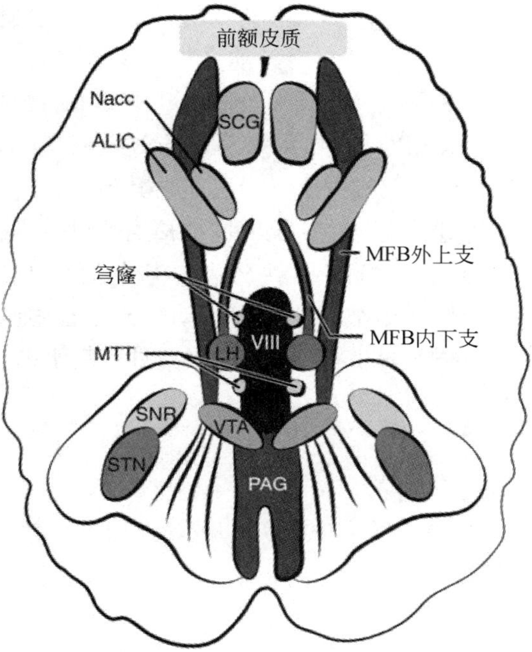

图 2.30　前脑内侧束（MFB）-脑顶视图。VTA，腹侧被盖区；ALIC，内囊前肢；MTC，乳头体丘脑连接；SGC，膝下皮质；NAcc，伏隔核；LH，下丘脑外侧；STN，底丘脑核；SNR，黑质网状带；PAG，导水管周围灰质；3V，第三脑室[222]

我们对这个通路特别感兴趣。由于中脑边缘通路参与动机和奖赏的控制，又被称为奖赏环路：它对愉悦行为进行正性强化。在动物中，VTA 损毁会导致对环境的忽视，减少探索行为。然而，如果在 VTA 脑区或沿前脑内侧束植入电极，让动物通过特定的操作进行自我刺激，动物就会沉浸在这种让自己高度愉悦的行为中，以至于忽略其基本的生存活动[90]。奖赏和强化现象本来是帮助个体对生存必需的行为产生愉悦感，如摄食、繁殖等。除了这些动机和厌恶过程，中脑边缘系统也参与特定的认知功能。个体服用成瘾性药物时也会激活这个环路，因为前文提到过所有的成瘾行为都会导致伏隔核内多巴胺浓度升高。这种多巴胺的生成会引起愉悦感，导致了“药物使用行为”，代替生存所必需的行为。第三个多巴胺通路为中脑皮质通路，由 VTA 传出的多巴胺能神经元轴突投射至前额皮质尤其是前扣带回。这个通路参与专注以及记忆等执行功能。多巴胺能神经元的最后一束结节漏斗通路起始于下丘脑，抑制垂体前叶催乳素的分泌。多巴胺与两类受体结合：D1 和 D2[213]。D1 类由具有兴奋作用的突触后受体组成，包括纹状体、伏隔核和皮质中的D1受体及海马、下丘脑中的D5受体。D2类受体既有突触前受体，也有突触后受体，起抑制作用，包括纹状体、伏隔核、皮质和垂体前叶中的D2受体、腹侧纹状体和伏隔核中的D3受体，以及皮质和海马中的D4受体。后两种受体在脑中含量较少。中脑边缘通路的过度激活可能与其他因素[1]一起引起了精神分裂症中的妄想和幻觉等症状。传统的抗精神病药可以阻断D2受体，从而减轻妄想和幻觉症状。然而，这些药物的劣势在于也会与其他通路结合，例如与黑质纹状体通路结合会引起运动障碍，与中脑皮质通路结合会引起认知迟缓，与结节漏斗通路结合会导致催乳素水平升高。

5-羟色胺

脑内所有产生5-羟色胺（5–HT）的神经元均位于脑干的内侧，也就是中缝核（图2.31）。

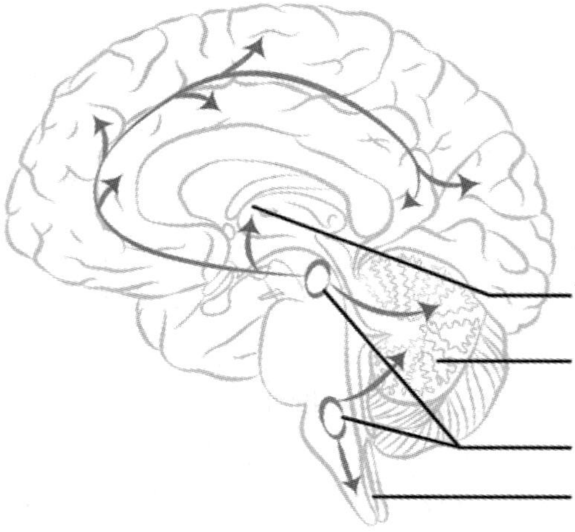

图2.31　5-羟色胺能通路

1　多个神经生物学假说试图解释精神分裂症的症状。1973年，根据氯丙嗪的有效性提出的多巴胺能假说改变了20世纪50年代人们对于精神病的处理方式。目前，5-羟色胺能假说是根据氯氮平在治疗妄想症状中的有效性提出的，这种药物对特定5-羟色胺受体的亲和性要大于多巴胺受体。这也解释了为什么氯氮平不会像第一代抗精神病药一样产生运动方面的副作用。参与记忆、学习和大脑发育的谷氨酸像抑制性神经递质GABA一样也参与了精神分裂症的症状。至此我们可以引入神经发育假说。脑影像学研究提出精神分裂症可能是由于皮质功能问题。妊娠期间的事件可能阻碍神经元的增加和迁移。由于15%的精神分裂症是先天的，基因和环境因素也被广泛研究。

这些投射遍布整个中枢神经系统。在脑干中下部的投射到达脊髓调节痛觉信息。脑干中上部的神经元投射至全脑，负责温度调节、心情调节和睡眠–觉醒周期。

去甲肾上腺素与应激环路

分泌去甲肾上腺素的神经元主要位于脑干的一个核团：蓝斑（图 2. 32）。

蓝斑与杏仁核联系紧密，通过与多巴胺神经元网络一样的前脑内侧束和5-羟色胺能神经元网络投射轴突至几乎所有的脑区。正如杏仁核一样，刺激蓝斑会引起动物的焦虑行为，而苯二氮䓬类药物等镇静类药物、乙醇和阿片类物质可降低蓝斑的活性。去甲肾上腺素通过交感神经系统和下丘脑–垂体–肾上腺轴参与机体报警系统的运作（图 2. 15）。去甲肾上腺素也与5-羟色胺一起参与调节注意力和警觉性。去甲肾上腺素能系统的过度激活会导致焦虑，而活性过低会导致抑郁。

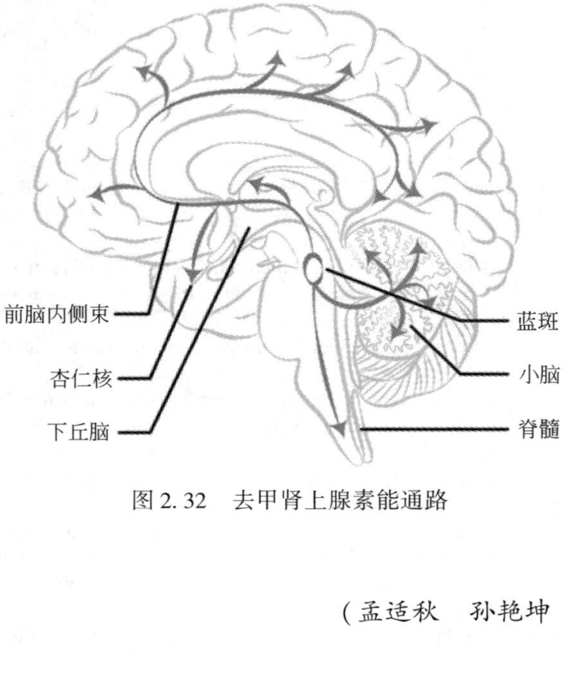

图 2. 32　去甲肾上腺素能通路

（孟适秋　孙艳坤　张陈诚　译）

参 考 文 献

1. Hippocrate, Jouanna J (2003) La maladie sacrée texte établi et trad. par Jacques Jouanna. Hippocrate Tome II, vol 3. les Belles lettres, Paris
2. Freud S, Frossard J, classiques La (2010) Au-delà du principe de plaisir texte intégral [Enregistrement sonore]. [Caen]: Alexis Brun productions
3. Cabanis P-J-G (1823) Oeuvres complètes de Cabanis. Bossange frères, Paris
4. Broca P (1878) Anatomie comparée des circonvolutions cérébrales: le grand lobe limbique. Rev Anthropol 1:385–498
5. Papez JW (1937) A proposed mechanism of emotion. Arch Neurol Psychiatry 38(1):725–743
6. MacLean P (1949) Psychosomatic disease and the "visceral brain" recent developments bearing on the Papez theory of emotion. Psychosom Med 11(6):338–353
7. Kotter R, Stephan KE (1997) Useless or helpful? The "limbic system" concept. Rev Neurosci 8(2):139–145
8. Burruss JW, Hurley RA, Taber KH, Rauch RA, Norton RE, Hayman LA (2000) Functional neuroanatomy of the frontal lobe circuits. Radiology 214(1):227–230
9. Pirot S (2003) L'anatomie fonctionnelle du cortex préfrontal: du singeà l'homme. Encephale 20:27–31
10. Fuster JM (2001) The prefrontal cortex–an update: time is of the essence. Neuron 30(2):319–333. doi:S0896-6273(01)00285-9 [pii]
11. Bergson H (1911) L'énergie spirituelle. Ed. Alcan, Paris
12. Rauch SL, Dougherty DD, Malone D, Rezai A, Friehs G, Fischman AJ et al (2006) A functional neuroimaging investigation of deep brain stimulation in patients with obsessive-compulsive disorder. J Neurosurg 104(4):558–565. doi:10.3171/jns.2006.104.4.558
13. Drevets WC (1998) Functional neuroimaging studies of depression: the anatomy of melancholia. Annu Rev Med 49:341–361. doi:10.1146/annurev.med.49.1.341
14. Baxter LR Jr, Schwartz JM, Phelps ME, Mazziotta JC, Guze BH, Selin CE et al (1989) Reduction of prefrontal cortex glucose metabolism common to three types of depression. Arch Gen Psychiatry 46(3):243–250
15. Mottaghy FM, Keller CE, Gangitano M, Ly J, Thall M, Parker JA et al (2002) Correlation of cerebral blood flow and treatment effects of repetitive transcranial magnetic stimulation in depressed patients. Psychiatry Res 115(1–2):1–14. doi:S092549270200032X [pii]
16. Kito S, Fujita K, Koga Y (2008) Changes in regional cerebral blood flow after repetitive transcranial magnetic stimulation of the left dorsolateral prefrontal cortex in treatment-resistant depression. J Neuropsychiatry Clin Neurosci 20(1):74–80. doi:10.1176/appi.neuropsych.20.1.74
17. Richieri R, Adida M, Dumas R, Fakra E, Azorin JM, Pringuey D et al (2010) Affective disorders and repetitive transcranial magnetic stimulation: therapeutic innovations. Encephale 36(Suppl 6):S197–S201. doi:10.1016/S0013-7006(10)70057-9
18. Bechara A, Damasio H, Damasio AR (2000) Emotion, decision making and the orbitofrontal cortex. Cereb Cortex 10(3):295–307
19. Ollat HP S (2004) Cortex orbitofrontal, comportement et émotions. Encéphale. 25:25–33
20. Rolls ET (2004) The functions of the orbitofrontal cortex. Brain Cogn 55(1):11–29. doi:10.1016/S0278-2626(03)00277-X
21. Tremblay L, Schultz W (1999) Relative reward preference in primate orbitofrontal cortex. Nature 398(6729):704–708. doi:10.1038/19525
22. Aouizerate BM-G C, Cuny E, Guehl D, Amieva H, Benazzouz A, Fabrigoule C, Allard M, Rougier A, Burbaud P, Tignol J, Bioulac B (2005) Stimulation cérébrale profonde du striatum ventral dans le traitement du trouble obsessionnel-compulsif avec dépression majeure. Médecine et Sciences 21(10):811–813
23. Damasio H, Damasio AR (1989) Lesion analysis in neuropsychology. Oxford University Press, New York

24. Baxter LR Jr (1994) Positron emission tomography studies of cerebral glucose metabolism in obsessive compulsive disorder. J Clin Psychiatry 55(Suppl):54–59
25. Swedo SE, Pietrini P, Leonard HL, Schapiro MB, Rettew DC, Goldberger EL et al (1992) Cerebral glucose metabolism in childhood-onset obsessive-compulsive disorder Revisualization during pharmacotherapy. Arch Gen Psychiatry 49(9):690–694
26. Trivedi MH (1996) Functional neuroanatomy of obsessive-compulsive disorder. J Clin Psychiatry 57(8):26–35 (discussion 6)
27. Brown JW, Braver TS (2005) Learned predictions of error likelihood in the anterior cingulate cortex. Science 307(5712):1118–1121. doi:10.1126/science.1105783
28. Damasio AR, Blanc M (1995) L' erreur de Descartes la raison des émotions trad. de l'anglais… par Marcel Blanc. O. Jacob, Paris
29. Mayberg HS, Liotti M, Brannan SK, McGinnis S, Mahurin RK, Jerabek PA et al (1999) Reciprocal limbic-cortical function and negative mood: converging PET findings in depression and normal sadness. Am J Psychiatry 156(5):675–682
30. Dougherty DD, Weiss AP, Cosgrove GR, Alpert NM, Cassem EH, Nierenberg AA et al (2003) Cerebral metabolic correlates as potential predictors of response to anterior cingulotomy for treatment of major depression. J Neurosurg 99(6):1010–1017. doi:10.3171/jns.2003.99.6.1010
31. Kluver HB (1937) P. C. Psychic 'blindness' and other symptoms following bilateral temporal lobectomy. Am J Physiol 119:254–284
32. Clarac F, Ternaux J-P, Buser P (2008) Encyclopédie historique des neurosciences du neurone à l'émergence de la pensée avant-propos de Dominique Wolton préface de Pierre Buser. Neurosciences et cognition. De Boeck, Bruxelles (Paris)
33. Weiskrantz L (1956) Behavioral changes associated with ablation of the amygdaloid complex in monkeys. J Comp Physiol Psychol 49(4):381–391
34. Gil R Lamoglia E (2010) Neuropsychologie. Elsevier Health Sciences France
35. Martin JH (2003) Neuroanatomy: text and atlas. McGraw-Hill
36. Kunst-Wilson WR, Zajonc RB (1980) Affective discrimination of stimuli that cannot be recognized. Science 207(4430):557–558
37. Cannon WB (1931) Again the James-Lange and the thalamic theories of emotion. Psychol Rev 38(4):281–295
38. Adolphs R, Tranel D, Damasio H, Damasio A (1994) Impaired recognition of emotion in facial expressions following bilateral damage to the human amygdala. Nature 372(6507):669–672. doi:10.1038/372669a0
39. LeDoux JE (1999) The emotional brain : the mysterious underpinnings of emotional life. Phoenix, London
40. Siever LJ (2008) Neurobiology of aggression and violence. Am J Psychiatry 165(4):429–442. doi:10.1176/appi.ajp.2008.07111774
41. Narabayashi H, Uno M (1966) Long range results of stereotaxic amygdalotomy for behavior disorders. Confin Neurol 27(1):168–171
42. Narabayashi H, Nagao T, Saito Y, Yoshida M, Nagahata M (1963) Stereotaxic amygdalotomy for behavior disorders. Arch Neurol 9:1–16
43. Balasubramaniam V, Ramamurthi B (1970) Stereotaxic amygdalotomy in behavior disorders. Confin Neurol 32(2):367–373
44. Hitchcock E, Cairns V (1973) Amygdalotomy. Postgrad Med J 49(578):894–904
45. Small IF, Heimburger RF, Small JG, Milstein V, Moore DF (1977) Follow-up of stereotaxic amygdalotomy for seizure and behavior disorders. Biol Psychiatry 12(3):401–411
46. Mempel E, Witkiewicz B, Stadnicki R, Luczywek E, Kucinski L, Pawlowski G et al (1980) The effect of medial amygdalotomy and anterior hippocampotomy on behavior and seizures in epileptic patients. Acta Neurochir Suppl (Wien) 30:161–167
47. Jacobson R (1986) Disorders of facial recognition, social behaviour and affect after combined bilateral amygdalotomy and subcaudate tractotomy–a clinical and experimental study. Psychol Med 16(2):439–450

48. Ramamurthi B (1988) Stereotactic operation in behaviour disorders. Amygdalotomy and hypothalamotomy. Acta Neurochir Suppl (Wien) 44:152–157
49. Fountas KN, Smith JR (2007) Historical evolution of stereotactic amygdalotomy for the management of severe aggression. J Neurosurg 106(4):710–713. doi:10.3171/jns.2007.106.4.710
50. Anderson AK, Phelps EA (2001) Lesions of the human amygdala impair enhanced perception of emotionally salient events. Nature 411(6835):305–309. doi:10.1038/35077083
51. Franzini A, Ferroli P, Leone M, Broggi G (2003) Stimulation of the posterior hypothalamus for treatment of chronic intractable cluster headaches: first reported series. Neurosurgery 52(5):1095–1099 (discussion 9–101)
52. Cahill L, Babinsky R, Markowitsch HJ, McGaugh JL (1995) The amygdala and emotional memory. Nature 377(6547):295–296. doi:10.1038/377295a0
53. Ambroggi F, Ishikawa A, Fields HL, Nicola SM (2008) Basolateral amygdala neurons facilitate reward-seeking behavior by exciting nucleus accumbens neurons. Neuron 59(4):648–661. doi:10.1016/j.neuron.2008.07.004
54. Frenois F, Stinus L, Di Blasi F, Cador M, Le Moine C (2005) A specific limbic circuit underlies opiate withdrawal memories. J Neurosci 25(6):1366–1374. doi:10.1523/JNEUROSCI.3090-04.2005
55. Hafting T, Fyhn M, Molden S, Moser MB, Moser EI (2005) Microstructure of a spatial map in the entorhinal cortex. Nature 436(7052):801–806. doi:10.1038/nature03721
56. Bear MF, Connors BW, Paradiso MA, Nieoullon A (2007) Neurosciences à la découverte du cerveau traduction et adaptation françaises, André Nieoullon. 3e éd. Rueil-Malmaison: Pradel
57. Vincent J-DL P-M (2012) Le cerveau sur mesure. Odile Jacob, Paris
58. Bontempi B, Laurent-Demir C, Destrade C, Jaffard R (1999) Time-dependent reorganization of brain circuitry underlying long-term memory storage. Nature 400(6745):671–675. doi:10.1038/23270
59. Maguire EA, Frackowiak RS, Frith CD (1997) Recalling routes around london: activation of the right hippocampus in taxi drivers. J Neurosci 17(18):7103–7110
60. Suthana N, Haneef Z, Stern J, Mukamel R, Behnke E, Knowlton B et al (2012) Memory enhancement and deep-brain stimulation of the entorhinal area. N Engl J Med 366(6):502–510. doi:10.1056/NEJMoa1107212
61. Hamani C, McAndrews MP, Cohn M, Oh M, Zumsteg D, Shapiro CM et al (2008) Memory enhancement induced by hypothalamic/fornix deep brain stimulation. Ann Neurol 63(1):119–123. doi:10.1002/ana.21295
62. Laxton AW, Tang-Wai DF, McAndrews MP, Zumsteg D, Wennberg R, Keren R et al (2010) A phase I trial of deep brain stimulation of memory circuits in Alzheimer's disease. Ann Neurol 68(4):521–534. doi:10.1002/ana.22089
63. Damasio AR, Fidel J-L (2010) L' autre moi-même les nouvelles cartes du cerveau, de la conscience et des émotions traduit de l'anglais (États-Unis) par Jean-Luc Fidel. O. Jacob, Paris
64. Ansermet F, Magistretti P (2004) À chacun son cerveau plasticité neuronale et inconscient. Collection dirigée par Bertrand Cramer et Bernard Golse. O. Jacob, Paris
65. Hohmann GW (1966) Some effects of spinal cord lesions on experienced emotional feelings. Psychophysiology 3(2):143–156
66. Nicotra A, Critchley HD, Mathias CJ, Dolan RJ (2006) Emotional and autonomic consequences of spinal cord injury explored using functional brain imaging. Brain 129(3):718–728. doi:10.1093/brain/awh699
67. Heller AC, Amar AP, Liu CY, Apuzzo ML (2006) Surgery of the mind and mood: a mosaic of issues in time and evolution. Neurosurgery 59(4):720–733 (discussion 33–9). doi:10.1227/01.NEU.0000240227.72514.27 00006123-200610000-00003 [pii]
68. Torres N, Chabardes S, Benabid AL (2011) Rationale for hypothalamus-deep brain stimulation in food intake disorders and obesity. Adv Tech Stand Neurosurg 36:17–30. doi:10.1007/978-3-7091-0179-7_2

69. Anand BK, Brobeck JR (1951) Localization of a "feeding center" in the hypothalamus of the rat. Proc Soc Exp Biol Med 77(2):323–324
70. Goldney RD (1978) Craniopharyngioma simulating anorexia nervosa. J Nerv Ment Dis 166(2):135–138
71. Heron GB, Johnston DA (1976) Hypothalamic tumor presenting as anorexia nervosa. Am J Psychiatry 133(5):580–582
72. Weller RA, Weller EB (1982) Anorexia nervosa in a patient with an infiltrating tumor of the hypothalamus. Am J Psychiatry 139(6):824–825
73. Anand BK, Dua S, Shoenberg K (1955) Hypothalamic control of food intake in cats and monkeys. J Physiol 127(1):143–152
74. Letter Quaade F (1974) Stereotaxy for obesity. Lancet 1(7851):267
75. Maschke M, Tuite PJ, Pickett K, Wachter T, Konczak J (2005) The effect of subthalamic nucleus stimulation on kinaesthesia in Parkinson's disease. J Neurol Neurosurg Psychiatry 76(4):569–571. doi:10.1136/jnnp.2004.047324
76. Tuite PJ, Maxwell RE, Ikramuddin S, Kotz CM, Billington CJ, Laseski MA et al (2005) Weight and body mass index in Parkinson's disease patients after deep brain stimulation surgery. Parkinsonism Relat Disord 11(4):247–252. doi:10.1016/j.parkreldis.2005.01.006
77. Novakova L, Ruzicka E, Jech R, Serranova T, Dusek P, Urgosik D (2007) Increase in body weight is a non-motor side effect of deep brain stimulation of the subthalamic nucleus in Parkinson's disease. Neuro Endocrinol Lett 28(1):21–25. doi:NEL280107A05
78. Tomycz ND, Whiting DM, Oh MY (2012) Deep brain stimulation for obesity–from theoretical foundations to designing the first human pilot study. Neurosurg Rev 35(1):37–42 (discussion 3). doi:10.1007/s10143-011-0359-9
79. Sano K, Mayanagi Y, Sekino H, Ogashiwa M, Ishijima B (1970) Results of timulation and destruction of the posterior hypothalamus in man. J Neurosurg 33(6):689–707. doi:10.3171/jns.1970.33.6.0689
80. Sano K, Mayanagi Y (1988) Posteromedial hypothalamotomy in the treatment of violent, aggressive behaviour. Acta Neurochir Suppl (Wien) 44:145–151
81. Bejjani BP, Houeto JL, Hariz M, Yelnik J, Mesnage V, Bonnet AM et al (2002) Aggressive behavior induced by intraoperative stimulation in the triangle of Sano. Neurology 59(9):1425–1427
82. May A, Bahra A, Buchel C, Frackowiak RS, Goadsby PJ (1998) Hypothalamic activation in cluster headache attacks. Lancet 352(9124):275–278. doi:10.1016/S0140-6736(98)02470-2
83. Leone M, Franzini A, Bussone G (2001) Stereotactic stimulation of posterior hypothalamic gray matter in a patient with intractable cluster headache. N Engl J Med 345(19):1428–1429. doi:10.1056/NEJM200111083451915
84. Woon FL, Sood S, Hedges DW (2010) Hippocampal volume deficits associated with exposure to psychological trauma and posttraumatic stress disorder in adults: a meta-analysis. Prog Neuropsychopharmacol Biol Psychiatry 34(7):1181–1188. doi:10.1016/j.pnpbp.2010.06.016
85. Brown ES, Rush AJ, McEwen BS (1999) Hippocampal remodeling and damage by corticosteroids: implications for mood disorders. Neuropsychopharmacology 21(4):474–484. doi:10.1016/S0893-133X(99)00054-8
86. Starkman MN, Gebarski SS, Berent S, Schteingart DE (1992) Hippocampal formation volume, memory dysfunction, and cortisol levels in patients with Cushing's syndrome. Biol Psychiatry 32(9):756–765
87. Kosfeld M, Heinrichs M, Zak PJ, Fischbacher U, Fehr E (2005) Oxytocin increases trust in humans. Nature 435(7042):673–676. doi:10.1038/nature03701
88. Andari E, Duhamel JR, Zalla T, Herbrecht E, Leboyer M, Sirigu A (2010) Promoting social behavior with oxytocin in high-functioning autism spectrum disorders. Proc Natl Acad Sci U S A 107(9):4389–4394. doi:10.1073/pnas.0910249107
89. Feifel D, Macdonald K, Nguyen A, Cobb P, Warlan H, Galangue B et al (2010) Adjunctive intranasal oxytocin reduces symptoms in schizophrenia patients. Biol Psychiatry 68(7):678–680. doi:10.1016/j.biopsych.2010.04.039

90. Olds J, Milner P (1954) Positive reinforcement produced by electrical stimulation of septal area and other regions of rat brain. J Comp Physiol Psychol 47(6):419–427
91. Schvarcz JR (1993) Long-term results of stimulation of the septal area for relief of neurogenic pain. Acta Neurochir Suppl (Wien) 58:154–155
92. Schvarcz JR (1985) Chronic stimulation of the septal area for the relief of intractable pain. Appl Neurophysiol 48(1–6):191–194
93. Heath RG (1963) Electrical self-stimulation of the brain in man. Am J Psychiatry 120: 571–577
94. Oshima H, Katayama Y (2010) Neuroethics of deep brain stimulation for mental disorders: brain stimulation reward in humans. Neurol Med Chir (Tokyo) 50(9):845–852. doi:JST. JSTAGE/nmc/50.845 [pii]
95. Heath RM, WA (1960) Evaluation of seven years' experience with depth electrode studies in human patients. In: Hoeber PB, O'Doherty DS (ed) Electrical studies on the unanesthetized human brain. New York, pp 214–247
96. Gol A (1967) Relief of pain by electrical stimulation of the septal area. J Neurol Sci 5(1):115–120
97. Moan CH R (1972) Septal stimulation for the initiation of heterosexual behavior in a homosexual male. Experimental Psychiatry 3(1):23–26
98. Hodaie M, Wennberg RA, Dostrovsky JO, Lozano AM (2002) Chronic anterior thalamus stimulation for intractable epilepsy. Epilepsia. 43(6):603–608
99. Pollo C, Villemure JG (2007) Rationale, mechanisms of efficacy, anatomical targets and future prospects of electrical deep brain stimulation for epilepsy. Acta Neurochir Suppl 97(2):311–320
100. Chabardes S, Minotti L, Chassagnon S, Piallat B, Torres N, Seigneuret E et al (2008) Basal ganglia deep-brain stimulation for treatment of drug-resistant epilepsy: review and current data. Neurochirurgie 54(3):436–440. doi:10.1016/j.neuchi.2008.02.039
101. Alexander GE, DeLong MR, Strick PL (1986) Parallel organization of functionally segregated circuits linking basal ganglia and cortex. Annu Rev Neurosci 9:357–381. doi:10.1146/annurev.ne.09.030186.002041
102. Llinas RR, Ribary U, Jeanmonod D, Kronberg E, Mitra PP (1999) Thalamocortical dysrhythmia: a neurological and neuropsychiatric syndrome characterized by magnetoencephalography. Proc Natl Acad Sci U S A 96(26):15222–15227
103. Yelnik J (2002) Functional anatomy of the basal ganglia. Mov Disord 17(Suppl 3):S15–S21. doi:10.1002/mds.10138
104. Kumar R, Lozano AM, Kim YJ, Hutchison WD, Sime E, Halket E et al (1998) Double-blind evaluation of subthalamic nucleus deep brain stimulation in advanced Parkinson's disease. Neurology 51(3):850–855
105. Pillon B, Ardouin C, Damier P, Krack P, Houeto JL, Klinger H et al (2000) Neuropsychological changes between "off" and "on" STN or GPi stimulation in Parkinson's disease. Neurology 55(3):411–418
106. Alegret M, Junque C, Valldeoriola F, Vendrell P, Pilleri M, Rumia J et al (2001) Effects of bilateral subthalamic stimulation on cognitive function in Parkinson disease. Arch Neurol 58(8):1223–1227. doi:noc00295
107. Brusa L, Pierantozzi M, Peppe A, Altibrandi MG, Giacomini P, Mazzone P et al (2001) Deep brain stimulation (DBS) attentional effects parallel those of l-dopa treatment. J Neural Transm 108(8–9):1021–1027
108. Dujardin K, Defebvre L, Krystkowiak P, Blond S, Destee A (2001) Influence of chronic bilateral stimulation of the subthalamic nucleus on cognitive function in Parkinson's disease. J Neurol 248(7):603–611
109. Moretti R, Torre P, Antonello RM, Capus L, Gioulis M, Marsala SZ et al (2001) Effects on cognitive abilities following subthalamic nucleus stimulation in Parkinson's disease. Eur J Neurol 8(6):726–727. doi:263

110. Moretti R, Torre P, Antonello RM, Capus L, Gioulis M, Marsala SZ et al (2002) Cognitive changes following subthalamic nucleus stimulation in two patients with Parkinson disease. Percept Mot Skills 95(2):477–486
111. Valldeoriola F, Pilleri M, Tolosa E, Molinuevo JL, Rumia J, Ferrer E (2002) Bilateral subthalamic stimulation monotherapy in advanced Parkinson's disease: long-term follow-up of patients. Mov Disord 17(1):125–132. doi:10.1002/mds.1278
112. Daniele A, Albanese A, Contarino MF, Zinzi P, Barbier A, Gasparini F et al (2003) Cognitive and behavioural effects of chronic stimulation of the subthalamic nucleus in patients with Parkinson's disease. J Neurol Neurosurg Psychiatry 74(2):175–182
113. Gironell A, Kulisevsky J, Rami L, Fortuny N, Garcia-Sanchez C, Pascual-Sedano B (2003) Effects of pallidotomy and bilateral subthalamic stimulation on cognitive function in Parkinson disease A controlled comparative study. J Neurol 250(8):917–923. doi:10.1007/s00415-003-1109-x
114. Saint-Cyr JA, Trepanier LL, Kumar R, Lozano AM, Lang AE (2000) Neuropsychological consequences of chronic bilateral stimulation of the subthalamic nucleus in Parkinson's disease. Brain 123(10):2091–2108
115. Trepanier LL, Kumar R, Lozano AM, Lang AE, Saint-Cyr JA (2000) Neuropsychological outcome of GPi pallidotomy and GPi or STN deep brain stimulation in Parkinson's disease. Brain Cogn 42(3):324–347. doi:10.1006/brcg.1999.1108
116. Kleiner-Fisman G, Fisman DN, Sime E, Saint-Cyr JA, Lozano AM, Lang AE (2003) Long-term follow up of bilateral deep brain stimulation of the subthalamic nucleus in patients with advanced Parkinson disease. J Neurosurg 99(3):489–495. doi:10.3171/jns.2003.99.3.0489
117. Hershey T, Revilla FJ, Wernle A, Gibson PS, Dowling JL, Perlmutter JS (2004) Stimulation of STN impairs aspects of cognitive control in PD. Neurology 62(7):1110–1114
118. Moretti R, Torre P, Antonello RM, Capus L, Marsala SZ, Cattaruzza T et al (2003) Neuropsychological changes after subthalamic nucleus stimulation: a 12 month follow-up in nine patients with Parkinson's disease. Parkinsonism Relat Disord 10(2):73–79. doi:S1353802003000737
119. Temel Y, Visser-Vandewalle V, Aendekerk B, Rutten B, Tan S, Scholtissen B et al (2005) Acute and separate modulation of motor and cognitive performance in parkinsonian rats by bilateral stimulation of the subthalamic nucleus. Exp Neurol 193(1):43–52. doi:10.1016/j.expneurol.2004.12.025
120. Krack P, Kumar R, Ardouin C, Dowsey PL, McVicker JM, Benabid AL et al (2001) Mirthful laughter induced by subthalamic nucleus stimulation. Mov Disord 16(5):867–875. doi:10.1002/mds.1174
121. Kulisevsky J, Berthier ML, Gironell A, Pascual-Sedano B, Molet J, Pares P (2002) Mania following deep brain stimulation for Parkinson's disease. Neurology 59(9):1421–1424
122. Romito LM, Raja M, Daniele A, Contarino MF, Bentivoglio AR, Barbier A et al (2002) Transient mania with hypersexuality after surgery for high frequency stimulation of the subthalamic nucleus in Parkinson's disease. Mov Disord 17(6):1371–1374. doi:10.1002/mds.10265
123. Rodriguez MC, Guridi OJ, Alvarez L, Mewes K, Macias R, Vitek J et al (1998) The subthalamic nucleus and tremor in Parkinson's disease. Mov Disord 13(Suppl 3):111–118
124. Kumar R, Lozano AM, Sime E, Halket E, Lang AE (1999) Comparative effects of unilateral and bilateral subthalamic nucleus deep brain stimulation. Neurology 53(3):561–566
125. Moro E, Scerrati M, Romito LM, Roselli R, Tonali P, Albanese A (1999) Chronic subthalamic nucleus stimulation reduces medication requirements in Parkinson's disease. Neurology 53(1):85–90
126. Molinuevo JL, Valldeoriola F, Tolosa E, Rumia J, Valls-Sole J, Roldan H et al (2000) Levodopa withdrawal after bilateral subthalamic nucleus stimulation in advanced Parkinson disease. Arch Neurol 57(7):983–988. doi:noc90071

127. Berney A, Vingerhoets F, Perrin A, Guex P, Villemure JG, Burkhard PR et al (2002) Effect on mood of subthalamic DBS for Parkinson's disease: a consecutive series of 24 patients. Neurology 59(9):1427–1429
128. Brown RG (2002) Behavioural disorders, Parkinson's disease, and subthalamic stimulation. J Neurol Neurosurg Psychiatry 72(6):689
129. Doshi PK, Chhaya N, Bhatt MH (2002) Depression leading to attempted suicide after bilateral subthalamic nucleus stimulation for Parkinson's disease. Mov Disord 17(5): 1084–1085. doi:10.1002/mds.10198
130. Houeto JL, Mesnage V, Mallet L, Pillon B, Gargiulo M, du Moncel ST et al (2002) Behavioural disorders, Parkinson's disease and subthalamic stimulation. J Neurol Neurosurg Psychiatry 72(6):701–707
131. Martinez-Martin P, Valldeoriola F, Tolosa E, Pilleri M, Molinuevo JL, Rumia J et al (2002) Bilateral subthalamic nucleus stimulation and quality of life in advanced Parkinson's disease. Mov Disord 17(2):372–377. doi:10.1002/mds.10044
132. Ostergaard K, Sunde N, Dupont E (2002) Effects of bilateral stimulation of the subthalamic nucleus in patients with severe Parkinson's disease and motor fluctuations. Mov Disord 17(4):693–700. doi:10.1002/mds.10188
133. Thobois S, Mertens P, Guenot M, Hermier M, Mollion H, Bouvard M et al (2002) Subthalamic nucleus stimulation in Parkinson's disease: clinical evaluation of 18 patients. J Neurol 249(5):529–534. doi:10.1007/s004150200059
134. Iranzo A, Valldeoriola F, Santamaria J, Tolosa E, Rumia J (2002) Sleep symptoms and polysomnographic architecture in advanced Parkinson's disease after chronic bilateral subthalamic stimulation. J Neurol Neurosurg Psychiatry 72(5):661–664
135. Vingerhoets FJ, Villemure JG, Temperli P, Pollo C, Pralong E, Ghika J (2002) Subthalamic DBS replaces levodopa in Parkinson's disease: two-year follow-up. Neurology 58(3): 396–401
136. Volkmann J, Allert N, Voges J, Weiss PH, Freund HJ, Sturm V (2001) Safety and efficacy of pallidal or subthalamic nucleus stimulation in advanced PD. Neurology 56(4):548–551
137. Krack P, Batir A, Van Blercom N, Chabardes S, Fraix V, Ardouin C et al (2003) Five-year follow-up of bilateral stimulation of the subthalamic nucleus in advanced Parkinson's disease. N Engl J Med 349(20):1925–1934. doi:10.1056/NEJMoa035275
138. Krause M, Fogel W, Heck A, Hacke W, Bonsanto M, Trenkwalder C et al (2001) Deep brain stimulation for the treatment of Parkinson's disease: subthalamic nucleus versus globus pallidus internus. J Neurol Neurosurg Psychiatry 70(4):464–470
139. Burn DJ, Troster AI (2004) Neuropsychiatric complications of medical and surgical therapies for Parkinson's disease. J Geriatr Psychiatry Neurol 17(3):172–180. doi:10.1177/0891988704267466
140. Witjas T, Baunez C, Henry JM, Delfini M, Regis J, Cherif AA et al (2005) Addiction in Parkinson's disease: impact of subthalamic nucleus deep brain stimulation. Mov Disord 20(8):1052–1055. doi:10.1002/mds.20501
141. Temel Y, Kessels A, Tan S, Topdag A, Boon P, Visser-Vandewalle V (2006) Behavioural changes after bilateral subthalamic stimulation in advanced Parkinson disease: a systematic review. Parkinsonism Relat Disord 12(5):265–272. doi:10.1016/j.parkreldis.2006.01.004
142. Nowinski WL, Belov D, Pollak P, Benabid AL (2005) Statistical analysis of 168 bilateral subthalamic nucleus implantations by means of the probabilistic functional atlas. Neurosurgery 57(4 Suppl):319–330 (discussion 30). doi:00006123-200510004-00014 [pii]
143. Aouizerate B, Martin-Guehl C, Cuny E, Guehl D, Amieva H, Benazzouz A et al (2005) Deep brain stimulation of the ventral striatum in the treatment of obsessive-compulsive disorder and major depression. Med Sci (Paris) 21(10):811–813. doi:10.1051/medsci/20052110811
144. Jog MS, Kubota Y, Connolly CI, Hillegaart V, Graybiel AM (1999) Building neural representations of habits. Science 286(5445):1745–1749
145. Mogenson GJ, Jones DL, Yim CY (1980) From motivation to action: functional interface between the limbic system and the motor system. Prog Neurobiol 14(2–3):69–97

146. Sturm V, Lenartz D, Koulousakis A, Treuer H, Herholz K, Klein JC et al (2003) The nucleus accumbens: a target for deep brain stimulation in obsessive-compulsive- and anxiety-disorders. J Chem Neuroanat 26(4):293–299
147. Heinze HJH M, Voges J, Hinrichs H, Marco-Pallares J, Hopf JM, Muller UJ, Galazky I, Sturm V, Bogerts B, Munte TF (2009) Counteracting incentive sensitization in severe alcohol dependence using deep brain stimulation of the nucleus accumbens: clinical and basic science aspects. Frontiers Hum Neurosci 3(22)
148. Huff W, Lenartz D, Schormann M, Lee SH, Kuhn J, Koulousakis A et al (2010) Unilateral deep brain stimulation of the nucleus accumbens in patients with treatment-resistant obsessive-compulsive disorder: outcomes after one year. Clin Neurol Neurosurg 112(2):137–143. doi:10.1016/j.clineuro.2009.11.006
149. van Kuyck K, Gabriels L, Cosyns P, Arckens L, Sturm V, Rasmussen S et al (2007) Behavioural and physiological effects of electrical stimulation in the nucleus accumbens: a review. Acta Neurochir Suppl 97(Pt 2):375–391
150. Lopes da Silva FH, Arnolds DE, Neijt HC (1984) A functional link between the limbic cortex and ventral striatum: physiology of the subiculum accumbens pathway. Exp Brain Res 55(2):205–214
151. DeFrance JF, Marchand JF, Sikes RW, Chronister RB, Hubbard JI (1985) Characterization of fimbria input to nucleus accumbens. J Neurophysiol 54(6):1553–1567
152. Yang CR, Mogenson GJ (1984) Electrophysiological responses of neurones in the nucleus accumbens to hippocampal stimulation and the attenuation of the excitatory responses by the mesolimbic dopaminergic system. Brain Res 324(1):69–84
153. Berendse HW, Groenewegen HJ (1990) Organization of the thalamostriatal projections in the rat, with special emphasis on the ventral striatum. J Comp Neurol 299(2):187–228. doi:10.1002/cne.902990206
154. Brog JS, Salyapongse A, Deutch AY, Zahm DS (1993) The patterns of afferent innervation of the core and shell in the "accumbens" part of the rat ventral striatum: immunohistochemical detection of retrogradely transported fluoro-gold. J Comp Neurol 338(2):255–278. doi:10.1002/cne.903380209
155. Montaron MF, Deniau JM, Menetrey A, Glowinski J, Thierry AM (1996) Prefrontal cortex inputs of the nucleus accumbens-nigro-thalamic circuit. Neuroscience 71(2):371–382
156. de Koning PP, van den Munckhof P, Figee M, Schuurman PR, Denys D (2012) Deep bain stimulation in obsessive-compulsive disorder targeted at the nucleus accumbens. In: Denys D, Feenstra M, Schuurman R (eds) Deep Brain Stimulation: a new frontier in psychiatry. Springer, pp 43–51
157. Yang CR, Mogenson GJ (1989) Ventral pallidal neuronal responses to dopamine receptor stimulation in the nucleus accumbens. Brain Res 489(2):237–246
158. Churchill L, Kalivas PW (1994) A topographically organized gamma-aminobutyric acid projection from the ventral pallidum to the nucleus accumbens in the rat. J Comp Neurol 345(4):579–595. doi:10.1002/cne.903450408
159. Zaborszky L, Cullinan WE (1992) Projections from the nucleus accumbens to cholinergic neurons of the ventral pallidum: a correlated light and electron microscopic double-immunolabeling study in rat. Brain Res 570(1–2):92–101
160. Fallon JH, Moore RY (1978) Catecholamine innervation of the basal forebrain. IV. Topography of the dopamine projection to the basal forebrain and neostriatum. J Comp Neurol 180(3):545–580. doi:10.1002/cne.901800310
161. Phillipson OT, Griffiths AC (1985) The topographic order of inputs to nucleus accumbens in the rat. Neuroscience 16(2):275–296
162. Heimer L, Zahm DS, Churchill L, Kalivas PW, Wohltmann C (1991) Specificity in the projection patterns of accumbal core and shell in the rat. Neuroscience 41(1):89–125
163. Mogenson GJ, Takigawa M, Robertson A, Wu M (1979) Self-stimulation of the nucleus accumbens and ventral tegmental area of Tsai attenuated by microinjections of spiroperidol into the nucleus accumbens. Brain Res 171(2):247–259

164. Prado-Alcala R, Wise RA (1984) Brain stimulation reward and dopamine terminal fields. I. Caudate-putamen, nucleus accumbens and amygdala. Brain Res 297(2):265–273. doi:0006-8993(84)90567-5 [pii]
165. Rolls ET, Burton MJ, Mora F (1980) Neurophysiological analysis of brain-stimulation reward in the monkey. Brain Res 194(2):339–357
166. Zacharko RM, Kasian M, Irwin J, Zalcman S, LaLonde G, MacNeil G et al (1990) Behavioral characterization of intracranial self-stimulation from mesolimbic, mesocortical, nigrostriatal, hypothalamic and extra-hypothalamic sites in the non-inbred CD-1 mouse strain. Behav Brain Res 36(3):251–281
167. Van Ree JM, Otte AP (1980) Effects of (Des-Tyr1)-gamma-endorphin and alpha-endorphin as compared to haloperidol and amphetamine on nucleus accumbens self-stimulation. Neuropharmacology 19(5):429–434
168. West TE, Wise RA (1988) Effects of naltrexone on nucleus accumbens, lateral hypothalamic and ventral tegmental self-stimulation rate-frequency functions. Brain Res 462(1):126–133
169. Costentin J (2006) Halte au cannabis. O. Jacob, Paris
170. Pontieri FE, Tanda G, Di Chiara G (1995) Intravenous cocaine, morphine, and amphetamine preferentially increase extracellular dopamine in the "shell" as compared with the "core" of the rat nucleus accumbens. Proc Natl Acad Sci U S A 92(26):12304–12308
171. Di Chiara G, Tanda G, Bassareo V, Pontieri F, Acquas E, Fenu S et al (1999) Drug addiction as a disorder of associative learning. Role of nucleus accumbens shell/extended amygdala dopamine. Ann N Y Acad Sci 877:461–485
172. Costa VD, Lang PJ, Sabatinelli D, Versace F, Bradley MM (2010) Emotional imagery: assessing pleasure and arousal in the brain's reward circuitry. Hum Brain Mapp 31(9):1446–1457. doi:10.1002/hbm.20948
173. Sabatinelli D, Bradley MM, Lang PJ, Costa VD, Versace F (2007) Pleasure rather than salience activates human nucleus accumbens and medial prefrontal cortex. J Neurophysiol 98(3):1374–1379. doi:10.1152/jn.00230.2007
174. Schlaepfer TE, Cohen MX, Frick C, Kosel M, Brodesser D, Axmacher N et al (2008) Deep brain stimulation to reward circuitry alleviates anhedonia in refractory major depression. Neuropsychopharmacology 33(2):368–377. doi:10.1038/sj.npp.1301408
175. Bewernick BH, Hurlemann R, Matusch A, Kayser S, Grubert C, Hadrysiewicz B et al (2010) Nucleus accumbens deep brain stimulation decreases ratings of depression and anxiety in treatment-resistant depression. Biol Psychiatry 67(2):110–116. doi:10.1016/j.biopsych.2009.09.013
176. Abosch A, Cosgrove GR (2008) Biological basis for the surgical treatment of depression. Neurosurg Focus 25(1):E2. doi:10.3171/FOC/2008/25/7/E2
177. Irle E, Exner C, Thielen K, Weniger G, Ruther E (1998) Obsessive-compulsive disorder and ventromedial frontal lesions: clinical and neuropsychological findings. Am J Psychiatry 155(2):255–263
178. Feil J, Zangen A (2010) Brain stimulation in the study and treatment of addiction. Neurosci Biobehav Rev 34(4):559–574. doi:10.1016/j.neubiorev.2009.11.006
179. Carter A, Hall W (2011) Proposals to trial deep brain stimulation to treat addiction are premature. Addiction 106(2):235–237. doi:10.1111/j.1360-0443.2010.03245.x
180. Hall W, Carter A (2011) Is deep brain stimulation a prospective "cure" for addiction? F1000 Med Rep. 3:4. doi:10.3410/M3-4
181. Kuhn J, Moller M, Muller U, Bogerts B, Mann K, Grundler TO (2011) Deep brain stimulation for the treatment of addiction. Addiction 106(8):1536–1537. doi:10.1111/j.1360-0443.2011.03452.x
182. Luigjes J, van den Brink W, Feenstra M, van den Munckhof P, Schuurman PR, Schippers R et al (2011) Deep brain stimulation in addiction: a review of potential brain targets. Mol Psychiatry. doi:10.1038/mp.2011.114
183. Li N, Wang J, Wang XL, Chang CW, Ge SN, Gao L et al (2012) Nucleus accumbens surgery for addiction. World Neurosurg. doi:10.1016/j.wneu.2012.10.007

184. Bard P (1928) A diencephalic mechanism for the expression of rage with special reference to the central nervous system. Am J Physiol 84:490–513
185. Scoville WB, Milner B (1957) Loss of recent memory after bilateral hippocampal lesions. J Neurol Neurosurg Psychiatry 20(1):11–21
186. Dalgleish T (2004) The emotional brain. Nat Rev Neurosci 5(7):583–589. doi:10.1038/nrn1432
187. Kanba S (2004) Brain science in emotional memory: role of the hippocampus. Fukuoka Igaku Zasshi 95(11):281–285
188. Lestienne R (2009) La bonne influence de nos émotions. La recherche (432)
189. Lisman JE, Grace AA (2005) The hippocampal-VTA loop: controlling the entry of information into long-term memory. Neuron 46(5):703–713. doi:10.1016/j.neuron.2005.05.002
190. McGaugh JL (2004) The amygdala modulates the consolidation of memories of emotionally arousing experiences. Annu Rev Neurosci 27:1–28. doi:10.1146/annurev.neuro.27.070203.144157
191. Bremner JD (2006) Traumatic stress: effects on the brain. Dialogues Clin Neurosci 8(4):445–461
192. Pare D, Quirk GJ, Ledoux JE (2004) New vistas on amygdala networks in conditioned fear. J Neurophysiol 92(1):1–9. doi:10.1152/jn.00153.2004
193. Le Jeannerod M (2002) cerveau intime. Odile Jacob, Paris
194. Darwin C (1872) The expression of the emotions in man and animals. London J. Murray
195. MacLean P (1952) Some psychiatric implications of physiological studies on frontotemporal portion of limbic system. Electroencephalogr Clin Neurophysiol 4(4):407–418
196. Le Jouvent R (2009) cerveau magicien de la réalité au plaisir psychique. O. Jacob, Paris
197. Kopell BH, Greenberg BD (2008) Anatomy and physiology of the basal ganglia: implications for DBS in psychiatry. Neurosci Biobehav Rev 32(3):408–422. doi:10.1016/j.neubiorev.2007.07.004
198. Krack P, Hariz MI, Baunez C, Guridi J, Obeso JA (2010) Deep brain stimulation: from neurology to psychiatry? Trends Neurosci 33(10):474–484. doi:10.1016/j.tins.2010.07.002
199. Haber SN, Fudge JL, McFarland NR (2000) Striatonigrostriatal pathways in primates form an ascending spiral from the shell to the dorsolateral striatum. J Neurosci 20(6):2369–2382
200. Levesque J, Eugene F, Joanette Y, Paquette V, Mensour B, Beaudoin G et al (2003) Neural circuitry underlying voluntary suppression of sadness. Biol Psychiatry 53(6):502–510
201. Alexander GE, Crutcher MD, DeLong MR (1990) Basal ganglia-thalamocortical circuits: parallel substrates for motor, oculomotor, "prefrontal" and "limbic" functions. Prog Brain Res 85:119–146
202. Bunney WE, Bunney BG (2000) Evidence for a compromised dorsolateral prefrontal cortical parallel circuit in schizophrenia. Brain Res Brain Res Rev 31(2–3):138–146
203. Daffner KR, Mesulam MM, Holcomb PJ, Calvo V, Acar D, Chabrerie A et al (2000) Disruption of attention to novel events after frontal lobe injury in humans. J Neurol Neurosurg Psychiatry 68(1):18–24
204. Heath RB (1954) Studies in Schyzophrenia (The initial report of findings in 26 patients prepared with depth electrodes was made in 1952 at a meeting in New Orleans, Louisiana). Harvard University Press, Cambridge
205. Pool JL (1954) Psychosurgery in older people. J Am Geriatr Soc 2(7):456–466
206. Burchiel K (2002) Surgical management of pain. Thieme
207. Mega MS, Cummings JL (1994) Frontal-subcortical circuits and neuropsychiatric disorders. J Neuropsychiatry Clin Neurosci 6(4):358–370
208. Duffy JD, Campbell JJ 3rd (1994) The regional prefrontal syndromes: a theoretical and clinical overview. J Neuropsychiatry Clin Neurosci 6(4):379–387
209. Damasio H, Damasio AR (1989) Lesion analysis in neuropsychology. Oxford University Press, New York
210. Magill PJ, Bolam JP, Bevan MD (2000) Relationship of activity in the subthalamic nucleus-globus pallidus network to cortical electroencephalogram. J Neurosci 20(2):820–833

211. Beurrier CGL, Bioulac B (2002) Subthalamic nucleus: a clock inside basal ganglia? Thalamus Related Syst 2:1–8
212. Buzsaki G, Draguhn A (2004) Neuronal oscillations in cortical networks. Science 304(5679):1926–1929. doi:10.1126/science.1099745
213. Bonnet-Brilhault FTF, Petit M (2001) Données biologiques de la schizophrénie. Encycl Méd Chir vol 285 p 11
214. Piacentini S, L. Romito A, Franzini A, Granato G, Broggi, Albanese A (2008) Mood disorder following DBS of the left amygdaloid region in a dystonia patient with a dislodged electrode. Mov Disord 23:147–150
215. Koenigs MED, Huey V, Raymont B, Cheon J, Solomon EM, Wassermann, Grafman J (2008) Focal brain damage protects against post-traumatic stress disorder in combat veterans. Nat Neurosci 11:232–237
216. Langevin JP, De Salles AA, Kosoyan HP, Krahl SE (2010) Deep brain stimulation of the amygdala alleviates post-traumatic stress disorder symptoms in a rat model. J Psychiatr Res 44:1241–1245
217. Bechara AD, Tranel H, Damasio R, Adolphs C, Rockland AR, Damasio (1995) Double dissociation of conditioning and declarative knowledge relative to the amygdala and hippocampus in humans. Science 269:1115–1118
218. Proust M (1913–27). Remembrance of things past. Swann's way: within a budding grove. The definitive French Pleiade. In: Scott Moncrieff CK, Terence Kilmartin (ed) vol 1, Vintage, New York, pp 51
219. Bartholomei F, Barbeau E, Gavaret M, Guye M, McGonigal A, Régis J, Chauvel P (2004) Cortical stimulation study of the role of rhinal cortex in deja vu and reminiscence of memories. Neurology 63:858–864
220. Naqvi NH, Rudrauf D, Damasio H, Bechara A (2007) Damage to the insula disrupts addiction to cigarette smoking. Science 315:531–534
221. Coenen VA, Schlaepfer TE, Maedler B, Panksepp J (2011) Cross-species affective functions of the medial forebrain bundle-implications for the treatment of affective pain and depression in humans. Neurosci Biobehav Rev 35:1971–1981

第三章
精神外科干预方法

摘要 精神外科干预方法有两种。第一种是通过立体定向手术使用加热(热凝)或电离辐射(放射外科)形成一个或多个精确脑区的毁损。第二种是近期出现的，是针对脑深部结构和皮质或迷走神经给予刺激。与以往技术不同的是，这种刺激效应是可逆的、可调节适应的，是利用植入设备——电极和刺激器实现刺激。

20 世纪 50 年代早期，立体定向手术的发展使神经外科医生能进行更精准的脑结构毁损，从而得到更好的治疗效果和较少的并发症。1947 年，Spiegel 和他的同事通过治疗严重精神障碍患者，发明了一种复杂的仪器来定位一个精确的解剖靶点：丘脑背内侧核[1]。多年以后，当谈到这项技术的起源，Spiegel 描述道：“患者（作者注：在额叶切断术后）的脑损伤和个性改变使他震惊，他相信通过脑叶切断术对与额叶相关的丘脑背内侧核进行更精确的靶向干预可能减少情感和行为并发症。”[2] 他的发明标志着立体定向手术这种新的神经外科手术的诞生（图 3.1）。

立体定向手术

目前，立体定向手术不单单用于精神外科，在很多神经外科分支学科中也被广泛使用，如被用于脑部肿瘤的活检、运动障碍（帕金森病、以肌张力障碍为特征的特发性震颤）的手术治疗、记录癫痫患者颅内电活动以及少数疼痛患者的治疗。热凝固术的电极被置于毁损或消融手术的毁损部位或是深部脑刺激刺激部位的数毫米内。立体定向手术可用于定位非常具体的点或脑区。首先，在局部麻醉或全身麻醉下，将立体定向

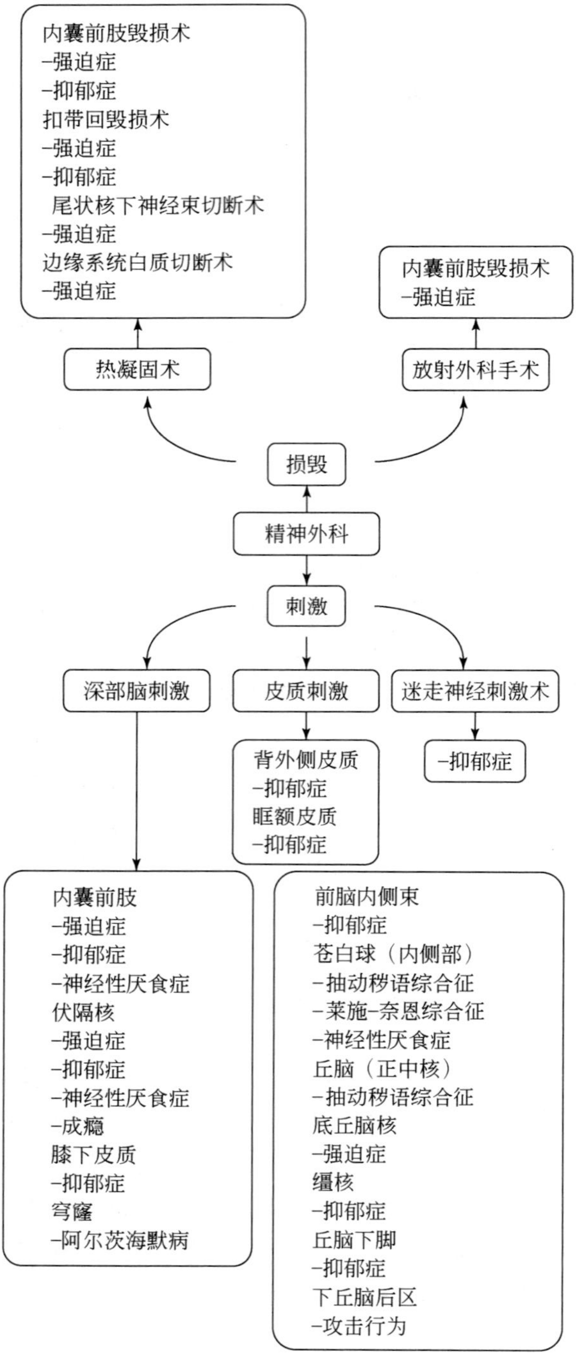

图 3.1　精神外科相关的不同技术和疾病

框架装置安装在患者的颅骨表面（图 3.15）。立体定向技术将大脑看做一幅地图，通过 x、y 和 z 轴三维坐标系统可以定义所有的结构（图 3.2）。立体定向框架可以固定患者的头部，显示目标脑区的“地图”。安装好立体定向框架后，会在放射科对患者进行 MRI 或 CT 扫描，获取大脑 3-D 图像。

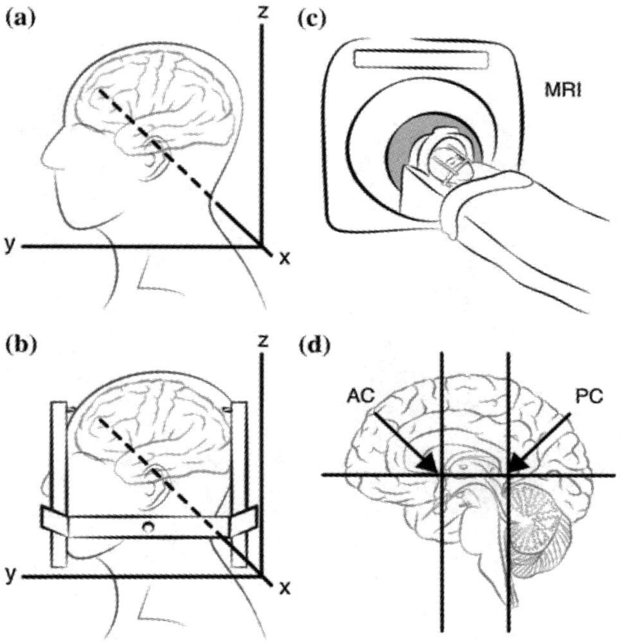

图 3.2　立体定向步骤。a. 3 个轴测量体积（x 轴从左到右，y 轴从后到前，z 轴从底端到顶端）；b. 立体定向框架固定颅骨，确定目标脑区的边界；c. 患者戴着立体定向框架进行成像（通常是 MRI）；d. 成像用于定位易于识别的无个体差异的解剖标志，例如前连合和后连合连线

接下来，使用这些图像确定目标脑区的坐标。通常需要解剖图谱来确认解剖结构。解剖图谱是从解剖衍生出来的一种概率图，目前通常是使用计算机绘制的（图 3.3）。

这些图谱参照了所有成年人的共同点，可以对大脑结构进行大致定位。这至关重要，因为仅仅从 MRI 成像中很难识别特定结构。一旦确认目标，根据靶点的 x、y 和 z 坐标以器械架将立体定向框架与弧弓适配。

制订出避开静脉、动脉、含有血管和脑室的脑沟的路线，在皮肤上切口，然后在颅骨上钻洞。最后，将一根用于热凝固术或刺激的电极一毫米一毫米地插入大脑实质（图 3.4）。我们会在接下来的段落中进行更详细的介绍。

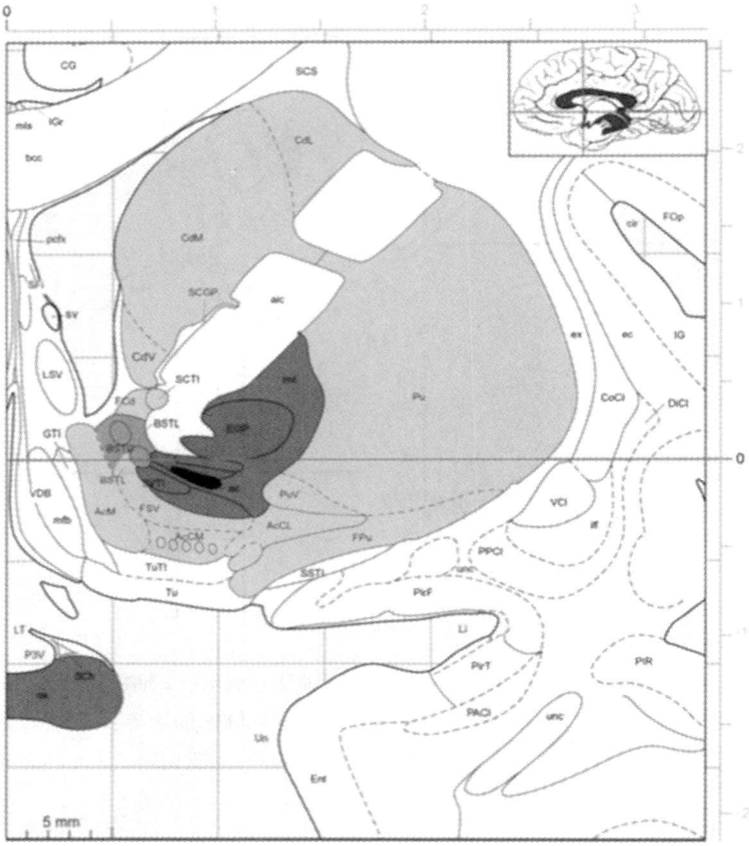

图 3.3　解剖图谱示例（Mai，Paxinos and Voss）。该冠状位上，灰色部分是由内囊前肢（ALIC）分离的壳核（putamen，Pu），也可看到灰色的尾状核（caudate nucleus，CdM），下边我们区分伏隔核（nucleus accumbens，MAb，ACCM）和前脑内侧束（MFB）[3]

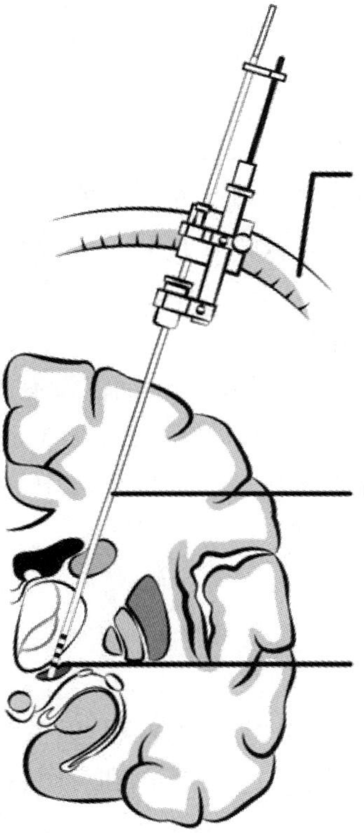

图 3.4　将器械架装备于立体定向弧弓。此套装置可实现刺激电极或热凝电极的下降——这取决于是对该靶点进行刺激手术还是毁损手术。本例中的底丘脑核是单纯电刺激手术

技术性毁损

热凝固术的操作步骤

摘要　正如目前开展的立体定向技术，毁损性精神外科手术通常是使用热或放射线对一个或多个特定脑区进行破坏。有 4 种主要的手术：靶点为内囊前肢的内囊前肢毁损术、靶点为前扣带回的扣带回毁损术、切断尾状核头下部纤维的尾状核下神经束切断术、联合扣带回毁损术和尾状核下神经束切断术的边缘系统白质切断术。大多数医生支持前两种手术

方法。病理类型和手术团队的专业水平决定了是采用内囊前肢毁损术还是扣带回毁损术。目前，两大主要的手术指征是强迫症和重度抑郁症。

有创手术也称为毁损手术。以前脑组织是被切除而不是选择性地被热、冷、放射毁损，进而造成脑组织不可逆的变化。这是该技术的一个缺点：术后的神经精神损害常常永久存在。可是，它的优点在于以低得多的成本获得与深部脑刺激相当的效果（表 6.1）[4]。立体定向技术的手术步骤已经介绍过了（图 3.2）。毁损手术与深部脑刺激的不同点在于该电极用于热凝固术，且电极只是临时插入脑实质。毁损之前，要先将电极的尖端加热至 70 ~ 90 ℃，使用低频的电刺激确保没有不良临床反应。通过电热凝固术，局部热源可以破坏电极周围半径为 5 mm 范围内的脑实质。冷也可以用来毁损，不过较少采用。在有些情况中，使用冷冻器替代电极来降低目标脑组织的温度至-70℃形成毁损[5-10]。

解剖靶点

目前有 3 个毁损术的解剖靶点和 4 类干预方法，但主要技术仍然是内囊前肢毁损术和扣带回毁损术（图 3.5）。在美国和英国每年大约进行 20 例手术，且大部分是作为研究的一部分进行的[11]。近几年，在成瘾[12-14]和攻击行为疾病[6,7,15-16]的治疗中还针对其他脑区，但是这些疾病的手术指征仍然是有争议的，因此，本部分仅作简短讨论。在病理和伦理的章节中，我们再讨论。

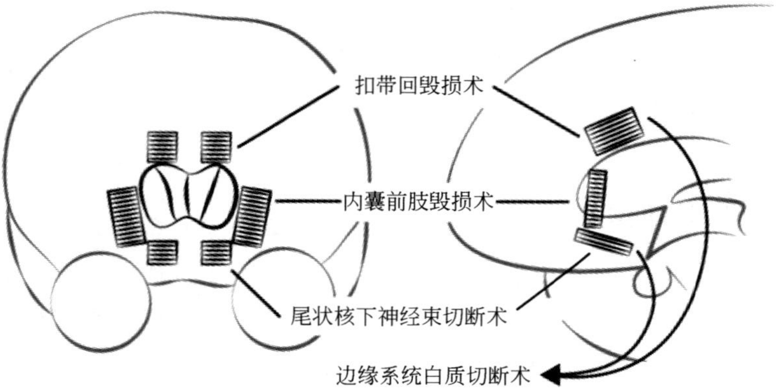

图 3.5　毁损精神外科手术的 4 种干预类型

内囊前肢毁损术

摘要　内囊前肢毁损术的目的在于切断连接前额皮质和丘脑的内囊前肢纤维束，采用热凝固术和放射治疗，治疗严重的强迫症、焦虑障碍和部分抑郁症。

手术方法的历史和概述

第二次世界大战后10年内，“开放式手术”前额叶白质切断术用于治疗抑郁症、精神分裂症等多种精神疾病。Meyer回顾临床数据时，观察到干预局限于内囊前肢时，术后可以取得较好的效果[17]。1949年，法国和瑞典的神经外科医生Talairach[1]和Leksell首次专门针对这个脑区进行干预。之所以他们选择了这个脑区，是因为连接前额皮质和丘脑的纤维束穿过它（图3.6）[18]。通过集中干预这个脑区，尤其是前部，他们取得了较好的结果，尤其是治疗抑郁症、严重的焦虑障碍和强迫症[19]。前面已经详细介绍过，皮质丘脑束穿过位于尾状核头部和壳核之间的内囊前肢下部[20]。它们反过来连接丘脑的背内侧核和整个前额皮质及前腹侧核，更具体是指背外侧和眶额皮质（图2.17）。前肢还包括联系前额皮质至纹状体的皮质-纹状体连接。因此，传入（皮质纹状体束）和传出（皮质丘脑束）信息沿着Alexander提出的皮质-纹状体-丘脑-皮质（CSTC）情感和边缘环路穿过这个脑区（图2.27、图2.28）[21]。另外，尽管连接前额皮质和脑干的皮质脑桥束功能尚不清楚，但也穿过这个脑区[22-25]。一项采用内囊前肢毁损术治疗[2]患者的显微图研究揭示这三种纤维束均发生退变，PET扫描显示术后患者的眶额皮质和纹状体代谢下降[26]。尽管有图像数据，但导致强迫症或者抑郁症患者临床症状改善的神经生理机制尚未完全了解[27]。内囊前肢毁损术通过两种不同的方式进行，即热凝固术或者放射外科。热凝固术依靠立体定向手术技术。在每侧，将热凝固术的电极降到两个不同的深度以使在内囊前肢形成两层重叠直径约5 mm的毁损灶，后者可在MRI中分辨出来[28-29]。对这一区域的准确定位众说纷纭。Lippitz（瑞典卡罗林斯卡医学院的研究者）提出“中三分之一学

1　Talairach是第一个讨论这个主题的人，而Leksell发表了第一个临床结果并推广这个技术。

2　弥散张量成像（DTI）是一种采用MRI计算图像每个像素水分子弥散运动的技术。水分子的弥散受限于周围分子。这种成像方法可间接计算例如白质纤维束等纤维束的位置和方向。

说”。根据他的说法，患者的强迫症状会在毁损这一区域后表现出较大的改善。此外，他还表示右侧毁损的预后比左侧好[30-31]。

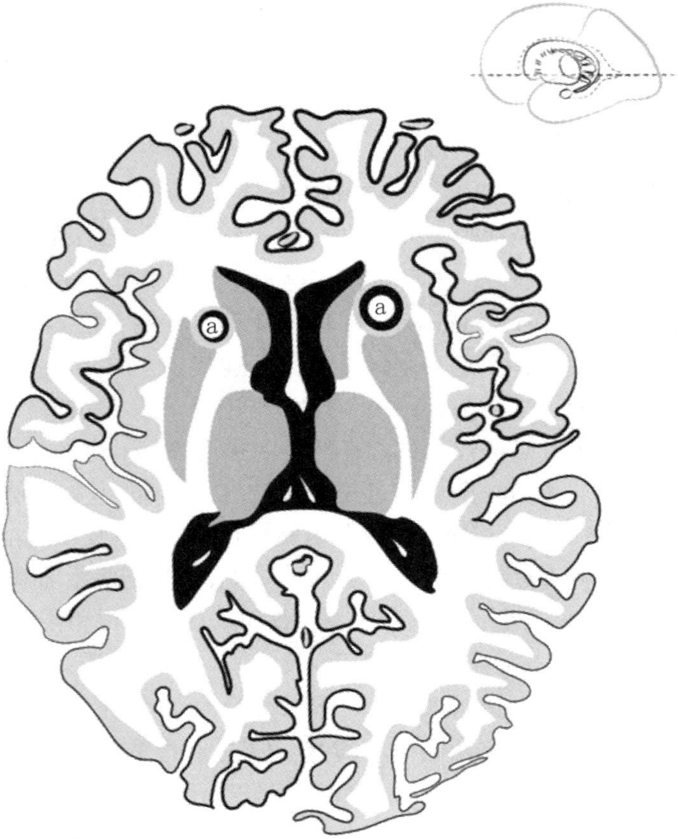

图 3.6　轴位 MRI 图像显示双侧内囊前肢毁损灶，图标 a 示意两侧均进行毁损，距离中线 20 mm，距离连接前连合和后连合（AC-PC）平面上的侧脑室前角前端后 5 mm（参考图 3.2）[32]

结果

强迫症的治疗

内囊前肢毁损术治疗强迫症患者的结果各不相同。1961 年卡罗林斯卡团队[33]发表的数据显示超过 100 位患者有 70% 的症状得到临床改善，而更多的现代研究获得 50% ~57% 的改善[30,34-35]。在过去 25 年中预后较差的研究结果，有可能表明现在的研究者使用更严格的试验方法来评估患者病情的进展。目前只有耶鲁-布朗强迫症状量表评分至少下降 35% 才被认为是临床症状改善。与此同时，治疗技术和诊断指征已经完善。

重度焦虑症的治疗

患有严重衰弱型焦虑症的患者也可以作为内囊前肢毁损术治疗的候选患者。瑞士精神病学家 P. Mindus 报道了 24 例内囊前肢毁损术中多达 80% 的患者症状改善[36]。然而，这个结果存在争议，因为非同质组中包含了强迫症患者。卡罗林斯卡医学院的同一个团队在 2003 年发表了 1975—1991 年期间 26 个手术患者的结果。其中 13 位患者有广泛性焦虑障碍，8 位有惊恐障碍，5 位有社交恐惧症[37]。1 年以后，92% 的患者根据 BSA 评分确定他们的焦虑症状至少减少了 50%。在平均长达 3 年的监测中，67% 的患者在整体功能评定量表（GAF）评分中达到标准水平。然而，这些令人满意的结果必须和已经报道的神经心理并发症放在一起考虑，有 7 位患者表现出退化或者情感淡漠，另外还有 7 次自杀未遂的记录。

抑郁症的治疗

只有两项研究表明重度抑郁症患者需要行内囊前肢毁损术治疗。第一项研究是卡罗林斯卡团队在 1961 年发表的，因为没有使用有效量表使得他们的结果难以解读[33]。很明显，19 位接受治疗的重度抑郁症患者中，14 位（74%）患者的状态得到长期的改善，还有 3 位（16%）患者的症状只有暂时的改善。第二项是 2011 年来自 Dundee 的英国团队发表的一个前瞻性研究，报道了在 1992—1999 年间的 20 个手术患者[25]。Christmas 表示在平均 7 年之后，50% 的患者对治疗有效果，40% 的患者症状缓解。缓解是指抑郁症患者的汉密尔顿抑郁量表（HRSD）评分下降一半，有效是指评分在 10 分以下。不同于其他研究，没有报道被试者神经心理功能退化。事实上，根据作者所述，患者表现出的行为测试分数的提高是胸腺功能改善所致精神运动功能改善的结果。2003 年，第二个英国团队报道 24 位重度抑郁症患者中有 60% 得到改善，但是这些在卡迪夫施行手术的细节仍未公开[20]。

并发症

据报道，出现颅内大出血、术后癫痫或者短暂幻觉的情况不到 1%。

最常见的副作用通常是短暂的情感淡漠和混乱（86%的患者）、持续数天的尿失禁（27%）、持续的乏力（32%）和体重显著增加（10%）[33,38]。Rück报道，26位接受治疗和长期随访的强迫症患者中的自杀率有4%，然而Christmas没有提到在22位抑郁症患者治疗中的自行缓解[25,37]。研究者们仍然在神经心理损害方面存在分歧。正如我们所看到的，Scottish团队实际上没有报道认知方面的恶化，Mindus也没有[28,39-40]。然而，卡罗林斯卡医学院团队的成员Rück报道，在2003年26位手术患者中有7位出现情感淡漠和执行能力下降[37,41-42]。通过脑部扫描对比认知损害的发生率，瑞典的团队发现热凝固术的毁损灶越大，越向前肢的背部和侧方扩展，尤其是在右侧，发生并发症的风险就越大。另外，一项针对9位患者的小型研究表明，与那些接受扣带回毁损术的患者相比，接受内囊前肢毁损术患者的精神状态很难评估[43]。精神残疾使患者重返社会时更具挑战性。

扣带回毁损术

摘要　扣带回毁损术在双侧前扣带回皮质形成毁损灶。在治疗强迫症方面，扣带回毁损术与内囊前肢毁损术的效果相差无几，但是在治疗抑郁症方面疗效更显著，即使有时可能必须进行其他手术。这项技术涉及立体定向热凝固术，并且主要在美国实施。不同于内囊前肢毁损术，放射治疗和深部脑刺激已经很少用于该靶点。使用这种类型的干预方法治疗成瘾或攻击性行为仍存在争议。

扣带回毁损术在一段时间里是美国最普遍的治疗抑郁症和重度强迫症的精神外科干预方法[44-46]。

历史与原理

位于每侧大脑半球内表面的扣带回是记忆回路、帕佩兹环路和更广泛的边缘系统回路的一部分。它被认为是情感的形成和表达不可或缺的结构[47]。在20世纪50年代早期，美国神经生理学家Fulton毁损猴子的扣带回。他并没有看到任何因此造成的社会行为改变或者神经系统疾病；但是，他确实注意到猴子对挫折有更强的耐受力[48-50]。在实验前数年，研究观察到电刺激人类大脑皮质引起的自主表现与应激和改变焦虑状态的过程相似[51-52]。在牛津大学，Cairns受朋友Fulton的工作影响，是首先施行开放性扣带回毁损术的成员之一[53]，但是美国人 Scoville 是第一个发表这种手术结果的人。1951 年，他发表了给 40 位患者施行手术得出的结果。他的结果并不理想，可以归因于他选择扣带回相对靠后的区域作为研究目标。在牛津大学，Cairns 的同事 Whitty 以扣带回皮质的前部作为靶点，并且他在 24 例患各种精神疾病患者的研究中获得了 75% 良好或者优秀的结果[53-54]。在 1954 年，Salpêtrière 医院的神经外科医生、扣带回毁损术之父 Le Beau（图 1.15）指出，最好的研究结果来自有暴力、易激惹和攻击行为的患者[55]。后来的研究证实，扣带回的前部的确是最好的靶点，而强迫症患者是最合适的手术人选[56-57]。1967 年，在麻省总医院，Ballantine 通过使用气脑造影术得到的数据来运用温控凝固术引导针代替开放的外科技术，以提高治疗过程的良好预后率（79% 满意结果）[1]（图 3.7）[48]。

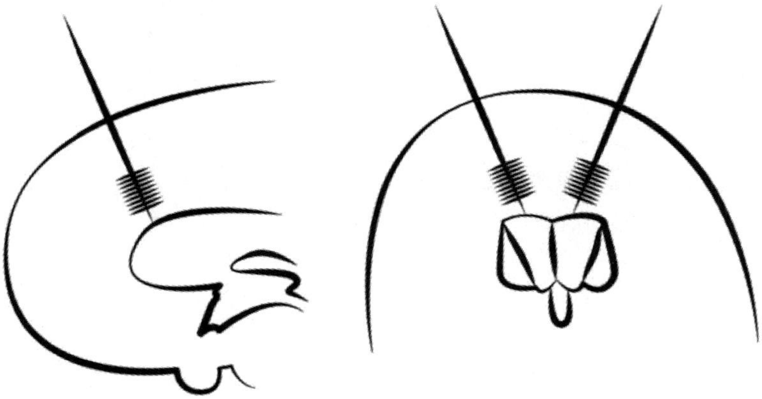

图 3.7　扣带回毁损术。将气体注入脑室（气脑造影术）以至于它们可以在影像（左）和一侧（右）可见。然后热凝固术探针降低到侧脑室的顶部。在扣带回皮质前部，脑室标志处形成一个数毫米的凝固点[58]

新技术在 5 年前首次用于治疗癌症疼痛，这种疼痛即使应用大量吗啡也不能减轻[59]。研究者很快注意到，除了缓解疼痛之外，手术还切断了患者对吗啡的依赖。因此，这种干预治疗用于治疗阿片类成瘾[9,60-62]。尽管所有经验性临床数据显示，手术可以有效对抗抑郁症和强迫症，但

1　一种早期的 X 线成像技术，使用一种气体作为介质获取脑室的图像（图 3.7）。采用腰椎穿刺、枕骨下甚至穿孔后直接脑室穿刺注入气体。这个技术现在由 MRI 或脑部扫描替代。

是结果是否可靠仍然未知。唯一可以肯定的是，功能成像已经显示严重抑郁症[1]和强迫症[2]患者表现出的扣带回和眶额皮质代谢加快[63-69]。扣带回毁损术和尾状核下神经束切断术的有效性，可能是神经网络的重组和某些结构激活进行代偿的结果，这个在后面将会提到。这个假设可以解释临床改善的延迟性，它可以发生在手术后6个月[70]（图3.8）。

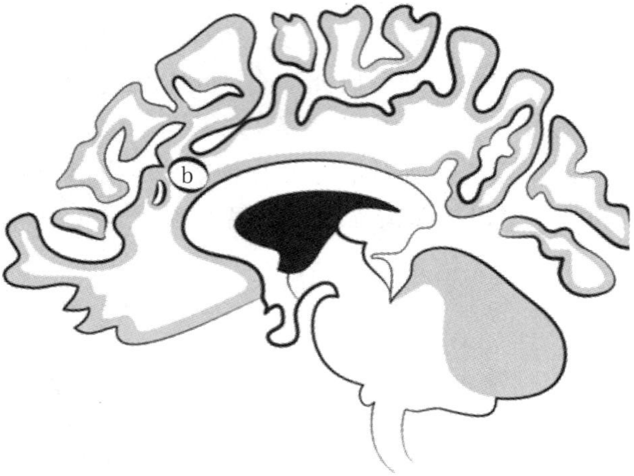

图3.8 矢状切面显示早期扣带回毁损术所导致的玫瑰花状物b（每侧毁损灶距中线7 mm，侧脑室前角前端之后的20～25 mm）[32]

结果

Scoville第一个观察到除了焦虑症状快速减轻，临床改善并未立即出现[71]。事实上，强迫症和抑郁症患者的症状通常需要6～12周缓解，并且正如Cosgrove所说，在同时患有强迫症和抑郁症的患者中，抑郁症状最先消失[72]。

强迫症的治疗

有史以来最大的回顾性研究是Ballantine开展的，纳入了最近40年在麻省总医院里800位行手术治疗的近1/4患者。这项研究显示在平均8年的随访期内，有56%的强迫症患者症状减轻[73]。但是，其中40%需要额外的扣带回毁损术[74]。后来，同一团队使用更严格的标准（Y-BOCS，

---

1 颞叶皮质尤其是海马和杏仁核过度活跃。

2 还观察到中央灰质核团和丘脑过度活跃。

CGI，BDI）发现，有 25% ~30% 的缓解率和 10% ~15% 的应答率[75]。在麻省总医院，第一个长期的前瞻性研究包括 18 个患者，结果显示有 28% 的缓解率和 17% 的应答率。Dougherty 在波士顿的研究呈现出略好的预期结果，他记录了在 44 位患者中有 32% 的缓解率和 14% 的应答率[76]。最近两篇韩国发表的文献研究检测同一组 14 个患者和随后的 17 个患者，结果显示在 1 ~2 年后缓解率和应答率为 43% ~47%[77-78]。2004 年，Lozano 的团队在多伦多发表了不太理想的结果，在 21 位强迫症患者中只有 27% 的应答率或者缓解率[79-80]。加拿大团队解释了这一差异，指出与麻省总医院的不同在于前者只对 21 位接受扣带回毁损术患者中的 2 位进行了补充随访[76]。

抑郁症的治疗

接受手术治疗的严重抑郁症患者的数量明显比强迫症患者少。但是，手术似乎对抑郁症患者更有效。Ballantine 团队在波士顿治疗一组 5 位难治性抑郁症患者，使 60% 的患者 BDI 评分成功减半，并且 12% 的患者部分应答[74]。2008 年，同一机构的一项 33 位患者参与的前瞻性研究给出了令人鼓舞的结果，BDI 和 CGI 评分有 1/3 的应答率和 43% 的部分应答[70]。但是必须注意的是，如果 6 个月后没有临床改善的记录，会对患者补充进行扣带前回毁损术和尾状核下纤维束切断术。在接受第二次手术的 16 位患者中，25% 的患者应答，50% 的患者部分应答。

其他适应证的治疗：成瘾和暴力行为

20 世纪 70 年代，印度神经外科医生 Balasubramaniam 给 73 位酒精或者阿片类成瘾的患者做扣带回毁损术[62]。在 1 ~6 年中，据报道有 80% 的吗啡依赖患者和 68% 的酒精依赖患者被治愈。这个颇受争议的手术指征遭到弃用，直到 20 世纪 90 年代末，俄罗斯人 Medvedev 再一次对将近 350 例海洛因依赖者开展了这个手术。他使用冰冻探针进行干预，2 年后有 45% 的受试者完全戒断海洛因，17% 部分戒断（表现为一次或两次复发）[9]。有攻击性行为障碍的患者接受扣带回毁损术治疗同样引起令人不悦的伦理问题，这在第 5 章阐述。1970 年，在哥本哈根第二届精神外科学大会上，伯明翰伊丽莎白医院的 Turner 报告，在一项研究中，30 位接受后扣带回毁损术的患者中有 80% 在手术后不再出现攻击性行为[81]。但是，Turner 没有解释他选择靠后靶点的原因，也没有任何关于可能引起的并发症信息。墨西哥团队最近发表了两项研究支持联合扣带回毁损术和内囊前肢毁损术的新方法，用于治疗药物无效的攻击性行为障碍患者[82-83]。作者报道，在12个和10个患者中，分别有超过一半以上症状有所改善。另报道了5例受试者的并发症，如嗜睡、食欲亢进、去抑制、性欲亢进、感染和下肢轻瘫。

并发症

已报道有1% ~2%的患者术后出现感染、颅内出血或癫痫发作，5% ~12%有暂时性尿失禁[48,70,75-76,84]。Cosgrove 指出，在波士顿实施的近1000例手术中没有因此而死亡的[72]。只有4个患者出现了硬脑膜下血肿，并且只有1个出现持续的神经系统影响。但仍然应指出的是，对近200位在麻省总医院接受扣带回毁损术的患者进行平均9年的随访期间，自杀率为9%[73]。虽然并发症发生率较高，但其仍然可以改善严重抑郁症患者的高自杀率（15% ~30%）[10,85]。在长期的随访期间，当他们已经完成精神心理学测试时，没有显露出任何的人格改变、认知障碍，或者显著的记忆缺失[60,78,86]。这与内囊前肢毁损术是有差别的，内囊前肢毁损术后发生短暂性情感淡漠的例子并不少见。

尾状核下神经束切断术

摘要　尾状核下神经束切断术是一种罕见的手术方式。它的目的是切断杏仁核、下丘脑和前额皮质的联系。最初是使用放射性颗粒钇，但是这种方法现在由热凝固术取代。大部分关于尾状核下神经束切断术疗效的研究在英国开展。研究认为这项技术可以用于治疗抑郁症、焦虑症和强迫症。

由于尾状核下神经束切断术比内囊前肢毁损术或扣带回毁损术开展例数少，故其指征仅仅是扣带回毁损术。它被称为边缘系统白质切断术，旨在中断眶额皮质和丘脑、杏仁核、下丘脑、纹状体的联系。热凝固术损伤尾状核头部下的白质束，奇怪的是，它被命名为无名质。使用猴子的临床前实验显示，在无名质下方的大脑布罗德曼13区刺激可以引发暴力情绪。伦敦南部布鲁克医院的精神外科医生 Knight 推断毁损无名质可能影响情绪反应的强度[87]。他于1995年设计的这项技术是基于康乃迪克州 Scoville 施行的经眼眶脑白质切断术，但侵入性较低[88]。除此之外，新的神经束切断技术通过应用立体定向导向针将放射性颗粒钇（Y^{90}）植入无名质腹侧，替代开放性手术，从而减少了并发症的风险（图 3.9）。

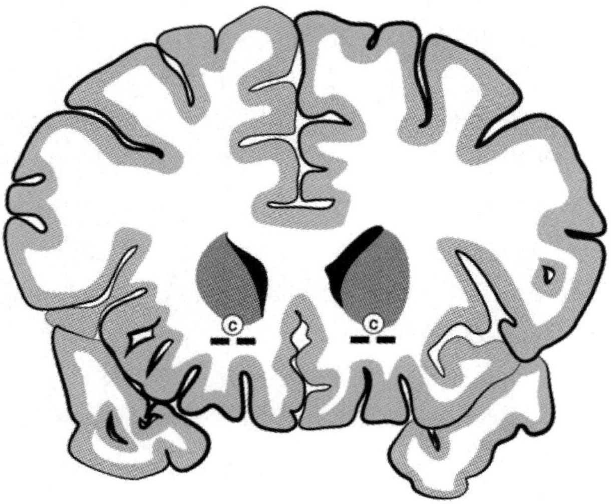

图 3.9　大脑冠状位显示用于进行尾状核下神经束切断术的 4 个放射性颗粒钇 c（毁损灶距中线 15 mm，距鞍区后 10～11 mm）[32]

1990 年，他的继任者 Bartlett 和精神科医生 Bridges 开始施行热凝固术。在 20 世纪 60 年代到 80 年代的英国，通过精神外科手术治疗超过 1300 位患者，其中近 1/3 的患者接受了神经束切断术[10]。这个手术对抑郁症患者最有效，和扣带回毁损术一样，可能 1 年后起效。一些报道称所有病种成功率近 70%，而且并发症发生率低[89-93]。Bridges 和 Goktepe 发现，在 134 位患者中，68% 的抑郁症、62% 的焦虑症和 50% 的强迫症患者预后良好[93]。然而，在精神分裂症、人格障碍和物质依赖方面，结果却令人失望。除了癫痫（2.2%）、出血和感染等并发症，例如体重增加和暂时失抑制状态、谵妄（10%）和失忆也有报道[89-90,94]。随访 3～13 年，300 位术后患者中自杀率为 1%。

边缘系统白质切断术

摘要　扣带回毁损术和尾状核下神经束切断术联合起来称为边缘系统白质切断术。当扣带回毁损术的临床效果不满意时，有时行尾状核下神经束切断术。

1973 年，精神科医生 Kelly 和神经外科医生 Richardson 提出该术式，即联合尾状核下神经束切断术和扣带回毁损术（图 3.5）[95]。这两位英国医生认为，一方面离断眶额皮质至丘脑、杏仁核和纹状体–苍白球复合体的连接；另一方面在扣带回中断边缘环路。1976 年，来自伦敦圣乔治医院的团队报道，接受边缘系统白质切断术的 66 位患者症状改善，其中 89% 患强迫症，66% 患焦虑症，78% 患抑郁症[96]。从那时起，只有波士顿的 Cosgrove 团队在 2002 年发表了一个包括 21 位患者的前瞻性研究。21 位中只有 5 位既往没有接受过任何手术治疗（扣带回毁损术或尾状核下神经束切断术）。在这些患者中，12 位（42%）强迫症患者中有 1/5 对脑白质切断术有效（Y-BOCS 评分下降超过 1/3），6 位（50%）抑郁症患者中有 3 位有很好的效果（BDI 评分减半）[97]。1 位抑郁症患者和 1 位强迫症患者自杀了，作者并不知道这些患者在干预治疗前有明显的自杀意念。当然，该术式可能发生类似于扣带回毁损术和尾状核下神经束切断术的并发症：暂时性尿失禁（24%）、谵妄、持续数周的倦睡（25% ~ 30%）和持续嗜睡（12%）[32]。

有争议的临床研究结果

上述 4 种类型的干预方法几乎专门用于治疗强迫症或者严重的抑郁症患者，但是有几个重要的因素使得很难确定哪一种方法最适合某种疾病，前两者是符合方法论的。事实上，几乎没有研究明确设计对两个或者更多术式进行比较。唯一的此类研究是比较扣带回毁损术和内囊前肢毁损术，尽管其只包含随机的 4 位强迫症患者：每个手术方法各 2 位患者[98]。至于更早的研究，尽管有很大样本量，但是它们均存在一些缺陷。首先，它们都是回顾性研究，并且包含多个病种。其次，它们没有要求使用有效量表做术前或者术后评估，也就无法进行可靠的横断面研究比较。此外，许多研究受到另一个方法学偏倚的影响：直到 20 世纪 80 年代后期，作出诊断的团队通常也是评估手术临床疗效的团队。此方法现已被伦理指南守则禁止，更重要的是，先前的科学期刊同行评审委员会对这些较早研究的客观性和由此得出的现代 meta 分析作出让步[10]。最后，早期研究的另一个偏倚与作者如何定义“难治性”的概念有关。在详细说明的时候，不同的团队有不同的观点。这再一次使比较不同研究的结果有难度。相反，最近的研究不受这些偏倚的影响，但是它们的研究样本量相对较小。所有研究无论是新的还是旧的，都有的共同缺陷是缺乏前瞻性随机化和双盲评估。这是目前任何一个新的分子研究的要求，旨在消除安慰剂效应。这样的研究将要求一组为接受假手术的对照组患者[1]。然而，这样的做法几乎是不合伦理的[99-102]。因此，不可能排除安慰剂效应对临床症状改善的影响[2]。此外，由一名精神科医生对结果的评估不能做到遮盲，因为他知道这个患者接受或者得益于（取决于医生自己对这种治疗的看法）精神外科干预。

总结

下面讨论的立体定向热凝固术和放射外科已经相对安全。围术期的死亡率低于1%，而包括神经系统缺陷的并发症发生率也很低。与此同时，鉴于方法学和病理学的差异，其成功率在30%～70%不等[103]，这对具有难治性严重精神症状的患者群体来说是不可忽视的（表3.1）。

表3.1　4种立体定向外科手术的病理学临床结果

结果（%）	抑郁症（$n=727$）	强迫症（$n=478$）	广泛性焦虑症（$n=290$）
显著改善	63	58	52
部分改善	22	27	25
无效	14	14	21
恶化	1	1	1

2000年发表的对文献中最新现有数据的Meta分析[104]。

n代表患者数。

放射外科

摘要　放射治疗包括予以一定剂量的能量，通常使用γ辐射对一个解剖结构造成一个局部毁损。这种技术在效果上与立体定向热凝固术相似，

1　这种手术是不可思议的立体定向热凝固术等侵入性手术。但是术中可完成放射治疗。在这种“假”手术中，在放射治疗室中，立体定向框架固定于患者颅骨，可完成成像，但患者处于放射外科设备中时不释放射线。来自São Paulo的研究者为一名强迫症患者进行了此种手术，一年多后，完成同样的步骤，但释放伽马射线。因此，患者为自身对照[115]。

2　在重度抑郁症患者中，这种间隙一定是细致入微的，这被称为边际效应[338]。

也是不可逆的。但是不同于热凝固术的是，它不需要钻孔，因此几乎不存在手术风险。在精神外科，放射治疗是用于毁损内囊前肢的内囊前肢毁损术。瑞士和美国的一些团队使用“伽马刀”放射外科技术治疗重度强迫症。

精神外科很可能催生了放射外科学。在20世纪50年代早期，鉴于内囊前肢毁损术治疗严重焦虑症患者出现了出血性和感染性并发症，瑞士神经外科医生 Lars Leksell 开始通过将电离辐射形成聚焦毁损灶而不需要开颅[105]。在“伽马刀”手术中，γ辐射代替了外科手术刀[106-107]。

技术原理

伽马刀是一个将200钴-60元素放射的光量子聚焦于一点的设备（图3.10）。为了尽可能地空出周围大脑组织，接受这些高能辐射的靶点定位必须有着极高的精确度。在过去的20年中，这一有效的技术已广泛用于治疗良性颅内肿瘤，如听神经瘤、脑膜瘤、垂体腺瘤、脑转移瘤、动静脉畸形、面部神经痛，甚至少数类型的癫痫。这一技术通常用于门诊患者，仅在局部麻醉下进行，将金属框架通过4个螺丝固定到患者颅骨的表面。金属框架不仅划定了用来计算靶点坐标的立体空间，也固定了患者的头部。单次手术中给予的辐射剂量可持续数小时。

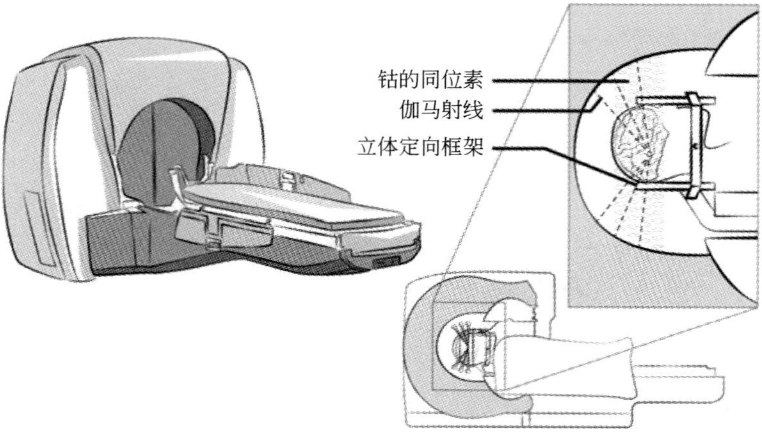

图3.10　伽马刀放射仪

适应证与解剖目标

在精神科，除了极少数患有严重焦虑障碍的患者为适应证外，放射外科手术主要用于治疗患有强迫症的患者。迄今为止，内囊前肢是唯一已经定位的解剖结构。通常，140～200 的 Gy[1] 辐射“枪”可在双侧形成两个 4 mm 的毁损灶。由辐射造成的脑实质坏死通常会在 2～4 个月内发生，这就解释了为什么症状会在几周后才能有所改善。虽然有关 1978 年第一批受试于卡罗林斯卡医学院患者的资料有限，但 Leksell 报告显示有 70% 的受试者症状减少[30,108-110]；在这些鼓舞人心的结果之后，另外有 30 例瑞典患者接受治疗。20 世纪 90 年代末期，布朗大学和匹兹堡团队也开始实施这一方法，即伽马刀内囊前肢毁损术。包括在圣保罗以及墨西哥城治疗的患者，截至目前已约有 60 个患者接受了伽马刀手术治疗。

结果与并发症

瑞典及美国团队宣称根据 Y-BOCS 量表，55%～70% 的患者强迫症状显著减少。这些症状改善可持续数年[30,108-111]。诸如疲劳、体重增加、情感淡漠等副作用主要出现在曾接受超过 180 Gy 剂量的患者[42]。近来，匹兹堡团队通过 3 个给予 140 Gy 剂量的患者证明其疗效相当且没有副作用[112]。只有一篇文献对一小部分患者在这种干预前后的神经心理功能进行了全面评估[113-114]。研究者称术后并无认知障碍或人格改变，他们确实发现记忆力、专注力、抽象能力的提升，这可能与患者的临床改善有关。

未来应用

尽管放射外科造成的损害是不可逆转的，但因其绝无感染和出血的风险，使其优于热凝固术。该方法的非侵入性使得随机双盲研究成为可能，从而可以客观地评估疗效，也就允许使用“假手术”与实际手术作

1　Gy 代表格雷，测量能量释放数量的单位。

为对照来消除任何潜在的安慰剂效应[115]。在该领域内，这些前所未有的严谨评价方法将有助于像深部脑刺激一样评估放射外科手术的疗效。与使用热凝固术相比，邻近毁损灶处于低风险水平，因此可以设计一个更为谨慎的、循序渐进的试验方案。如果需要，第一组的辐射可以在接下来的1个月扩大。新的纤维束成像技术使得评估断联纤维束的数目，以此来量化干预的解剖疗效成为可能。此外，需谨记的是内囊前肢是唯一试验过的靶点。由于深部脑刺激作用效果的可逆性使得探索越来越多的靶点成为可能。可能在探索结束后，将识别新的解剖靶点，并且成为放射外科手术的候选靶点。然而，放射外科手术非常有可能在未来逐渐地被高强度聚焦超声（high intensity focused ultrasound，HIFU）取代。由超声传递的能量可在焦点通过高度聚焦局部靶点的温度升高来使组织凝固坏死（图3.11）。与放射外科术一样，高强度聚焦超声也是一种无创的技术；但和放射外科术不同的是，高强度聚焦超声所带来的效果是立竿见影的。这使得热凝固术的强度可以根据患者的临床反应实时调整。现在仅用于丘脑毁损术来治疗震颤和神经病理性疼痛[116]。

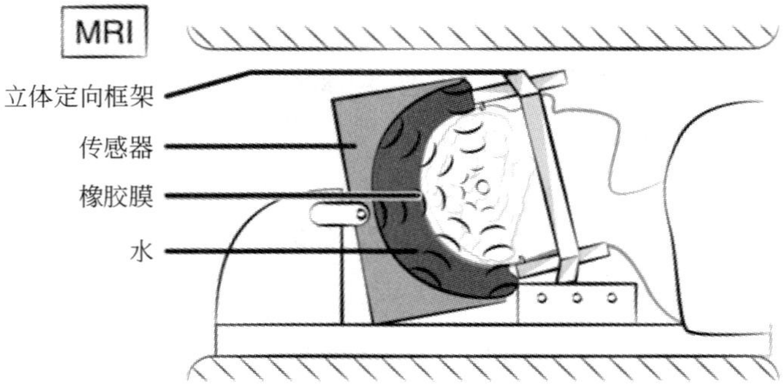

图3.11　超声损毁：高强度聚焦超声装置

脑刺激技术

–“教授，谈到这里，我就应当给您说明一下。”尼摩船长说。请您听我说吧。

他静默了一会，然后说：

–这里有一种强大的、顺手的、迅速的、方便的原动力，它可以有各种用处，船上一切依靠它。所有一切都由它造出来。它给我光，它给我热，它是我船上机械的灵魂。这种原动力就是电。

以上由 F. P. Walter 译自 Jules Verne 在 1870 年于巴黎所著的法文原版《海底两万里》第一章第 83 页。

立体定向技术越来越高的准确度及脑成像技术的提高，使得热凝固术和放射手术能更具有针对性地在脑组织中造成毫米大小的毁损灶。虽然定位高度准确，但这些毁损灶也同样是永久性的，因此由手术带来的并发症包括神经心理改变也常是永久性的。另外，如果这一术式结果并不令人满意，治疗区域可以扩增，但代价只能是进行新的手术。毁损手术的这两项不足鼓舞着研究迈向可逆且可调节的技术，例如深部脑刺激、迷走神经刺激术以及近来的皮质电刺激。包括深部脑刺激在内的电刺激技术，无疑重振了精神外科这一曾经充满争议的领域。电疗最早可追溯至古代。罗马医师 Scriboniusci Largus 曾用电鳐和鳗鱼来治疗痛风性关节炎和头痛：把鱼放到头痛患者的前额上，然后释放治疗性电震[117]。大约相同的时代，Jules Verne 称赞电能是实现所有目的的一个强大又顺从的媒介。精神科医生热衷于研发电治疗方法。正如哲学家 E · Fournier 所写，"电击是由突发电流刺激，促使活动。电流不仅可以复还器官能力，还可以移除器官损害，帮助患者恢复使用已经丧失的通路。" 19 世纪中叶，Guillaume Duchenne de Boulogne 研发了感应电疗法。随着工业革命与科学技术的发展，许多医院配备了电机和治疗仪。在电疗过剩甚至带有一些欺骗性质的时代之后，人们对其的热情在第一次世界大战前夕逐渐减退了[1]。尽管治疗上收益不多，但这一时代却引领了电生理领域的发展，尤其是诞生了新的诊断工具，即脑电图（EEG）。在 20 世纪 50 年代早期，这项用来记录皮质脑电活动的技术已真正开始用于癫痫领域。与此同时，

1　我们想起了 Clovis Vincent，他随同 Thierry de Martel，是法国神经外科的先驱。在第一次世界大战期间，Vincent 是一名战地外科医生，因"电鱼"技术闻名：他采用电刺激分辨深受创伤和假装受伤的战士。这种法式表达来自其患者的一句话"它把你像鱼雷一样颠倒（法语中叫'torpille'）"。军队人员和负责保健的副部长 J. Godart 意识到这种可疑的行为，他说道"在图尔市唤起的情感，以及神经病学中心的主任 Clovis Vincent 进行手术的地方……确实运用'电鱼'手术，而且治疗效果在由我支持的神经内科医师聚会上展示，他们是能够定义神经系统功能疾病治疗方法的医生……不要考虑公众的情绪，因为后者在不知情的情况下容易印象深刻。" Nau, J. Y. 2011. When Dr. Clovis Vincent "torpedoed" his patients. Rev Med Suisse 7: 630-631.

神经外科医生有时常规使用电刺激来定位脑功能区。在蒙特利尔，W. Penfield 主要依靠皮质电刺激为其手术定位人脑皮质[118-119]。在费城，立体定向手术的发明者 Spiegel 与 Wycis 也在脑深部实质进行电刺激。短暂的电脉冲穿透解剖组织进行毁损，同时记录临床表现用于确定靶点位置以及有无副作用。如今，精神外科使用的三种刺激方法：用于多种靶点以及适应证越来越多的深部脑刺激（DBS）、局限于前额皮质的皮质电刺激（CS），以及迷走神经刺激术（VNS）（图 3.12）。

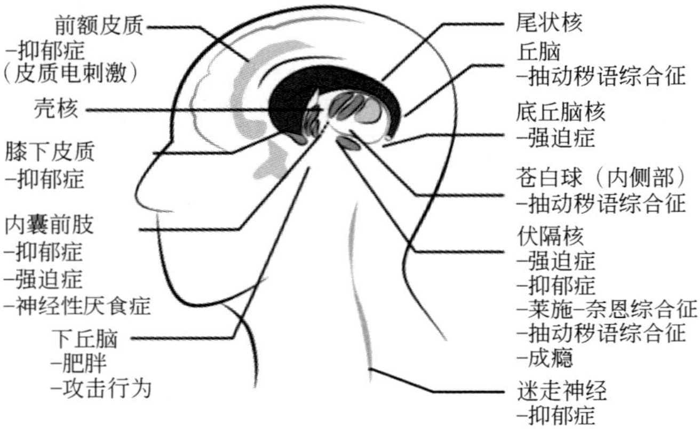

图 3.12　精神外科不同的刺激靶点

深部脑刺激

1948 年，哥伦比亚大学神经外科医生 Pool 是第一个以治疗而非诊断为目的植入电极的人。在一位患有厌食症和抑郁症的老年女性右侧尾状核内植入电极并持续刺激 8 周，得到了明显令人欣喜的结果[120]。在一份有关大脑刺激的存档完好的历史文件中[121]，位于伦敦的神经外科医生 Hariz 写道，神经生理学家 Delgado 曾于 1952 年建议使用一种可记录的刺激技术来为精神病患者评估治疗选择[122]，Delgado 称“刺激丘脑背外侧核引起完全相同的攻击症状，而且症状直接与电流呈正比。这就使得识别引起轻微焦虑的电流阈值，并旋转刺激器上的旋钮单纯将其提升到非常高的水平具有了可行性。患者只需手握旋钮即可控制他的焦虑水平。”[123]几年之后，在可疑的伦理条件下[124]，精神科医生 Heath 带领一支新奥尔良团队在精神病患者中施行了 100 例脑刺激术[125-127]。在一些零散的斯堪的纳维亚[128-130]及美国[131]的文献中可以发现，有关深部脑刺激隔区已用于治疗抑郁症状。这些患者中有些的确受益于这项手术，保留着对这种笨重的外部设备的依赖，但这也是他们不适以及远期感染的来源。20 世纪 80 年代末期以前，这些难以重现且在伦理上备受质疑的研究仍数量不多，神经外科医生 Benabid 及神经内科医生 Pollack 于 1987 年带领法国团队通过在丘脑核团植入电极成功治疗了帕金森病患者[132]。这一团队使用同样的方法，也成功治疗了衰弱型特发性震颤[133-134]。在蒙彼利埃，Coubes 带领的团队修改了手术，通过刺激内侧苍白球治疗全身型肌张力障碍，该病是以肌肉收缩无力为主要表现的肌肉运动异常性疾病[135]。

深部脑刺激对治疗帕金森病的贡献

从 1987 年起，在世界范围内有近八万名患者受益于该手术，大部分为帕金森病患者，大部分手术靶点为底丘脑核。这一大型患者数据显示，特定电极位置及刺激的参数可导致情绪或行为的改变。情绪的变化可从简单的欣快状态[136-138]变为躁狂或纵欲[139-140]、悲伤[141]、重度抑郁或有自杀行为[142-144]，也有观察到攻击行为[136,145]、病理性赌博、情感淡漠、情感迟钝、冷漠等行为改变[146]。两项前瞻性研究[138,147]还显示，在 30% ~65% 的病例中，60% 的焦虑症和强迫症患者症状有所减轻[148]。由巴黎精神科医生 Mallet 及尼斯神经外科医生 Fontaine 带领的两个团队发现，电刺激也可以缓解一些患有强迫症的帕金森病患者的强迫行为[149-150]。

初试成功与法国国家伦理咨询委员会的肯定

1999 年，《柳叶刀》杂志发表了两篇具有里程碑意义的文章[151]。在那一年，神经外科医生 Nuttin 在比利时勒芬宣布了 3 名接受脑刺激的强迫症患者术后鼓舞人心的结果。这一比利时团队在通常用毁损手术治疗强迫症的内囊前肢区域植入了电极。作者说，“一个 39 岁的女性患者患有重度强迫症状二十多年，当刺激开启时，自觉其焦虑和强迫思维即刻得到缓解，当关掉刺激时，这一缓解也随之消失。她持续刺激了 2 周，据其父母反映患者 90% 的强迫行为和仪式行为均消失了。”同一年，由

Visser-Vandewalle 带领的近比荷卢经济联盟团队宣称，在进行丘脑刺激后，一名备受抽动秽语综合征折磨的患者也获得了类似的治疗成功。一篇发表于2002年的报刊社论中，Nuttin 和其他12名签署人[1]坚持严格审查深部脑刺激治疗精神疾病的必要性，并阐明了这项研究的伦理前提[152]。同年于法国，由 Benabid 牵头，法国国家伦理咨询委员会同意使用功能神经外科手术治疗严重精神疾病。委员会认为“鉴于其鼓舞人心的结果，用于治疗如帕金森病等疾病的充满前景的新大脑神经刺激技术的发展，提出对这些技术是否可以延伸至其他适应证，特别是精神疾病。成像技术的提高以及这些技术先验可逆的特点，为重审脑外科手术治疗精神疾病的技术问题给予正当理由。因为20世纪50年代以来破坏性外科手术特别是额叶手术的悲惨后果，这一疗法事实上已被完全禁止。大量的临床观察确实表明这些新方法的有效性，特别是对于强迫症（衰弱型强迫性精神疾病是患者精神痛苦的真实来源，因其生活中重要的一部分变成了投身于仪式行为）。因此，重新考虑修改这种治疗方法并不断设问合乎情理。”[153-154]在千禧年头10年里，临床研究着手评估深部脑刺激治疗精神疾病的有效性，首要是强迫症和抑郁症，并且少部分地进行成瘾、攻击性行为和进食障碍的疗效评估。

原理

深部脑刺激的作用机制尚不明确。超过100 Hz的高频电刺激对病灶有类似毁损的临床效果，即对靶向解剖部位的抑制作用。和精神障碍相关的靶结构通常处于高度活跃状态。已有学者提出部分假说来解释电刺激的阻断作用，如抑制神经元放电、改变震荡频率释放抑制性神经递质。根据靶结构及其所包含的组织类型——轴突位于白质，而胞体位于灰质——导致抑制的机制可能不同或错综复杂[155]。

神经组织

脑组织包括神经元和名为神经胶质的周围细胞。神经元通过名为轴

---

1 The ethicists J. Gybels, Jan and J. Fins (President of the American BioEthics Society), the psychiatrists L. Gabriel, P. Cosyns, D. Malone, B. Greenberg, S. Rasmunsen, the neurosurgeons A. Rezai, G. Friehs, B. Meryerson and the neurologist E. Montgomery.

突的投射相互联系（图 3.13）。人类大脑约有 1000 亿个神经元，轴突把它们联系成网来实现人脑的功能。轴突上传递的信息即动作电位（AP）顺行传递，从胞体到投射轴突。轴突末端的间隙称为突触，完成与其他神经元间的信息传递。突触间的信息由神经递质分子进行生物化学传递。

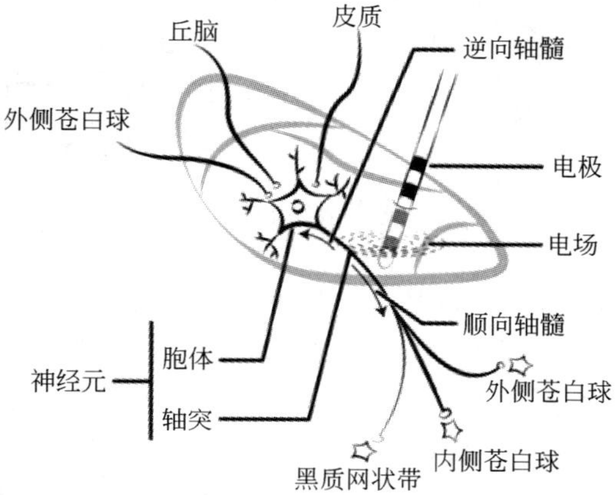

图 3.13　底丘脑核的深部脑刺激。箭头指示顺行动作电位从神经元胞体传出，由电刺激引发的逆行动作电位逆方向传导到胞体

刺激及其机制

电场在电极的阳极和阴极之间形成。对应在神经组织时，电场引发了 APs，即沿轴突传播的电流。电流必须有足够高的振幅达到“阈值”而触发一个 AP（图 3.19）。靶轴突既不能离电极太近，到达“毒性区域”，也不能太远，到达“失效区域”，必须位于这两个区域之间的阈值区域（图 3.14）。应该注意的是，有效的阈值在阴极比阳极低。

电极可以触发从轴突传递到突触的顺行动作电位，也可以触发“对抗电流”逆向传递至神经元胞体的逆行动作电位（图 3.13）。顺行的出胞电信号可能被逆向动作电位阻断。神经生理学家推测，高频率的顺行 APs 如电信号由胞体向突触传递可能最终会耗尽神经元的递质供应，从而阻断突触功能。研究人员还推测，稳定的刺激信号或许可以使病理性的、不稳定的电活动“平稳”下来。这两种效果，不管是顺行的还是逆行的电刺激，导致了相同的结果：抑制了电极末端周围神经组织的病理活动[156,158-159]。由于电极周围组织的本身属性也影响应答，因此这个解释

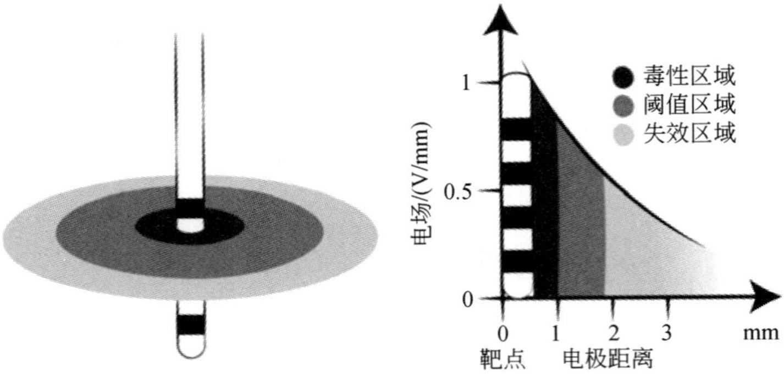

图 3.14　有效刺激窗[157]

原理的运用受到限制。高频电刺激核团导致抑制，而刺激白质束导致兴奋[160]。细胞核和白质束可能非常靠近甚至互相交错使情况变得更复杂。另外，较高场强或许能够扩展刺激的范围并“募集”周围区域。正如 Nuttin 在刺激内囊前肢（ALIC）时表示，“我们得到的结果到底是因为纤维或胞体的兴奋还是抑制并不清楚。”[161] 比如，我们可以这样预期，对 ALIC 白质的高频电刺激会导致兴奋，而反之亦然。临床效果和毁损治疗（内囊前肢毁损术）相似。与 ALIC 白质邻近的细胞核团，例如伏隔核和终纹床核，或许也能接收部分形式的刺激。相反，高频刺激核团出现的现象更像是兴奋而不是抑制。例如，已经观察到刺激底丘脑核会引起轻躁狂症状。这或许表明邻近白质束，前脑内侧束（MFB）受刺激兴奋（图 3.3）[162]。除了局部效应，这个“深部”刺激可能也使大脑皮质或脑区表面的震荡节律发生了改变[155,163-164]。近来的光遗传学研究应该能够帮助我们更好地理解其中的一些现象（图 6.2）[165]。

可塑性与神经发生

除了上文提到的急性神经元兴奋和抑制现象，其他机制可能也导致了所观察到的临床现象。其他过程可以解释有时延迟数周的刺激作用。随着时间的推移，刺激或许会导致新的神经连接形成，因而改变整个神经网络的病理功能。正在考虑的神经发生已由刺激动物的丘脑前核[166-167]或内嗅皮质[167-169]引起海马改变得以证明。最近，多伦多的 Lozano 带领的团队证明，接受穹窿刺激治疗几个月后的阿尔茨海默病患者的海马体积增加。这种疾病导致患者海马体积以每年 5% 的速度减少致使海马衰退[170-172]；但是经过1年刺激治疗后，6位受试者中有2位的海马体积分别有4.5%和9.8%的增长，并伴随有记忆改善[173]。

刺激的优势与局限性

通过调整诸如频率和刺激强度等参数实现电刺激的可逆性和可调节性是该技术的显著优势（图3.19）。还可能将作用点沿着电极移动到不同点（图3.18）。电极是一根覆有绝缘材料、带有金属触点的刚性导线。通常有4个触点，互相间隔几毫米[1]，从而根据触点的正负极使刺激位点各异。

对于有副作用或无治疗效果的病例，可以停止刺激、更改设置或更换刺激部位。这些选择是无法在毁损手术中实现的。在方法学优势方面，可以开展深部脑刺激的双盲研究。因为患者感受不到刺激，就可能交替刺激期和非刺激期，而患者及其医生都不知道刺激器的开关状态。只有设置电刺激参数的神经外科医生、神经内科医生及精神科医生知道刺激器的开关状态。此类研究中，患者是自身对照，从而评估安慰剂效应对临床应答的影响，并更好地了解治疗的真正效果（图4.2）。然而，安慰剂效应随着症状严重程度的增加而减小，如重度抑郁[174-175]。刺激电极还使人们能够记录脑深部解剖结构[2]的电生理活动，并增加我们理解神经精神疾病的病理生理机制。在电极植入和神经刺激控件植入期间的数天内可进行记录，这是临床及科学研究的宝贵工具[176]。深部脑刺激和毁损手术相比也有劣势，例如植入设备价格高昂。植入电极和刺激器要花费15 000欧元，而且每隔5～6年都要花费10 000欧元更换刺激器[177]。另外，这么大的花费可能引起利益冲突或导致对临床研究结果的发表偏倚。毁损放射外科技术相比来说花费较少，而且要求患者住院不超过2～3天。颅内手术固有的风险以及植入器械都是深部脑刺激的缺点，例如出血、感染、断线及起搏器失效（表6.1）。

1　根据电极的类型可改变间距。与刺激苍白球这样的大结构相比，设计为刺激例如底丘脑核这样“小”结构的电极有更紧密的触点。电极的类型取决于刺激面积。

2　其他非侵入性的脑记录技术即皮质表面进行的记录，如脑电图（EEG）。深部脑刺激电极记录的优势在于很好的时间和空间分辨率和优异的信噪比（SNR）。

技术

如今，功能神经外科在植入深部脑刺激电极方面已经很熟练，这需要一个包括精神科医生、神经内科医生、神经放射科医生及擅长立体定向手术的神经外科医师组成的多学科团队完成。尽管不同医院运用的技术尤其是麻醉方面有所不同，立体定向植入的总体原则仍然相同。植入分多个阶段，耗时稍多于 12 h。

图像采集

在手术室全身麻醉或局部麻醉下，一个金属立体定向框架以 4 个螺丝钉固定在颅骨表面（图 3.15）。然后转送患者到放射科进行 MRI 扫描，有时候也做 CT 扫描[1]。有些中心也会做一个脑室造影，这是一个向脑室内注入造影剂以更清楚地显示解剖学标志的头颅放射成像技术。

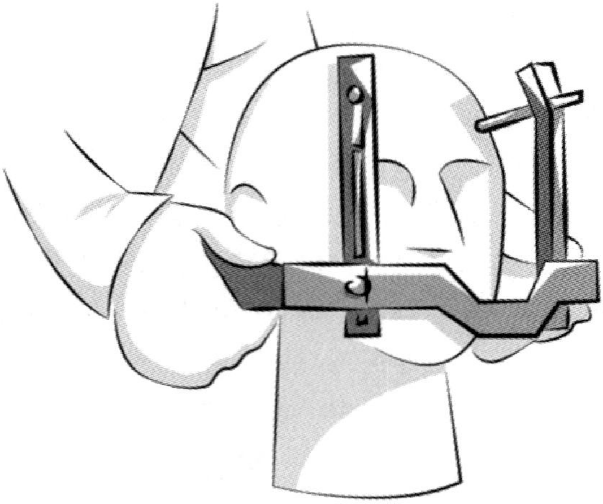

图 3.15　固定颅骨的立体定向框架

确定解剖学靶点

回到手术室后，神经外科医师和神经放射科医生决定要刺激的解剖

1　该测试可与之前纠正与磁场相关的 MRI 图像扭曲相联系。

靶点。会运用两种互补的方法。第一种为统计学方法，通过解剖图谱决定靶坐标（图 3. 3）。神经外科医师在患者的影像资料上定位许多清晰可见的参考解剖结构，然后在图谱中识别所选靶点出现的相同结构。通过简单的数学计算，计算相对于参考结构位置的靶点（图 3. 2）坐标，并覆盖到 MRI 上。这种方法就像飞行器在难以辨认跑道（即靶点）时进行盲目着陆。只要靶点在 MRI 上能够清晰辨认，它的坐标就能够直接从图像上计算出来。第二种方法是直接定位法，相当于进行目视着陆。一旦靶点坐标确定，绕过所有的血管和腔隙的路线就规划出来了。

电极植入

一旦计算靶点坐标和由此产生的轨迹后，神经外科医师将固定器安装在立体定向框架上（图 3. 16）。在头皮上做小切口以显露颅骨，在颅骨上钻一个直径为几毫米的孔。手术医生刺穿包绕大脑的硬脑膜。电极在固定器引导下毫米级下降至靶点（图 3. 4）。

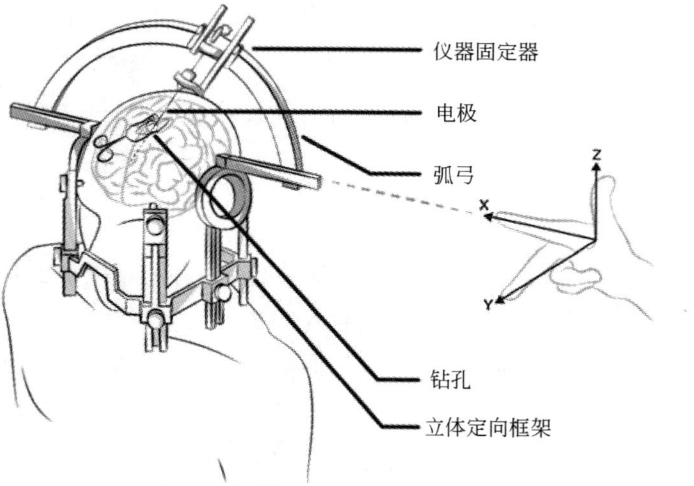

图 3. 16　圆弧和仪器固定器连接在立体定向框架上。立体定向弧弓系统用 x、y 和 z 坐标定位靶点。电极可以从不同的角度下降以避开脆弱结构（动脉或静脉）或改变轨迹

有时在最终电极植入之前，插入极细的记录针做电生理记录。记录的脑电活动提供所穿脑结构的信息，从而用来证实电极将循正确轨道到

达靶点。如果延伸飞行器的比喻，这些记录可以比喻成飞行员的雷达。患者颅骨的放射影像确保电极在整个过程中沿计划路径。一旦电极就位，就将电极附于颅骨，并用生物水泥填充或用小片覆盖钻孔。

连接神经刺激盒

手术通常在双侧大脑半球相同解剖结构进行。两根电极在大脑出口端通过导线经皮下连接神经刺激器。神经刺激器一般位于胸部或腹部的皮下（图 3. 17）。

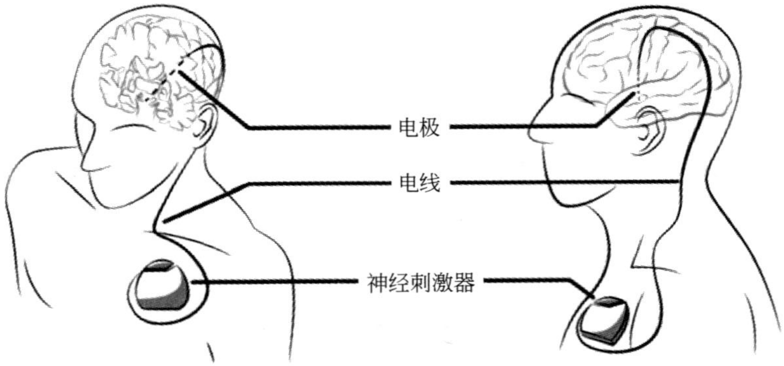

图 3. 17　完整的植入系统

术后随访与调节

手术后立即进行 CT 扫描，确保没有并发症并检查电极的位置。然后手术团队遥控调节神经刺激器的设置（图 3. 18）。

根据临床反应，调节刺激脉冲的振幅、频率和脉宽（图 3. 19）。电极末端，即沿电极长轴每隔 2 ~ 4 mm 金属触点的选择性激活可调节刺激深度。这些参数的结合可以提供多种可能的设置。

事实上，这些设置和相应的临床改变有时要经历几周的时间[1]，也就增加了另一个复杂度。精神科医生 Goodman 解释道：“开始刺激和临床反应之间的延迟使程控变得很繁琐……由于这些原因，在精神疾病治疗中，

1　这一延迟可随所选靶点而不同。膝下皮质深部脑刺激时，可能数秒内出现临床作用。Mayberg 对首批 5 名患者的观察发现：“他们均主动提及电刺激反应，如‘突然的平静或轻松’‘空虚感消失’‘逐渐增加的觉醒感’……”[240]

深部脑刺激的参数优化不止是一门科学，更像是一门艺术，需要患者和临床医生很大的耐心。”[178]

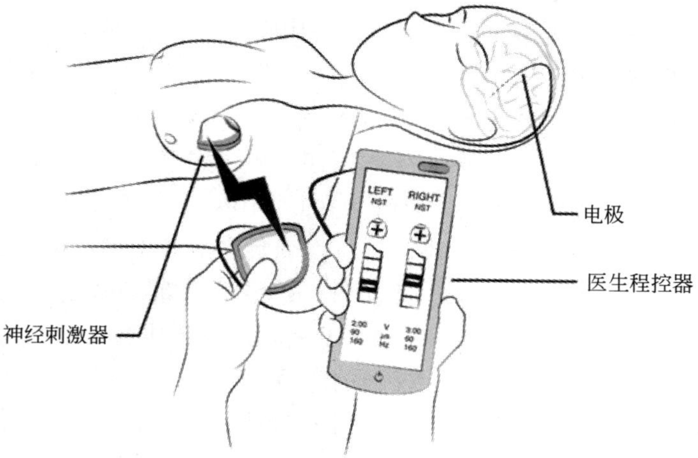

图 3. 18　远程程控和神经刺激

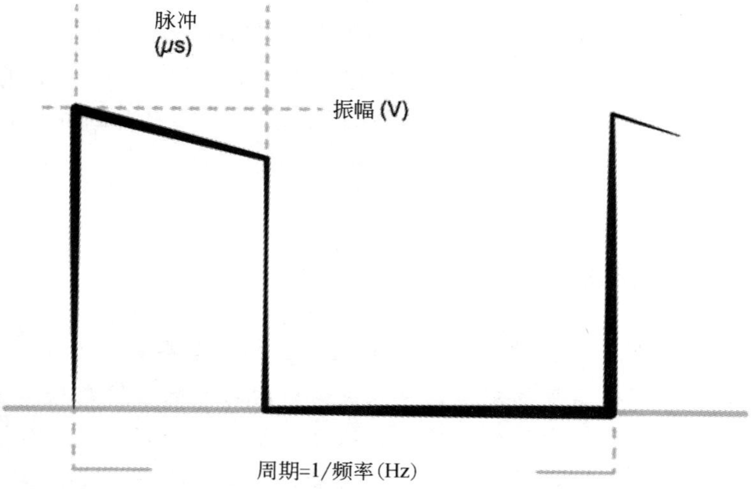

图 3. 19　不同的可调节脉冲刺激参数

手术并发症

这种侵入性手术可导致潜在的严重并发症，不同团队的发生率各异。手术所致并发症与刺激工具或刺激本身固有的并发症不同。这里仅讨论前两种并发症来源。与刺激本身有关的将在后续章节描述各个解剖靶点时讨论。根据2006年发表的一项meta分析，作者分析了近1000名进行治疗的帕金森病患者，手术导致4%的患者颅内出血[179]。但是比例差异显著，各研究者分析的不同文献报告在0～10%[180]。术后癫痫发作和术后谵妄的发生率也分别有1%和15%[136]，后者的发生率根据麻醉类型也会在24.5%[181]到40%[181]之间波动。直接由设备导致的并发症包括1.5%的患者电极需二次植入和3%的患者植入系统功能故障[179]。在这些并发症中，4.4%的患者需要重新手术。手术导致3.6%的患者感染，但同样，这个比例在不同杂志报道也不同，范围在0～15%[179-180]。这些感染通常需要至少在抗生素治疗期间移除全部或部分设备。考虑重新植入前必须经历数月间隔。奇怪的是，这些并发症在有清洗仪式行为的强迫症患者中更常见。正如已经指出的，此类手术可导致严重并发症。但在大多数情况下，这些并发症可以治疗或者是暂时的，例如谵妄。但是，这些数字应该谨慎看待，因为它们来源于帕金森病疗程中的手术患者，而不是治疗精神疾病的患者。这样的患者人数太少以至于尚不能得出确切的结论。然而可以预见的是，较年轻的精神疾病患者的并发症风险较低。

给定适应证的解剖靶点

摘要 深部脑刺激中，关于靶向解剖位点的知识主要来源于毁损手术、特定神经系统疾病治疗的刺激效果以及最新的功能脑影像数据。最初选择内囊是因为毁损手术治疗强迫症和抑郁症获得的良好结果。在帕金森病治疗过程中的观察结果促使以底丘脑核为靶点治疗强迫症。影像学结果显示，抑郁症患者膝下区有过度活跃的表现而得以定位。在日益增多的精神障碍中，越来越多的解剖靶点正在进行研究。

过去10年，精神外科手术探索的深部脑刺激解剖位点选择（图

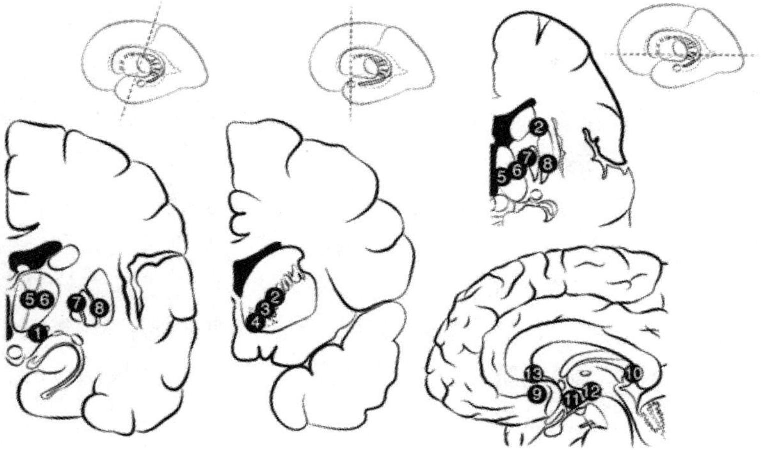

图 3.20　深部脑刺激（DBS）治疗精神疾病的靶点。（1）底丘脑核 DBS：强迫症；（2）内囊前肢 DBS：强迫症、抑郁症、神经性厌食症；（3）腹侧纹状体 DBS：强迫症；（4）伏隔核 DBS：抑郁症、强迫症、成瘾；（5）丘脑下脚 DBS：抑郁症；（6）丘脑内核 DBS：抽动秽语综合征（GTS）；（7）内侧苍白球 DBS：莱-尼综合征（GTS）；（8）外侧苍白球 DBS；（10）缰核 DBS：抑郁症；（11）下丘脑后部 DBS：攻击行为障碍；（12）下丘脑腹内侧 DBS：肥胖症；（13）前脑内侧束 DBS：抑郁症

3.20）由毁损精神外科手术的经验性结果提供信息，这也更好地理解了功能性解剖，它的发现也源于巧合。

内囊在治疗强迫症、抑郁症和其他精神疾病中的作用

摘要　内囊前肢是尾状核与壳核间的白质带，其中同行着连接前额皮质到丘脑的情感和边缘丘脑皮质纤维。自 20 世纪 50 年代以来，该靶点的毁损手术就已成功用于治疗强迫症和抑郁症。如今，这些脑区的深部脑刺激用于治疗相同的病症。逆转电刺激作用的可能性还消除了一些神经精神并发症，如内囊前肢毁损术造成的情感淡漠。近年来，刺激这些脑区也可治疗神经性厌食症和成瘾。鉴于该结构与其他参与情绪反应的关键脑区相邻，例如伏隔核和终纹床核等，刺激这些脑区可能也有治疗效果。

在 1999 年，内囊前肢（ALIC）是第一个与丘脑一起定位用于深部脑刺激治疗精神疾病的结构[151,183]。自从 1949 年 Talairach 和 Leksell[18] 开展这项工作以来，在欧洲，它已经成为毁损手术治疗强迫症和抑郁症的靶

点之一。

解剖

该解剖区域是由含有连接丘脑背内侧核到眶额、扣带回和背外侧皮质的轴突束脑白质带组成（图 2. 18）。它还包含连接腹侧丘脑前核到这些相同前额叶区域的纤维，但不包括扣带回皮质和连接前额皮质到纹状体的皮质-纹状体纤维。最终，它位于伏隔核（参与奖赏环路）和终纹床核附近，后者参与调节焦虑和应激。其相邻性提示也会受到深部脑刺激的影响。应该指出的是，尽管内囊前肢毁损术已成功开展了 60 年以上，但是皮质-纹状体-丘脑-皮质（CSTC）环路功能是最近才被认识的，仅仅追溯到 1986 年 Alexander 提出此概念[21]。

强迫症的治疗结果

1999 年有研究首次报道了深部脑刺激内囊前肢治疗强迫症。Nuttin 发表在《柳叶刀》的一则报道表示得到了支持性结果，接受手术的 4 例患者中有 3 例治疗效果较好[151]。美国的其他研究组，包括布朗大学的 Greenberg 团队，他们刺激内囊前肢的腹侧区域，即更靠近邻近区域腹侧纹状体。他的研究团队选择更靠后和靠内位点的原因是该位点的丘脑皮质纤维束更加紧凑，从而更有针对性地调节著名的 CSTC 环路[184-185]。这个区域称为腹侧内囊/腹侧纹状体（VC/VS），横跨两个结构并靠近伏隔核和终纹床核，可能是关键连接。临床医生可以通过改变参数和刺激深度而针对这些结构中的一个或多个。Greenberg 和 Nuttin 开展的一项多中心国际前瞻性研究中，26 例严重强迫症患者手术后 1 个月的治疗应答率为 28%（定义为Y-BOCS评分降低至少 35%），平均随访 31 个月的应答率为 61. 5%；作者还观察到刺激后 36 个月时，22 例患者最初的抑郁症状明显减轻，HAM-D 抑郁评分降低 43. 2%；生活质量明显改善，强迫症的非特异性焦虑明显减轻[185]。其他前瞻性但部分纳入既往研究患者的研究都得到了可比较的结果[161,186-187]。

抑郁症的治疗结果

基于毁损手术的结果，研究人员也探索了刺激该靶点治疗难治性抑郁症的指征。这已得到功能成像结果的支持，显示与强迫症相同，CSTC 环路很可能功能失调[188-192]。当治疗共病抑郁症的强迫症患者时，研究团队发现刺激内囊后，抑郁症状净值减少[151,185,187,193]。2008年，美国研究团队的Malone、Dougherty和Greenberg发现，治疗6个月后，5例难治性抑郁症患者有40%出现应答，平均略不足2年时比例为53.3%；治疗6个月时20%的患者缓解，长期随访为40%[188]。

神经性厌食症和成瘾的治疗结果

神经性厌食症患者存在强迫人格特征[194-195]、强迫恐惧体重增加、反复或侵入性思考体象，这就使神经性厌食与强迫症之间存在一些共同点。如前所述，Nuttin的研究团队在鲁汶、比利时反复观察到脑刺激强迫症和神经性厌食症患者内囊前肢，可减轻所有症状[161,196]。近年来，荷兰研究团队观察到刺激海洛因成瘾患者的这一脑区可以明显减少阿片摄取。最初，神经外科医生计划定位伏隔核，后者是参与奖赏环路的关键脑区。但是，为了到达该脑区，他们决定将电极通过内囊前肢，最终刺激背侧内囊前肢，使海洛因的消耗量降低0.1～0.68 g。药物滥用相关强迫行为提示成瘾行为与强迫症的一些临床相似点。但是，这两个指征的成功仍属于坊间传闻，还需要更大规模的研究去证实。

刺激的特异性并发症

Greenberg开展的大规模的前瞻性研究表明，深部脑刺激内囊前肢没有引起认知损伤；这与内囊前肢毁损术相反，后者可能存在一定的术后情感淡漠的风险。26例患者接受与之前类似的刺激，其中3例（11%）出现抑郁发作；另2例患者当神经刺激控制器偶然突然关闭后重现自杀意念，当刺激器重新打开后这两名患者出现短暂失眠[185]。26例接受治疗的患者中，9例出现情绪提升导致轻躁狂发作，其中1例患者可通过降低刺激参数改善。中国团队也报道了类似的1例性欲亢进。该研究中，降低刺激强度可以使性欲恢复正常，但代价是强迫症状复发[197]。最后，Manole的研究并没有发现与刺激特异性相关的并发症[188]。

伏隔核在治疗抑郁症、强迫症和成瘾中的作用

摘要　伏隔核位于内囊前肢附近，由核部和壳部组成，是奖赏环路的主要中继。核部参与运动控制，壳部与杏仁核和边缘系统的其余部分相连，因而参与调节情绪。其功能是多种情感环路的交界，使之成为治疗抑郁症、强迫症和成瘾的首选靶点。

功能成像研究表明抑郁症患者的伏隔核功能受损。当给予这些患者愉快的刺激时，伏隔核的活动与对照组不同[198-199]。现已公认伏隔核参与奖赏环路，例如欣快感和动机。快感缺失、动机下降，甚至生存意志降低都是抑郁症的关键症状，已经合乎逻辑地吸引了很多研究者探索伏隔核与抑郁症之间可能的联系（图 4.4）[200-201]。2004 年，Aouizerate 和 Cuny 带领的 Bordeaux 研究团队刺激该核团后，患者的强迫症状和抑郁症状都有所改善。最初计划治疗强迫症的电极定位在尾状核的腹侧，但是部分触点和伏隔核相接触[193,202]。

如下所述，对强迫症流行的解释之一是包括眶额皮质在内的 CSTC 环路“过热”，以及经过纹状体的直接通路过度活跃，特别是尾状核的腹内侧部分。伏隔核位于腹侧纹状体的底部，也参与这种调节。读者会记得伏隔核背侧与内囊前肢腹侧毗邻（图 3.3），后者是毁损手术和深部脑刺激的靶点。刺激内囊时，为了达到治疗效果，10 V 的高压电可能是必需的。一些作者如 Nuttin 怀疑高电压也可能没有刺激伏隔核、终纹床核甚至前脑内侧束[203]。对伏隔核而不是内囊前肢本身的二次刺激可能产生临床治疗效果[151]。卡罗林斯卡研究团队在放射外科治疗内囊前肢的 MRI 随访中也观察到类似的影像学结果：Meyerson 发现满意的临床结果要求靶点接近伏隔核。Cologne 大学的 Sturm 和他的同事也发现，刺激 4 例患者右侧位点（电极与伏隔核壳部接触），3 例可以减轻强迫症状[204]。

抑郁症的治疗结果

2010 年，Bonn 研究团队发表了 10 例严重药物难治性抑郁症患者的治疗结果[205]。Bewernick 和 Schlaepfer 发现手术后 1 年半，10 例患者中有 5 例的 HDRS 评分下降一半。他们还指出这些患者中，包括未感觉自己情绪改善的患者，其焦虑减轻。PET 扫描的功能成像显示，刺激后 25 区和眶额皮质的代谢减少。

强迫症的治疗结果

2010 年，德国人 Huff 和 Sturm 发表了 10 例单侧植入的治疗结果。Cologne 团队报道 1 年后，5 名患者 Y-BOCS 评分减少至少 25%，其中 1 个患者降低 35%[206]。

成瘾的治疗结果

伏隔核在多巴胺能奖赏环路中发挥核心作用。系统性观察显示，成瘾者伏隔核内多巴胺水平较高。2012 年，中国西安一家部队医院的研究团队发表了毁损 272 例海洛因成瘾者伏隔核的结果[207]。同年，Magdeburg 的德国团队发表了 5 例慢性严重酒精成瘾者刺激伏隔核的治疗结果[208]。患者年龄在 36 ~ 65 岁，至少成瘾 18 年，且都曾经戒酒，但以失败告终。术后 4 年，2 例患者完全戒除，可以继续工作。另外 3 例患者停止饮酒，但复发 3 ~ 4 次。2 例患者也开始工作，但第 3 名患者仍被监禁。文献还提到 3 例是成瘾者，2 例是中国人，1 例是荷兰人，他们通过在该位点植入电极戒除阿片成瘾[209,211]。

特异性并发症

在 Bewernick 的研究中，改变刺激的参数（2 ~ 4 V，130 Hz，90μs）导致 3 例患者焦虑增加和出汗，另外 2 例患者出现易激惹或轻躁狂[205]。这些设置改变后，症状可消失。5 例无应答的患者中，1 例自杀，1 例企图自杀。作者指出刺激参数并没有改变，而是自杀患者的个人生活在其接受隔离时有困难[205]。1 例患者在植入电极前就有自杀的想法，并出现一次新的发作，需要住院和继续抗抑郁药物治疗[206]。2 例患者出现自限性轻躁狂，另外 2 例术后当年体重增加 5 kg。1 例患者抱怨失眠增加，而另 1 名患者出现记忆力下降和注意力降低等，后者在改变参数后症状自行缓解。Cologne 研究团队识别出 4 种易激惹和焦虑状态，电压增加时出现，而电压降低后消退。

底丘脑核在治疗强迫症中的作用

摘要　在过去 20 年中，底丘脑核一直作为帕金森病的治疗靶点。在成千上万的以该指证接受手术的患者中，观察显示高频刺激底丘脑核可以减轻强迫症共病患者的强迫症状。研究随后表明高频刺激该结构，特别是其认知和边缘区域，对治疗难治性强迫症患者有效。

与既往靶点多归因于毁损手术的研究结果不同，选择底丘脑核主要是源于深部脑刺激治疗帕金森病的研究。除了能成功治疗该神经系统疾病，许多临床观察已经强调其对调节行为的可能性，例如减少重复行为或减轻焦虑[147,150,212]。英国神经外科医生 Hariz 认为，深部脑刺激和底丘脑核的结合是很有成效的。有两份报告显示 3 例帕金森病患者伴发强迫症。刺激底丘脑核 6 个月后，这 3 例患者的症状强度分别减轻了 58%、64% 和 94%[149-150]。

解剖学

如前一章所述，底丘脑核经 CSTC 环路将运动、认知和情感组件整合成机体行为[213-214]。动物的后退测试研究显示，皮质运动、认知和情感功能与基底节区域相互映射[213,215-216]。底丘脑核有以下特异性躯体排列[1]：背外侧区是帕金森病治疗的靶点，处理运动信息，而核团的前腹侧区处理边缘和情感信息。若干假说试图解释底丘脑核在强迫症病理生理学中的重要性，把它作为一种负责检测错误的过滤器。底丘脑核病理性高阈值水平将导致 CSTC 环路内产生无休止的循环以消除怀疑[217]。在猴子底丘脑核的边缘区域注射 GABA 受体拮抗剂荷包牡丹碱可产生刻板行为[2]，高频刺激该区域后可使症状消除。深部脑刺激底丘脑核治疗帕金森病的实验室研究结果和临床治疗结果使得法国研究人员定位了该核团的认知-边缘连接[218]。

强迫症的治疗结果

2008 年，发表在《新英格兰医学杂志》上的一项由 Mallet 协调开展的法国多中心前瞻性双盲研究中，共纳入 16 例严重药物难治性强迫症患者。在刺激治疗期间，有 75% 的受试者 Y-BOCS 分数下降。所有患者的平均 Y-BOCS 评分在非刺激期为 28±7 分，设备运行时评分为 19±8 分，相当于症状减轻 32%。整体功能评估量表（Global Assessment of Functioning scale）评分从 43 分显著增加到 56 分。然而评估抑郁的量表并未记录到改善[219]。近年来，Chabardes 和 Benabid 领导的 Grenoble 研究团队对患者进行底丘脑核刺激治疗 6 个月后，3 例患者的 Y-BOCS 评分降低 71%～78%，第 4 例患者降低 34%[218]。上述患者使用的是双侧刺激，但是单侧刺激可能也有效。事实上，当电极因路径错误[149]或者因感染而取

---

1 它是神经结构中身体或功能的具体代表。

2 但是，某些作者质疑这种动物模型的有效性。这些模型比较猴子的行为迭代和强迫症被试者的仪式行为[220]。

出电极导致电极不在底丘脑核时，已经观察到刺激效果仍然保持。目前法国正在进行试图比较双侧和单侧底丘脑核刺激的治疗效果。

神经刺激相关的特异性并发症

发表在《新英格兰医学杂志》上的法国的一项研究纳入7例患有严重运动或精神疾病的患者，在刺激第1个月出现自行缓解或改变刺激参数后症状减轻。其中3例患者（18%）出现自限性轻躁狂，1例患者（6%）出现抑郁症状和短暂的自杀意念。这和成千上万次对底丘脑核刺激治疗帕金森病的观察研究结果一致。但许多研究也报道了相反的结果。尽管有些研究报道手术可能导致胸腺受损[143,221-223]；但其他研究显示没有对患者情绪产生持续影响，40%的患者除了帕金森病还患有抑郁症[182,224-226]。其他也有研究发现对情绪有短暂[138,227-231]或长期[138,232]的改善作用。由于研究结果各异，很难充分评估刺激对情绪的积极和消极影响。特别是外部因素也可能改变情绪，如帕金森病一样。这些可变因素包括改善情绪后患者的生活质量有所改善、多巴胺能药物的影响，甚至反而有疾病的退行性作用，因为此类疾病攻击多巴胺系统后，可能影响5-羟色胺能和去甲肾上腺素能系统。《新英格兰医学杂志》上的文章报道没有神经心理衰退。如果我们对比底丘脑核刺激对帕金森病的影响，一些数据可能使我们认为该刺激可导致部分执行功能改变，例如语言流畅性降低[138,226-227,229,233-234]、抑制[226,235]或工作记忆下降[234-235]，甚至形成长期口语记忆能力和编码视觉空间信息的能力下降[234]。但仍然很难确定这些是退行性疾病进展相关的认知损害，还是刺激CSTC情感环路的有害作用。对非帕金森病的强迫症患者进行长期神经心理评估研究将有望阐明这个问题。

膝下回区域在治疗抑郁症中的作用

摘要　膝下皮质（布罗德曼25区、GC25）位于前扣带回皮质的胼胝体由灰质组成。功能成像结果显示，抑郁症患者的该区域活动度增高。高频刺激该区域可降低其活性，从而减轻抑郁症状。目前，该区域可能是深部脑刺激治疗难治性抑郁症的靶向脑区。

2005年，Mayberg和Lozano在多伦多率先开展抑郁症治疗方法的探索。与其他脑区都是从消融手术或深部脑刺激等神经学的研究而被关注不同，对该脑区的研究兴趣始于功能影像学技术。

解剖学

抑郁症患者表现为25区，即位于胼胝体正下方的扣带回最前部（因此术语称为膝下）代谢活动增高，相邻的46/9区活动减少[68,236-237]。与此同时，当成功治疗抑郁症，无论是抗抑郁药物治疗[68]、电休克治疗[238]还是重复经颅磁刺激（rTMS）[239]，25区活动减少[68,236-237,240]。研究还观察到正在接受治疗的癌症患者25区的过度活跃可以预测发生反应性抑郁症[241-242]。膝下回区域与腹侧纹状体、伏隔核壳部及剩余边缘CSTC环路紧密连接。它与杏仁核、终纹床核、下丘脑有其他众多相互连接，使之在情绪调节中发挥关键作用。其还参与自主神经现象[192,202,243-245]。下一步似乎也就合乎逻辑了：利用深部脑刺激减少该脑区活动可以减轻难治性抑郁症患者的症状。当如此尝试时，高频电刺激确实导致活动减少伴有抑郁症状减轻（图4.4）[240]。

结果

深部脑刺激电极植入通常以局部麻醉使患者保留主观意识。在确定电极位置时，可采用电生理记录判断电极到达白质和灰质连接处。根据Hamani的记录，接受刺激（3~4 V，130 Hz，60 μs）后，将近70%的患者症状改善[246]。他纳入了20例平均患病6年的重度抑郁症患者，并且至少使用4种抗抑郁药物。他和同事发现治疗1年后，11例患者（55%）出现治疗应答，8例患者缓解（$HAMD_{17}$量表评分小于8分），6个月后改善趋于稳定[240,247]。

刺激的特异性并发症

研究先驱多伦多团队并未发现特异性神经或心理并发症。事实上，抑郁自杀症状出现时常常观察到神经心理测试表现的改善[248]。所有深部脑刺激技术固有的并发症也必然会出现[1][240,247]。

前脑内侧束在治疗抑郁症中的作用

来自波恩的Schlaepfer及其研究团队回顾了以内囊前肢、膝下区或伏

[1] Lozano的研究中记录了两个植入位点的感染，分别是头皮和胸腺，另有1处皮损。

隔核作为靶点对抑郁症的治疗效果，发现通常需要高强度刺激才能获得临床治疗作用。因此，他们假设靶向脑区未必是产生治疗效果的结构[203]。德国研究人员在不同手术中通过电极排列产生电场建模。根据他们的计算，得出的结论很可能是刺激前脑内侧束，该结构途经紧靠产生抗抑郁作用的所有上述3个靶点（图2.30）。根据同样的模型，他们发现刺激底丘脑核治疗帕金森病时，部分患者诱发出轻躁狂的症状可能是邻近前脑内侧束的兴奋所致[1][162,203]。根据临床病理学数据，Coenen和其同事对7例重度抑郁症患者实施手术，将刺激电极放置在前脑内侧束的左侧和右侧的上外侧分支。2012年发表的初步结果是鼓舞人心的[249]：刺激几天后，7例患者中有6例出现治疗应答，包括3例MADRS评分低于11分的患者症状出现缓解。德国研究者的模型提示，干预采用低幅刺激。这时只有刺激后12～23周和随访的结果，随访时间太短不足以评估临床治疗结局。

刺激丘脑下脚治疗抑郁症和强迫症

Velasco和Jiménez的研究团队认为从本身的解剖角度而言，丘脑下脚是治疗难治性抑郁症的潜在靶点。该结构沿主干同行，发出分支连接眶额皮质和底丘脑核。1例抑郁症患者接受丘脑下脚深部脑刺激后立即产生了治疗效果。神经刺激器附着前，其HAD评分甚至增加到43分[250]。症状快速复现，然后刺激开始出现阳性作用：治疗后8个月，HAD分数降低到8分以下。然后设计了一项双盲研究方案。南美同一研究团队在2009年发表了5名强迫症患者的研究结果，治疗1年后，平均Y-BOCS评分降低一半，整体功能评分从20%恢复到70%[251]。没有相关的并发症和神经心理退化的报道。

缰核在治疗抑郁症中的作用

“缰核”一词来源于拉丁语“Habena”，“缰”指“小缰”，因为这对结构形状细长，连接两侧松果体至丘脑。外侧部通过下丘脑外侧，经苍白球通过伏隔核与丘脑接收多重信息[252]。似乎至少在动物中看来，不愉快的和意料之外的刺激是该结构处理的部分信息[253]。缰核回过来向

1　假说认为高频电刺激（100～180 Hz）对轴突有兴奋作用而非抑制作用。抑制作用与神经元有关而非轴突[160]。

3 种环路神经递质发送连接：抑制黑质和腹侧被盖区的多巴胺分泌，抑制蓝斑分泌去甲肾上腺素能递质，减缓中缝核 5-羟色胺能通路[254-255]。相反，研究观察到下丘脑-垂体轴的激活。对参与奖赏系统的多巴胺等神经递质的抑制作用使一些神经生物学家称之为“环路失调”[256]。研究发现抑郁症患者缰核的活动增加[258]。目前为止，刺激该脑区只有 1 例患者出现了令人鼓舞的治疗效果：经过 1 年的刺激后，HAMD 评分从 45 分降低到 3 分[259]。

总结

深部脑刺激治疗强迫症的文献回顾显示，近 100 例强迫症患者接受深部脑刺激治疗后，平均应答率为 50%[260]。严重抑郁症患者中的治疗应答率为 68%，26% 的患者症状缓解[261]。99 例抽动秽语综合征患者的抽动症状缓解了 40%[262]。鉴于这些患者多年来对既往治疗无效，这些结果特别令人鼓舞。这种干预方法是相对安全的，很少有包括神经心理方面的不可逆并发症[263]。但是，我们应该谨慎对待这些整体结果。超过 20 例患者的研究是很少的，方法学较为随意。已经完成的双盲试验也极少，即患者和医生都不知道刺激的开关状态[219,264-265]。此外，考虑到靶向脑区的治疗多样性（刺激内囊前肢治疗强迫症、抑郁症和神经性厌食症；刺激伏隔核治疗强迫症、抑郁症和成瘾），刺激同一解剖结构可以治疗不同的疾病并获得阳性结果是令人奇怪的。这说明具有不同临床表现的不同临床疾病之间有神经生物学的相似点吗？或者说，这是影响广泛区域，以及调节无关疾病不同神经环路和结构功能的刺激结果？例如，内囊前肢周围有很多可能受刺激影响的结构：伏隔核、前脑内侧束、壳核、尾状核头、终纹床核等。情况变复杂在于高频电刺激可能对白质（兴奋）和灰质（抑制）的作用不同。纳米技术的发展和光遗传学都可以更精确地定位和增加对精神疾病的神经生物学机制的理解。目前，深部脑刺激治疗具有很好的前景，有助于探索正常和病理状态下的脑功能。此类脑功能图最终会帮助医生阐明给定疾病或症状的相关解剖靶点。一旦部分靶点的有效性和安全性得到验证，一些放射治疗和随后的 HIFU 等部分毁损手术可能与电刺激联合使用。

脑皮质刺激术

摘要　重复经颅磁刺激（repeated transcranial magnetic stimulation，rTMS）在过去10年主要用于治疗药物难治性抑郁症，与电休克治疗（ECT）的治疗原理不同，但疗效相当。刺激左侧前额皮质可使之激活，刺激右侧活动降低。功能成像研究显示，左侧背外侧前额皮质活性降低，而右侧相同部位活性增加。这种前额叶功能紊乱可能引起抑郁症患者认知障碍。尽管rTMS具有非侵入性和副作用少的特点，但由于效果持续时间短，所以很遗憾需要重复治疗。为维持治疗效果，一些研究者将电极植入对应相关脑区进行持续性刺激。这种皮质刺激技术常规用于治疗慢性难治性疼痛和耳鸣，目前正在评估其对难治性抑郁症的治疗效果。

rTMS是一项快速发展的技术，每年有几百篇研究文章发表在科学期刊上。它可以用于治疗抑郁症[266-270]、慢性疼痛[271]、耳鸣[272]、精神分裂症患者的幻听[273]、强迫症[1][247-275]、癫痫[276]、帕金森病[277]、缺血性卒中后康复，甚至纤维肌痛[278]。ECT和rTMS的治疗机制大部分均尚不清楚，但治疗抑郁症的疗效已受到公认。ECT诱发患者全身抽搐，短期有效率约为85%[279]，但其对于抑郁症的治疗机制尚不清楚。ECT需要麻醉和肌肉松弛，并不是没有副作用，可导致短暂的意识模糊、轻躁狂、头痛、短暂或永久的顺行性[2]遗忘。rTMS有类似的治疗效果[280-283]，但是与ECT不同，其操作简单，几乎无副作用。作用机制可能与诱发抽搐无关，而是磁脉冲释放到皮质。与ECT相比，其作用效果出现缓慢，因此不适合在生死攸关例如患者自杀时紧急使用。另外，更常见的缺点是对情绪的影响较短暂，常规需要不断重复加强其治疗作用。安装皮质刺激电极至背外侧前额叶区域内作为rTMS的靶向脑区可以成为该缺陷的解决方案。永久性电极刺激似乎有类似rTMS的作用，并能长时间维持抗抑郁作用。尽管植入式皮质刺激可能是rTMS未来的一种发展可能，但全球只

1　rTMS治疗强迫症评估了很多靶点，刺激背外侧前额皮质的治疗效果是不确定的，但是辅助运动区和眶额皮质可能是有希望的。

2　顺行性遗忘是对疾病、车祸或手术部分甚至完全失去记忆。个体不能建立新的记忆。我们可以将这种情形比做一台电脑的硬盘可以读取所有的数据，但防御性写入机制会阻止新信息记录。

有两个研究团队发表了该主题相关的文章，尚需要更多的临床数据。

重复经颅磁刺激

1896 年，Arsène d'Arsonval 首次描述了磁刺激大脑皮质的作用[284]。1914 年，Magnuson 和 Stevens 发现将受试者的头部置于连接电容器的线圈下可以触发光幻视1[285]。1980 年，Merton 和 Morton 发现刺激运动皮质可以诱发运动反应，但该技术令人疼痛。5 年后，Barker[271] 通过改变刺激参数能够无痛操作，使刺激用于诊断和治疗成为可能。非侵入性技术通过线圈在头皮周围建立磁场。根据 Faraday 定律预测，快速变化的磁场可以改变目标脑区的神经元活性（图 3.21），根据刺激参数激活或抑制皮质区域。频率低于 1 Hz 对神经活动有抑制作用，5 ~ 20 Hz 的频率对神经活动有兴奋作用。

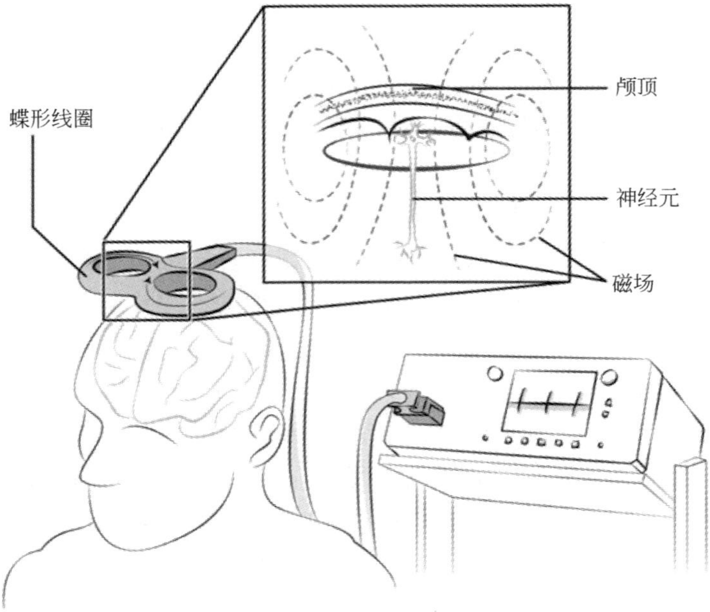

图 3.21　rTMS 调节皮质活动的磁场

1　光幻视现象是出现在视野中的闪光刺激或光线，是由机械、电气或磁刺激视网膜或视觉皮质引起，还可由视觉系统的细胞受损造成。

重复经颅磁刺激的功能假说

功能成像研究显示，1 例表现为情感淡漠和记忆或注意力缺陷障碍以及精神运动发育迟滞的重度抑郁症患者背外侧前额皮质的活动减少。该区域与活跃度下降的前扣带回相连，还与眶额皮质和杏仁核相连。后两者的代谢也发生改变。杏仁核活性的变化可能导致痛觉敏感性增加，加重焦虑，眶额皮质相关的动机下降。除了对不同皮质区域有不同影响，抑郁症在双侧半球表现不同，右侧背外侧皮质比左侧活跃[239,286]。理论上意味着需要用 5 ~20 Hz 的兴奋性 rTMS 高频放电“唤醒”左侧背外侧前额皮质。与左侧相反，右侧前额皮质的活性增强，需要用 0. 5 ~1 Hz 的抑制性 rTMS 低频放电。在功能成像上始终能观察到临床改善，刺激治疗后，背外侧皮质、膝下回和前扣带回活性恢复正常[287-288]。

非侵入性技术

这种非侵入性技术采用图 1. 8 所示形状的电磁线圈提供电流，根据电磁学原理形成 1 ~2. 5 t 的磁场。但是，刺激强度用百分比表示：100% 对应线圈邻近第一运动区或皮质时在运动阈值内发生不自主运动所需的强度。一般来说，rTMS 治疗抑郁症的团队更愿意使用高频快速刺激左侧背外侧前额叶[1]，刺激强度的运动阈值在 80% ~110%[289-290]。

满意的结果

临床研究结果表明，通常使用快速刺激左侧背外侧前额皮质，很少使用慢速刺激、右侧刺激或者两者结合[289]。9 个 meta 分析比较了 rTMS 和安慰剂的治疗效果，其中 8 个分析结果都显示 rTMS 的治疗效果更好[291-295]。这一显著差异证实了 rTMS 对难治性抑郁症的疗效。从多篇文献来看，似乎高龄或药物难治性在负性因素中很重要，而存在显著精神运动迟滞、近期患病或患有睡眠相关疾病有利于治疗。大约需要做 20 次可以改善患者的临床症状，但是疗效短暂，症状缓解平均持续 120 天左右[288]。抑郁症状复现则需要常规的维持治疗。这些研究结果应该逐渐进步，一方面，神经导航技术运用逐渐增加，可以更精确地定位背外侧前

1　通常这个区域对应 46 区和较低程度的 9 区，位于头皮点前端 5 cm，通过右拇指接触确定。

额皮质；另一方面，优化刺激参数，例如总刺激脉冲数、刺激间隔时间或调整频率强度等。还有必要更好地识别可能有支持性应答的患者，功能成像有助于此。最后，如果快速刺激左侧和慢速刺激右侧治疗效果相当，在未来研究的基础上我们可能可以根据临床症状或影像学数据来选择一侧进行刺激。合并情况例如吸烟等也可能使 rTMS 的治疗效果削弱[1]。

颅内大脑皮质刺激

颅内大脑皮质刺激是将电极置于硬脑膜上电刺激大脑皮质。这种技术经评估用于治疗部分难治性神经性疼痛[296]、耳鸣[297]、一定条件下运动[298]或改善卒中后的运动康复[299]。在大多数这类疾病，在外科植入作用之前，rTMS 治疗阶段的成功是治疗有效或是可以使用皮质刺激的良好指征。在重度抑郁症的治疗方面，其应用时间尚短并且仍然保密，目前只有两篇该主题的研究报道[301-302]。随着 rTMS 治疗成功案例的增加，这项技术将被更深入地探索，因为理论上这可以保持 rTMS 植入式皮质刺激的结果。也希望解剖的精确度和治疗效果同样增加，因为电极间隔皮质仅几毫米，也就能给予较高的刺激效率。该技术具有比 rTMS 侵入性更大的缺点，因为需要微穿刺。然而，其并没有打开保护大脑皮质的硬脑膜或穿透脑实质，后者在深部脑刺激治疗抑郁症的情况下会出现。法国的一项在全国开展的临床研究已经启动，以评估该项技术治疗抑郁症时的益处和风险。

延长经颅磁刺激的治疗效果

正如我们所看的，左侧背外侧前额皮质高频 rTMS 可以减轻患者的抑郁症状。功能影像学显示，这种治疗的有效性与刺激前脑区的代谢恢复以及紧密相连的扣带回有关[287]。研究观察到缓慢刺激右侧可出现“重新平衡”[303]。但是，这种技术的缺点是需要维持治疗并且作用随时间消退。从这些功能影像学数据中，美国的研究团队 Koppel 和 Z. Nahas 猜测，直接或持续电刺激大脑皮质将永久减少抑郁症状。我们在神经性疼痛和更

---

1 2009 年，Amiaz 等开展了一项随机双盲研究，纳入了 48 例每天至少吸 20 支香烟的患者，对他们进行为期 10 天的每日经颅磁刺激治疗，结果显示实际接受磁刺激的患者的烟草使用在客观上减少了[300]。

为偶然的耳鸣治疗中获得了经验，接受 rTMS 后暂时缓解的患者在相同解剖脑区植入皮质刺激电极可能达到永久性缓解[304-307]。

一项大脑皮质外的手术技术

首先采用磁共振成像技术（MRI）定位背外侧前额皮质，在全身麻醉状态下进行手术，时长约 2 h。颅骨钻孔形成直径 1 英寸的小孔，使用神经导航设备[1]和放射成像，由神经外科医生在颅骨和硬脑膜之间邻近靶点处插入一个或多个神经刺激电极（图 3. 22）。然后通过皮下导线连接电极与上胸部区域的神经刺激器。

数量非常有限的初步研究结果

几乎没有科学文献发表，只有最近两个美国团队在 2008 年和 2010 年采用皮质刺激治疗抑郁症的研究结果。第一个是来自密尔沃基大学、波士顿大学和匹兹堡大学的 B. Kopell，D. Kondziolka 和 D. Dougherty 领导的研究团队在十几例患者的背外侧前额皮质（9 区和 46 区）植入电极进行刺激[308-310]。手术后前 2 个月，患者随机被分为两组，一组给予刺激，另一组不给予刺激，所有患者都不知道自己属于哪一组。研究者发现两组之间无差异。但是在“开放”的第二阶段，所有患者接受刺激持续 21 个月，5 例患者出现治疗应答，其中 4 例患者症状有所缓解。遭糕的是，植入后 21 个月时，生产植入装置的公司破产了，必须取出所有神经刺激器。遗憾的是，12 例患者中有 1 例患者去世。这个特殊病例在研究早期阶段被错误地进行了 rTMS 治疗之后就被排除于队列之外。根据作者所写，该患者在自杀时正离婚。然而，他们并不能降低患者知道自己的刺激仪器被移除后对患者的刺激作用，该患者刺激后症状有所改善[310]。刺激过程中并没有记录到神经心理学功能的下降。第二个研究是南卡罗来纳州的 Z. Nahas 领导的团队进行的，其方法学更有争议[302]。研究对象是 5 例药物难治性的重度抑郁症患者，每个患者都植入了 4 个皮质刺激电极：左右两侧背外侧前额皮质的前极部（10 区）和后极部（46 区）。手术前患者的平均 HRSD24 评分为 28 分，连续刺激 2 周后，评分下降到 25 分，刺激 4 个月后评分为 19 分，7 个月后为 13 分。当时

1　手术期间，神经导航系统将患者的 MRI 图像与实际的大脑进行叠加，就像 GPS 将地图和实际路线进行叠加。然后就可能通过控制面板精确地引导电极置于皮质表面。

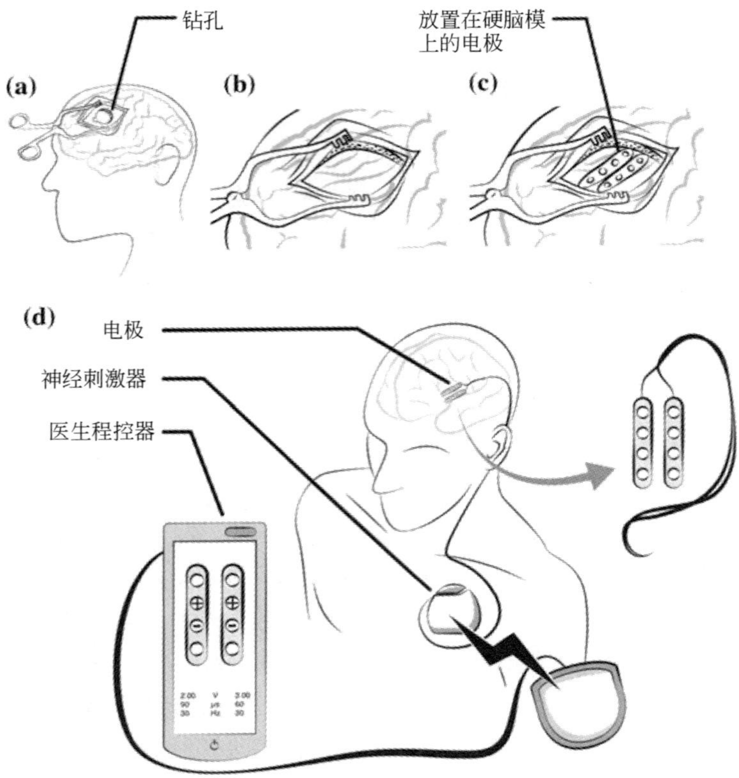

图 3. 22　皮质刺激

5 例患者中有 4 例出现应答，包括 3 例临床症状缓解。那些 rTMS 治疗效果较好的患者也可能对皮质刺激反应较好，但两组研究者都没有入组这样的患者。未来的研究将探索这个选择，需要更多的研究来确定最优靶点和参数设置。

尚存在的问题

这两个研究的患者数量有限，共 16 例，尚有很多问题仍未得到解答。第一个是电极最佳位置，这在 B. Kopell 和 Z. Nahas 两个团队间有显著差异。大脑的前额皮质是一个广泛的区域，rTMS 的作用比电极的作用针对性差。从一次 rTMS 治疗到另一次治疗，刺激装置的位置各异，而最终暴露于该刺激的区域相对广泛，很可能远远超出定位的 9 区和 46 区。电极是否应该广泛覆盖在 rTMS 的刺激区域，或者说我们是否应该坚持使用代谢成像的区域？如果是这样的话，我们能不考虑定位其他激活程度低的脑区吗？例如 rTMS 无法达到对应深度的扣带回，有可能靠电极实现吗？覆盖应该是单侧还是双侧呢？识别最佳脑区的难度由于临床刺激结果的延迟性而大大增加了。抑郁症状的缓解通常在有效刺激之后几天或几周出现。其他变量在这种情况下更复杂，如调整电流的强度和频率，或选择持续或间断刺激。既往许多研究致力于 rTMS 治疗抑郁症的公认有效性，该技术已常规使用。尽管如此，许多参数需要完善以优化临床结果。接受皮质刺激的患者少于 20 人，相对于成千上万使用 rTMS 的患者来说，该项技术尚处于初级阶段。还需要更多的研究明确解剖靶点、起搏模式和指征。由于该技术的侵入性，皮质刺激很可能仍然局限于难以停止 rTMS 治疗或者治疗间隔时间过短的患者使用。

迷走神经刺激术治疗抑郁症

摘要 刺激位于颈部的迷走神经治疗难治性癫痫已有 20 年的历史。该刺激似乎也有治疗抑郁症的效果，但是其作用机制仍知之甚少。美国的研究为该技术治疗药物难治性抑郁症提供了早期证据。

20 世纪 90 年就已公认迷走神经刺激术治疗部分类形的难治性癫痫的疗效。该疗法降低了发作的强度和频率[311-312]。在过去 10 年里，神经内科医生发现迷走神经刺激术对部分癫痫患者的情绪有积极作用[313-316]。这再次促使研究人员进一步探索迷走神经刺激术对患有抑郁症的非癫痫患者的抗抑郁作用。

解剖学

迷走神经是副交感系统的主要神经，起源于脑干，支配许多器官包括胸腹腔内的器官。它是混合神经，包括负责吞咽和发音的运动神经，以及接受包括肺、心脏和消化系统神经传入的感觉神经（占 80%）[317]。这些传入神经通过位于脑干的孤束核投射到大脑的不同区域。因此，结构上和功能上与诱发癫痫放电的杏仁核、海马和岛叶相连接，也参与情绪调节（图 3.23）[317]。此外，下丘脑接收来自多个边缘结构的输入信号，包括投射到迷走神经背核的杏仁核，从而建立另一个迷走神经和大脑边缘系统之间的联系。孤束核也能投射到丘脑、眶额皮质和中缝核以及蓝斑，这些脑区都参与情绪的调节。

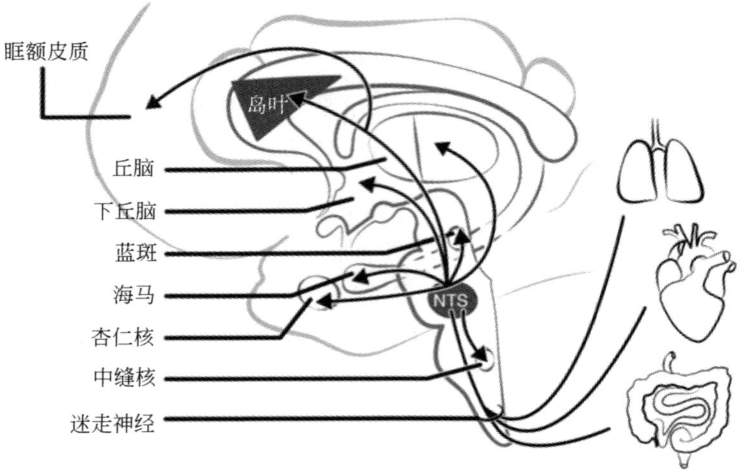

图 3.23　迷走神经对大脑的投射

原理

迷走神经刺激术的抗抑郁作用和抗癫痫作用的机制尚不清楚[317]。这两个作用似乎是有联系的。除了抗癫痫作用，抗惊厥药卡马西平、拉莫三嗪、丙戊酸盐等也有情绪稳定的作用，这也提示这两种作用可能是相关的[318]。这些药物可以增加抑制性神经递质 GABA 的浓度，而迷走神经刺激术也可以增加该物质的浓度[319]。迷走神经刺激术对情绪影响的模型部分是基于脑代谢影像数据[1]。刺激装置植入后 4 周，观察到参与情绪调节的脑区包括扣带回、杏仁核和海马的血流量下降[320-321]。功能影像学结果显示，抗抑郁药治疗或电休克治疗的抑郁症患者这些脑区的活性增加[238,322-323]。同时，抑郁症患者的左侧背外侧皮质常常活性下降[239,286]，迷走神经刺激术后活性增加[324]。与皮质刺激一样，背外侧皮质活性恢复正常与情绪改善有关。此外，迷走神经刺激术可以增加大脑 5- 羟色胺

1　SPECT 和 O-PET 扫描。

(中缝核)的浓度并促进蓝斑去甲肾上腺素的释放[320,325-328]。一种或两种神经递质浓度的增加，特别是在脑脊液中，已知具有抗抑郁作用。一些抗抑郁药例如选择性5-羟色胺再摄取抑制剂或去甲肾上腺素再摄取抑制剂都是由此衍生的。

手术

手术在全身麻醉的状态下进行1～2 h，每侧做2个约4英寸的切口：一个在上胸部安装怀表大小的刺激器，另一个在左侧颈部（图3.24）。接着将走行在颈动脉和颈静脉之间的迷走神经分离，从而扭转螺旋电极，两者连接后，电极导线经皮下隧道连接到胸部的刺激器。住院后10天，

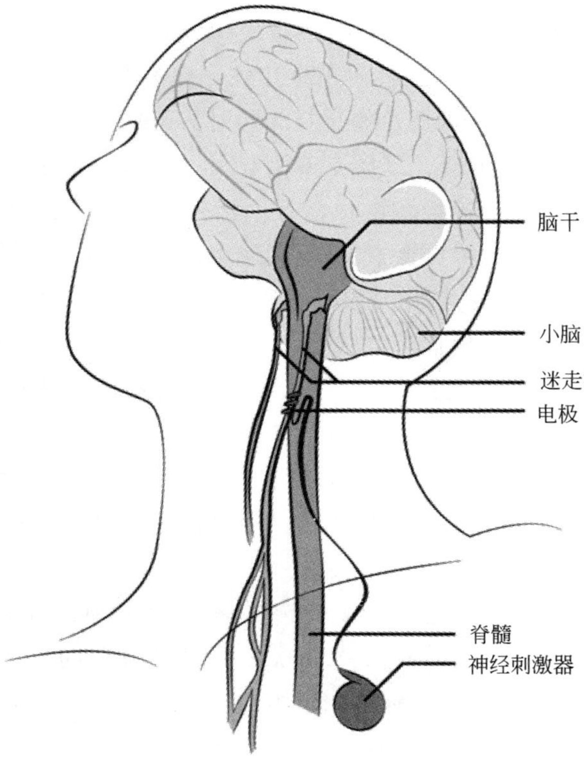

图3.24　迷走神经刺激术

很少超过 72 h，由医生根据标准参数程控皮下刺激器：相似的强度从 0.75～2 mA，频率 30 Hz，信号宽度 250～500 s。每 5 min 放电持续 30 s[329]。在随访中，根据临床治疗效果调整参数。

结果

2005 年 7 月，美国食品药品监督管理局批准迷走神经刺激术用于治疗抑郁症。这一支持性决定源于德克萨斯大学和南卡罗来纳大学的 A. J. Rush 和 M. George 的研究得到了令人欣慰的结果[330-332]。作者进行了一项多中心非盲的研究（D01），观察到 59 例患者在刺激后 3 个月有 1/3 的患者症状明显减轻，他们指出该治疗效果在对传统抗抑郁药轻度抵抗的患者中较明显。但是 2007 年，医疗保险和医疗补助停止补偿迷走神经刺激术治疗抑郁症。除了刺激器的高成本和手术操作，总共近 25 000美元，审查指出在先前的研究中疗效证据不充分及方法的可靠性有待进一步验证[333]。应当提及的是与此同时，Rush 发表了新的病例系列研究结果，称为“D02”，这次是双盲试验、活体对照，有 112 例重度抑郁症患者接受迷走神经刺激术治疗。治疗 3 个月后，只有 15% 的患者症状改善，对照组未接受刺激的患者有 10% 改善[334]。尽管如此，可以明确的是这些短期的糟糕结果逐月改善，并改变了刺激参数。最终 1 年后，近 30% 的患者出现治疗应答，17.1% 缓解[1][335]。2008 年，欧洲开展的首次多中心研究称为“D03”，74 例患者接受迷走神经刺激术，37% 的患者应答，17% 症状缓解；1 年后应答率为 53%，44% 症状缓解[336]。从那时起，只有一个新研究在美国开展并且患者数量更少，只有 12 例患者，这次治疗后 28.6% 的患者应答，7.1% 症状缓解[337]。这些研究的抑郁症患者都是 HRSD 评分大于或等于 20 分且患病 2 年以上。对于这些患者，至少使用了两种抗抑郁药。还必须指出的是，这些研究已经由试验性营销刺激起搏器 Cyberonics™ 部分资助。在反对该项工作的批评言论中，我们坚持认为出现“应答”的患者中可能有安慰剂效应。由于使用的刺激会在伦理上引起争议，所以这种效应很难消

1　症状缓解的意思是汉密尔顿量表评分下降一半以上，应答是得分低于 10 分。

除，但人们认识到该作用极少出现在严重抑郁症[338]。与刺激时患者没有躯体感觉的深部脑刺激不同，每次刺激迷走神经时，患者可能感觉到有轻微的喉咙刺痛。除了 George Rush 及其研究，其他研究团队的方法学都缺乏对照组，这是第二个有关这些研究的方法学保留意见[334,339]。接受迷走神经刺激后胸腺功能改善的患者中，我们也不能排除刺激的独立自发改善影响。

并发症

可能出现两种类型的并发症。1/3 的患者（3%）出现感染而必须取出设备，或者暂时性单侧声带麻痹（0.7% ~1.1%）导致严重的声音受损，这是该手术的固有并发症[340]。刺激作用所致的并发症有副交感神经过度活跃所致心率变缓（0.1%）和睡眠呼吸暂停的风险（8% ~15%）。已经患有上述疾病的患者需要特别照料[341-342]。不太严重但经常出现的并发症包括在治疗的头几个月会出现声音沙哑、咳嗽、颈部疼痛等[330]。任何完整的神经心理评估中未报道有认知功能下降[343]。

未来应用

迷走神经刺激术耐受性好、严重并发症少，在抑郁症治疗方面仍在进行评估。与难治性癫痫的常规治疗相比，超过 3 万例患者从该技术中受益。出现 50% 的应答率和缓解率这种令人鼓舞的结果是需要临床和经济研究证实（鉴于设备花费）的。这些研究还应该具体指出指征和满意应答的预测标准（抑郁症、双相抑郁……的严重程度）及优化刺激参数。解决这些问题的研究方案应尽快在欧洲推出。

（邓佳慧　徐亚辉　尹大志　译）

参 考 文 献

1. Spiegel EA, Wycis HT, Marks M, Lee AJ (1947) Stereotaxic apparatus for operations on the human brain. Science 106(2754):349–350. doi:10.1126/science.106.2754.349 106/2754/349 [pii]
2. Schaltenbrand G, Walker AE (1982) Stereotaxy of the human brain : anatomical, physiological, and clinical applications, 2nd (revised and enlarged edition) Thieme, Stratton; Thieme-Stratton, New York
3. Mai JK, Paxinos G, Voss T (2008) Atlas of the human brain. Academic Press, San Diego
4. Leiphart JW, Valone III FH (2010) Stereotactic lesions for the treatment of psychiatric disorders. J Neurosurg 113(6):1204–1211. doi:10.3171/2010.5.JNS091277
5. Lipsman N, McIntyre RS, Giacobbe P, Torres C, Kennedy SH, Lozano AM (2010) Neurosurgical treatment of bipolar depression: defining treatment resistance and identifying surgical targets. Bipolar Disord 12(7):691–701. doi:10.1111/j.1399-5618.2010.00868.x
6. Mpakopoulou M, Gatos H, Brotis A, Paterakis KN, Fountas KN (2008) Stereotactic amygdalotomy in the management of severe aggressive behavioral disorders. Neurosurg Focus 25(1):E6. doi:10.3171/FOC/2008/25/7/E6
7. Fountas KN, Smith JR (2007) Historical evolution of stereotactic amygdalotomy for the management of severe aggression. J Neurosurg 106(4):710–713. doi:10.3171/jns.2007.106.4.710
8. Velasco F, Velasco M, Jimenez F, Velasco AL, Salin-Pascual R (2005) Neurobiological background for performing surgical intervention in the inferior thalamic peduncle for treatment of major depression disorders. Neurosurgery 57(3):439–448; discussion-48. doi:00006123-200509000-00001 [pii]
9. Medvedev SV, Anichkov AD, Poliakov II (2003) Physiological mechanisms of the effectiveness of bilateral stereotactic cingulotomy in treatment of strong psychological dependence in drug addiction. Fiziol Cheloveka 29(4):117–123
10. Binder DK, Iskandar BJ (2000) Modern neurosurgery for psychiatric disorders. Neurosurgery 47(1):9–21 (discussion 3)
11. Lozano A, Gildenberg P, Tasker R, Lozano AM, Gildenberg PL, Tasker RR (2009) Textbook of stereotactic and functional neurosurgery, 2nd edn. Springer, New York, p 2861
12. Lu L, Wang X, Kosten TR (2009) Stereotactic neurosurgical treatment of drug addiction. Am J Drug Alcohol Abuse 35(6):391–393. doi:10.3109/00952990903312478
13. Stelten BM, Noblesse LH, Ackermans L, Temel Y, Visser-Vandewalle V (2008) The neurosurgical treatment of addiction. Neurosurg Focus 25(1):E5. doi:10.3171/FOC/2008/25/7/E5
14. Gao G, Wang X, He S, Li W, Wang Q, Liang Q et al (2003) Clinical study for alleviating opiate drug psychological dependence by a method of ablating the nucleus accumbens with stereotactic surgery. Stereotact Funct Neurosurg 81(1–4):96–104. doi:10.1159/000075111 75111 [pii]
15. Fountas KN, Smith JR, Lee GP (2007) Bilateral stereotactic amygdalotomy for self-mutilation disorder. Case report and review of the literature. Stereotact Funct Neurosurg 85(2–3):121–128. doi:10.1159/000098527 000098527 [pii]
16. Kim MC, Lee TK (2008) Stereotactic lesioning for mental illness. Acta Neurochir Suppl 101:39–43
17. Meyer A (1954) Prefrontal leucotomy and related operations. Oliver & Boyd, London
18. Talairach J, Hecaen H, David M (1949) Lobotomies prefrontal limitee par electrocoagulation des fibres thalamo-frontales à leur emergence du bras anterieur de la capsule interne. In: Proceedings IV congres neurologique international, Paris
19. Bingley T, Leksell L, Meyerson BA et al (1973) Stereotactic anterior capsulotomy in anxiety and obsessive-compulsive states. Surgical approaches in psychiatry. Medical and Technical Publishing, Lancaster

20. Simpson BJ, Thomas RP (ed) (2003) Stereotactic anterior capsulotomy for intractable depression and obsessive compulsive disorder [Abstract]. In: Proceedings of the 143rd meeting of the society of British neurological surgeons. Br J Neurosurg, Cardiff
21. Alexander GE, DeLong MR, Strick PL (1986) Parallel organization of functionally segregated circuits linking basal ganglia and cortex. Annu Rev Neurosci 9:357–381. doi:10.1146/annurev.ne.09.030186.002041
22. Cavada C, Company T, Tejedor J, Cruz-Rizzolo RJ, Reinoso-Suarez F (2000) The anatomical connections of the macaque monkey orbitofrontal cortex. Rev Cereb Cortex 10(3):220–242
23. Axer H, Lippitz BE, von Keyserlingk DG (1999) Morphological asymmetry in anterior limb of human internal capsule revealed by confocal laser and polarized light microscopy. Psychiatry Res 91(3):141–154
24. Spiegelmann R, Faibel M, Zohar Y (1994) CT target selection in stereotactic anterior capsulotomy: anatomical considerations. Stereotact Funct Neurosurg 63(1–4):160–167
25. Christmas D, Eljamel MS, Butler S, Hazari H, MacVicar R, Steele JD et al (2011) Long term outcome of thermal anterior capsulotomy for chronic, treatment refractory depression. J Neurol Neurosurg Psychiatry 82(6):594–600. doi:10.1136/jnnp.2010.217901 jnnp.2010.217901 [pii]
26. Mindus P, Nyman H, Mogard J (1990) Frontal lobe and basal ganglia metabolism studies in patients with incapacitating obsessive-compulsive disorder undergoing capsulotomy. Nord J Psychiatry 44:309–312
27. Hurwitz TA, Mandat T, Forster B, Honey C (2006) Tract identification by novel MRI signal changes following stereotactic anterior capsulotomy. Stereotact Funct Neurosurg 84(5–6):228–235. doi:10.1159/000096496 96496 [pii]
28. Mindus P, Jenike MA (1992) Neurosurgical treatment of malignant obsessive compulsive disorder. Psychiatr Clin N Am 15(4):921–938
29. Mindus P, Meyerson BA (1982) Anterior capsulotomy for intractable anxiety disorders. In: Schmidek H, Sweeney JA (eds) Operative neurosurgical techniques. WB Saunders, Philadelphia
30. Lippitz BE, Mindus P, Meyerson BA, Kihlstrom L, Lindquist C (1999) Lesion topography and outcome after thermocapsulotomy or gamma knife capsulotomy for obsessive-compulsive disorder: relevance of the right hemisphere. Neurosurgery 44(3):452–458; discussion 8–60
31. Lippitz B, Mindus P, Meyerson BA, Kihlstrom L, Lindquist C (1997) Obsessive compulsive disorder and the right hemisphere: topographic analysis of lesions after anterior capsulotomy performed with thermocoagulation. Acta Neurochir Suppl 68:61–63
32. Cosgrove GR, Rauch SL (1995) Psychosurgery. Neurosurg Clin N Am 6(1):167–176
33. Herner T (1961) Treatment of mental disorders with frontal stereotaxic thermo-lesions. Acta Psychiatr Scand 36(158):1–140
34. Liu K, Zhang H, Liu C, Guan Y, Lang L, Cheng Y et al (2008) Stereotactic treatment of refractory obsessive compulsive disorder by bilateral capsulotomy with 3 years follow-up. J Clin Neurosci 15(6):622–629. doi:10.1016/j.jocn.2007.07.086 S0967-5868(07)00497-3 [pii]
35. Oliver B, Gascon J, Aparicio A, Ayats E, Rodriguez R, Maestro De Leon JL et al (2003) Bilateral anterior capsulotomy for refractory obsessive-compulsive disorders. Stereotact Funct Neurosurg 81(1–4):90–95. doi:10.1159/000075110 75110 [pii]
36. Mindus P, Nyman H (1991) Normalization of personality characteristics in patients with incapacitating anxiety disorders after capsulotomy. Acta Psychiatr Scand 83(4):283–291
37. Ruck C, Andreewitch S, Flyckt K, Edman G, Nyman H, Meyerson BA et al (2003) Capsulotomy for refractory anxiety disorders: long-term follow-up of 26 patients. Am J Psychiatry 160(3):513–521
38. Lozano A, Gildenberg P, Tasker R, Lozano AM, Gildenberg PL, Tasker RR (2009) Textbook of stereotactic and functional neurosurgery, 2nd edn. Springer, New York

39. Mindus P, Edman G, Andreewitch S (1999) A prospective, long-term study of personality traits in patients with intractable obsessional illness treated by capsulotomy. Acta Psychiatr Scand 99(1):40–50
40. Mindus P, Nyman H, Rosenquist A, Rydin E, Meyerson BA (1988) Aspects of personality in patients with anxiety disorders undergoing capsulotomy. Acta Neurochir Suppl (Wien) 44:138–144
41. Ruck C, Edman G, Asberg M, Svanborg P (2006) Long-term changes in self-reported personality following capsulotomy in anxiety patients. Nord J Psychiatry 60(6):486–491. doi:10.1080/08039480601022116 Q90002X766K344J8 [pii]
42. Ruck C, Karlsson A, Steele JD, Edman G, Meyerson BA, Ericson K et al (2008) Capsulotomy for obsessive-compulsive disorder: long-term follow-up of 25 patients. Arch Gen Psychiatry 65(8):914–921. doi:10.1001/archpsyc.65.8.914 65/8/914 [pii]
43. Ridout N, O'Carroll RE, Dritschel B, Christmas D, Eljamel M, Matthews K (2007) Emotion recognition from dynamic emotional displays following anterior cingulotomy and anterior capsulotomy for chronic depression. Neuropsychologia 45(8):1735–1743. doi:10.1016/j.neuropsychologia.2006.12.022 S0028-3932(07)00011-5 [pii]
44. Cosgrove GR, Rauch SL (2003) Stereotactic cingulotomy. Neurosurg Clin N Am 14(2):225–235
45. Winn HR, Youmans JR (2011) Youmans' neurological surgery, 6th edn. Saunders, Philadelphia, London
46. Schmidek HH, Roberts DW (2006) Schmidek and Sweet operative neurosurgical techniques: indications, methods, and results, 5th edn. Saunders Elsevier, Philadelphia
47. Vertes RP, Albo Z, Viana Di Prisco G (2001) Theta-rhythmically firing neurons in the anterior thalamus: implications for mnemonic functions of Papez's circuit. Neuroscience 104(3):619–625. doi:S0306-4522(01)00131-2 [pii]
48. Ballantine HT Jr, Cassidy WL, Flanagan NB, Marino R Jr (1967) Stereotaxic anterior cingulotomy for neuropsychiatric illness and intractable pain. J Neurosurg 26(5):488–495. doi:10.3171/jns.1967.26.5.0488
49. Pribram KH, Fulton JF (1954) An experimental critique of the effects of anterior cingulate ablations in monkey. Brain 77(1):34–44
50. Fulton JF (1951) Lobotomy in man. Wis Med J 50(5):387; passim
51. Ward AA Jr (1948) The anterior cingulate gyrus and personality. Res Publ Assoc Res Nerv Ment Dis 27:438–445
52. Pool JL, Ransohoff J (1949) Autonomic effects on stimulating rostral portion of cingulate gyri in man. J Neurophysiol 12(6):385–392
53. Whitty CW, Duffield JE, Tov PM, Cairns H (1952) Anterior cingulectomy in the treatment of mental disease. Lancet 1(6706):475–481
54. Scoville W (1951) Research project of undercut- ting of the medial-cingulate gyrus Brodmann's area 24 and 32. Trans Am Neurol Assoc 56:226–227
55. Le Beau J (1954) Anterior cingulectomy in man. J Neurosurg 11(3):268–276. doi:10.3171/jns.1954.11.3.0268
56. Tow PM, Armstrong RW, Oxon MA (1954) Anterior cingulectomy in schizophrenia and other psychotic disorders; clinical results. J Ment Sci 100(418):46–61
57. Whitty CW, Lewin W (1957) Vivid daydreaming: an unusual form of confusion following anterior cingulectomy. Brain 80(1):72–76
58. Ballantine HT, Cassidy WL, Brodeur J, Giriunas I (eds) (1970) Frontal cingulotomy for mood disturbance. International conference on psychosurgery, Copenhagen, Denmark, Springfield, Ill
59. Foltz EL, White LE Jr (1962) Pain "relief" by frontal cingulotomy. J Neurosurg 19:89–100. doi:10.3171/jns.1962.19.2.0089
60. Brotis AG, Kapsalaki EZ, Paterakis K, Smith JR, Fountas KN (2009) Historic evolution of open cingulectomy and stereotactic cingulotomy in the management of medically intractable psychiatric disorders, pain and drug addiction. Stereotact Funct Neurosurg 87(5):271–291. doi:10.1159/000226669 000226669 [pii]

61. Balasubramaniam V, Kanaka TS, Ramanujam PB (1973) Stereotaxic cingulumotomy for drug addiction. Neurol India 21(2):63–66
62. Kanaka TS, Balasubramaniam V (1978) Stereotactic cingulumotomy for drug addiction. Appl Neurophysiol 41(1–4):86–92
63. Soares JC, Mann JJ (1997) The functional neuroanatomy of mood disorders. J Psychiatr Res 31(4):393–432 S0022-3956(97)00016-2[pii]
64. Frewen PA, Dozois DJ, Lanius RA (2008) Neuroimaging studies of psychological interventions for mood and anxiety disorders: empirical and methodological review. Clin Psychol Rev 28(2):228–246. doi:10.1016/j.cpr.2007.05.002 S0272-7358(07)00102-X [pii]
65. Drevets WC (2001) Neuroimaging and neuropathological studies of depression: implications for the cognitive-emotional features of mood disorders. Curr Opin Neurobiol 11(2):240–249 S0959-4388(00)00203-8[pii]
66. Soares JC, Mann JJ (1997) The anatomy of mood disorders–review of structural neuroimaging studies. Biol Psychiatry 41(1):86–106 S0006322396000066[pii]
67. Drevets WC, Price JL, Simpson JR Jr, Todd RD, Reich T, Vannier M et al (1997) Subgenual prefrontal cortex abnormalities in mood disorders. Nature 386(6627):824–827. doi:10.1038/386824a0
68. Mayberg HS, Liotti M, Brannan SK, McGinnis S, Mahurin RK, Jerabek PA et al (1999) Reciprocal limbic-cortical function and negative mood: converging PET findings in depression and normal sadness. Am J Psychiatry 156(5):675–682
69. Sheline YI, Barch DM, Donnelly JM, Ollinger JM, Snyder AZ, Mintun MA (2001) Increased amygdala response to masked emotional faces in depressed subjects resolves with antidepressant treatment: an fMRI study. Biol Psychiatry 50(9):651–658 S000632230101263X[pii]
70. Shields DC, Asaad W, Eskandar EN, Jain FA, Cosgrove GR, Flaherty AW et al (2008) Prospective assessment of stereotactic ablative surgery for intractable major depression. Biol Psychiatry 64(6):449–454. doi:10.1016/j.biopsych.2008.04.009 S0006-3223(08)00431-9 [pii]
71. Scoville WB, Wilk EK, Pepe AJ (1951) Selective cortical undercutting; results in new method of fractional lobotomy. Am J Psychiatry 107(10):730–738
72. Cosgrove GR (2009) Cingulotomy for depression and OCD. In: Lozano A (ed) Textbook of stereotactic and functional neurosurgery, vol 1, 2nd edn. Springer, New York, pp 2887–2896
73. Ballantine HT Jr, Bouckoms AJ, Thomas EK, Giriunas IE (1987) Treatment of psychiatric illness by stereotactic cingulotomy. Biol Psychiatry 22(7):807–819 0006-3223(87)90080-1 [pii]
74. Spangler WJ, Cosgrove GR, Ballantine HT Jr, Cassem EH, Rauch SL, Nierenberg A et al (1996) Magnetic resonance image-guided stereotactic cingulotomy for intractable psychiatric disease. Neurosurgery 38(6):1071–1076; discussion 6–8
75. Jenike MA, Baer L, Ballantine T, Martuza RL, Tynes S, Giriunas I et al (1991) Cingulotomy for refractory obsessive-compulsive disorder. A long-term follow-up of 33 patients. Arch Gen Psychiatry 48(6):548–555
76. Dougherty DD, Baer L, Cosgrove GR, Cassem EH, Price BH, Nierenberg AA et al (2002) Prospective long-term follow-up of 44 patients who received cingulotomy for treatment-refractory obsessive-compulsive disorder. Am J Psychiatry 159(2):269–275
77. Kim CH, Chang JW, Koo MS, Kim JW, Suh HS, Park IH et al (2003) Anterior cingulotomy for refractory obsessive-compulsive disorder. Acta Psychiatr Scand 107(4):283–290 087 [pii]
78. Jung HH, Kim CH, Chang JH, Park YG, Chung SS, Chang JW (2006) Bilateral anterior cingulotomy for refractory obsessive-compulsive disorder: long-term follow-up results. Stereotact Funct Neurosurg 84(4):184–189. doi:10.1159/000095031 95031 [pii]
79. Richter EO, Davis KD, Hamani C, Hutchison WD, Dostrovsky JO, Lozano AM (2008) Cingulotomy for psychiatric disease: microelectrode guidance, a callosal reference system

for documenting lesion location, and clinical results. Neurosurgery 62(6 Suppl 3):957–965. doi:10.1227/01.neu.0000333763.20575.18 00006123-200806001-00005 [pii]
80. Richter EO, Davis KD, Hamani C, Hutchison WD, Dostrovsky JO, Lozano AM (2004) Cingulotomy for psychiatric disease: microelectrode guidance, a callosal reference system for documenting lesion location, and clinical results. Neurosurgery 54(3):622–28; discussion 8–30
81. Turner E (ed) (1970) Operations for aggression: bilateral temporal lobotomy and posterior cingulectomy. International conference on psychosurgery, Copenhagen, Denmark, Springfield, Ill
82. Jimenez-Ponce F, Soto-Abraham JE, Ramirez-Tapia Y, Velasco-Campos F, Carrillo-Ruiz JD, Gomez-Zenteno P (2011) Evaluation of bilateral cingulotomy and anterior capsulotomy for the treatment of aggressive behavior. Cir Cir 79(2):107–113
83. Jimenez F, Soto JE, Velasco F, Andrade P, Bustamante JJ, Gomez P et al (2012) Bilateral cingulotomy and anterior capsulotomy applied to patients with aggressiveness. Stereotact Funct Neurosurg 90(3):151–160. doi:10.1159/000336746 000336746 [pii]
84. Baer L, Rauch SL, Ballantine HT Jr, Martuza R, Cosgrove R, Cassem E et al (1995) Cingulotomy for intractable obsessive-compulsive disorder. Prospective long-term follow-up of 18 patients. Arch Gen Psychiatry 52(5):384–392
85. Pokorny AD (1983) Prediction of suicide in psychiatric patients. Report of a prospective study. Arch Gen Psychiatry 40(3):249–257
86. Lozano A, Gildenberg P, Tasker R, Lozano AM, Gildenberg PL, Tasker RR (2009) Cingulotomy for depression and OCD, textbook of stereotactic and functional neurosurgery, 2nd edn. Springer, New York, pp 2887–2896
87. Andrade P, Noblesse LH, Temel Y, Ackermans L, Lim LW, Steinbusch HW et al (2010) Neurostimulatory and ablative treatment options in major depressive disorder: a systematic review. Acta Neurochir (Wien) 152(4):565–577. doi:10.1007/s00701-009-0589-6
88. Knight GC, Tredgold RF (1955) Orbital leucotomy: a review of 52 cases. Lancet 268(6872):981–986
89. Bridges PK, Bartlett JR, Hale AS, Poynton AM, Malizia AL, Hodgkiss AD (1994) Psychosurgery: stereotactic subcaudate tractomy. An indispensable treatment. Br J Psychiatry 165(5):599–611; discussion 2–3
90. Hodgkiss AD, Malizia AL, Bartlett JR, Bridges PK (1995) Outcome after the psychosurgical operation of stereotactic subcaudate tractotomy, 1979–1991. J Neuropsychiatry Clin Neurosci 7(2):230–234
91. Knight G (1964) The orbital cortex as an objective in the surgical treatment of mental illness. The results of 450 cases of open operation and the development of the stereotactic approach. Br J Surg 51:114–124
92. Poynton AM, Kartsounis LD, Bridges PK (1995) A prospective clinical study of stereotactic subcaudate tractotomy. Psychol Med 25(4):763–770
93. Goktepe EO, Young LB, Bridges PK (1975) A further review of the results of stereotactic subcaudate tractotomy. Br J Psychiatry 126:270–280
94. Kartsounis LD, Poynton A, Bridges PK, Bartlett JR (1991) Neuropsychological correlates of stereotactic subcaudate tractotomy. A prospective study. Brain 114(Pt 6):2657–2673
95. Kelly D, Richardson A, Mitchell-Heggs N, Greenup J, Chen C, Hafner RJ (1973) Stereotactic limbic leucotomy: a preliminary report on forty patients. Br J Psychiatry 123(573):141–148
96. Mitchell-Heggs N, Kelly D, Richardson A (1976) Stereotactic limbic leucotomy–a follow-up at 16 months. Br J Psychiatry 128:226–240
97. Montoya A, Weiss AP, Price BH, Cassem EH, Dougherty DD, Nierenberg AA et al (2002) Magnetic resonance imaging-guided stereotactic limbic leukotomy for treatment of intractable psychiatric disease. Neurosurgery 50(5):1043–1049 (discussion 9–52)
98. Fodstad H, Strandman E, Karlsson B, West KA (1982) Treatment of chronic obsessive compulsive states with stereotactic anterior capsulotomy or cingulotomy. Acta Neurochir (Wien) 62(1–2):1–23

99. Macklin R (1999) The ethical problems with sham surgery in clinical research. N Engl J Med 341(13):992–996. doi:10.1056/NEJM199909233411312
100. Mehta S, Myers TG, Lonner JH, Huffman GR, Sennett BJ (2007) The ethics of sham surgery in clinical orthopaedic research. J Bone Joint Surg Am 89(7):1650–1653. doi:10.2106/JBJS.F.00563
101. Dekkers W, Boer G (2001) Sham neurosurgery in patients with Parkinson's disease: is it morally acceptable? J Med Ethics 27(3):151–156
102. Means KR Jr (2008) The ethics of sham surgery in clinical orthopaedic research. J Bone Joint Surg Am 90(2):444; author reply 5
103. Juckel G, Uhl I, Padberg F, Brune M, Winter C (2009) Psychosurgery and deep brain stimulation as ultima ratio treatment for refractory depression. Eur Arch Psychiatry Clin Neurosci 259(1):1–7. doi:10.1007/s00406-008-0826-7
104. Christmas D, Morrison C, Eljamel MS, Matthews K (2004) Neurosurgery for mental disorder. Adv Psy chiatr Treat 10:189–199
105. Leksell L (1951) The stereotaxic method and radiosurgery of the brain. Acta Chirurgica Scandinavica 102:316–319
106. Leksell LH, Liden T (1955) Stereotaxic radiosurgery of the brain: report of a case. Kungl Fysiogr Sallsk Lund Forhandl 25:1–10
107. Leksell L, Backlund EO (1979) Stereotactic gammacapsulotomy. In: Hitchcock ER, Ballantine HT, Meyerson BA (eds) Modern concepts in psychiatric surgery. Elsevier, Amsterdam, pp 213–216
108. Mindus P, Bergstrom K, Levander SE, Noren G, Hindmarsh T, Thuomas KA (1987) Magnetic resonance images related to clinical outcome after psychosurgical intervention in severe anxiety disorder. J Neurol Neurosurg Psychiatry 50(10):1288–1293
109. Kihlstrom L, Guo WY, Lindquist C, Mindus P (1995) Radiobiology of radiosurgery for refractory anxiety disorders. Neurosurgery 36(2):294–302
110. Kihlstrom L, Hindmarsh T, Lax I, Lippitz B, Mindus P, Lindquist C (1997) Radiosurgical lesions in the normal human brain 17 years after gamma knife capsulotomy. Neurosurgery 41(2):396–401 (discussion 2)
111. Leksell L, Leksell D, Schwebel J (1985) Stereotaxis and nuclear magnetic resonance. J Neurol Neurosurg Psychiatry 48(1):14–18
112. Kondziolka D, Flickinger JC, Hudak R (2011) Results following gamma knife radiosurgical anterior capsulotomies for obsessive compulsive disorder. Neurosurgery 68(1):28–32; discussion 23–33. doi:10.1227/NEU.0b013e3181fc5c8b 00006123-201101000-00005 [pii]
113. Taub A, Lopes AC, Fuentes D, D'Alcante CC, de Mathis ME, Canteras MM et al (2009) Neuropsychological outcome of ventral capsular/ventral striatal gamma capsulotomy for refractory obsessive-compulsive disorder: a pilot study. J Neuropsychiatry Clin Neurosci 21(4):393–397. doi:10.1176/appi.neuropsych.21.4.393 21/4/393 [pii]
114. Lopes AC, Greenberg BD, Noren G, Canteras MM, Busatto GF, de Mathis ME et al (2009) Treatment of resistant obsessive-compulsive disorder with ventral capsular/ventral striatal gamma capsulotomy: a pilot prospective study. J Neuropsychiatry Clin Neurosci 21(4):381–392. doi:10.1176/appi.neuropsych.21.4.381 21/4/381 [pii]
115. Gouvea F, Lopes A, Greenberg B, Canteras M, Taub A, Mathis M et al (2010) Response to sham and active gamma ventral capsulotomy in otherwise intractable obsessive-compulsive disorder. Stereotact Funct Neurosurg 88(3):177–182. doi:10.1159/000313870 000313870 [pii]
116. Martin E, Jeanmonod D, Morel A, Zadicario E, Werner B (2009) High-intensity focused ultrasound for noninvasive functional neurosurgery. Ann Neurol 66(6):858–861. doi:10.1002/ana.21801
117. Rode J (1655) Compositiones medicae. Typis Pauli Frambotti
118. Penfield W (1958) Some mechanisms of consciousness discovered during electrical stimulation of the brain. Proc Natl Acad Sci USA 44(2):51–66
119. Penfield W, Welch K (1949) Instability of response to stimulation of the sensorimotor cortex of man. J Physiol 109(3–4):358–365, illust

120. Pool JL (1954) Psychosurgery in older people. J Am Geriatr Soc 2:456–465
121. Hariz MI, Blomstedt P, Zrinzo L (2010) Deep brain stimulation between 1947 and 1987: the untold story. Neurosurg Focus 29(2):E1
122. Delgado JM, Hamlin H, Chapman WP (1952) Technique of intracranial electrode implacement for recording and stimulation and its possible therapeutic value in psychotic patients. Confin Neurol 12(5–6):315–319
123. Delgado JMR, Graulich M (1972) Le conditionnement du cerveau et la liberté de l'esprit. Ch. Dessart
124. Baumeister AA (2000) The Tulane electrical brain stimulation program a historical case study in medical ethics. J Hist Neurosci 9(3):262–278. doi:10.1076/jhin.9.3.262.1787
125. Heath RG (1963) Electrical self-stimulation of the brain in man. Am J Psychiatry 120:571–577
126. Heath RG (1977) Modulation of emotion with a brain pacemaker. Treatment for intractable psychiatric illness. J Nerv Ment Dis 165(5):300–317
127. Heath RG (1972) Pleasure and brain activity in man. Deep and surface electroencephalograms during orgasm. J Nerv Ment Dis 154(1):3–18
128. Sem-Jacobsen CW (1965) Depth electrographic stimulation and treatment of patients with Parkinson's disease including neurosurgical technique. Acta Neurol Scand Suppl 13(1):365–377
129. Sem-Jacobsen CW (1966) Depth-electrographic observations related to Parkinson's disease. Recording and electrical stimulation in the area around the third ventricle. J Neurosurg 24(1):Suppl:388–402
130. Sem-Jacobsen CW (1968) Depth electrographic stimulation of the human brain and behavior: from fourteen years of studies and treatment of Parkinson's disease and mental disorders with implanted electrodes, 1 Jan 1965 edition, Springfield, Ill
131. Sheer D (1961) Electrical stimulation of the brain. An Interdisciplinary survey of neurobehavioral integrative system, Austin, Texas
132. Benabid AL, Pollak P, Louveau A, Henry S, de Rougemont J (1987) Combined (thalamotomy and stimulation) stereotactic surgery of the VIM thalamic nucleus for bilateral Parkinson disease. Appl Neurophysiol 50(1–6):344–346
133. Benabid AL, Pollak P, Gervason C, Hoffmann D, Gao DM, Hommel M et al (1991) Long-term suppression of tremor by chronic stimulation of the ventral intermediate thalamic nucleus. Lancet 337(8738):403–406 0140-6736(91)91175-T[pii]
134. Benabid AL, Pollak P, Seigneuret E, Hoffmann D, Gay E, Perret J (1993) Chronic VIM thalamic stimulation in Parkinson's disease, essential tremor and extra-pyramidal dyskinesias. Acta Neurochir Suppl (Wien) 58:39–44
135. Coubes P, Roubertie A, Vayssiere N, Hemm S, Echenne B (2000) Treatment of DYT1-generalised dystonia by stimulation of the internal globus pallidus. Lancet 355(9222):2220–2221. doi:10.1016/S0140-6736(00)02410-7 S0140-6736(00)02410-7 [pii]
136. Krack P, Batir A, Van Blercom N, Chabardes S, Fraix V, Ardouin C et al (2003) Five-year follow-up of bilateral stimulation of the subthalamic nucleus in advanced Parkinson's disease. N Engl J Med 349(20):1925–1934. doi:10.1056/NEJMoa035275 49/20/1925 [pii]
137. Deuschl G, Schade-Brittinger C, Krack P, Volkmann J, Schafer H, Botzel K et al (2006) A randomized trial of deep-brain stimulation for Parkinson's disease. N Engl J Med 355(9):896–908. doi:10.1056/NEJMoa060281 355/9/896 [pii]
138. Funkiewiez A, Ardouin C, Caputo E, Krack P, Fraix V, Klinger H et al (2004) Long term effects of bilateral subthalamic nucleus stimulation on cognitive function, mood, and behaviour in Parkinson's disease. J Neurol Neurosurg Psychiatry 75(6):834–839
139. Herzog J, Reiff J, Krack P, Witt K, Schrader B, Muller D et al (2003) Manic episode with psychotic symptoms induced by subthalamic nucleus stimulation in a patient with Parkinson's disease. Mov Disord 18(11):1382–1384. doi:10.1002/mds.10530
140. Romito LM, Raja M, Daniele A, Contarino MF, Bentivoglio AR, Barbier A et al (2002) Transient mania with hypersexuality after surgery for high frequency stimulation of the

subthalamic nucleus in Parkinson's disease. Mov Disord 17(6):1371–1374. doi:10.1002/mds.10265
141. Bejjani BP, Damier P, Arnulf I, Thivard L, Bonnet AM, Dormont D et al (1999) Transient acute depression induced by high-frequency deep-brain stimulation. N Engl J Med 340(19):1476–1480. doi:10.1056/NEJM199905133401905
142. Limousin P, Krack P, Pollak P, Benazzouz A, Ardouin C, Hoffmann D et al (1998) Electrical stimulation of the subthalamic nucleus in advanced Parkinson's disease. N Engl J Med 339(16):1105–1111. doi:10.1056/NEJM199810153391603
143. Houeto JL, Mesnage V, Mallet L, Pillon B, Gargiulo M, du Moncel ST et al (2002) Behavioural disorders, Parkinson's disease and subthalamic stimulation. J Neurol Neurosurg Psychiatry 72(6):701–707
144. Burkhard PR, Vingerhoets FJ, Berney A, Bogousslavsky J, Villemure JG, Ghika J (2004) Suicide after successful deep brain stimulation for movement disorders. Neurology 63(11):2170–2172 63/11/2170[pii]
145. Bejjani BP, Houeto JL, Hariz M, Yelnik J, Mesnage V, Bonnet AM et al (2002) Aggressive behavior induced by intraoperative stimulation in the triangle of Sano. Neurology 59(9):1425–1427
146. Jaafari N, Gire P, Houeto JL (2009) Deep brain stimulation, Parkinson's disease and neuropsychiatric complications. Presse Med 38(9):1335–1342. doi:10.1016/j.lpm.2008.11.019 S0755-4982(09)00048-7 [pii]
147. Houeto JL, Mallet L, Mesnage V, Tezenas du Montcel S, Behar C, Gargiulo M et al (2006) Subthalamic stimulation in Parkinson disease: behavior and social adaptation. Arch Neurol 63(8):1090–1095. doi:10.1001/archneur.63.8.1090 63/8/1090 [pii]
148. Aarsland D, Larsen JP, Lim NG, Janvin C, Karlsen K, Tandberg E et al (1999) Range of neuropsychiatric disturbances in patients with Parkinson's disease. J Neurol Neurosurg Psychiatry 67(4):492–496
149. Mallet L, Mesnage V, Houeto JL, Pelissolo A, Yelnik J, Behar C et al (2002) Compulsions, Parkinson's disease, and stimulation. Lancet 360(9342):1302–1304. doi:10.1016/S0140-6736(02)11339-0 S0140-6736(02)11339-0 [pii]
150. Fontaine D, Mattei V, Borg M, von Langsdorff D, Magnie MN, Chanalet S et al (2004) Effect of subthalamic nucleus stimulation on obsessive-compulsive disorder in a patient with Parkinson disease. Case report. J Neurosurg 100(6):1084–1086. doi:10.3171/jns.2004.100.6.1084
151. Nuttin B, Cosyns P, Demeulemeester H, Gybels J, Meyerson B (1999) Electrical stimulation in anterior limbs of internal capsules in patients with obsessive-compulsive disorder. Lancet 354(9189):1526. doi:10.1016/S0140-6736(99)02376-4 S0140-6736(99)02376-4 [pii]
152. Group O-DC (2002) Deep brain stimulation for psychiatric disorders. Neurosurgery 51(2):519
153. santé CCNdEplsdlvedl (2002) Avis sur la neurochirurgie fonctionnelle d'affections psychiatriques sévères. La Documentation française 153
154. France Comité consultatif national d'éthique pour les sciences de la vie et de la santé (2005) Avis sur la neurochirurgie fonctionnelle d'affections psychiatriques sévères. Ethique et recherche biomédicale Rapport 2002. la Documentation française, Paris
155. Carron R, Chabardes S, Hammond C (2012) Mechanisms of action of high-frequency deep brain stimulation. A review of the literature and current concepts. Neurochirurgie. doi:10.1016/j.neuchi.2012.02.006 S0028-3770(12)00013-6 [pii]
156. Garcia L, D'Alessandro G, Bioulac B, Hammond C (2005) High-frequency stimulation in Parkinson's disease: more or less? Trends Neurosci 28(4):209–216. doi:10.1016/j.tins.2005.02.005
157. Hemm S, Mennessier G, Vayssiere N, Cif L, El Fertit H, Coubes P (2005) Deep brain stimulation in movement disorders: stereotactic coregistration of two-dimensional electrical field modeling and magnetic resonance imaging. J Neurosurg 103(6):949–955. doi:10.3171/jns.2005.103.6.0949

158. Benazzouz A, Hallett M (2000) Mechanism of action of deep brain stimulation. Neurology 55(12 Suppl 6):S13–S16
159. Dostrovsky JO, Lozano AM (2002) Mechanisms of deep brain stimulation. Mov Disord 17(Suppl 3):S63–S68
160. Benabid AL, Benazzous A, Pollak P (2002) Mechanisms of deep brain stimulation. Mov Disord 17(Suppl 3):S73–S74
161. Nuttin BJ, Gabriels LA, Cosyns PR, Meyerson BA, Andreewitch S, Sunaert SG et al (2003) Long-term electrical capsular stimulation in patients with obsessive-compulsive disorder. Neurosurgery 52(6):1263–1272 (discussion 72–74)
162. Coenen VA, Honey CR, Hurwitz T, Rahman AA, McMaster J, Burgel U et al (2009) Medial forebrain bundle stimulation as a pathophysiological mechanism for hypomania in subthalamic nucleus deep brain stimulation for Parkinson's disease. Neurosurgery 64(6):1106–1114 (discussion 14–15). doi:10.1227/01.NEU.0000345631.54446.06
163. Hammond C, Ammari R, Bioulac B, Garcia L (2008) Latest view on the mechanism of action of deep brain stimulation. Mov Disord 23(15):2111–2121. doi:10.1002/mds.22120
164. Gradinaru V, Mogri M, Thompson KR, Henderson JM, Deisseroth K (2009) Optical deconstruction of parkinsonian neural circuitry. Science 324(5925):354–359. doi:10.1126/science.1167093 1167093 [pii]
165. Zhang F, Wang LP, Brauner M, Liewald JF, Kay K, Watzke N et al (2007) Multimodal fast optical interrogation of neural circuitry. Nature 446(7136):633–639. doi:10.1038/nature05744 nature05744 [pii]
166. Toda H, Hamani C, Fawcett AP, Hutchison WD, Lozano AM (2008) The regulation of adult rodent hippocampal neurogenesis by deep brain stimulation. J Neurosurg 108(1):132–138. doi:10.3171/JNS/2008/108/01/0132
167. Hamani C, Stone SS, Garten A, Lozano AM, Winocur G (2011) Memory rescue and enhanced neurogenesis following electrical stimulation of the anterior thalamus in rats treated with corticosterone. Exp Neurol 232(1):100–104. doi:10.1016/j.expneurol.2011.08.023
168. Stone SS, Teixeira CM, Devito LM, Zaslavsky K, Josselyn SA, Lozano AM et al (2011) Stimulation of entorhinal cortex promotes adult neurogenesis and facilitates spatial memory. J Neurosci 31(38):13469–13484. doi:10.1523/JNEUROSCI.3100-11.2011
169. Encinas JM, Hamani C, Lozano AM, Enikolopov G (2011) Neurogenic hippocampal targets of deep brain stimulation. J Comp Neurol 519(1):6–20. doi:10.1002/cne.22503
170. Ridha BH, Barnes J, van de Pol LA, Schott JM, Boyes RG, Siddique MM et al (2007) Application of automated medial temporal lobe atrophy scale to Alzheimer disease. Arch Neurol 64(6):849–854. doi:10.1001/archneur.64.6.849
171. Jack CR Jr, Shiung MM, Gunter JL, O'Brien PC, Weigand SD, Knopman DS et al (2004) Comparison of different MRI brain atrophy rate measures with clinical disease progression in AD. Neurology 62(4):591–600
172. Wang L, Swank JS, Glick IE, Gado MH, Miller MI, Morris JC et al (2003) Changes in hippocampal volume and shape across time distinguish dementia of the Alzheimer type from healthy aging. Neuroimage 20(2):667–682. doi:10.1016/S1053-8119(03)00361-6
173. Lozano A (2012) Functional neurosurgery—an illustrious past, an exciting future. In: XXth Congress of the European Society for stereotactic and functional neurosurgery, Cascais, Portugal, 27 Sept 2012
174. Mayberg HS, Silva JA, Brannan SK, Tekell JL, Mahurin RK, McGinnis S et al (2002) The functional neuroanatomy of the placebo effect. Am J Psychiatry 159(5):728–737
175. Carpenter WT Jr (2009) Placebo effect in depression. Am J Psychiatry 166(8):935. doi:10.1176/appi.ajp.2009.09030385 166/8/935 [pii]
176. Mx Cohen (2012) Scientific recording in deep brain stimulation. In: Denys D, Feenstra M, Schuurman R (eds) Deep brain stimulation: a new frontier in psychiatry. Springer, New York, pp 183–191
177. Fraix V, Houeto JL, Lagrange C, Le Pen C, Krystkowiak P, Guehl D et al (2006) Clinical and economic results of bilateral subthalamic nucleus stimulation in Parkinson's disease.

J Neurol Neurosurg Psychiatry 77(4):443–449. doi:10.1136/jnnp.2005.077677 77/4/443 [pii]

178. Kellner CH (2012) Brain stimulation in psychiatry: ECT, DBS, TMS and other modalities. Cambridge University Press, Cambridge
179. Kleiner-Fisman G, Herzog J, Fisman DN, Tamma F, Lyons KE, Pahwa R et al (2006) Subthalamic nucleus deep brain stimulation: summary and meta-analysis of outcomes. Mov Disord 21(Suppl 14):S290–S304. doi:10.1002/mds.20962
180. Bronstein JM, Tagliati M, Alterman RL, Lozano AM, Volkmann J, Stefani A et al (2011) Deep brain stimulation for Parkinson disease: an expert consensus and review of key issues. Arch Neurol 68(2):165. doi:10.1001/archneurol.2010.260 archneurol.2010.260 [pii]
181. Visser-Vandewalle V, van der Linden C, Temel Y, Celik H, Ackermans L, Spincemaille G et al (2005) Long-term effects of bilateral subthalamic nucleus stimulation in advanced Parkinson disease: a four year follow-up study. Parkinsonism Relat Disord 11(3):157–165. doi:10.1016/j.parkreldis.2004.10.011 S1353-8020(04)00199-3 [pii]
182. Fluchere F (2010) Suivi au long cours d'une cohorte de patients parkinsoniens traites par stimulation cerebrale profonde des noyaux sous thalamiques, et operes sous anesthesie generale. Université de la Méditéranée, Marseille
183. Vandewalle V, van der Linden C, Groenewegen HJ, Caemaert J (1999) Stereotactic treatment of Gilles de la Tourette syndrome by high frequency stimulation of thalamus. Lancet 353(9154):724 S0140673698059649[pii]
184. Lipsman N, Neimat JS, Lozano AM (2007) Deep brain stimulation for treatment-refractory obsessive-compulsive disorder: the search for a valid target. Neurosurgery 61(1):1–11 (discussion 3). doi:10.1227/01.neu.0000279719.75403.f7 00006123-200707000-00001 [pii]
185. Greenberg BD, Gabriels LA, Malone DA Jr, Rezai AR, Friehs GM, Okun MS et al (2010) Deep brain stimulation of the ventral internal capsule/ventral striatum for obsessive-compulsive disorder: worldwide experience. Mol Psychiatry 15(1):64–79. doi:10.1038/mp.2008.55 mp200855 [pii]
186. Abelson JL, Curtis GC, Sagher O, Albucher RC, Harrigan M, Taylor SF et al (2005) Deep brain stimulation for refractory obsessive-compulsive disorder. Biol Psychiatry 57(5):510–516. doi:10.1016/j.biopsych.2004.11.042 S0006-3223(04)01285-5 [pii]
187. Anderson D, Ahmed A (2003) Treatment of patients with intractable obsessive-compulsive disorder with anterior capsular stimulation. Case report. J Neurosurg 98(5):1104–1108. doi:10.3171/jns.2003.98.5.1104
188. Malone DA Jr, Dougherty DD, Rezai AR, Carpenter LL, Friehs GM, Eskandar EN et al (2009) Deep brain stimulation of the ventral capsule/ventral striatum for treatment-resistant depression. Biol Psychiatry 65(4):267–275. doi:10.1016/j.biopsych.2008.08.029 S0006-3223(08)01083-4 [pii]
189. Breiter HC, Rauch SL, Kwong KK, Baker JR, Weisskoff RM, Kennedy DN et al (1996) Functional magnetic resonance imaging of symptom provocation in obsessive-compulsive disorder. Arch Gen Psychiatry 53(7):595–606
190. Saxena S, Brody AL, Schwartz JM, Baxter LR (1998) Neuroimaging and frontal-subcortical circuitry in obsessive-compulsive disorder. Br J Psychiatry Suppl 35:26–37
191. Baxter LR Jr, Schwartz JM, Mazziotta JC, Phelps ME, Pahl JJ, Guze BH et al (1988) Cerebral glucose metabolic rates in nondepressed patients with obsessive-compulsive disorder. Am J Psychiatry 145(12):1560–1563
192. Abosch A, Cosgrove GR (2008) Biological basis for the surgical treatment of depression. Neurosurg Focus 25(1):E2. doi:10.3171/FOC/2008/25/7/E2
193. Aouizerate B, Cuny E, Martin-Guehl C, Guehl D, Amieva H, Benazzouz A et al (2004) Deep brain stimulation of the ventral caudate nucleus in the treatment of obsessive-compulsive disorder and major depression. Case report. J Neurosurg 101(4):682–686. doi:10.3171/jns.2004.101.4.0682
194. Halmi KA, Tozzi F, Thornton LM, Crow S, Fichter MM, Kaplan AS et al (2005) The relation among perfectionism, obsessive-compulsive personality disorder and obsessive-

compulsive disorder in individuals with eating disorders. Int J Eat Disord 38(4):371–374. doi:10.1002/eat.20190

195. Sherman BJ, Savage CR, Eddy KT, Blais MA, Deckersbach T, Jackson SC et al (2006) Strategic memory in adults with anorexia nervosa: are there similarities to obsessive compulsive spectrum disorders? Int J Eat Disord 39(6):468–476. doi:10.1002/eat.20300
196. Barbier J, Gabriels L, van Laere K, Nuttin B (2011) Successful anterior capsulotomy in comorbid anorexia nervosa and obsessive-compulsive disorder: case report. Neurosurgery 69(3):E745–E751 (discussion E51). doi:10.1227/NEU.0b013e31821964d2
197. Chang CH, Chen SY, Hsiao YL, Tsai ST, Tsai HC (2010) Hypomania with hypersexuality following bilateral anterior limb stimulation in obsessive-compulsive disorder. J Neurosurg 112(6):1299–1300. doi:10.3171/2009.10.JNS09918
198. Epstein J, Pan H, Kocsis JH, Yang Y, Butler T, Chusid J et al (2006) Lack of ventral striatal response to positive stimuli in depressed versus normal subjects. Am J Psychiatry 163(10):1784–1790. doi:10.1176/appi.ajp.163.10.1784 163/10/1784 [pii]
199. Tremblay LK, Naranjo CA, Graham SJ, Herrmann N, Mayberg HS, Hevenor S et al (2005) Functional neuroanatomical substrates of altered reward processing in major depressive disorder revealed by a dopaminergic probe. Arch Gen Psychiatry 62(11):1228–1236. doi:10.1001/archpsyc.62.11.1228 62/11/1228 [pii]
200. Schlaepfer TE, Cohen MX, Frick C, Kosel M, Brodesser D, Axmacher N et al (2008) Deep brain stimulation to reward circuitry alleviates anhedonia in refractory major depression. Neuropsychopharmacology 33(2):368–377. doi:10.1038/sj.npp.1301408 1301408 [pii]
201. Gorwood P (2008) Neurobiological mechanisms of anhedonia. Dialogues Clin Neurosci 10(3):291–299
202. Hauptman JS, DeSalles AA, Espinoza R, Sedrak M, Ishida W (2008) Potential surgical targets for deep brain stimulation in treatment-resistant depression. Neurosurg Focus 25(1):E3. doi:10.3171/FOC/2008/25/7/E3
203. Coenen VA, Schlaepfer TE, Maedler B, Panksepp J (2011) Cross-species affective functions of the medial forebrain bundle-implications for the treatment of affective pain and depression in humans. Neurosci Biobehav Rev 35(9):1971–1981. doi:10.1016/j.neubiorev.2010.12.009
204. Sturm V, Lenartz D, Koulousakis A, Treuer H, Herholz K, Klein JC et al (2003) The nucleus accumbens: a target for deep brain stimulation in obsessive-compulsive- and anxiety-disorders. J Chem Neuroanat 26(4):293–299 S0891061803001030[pii]
205. Bewernick BH, Hurlemann R, Matusch A, Kayser S, Grubert C, Hadrysiewicz B et al (2010) Nucleus accumbens deep brain stimulation decreases ratings of depression and anxiety in treatment-resistant depression. Biol Psychiatry 67(2):110–116. doi:10.1016/j.biopsych.2009.09.013 S0006-3223(09)01094-4 [pii]
206. Huff W, Lenartz D, Schormann M, Lee SH, Kuhn J, Koulousakis A et al (2010) Unilateral deep brain stimulation of the nucleus accumbens in patients with treatment-resistant obsessive-compulsive disorder: outcomes after one year. Clin Neurol Neurosurg 112(2):137–143. doi:10.1016/j.clineuro.2009.11.006 S0303-8467(09)00303-5 [pii]
207. Li N, Wang J, Wang XL, Chang CW, Ge SN, Gao L et al (2012) Nucleus accumbens surgery for addiction. World Neurosurg. doi:10.1016/j.wneu.2012.10.007
208. Voges J, Muller U, Bogerts B, Munte T, Heinze HJ (2012) DBS surgery for alcohol addiction. World Neurosurg. doi:10.1016/j.wneu.2012.07.011
209. Zhou H, Xu J, Jiang J (2011) Deep brain stimulation of nucleus accumbens on heroin-seeking behaviors: a case report. Biol Psychiatry 69(11):e41–e42. doi:10.1016/j.biopsych.2011.02.012 S0006-3223(11)00147-8 [pii]
210. Valencia-Alfonso CE, Luigjes J, Smolders R, Cohen MX, Levar N, Mazaheri A et al (2012) Effective deep brain stimulation in heroin addiction: a case report with complementary intracranial electroencephalogram. Biol Psychiatry 71(8):e35–e37. doi:10.1016/j.biopsych.2011.12.013

211. Sun B, Liu W (2012) Surgical treatments for drug addictons in humans. In: Denys D, Feenstra M, Schuurman R (eds) Deep Brain Stimulation: a new frontier in psychiatry. Springer, New York, pp 131–140
212. Ardouin C, Voon V, Worbe Y, Abouazar N, Czernecki V, Hosseini H et al (2006) Pathological gambling in Parkinson's disease improves on chronic subthalamic nucleus stimulation. Mov Disord 21(11):1941–1946. doi:10.1002/mds.21098
213. Temel Y, Blokland A, Steinbusch HW, Visser-Vandewalle V (2005) The functional role of the subthalamic nucleus in cognitive and limbic circuits. Prog Neurobiol 76(6):393–413. doi:10.1016/j.pneurobio.2005.09.005 S0301-0082(05)00104-8 [pii]
214. Nowinski WL, Belov D, Pollak P, Benabid AL (2005) Statistical analysis of 168 bilateral subthalamic nucleus implantations by means of the probabilistic functional atlas. Neurosurgery 57(4 Suppl):319–330 (discussion 30). doi:00006123-200510004-00014 [pii]
215. Parent A, Hazrati LN (1995) Functional anatomy of the basal ganglia. I. The cortico-basal ganglia-thalamo-cortical loop. Brain Res Brain Res Rev 20(1):91–127. doi:016501739400007C [pii]
216. Parent A, Hazrati LN (1995) Functional anatomy of the basal ganglia. II. The place of subthalamic nucleus and external pallidum in basal ganglia circuitry. Brain Res Brain Res Rev 20(1):128–154. doi:016501739400008D [pii]
217. Haynes WI, Mallet L (2012) What is the role of the subthalamic nucleus in OCD. Elements and insights from DBS. In: Denys D, Feenstra M, Schuurman R (eds) Deep brain stimulation: a new frontier in psychiatry. Springer, New York, pp 53–60
218. Chabardes S, Polosan M, Krack P, Bastin J, Krainik A, David O et al (2012) Deep brain stimulation for obsessive-compulsive disorder: subthalamic nucleus target. World Neurosurg. doi:10.1016/j.wneu.2012.03.010 S1878-8750(12)00413-5 [pii]
219. Mallet L, Polosan M, Jaafari N, Baup N, Welter ML, Fontaine D et al (2008) Subthalamic nucleus stimulation in severe obsessive-compulsive disorder. N Engl J Med 359(20):2121–2134. doi:10.1056/NEJMoa0708514 359/20/2121 [pii]
220. Jedynak CP (2005) Non *à* la nouvelle psychochirurgie des TOC. La Lettre du Neurologue 9:195–196
221. Berney A, Vingerhoets F, Perrin A, Guex P, Villemure JG, Burkhard PR et al (2002) Effect on mood of subthalamic DBS for Parkinson's disease: a consecutive series of 24 patients. Neurology 59(9):1427–1429
222. Doshi PK, Chhaya N, Bhatt MH (2002) Depression leading to attempted suicide after bilateral subthalamic nucleus stimulation for Parkinson's disease. Mov Disord 17(5):1084–1085. doi:10.1002/mds.10198
223. Thobois S, Mertens P, Guenot M, Hermier M, Mollion H, Bouvard M et al (2002) Subthalamic nucleus stimulation in Parkinson's disease: clinical evaluation of 18 patients. J Neurol 249(5):529–534. doi:10.1007/s004150200059
224. Heo JH, Lee KM, Paek SH, Kim MJ, Lee JY, Kim JY et al (2008) The effects of bilateral subthalamic nucleus deep brain stimulation (STN DBS) on cognition in Parkinson disease. J Neurol Sci 273(1–2):19–24. doi:10.1016/j.jns.2008.06.010 S0022-510X(08)00270-0 [pii]
225. Kaiser I, Kryspin-Exner I, Brucke T, Volc D, Alesch F (2008) Long-term effects of STN DBS on mood: psychosocial profiles remain stable in a 3-year follow-up. BMC Neurol 8:43. doi:10.1186/1471-2377-8-43 1471-2377-8-43 [pii]
226. Witt K, Daniels C, Reiff J, Krack P, Volkmann J, Pinsker MO et al (2008) Neuropsychological and psychiatric changes after deep brain stimulation for Parkinson's disease: a randomised, multicentre study. Lancet Neurol 7(7):605–614. doi:10.1016/S1474-4422(08)70114-5 S1474-4422(08)70114-5 [pii]
227. Ardouin C, Pillon B, Peiffer E, Bejjani P, Limousin P, Damier P et al (1999) Bilateral subthalamic or pallidal stimulation for Parkinson's disease affects neither memory nor executive functions: a consecutive series of 62 patients. Ann Neurol 46(2):217–223
228. Volkmann J, Allert N, Voges J, Weiss PH, Freund HJ, Sturm V (2001) Safety and efficacy of pallidal or subthalamic nucleus stimulation in advanced PD. Neurology 56(4):548–551

229. Daniele A, Albanese A, Contarino MF, Zinzi P, Barbier A, Gasparini F et al (2003) Cognitive and behavioural effects of chronic stimulation of the subthalamic nucleus in patients with Parkinson's disease. J Neurol Neurosurg Psychiatry 74(2):175–182
230. Castelli L, Perozzo P, Zibetti M, Crivelli B, Morabito U, Lanotte M et al (2006) Chronic deep brain stimulation of the subthalamic nucleus for Parkinson's disease: effects on cognition, mood, anxiety and personality traits. Eur Neurol 55(3):136–144. doi:10.1159/000093213 93213 [pii]
231. Wang X, Chang C, Geng N, Li N, Wang J, Ma J et al (2009) Long-term effects of bilateral deep brain stimulation of the subthalamic nucleus on depression in patients with Parkinson's disease. Parkinsonism Relat Disord 15(8):587–591. doi:10.1016/j.parkreldis.2009.02.006 S1353-8020(09)00056-X [pii]
232. Houeto JL, Welter ML, Bejjani PB, Tezenas du Montcel S, Bonnet AM, Mesnage V et al (2003) Subthalamic stimulation in Parkinson disease: intraoperative predictive factors. Arch Neurol 60(5):690–694. doi:10.1001/archneur.60.5.690 60/5/690 [pii]
233. Pillon B, Ardouin C, Damier P, Krack P, Houeto JL, Klinger H et al (2000) Neuropsychological changes between "off" and "on" STN or GPi stimulation in Parkinson's disease. Neurology 55(3):411–418
234. Saint-Cyr JA, Trepanier LL, Kumar R, Lozano AM, Lang AE (2000) Neuropsychological consequences of chronic bilateral stimulation of the subthalamic nucleus in Parkinson's disease. Brain 123(10):2091–2108
235. Hershey T, Revilla FJ, Wernle A, Gibson PS, Dowling JL, Perlmutter JS (2004) Stimulation of STN impairs aspects of cognitive control in PD. Neurology 62(7):1110–1114
236. Mayberg HS (2003) Modulating dysfunctional limbic-cortical circuits in depression: towards development of brain-based algorithms for diagnosis and optimised treatment. Br Med Bull 65:193–207
237. Seminowicz DA, Mayberg HS, McIntosh AR, Goldapple K, Kennedy S, Segal Z et al (2004) Limbic-frontal circuitry in major depression: a path modeling metanalysis. Neuroimage 22(1):409–418. doi:10.1016/j.neuroimage.2004.01.015 S1053811904000497 [pii]
238. Nobler MS, Oquendo MA, Kegeles LS, Malone KM, Campbell CC, Sackeim HA et al (2001) Decreased regional brain metabolism after ect. Am J Psychiatry 158(2):305–308
239. Mottaghy FM, Keller CE, Gangitano M, Ly J, Thall M, Parker JA et al (2002) Correlation of cerebral blood flow and treatment effects of repetitive transcranial magnetic stimulation in depressed patients. Psychiatry Res 115(1–2):1–14 S092549270200032X [pii]
240. Mayberg HS, Lozano AM, Voon V, McNeely HE, Seminowicz D, Hamani C et al (2005) Deep brain stimulation for treatment-resistant depression. Neuron 45(5):651–660. doi:10.1016/j.neuron.2005.02.014 S0896-6273(05)00156-X [pii]
241. Inagaki M, Yoshikawa E, Kobayakawa M, Matsuoka Y, Sugawara Y, Nakano T et al (2007) Regional cerebral glucose metabolism in patients with secondary depressive episodes after fatal pancreatic cancer diagnosis. J Affect Disord 99(1–3):231–236. doi:10.1016/j.jad.2006.08.019 S0165-0327(06)00349-1 [pii]
242. Kumano H, Ida I, Oshima A, Takahashi K, Yuuki N, Amanuma M et al (2007) Brain metabolic changes associated with predispotion to onset of major depressive disorder and adjustment disorder in cancer patients–a preliminary PET study. J Psychiatr Res 41(7):591–599. doi:10.1016/j.jpsychires.2006.03.006 S0022-3956(06)00061-6 [pii]
243. Kopell BH, Greenberg BD (2008) Anatomy and physiology of the basal ganglia: implications for DBS in psychiatry. Neurosci Biobehav Rev 32(3):408–422. doi:10.1016/j.neubiorev.2007.07.004 S0149-7634(07)00076-0 [pii]
244. Johansen-Berg H, Gutman DA, Behrens TE, Matthews PM, Rushworth MF, Katz E et al (2008) Anatomical connectivity of the subgenual cingulate region targeted with deep brain stimulation for treatment-resistant depression. Cereb Cortex 18(6):1374–1383. doi:10.1093/cercor/bhm167 bhm167 [pii]

245. Sedrak M, Gorgulho A, De Salles AF, Frew A, Behnke E, Ishida W et al (2008) The role of modern imaging modalities on deep brain stimulation targeting for mental illness. Acta Neurochir Suppl 101:3–7
246. Hamani C, Mayberg H, Snyder B, Giacobbe P, Kennedy S, Lozano AM (2009) Deep brain stimulation of the subcallosal cingulate gyrus for depression: anatomical location of active contacts in clinical responders and a suggested guideline for targeting. J Neurosurg 111(6):1209–1215. doi:10.3171/2008.10.JNS08763
247. Lozano AM, Mayberg HS, Giacobbe P, Hamani C, Craddock RC, Kennedy SH (2008) Subcallosal cingulate gyrus deep brain stimulation for treatment-resistant depression. Biol Psychiatry 64(6):461–467. doi:10.1016/j.biopsych.2008.05.034 S0006-3223(08)00703-8 [pii]
248. McNeely HE, Mayberg HS, Lozano AM, Kennedy SH (2008) Neuropsychological impact of Cg25 deep brain stimulation for treatment-resistant depression: preliminary results over 12 months. J Nerv Ment Dis 196(5):405–410. doi:10.1097/NMD.0b013e3181710927 00005053-200805000-00007 [pii]
249. Coenen VA, Bewernick B, Kayser S, Maedler B, Schlaepfer TE (2012) Deep brain stimulation of the human medial forebrain bundle (slmfb-dbs) for refractory depression—results from the foresee study. In: XXth Congress of the European Society for stereotactic and functional neurosurgery, Cascais, Portugal, 27 Sept 2012
250. Jimenez F, Velasco F, Salin-Pascual R, Hernandez JA, Velasco M, Criales JL et al (2005) A patient with a resistant major depression disorder treated with deep brain stimulation in the inferior thalamic peduncle. Neurosurgery 57(3):585–593 (discussion 93). doi:00006123-200509000-00027 [pii]
251. Jimenez-Ponce F, Velasco-Campos F, Castro-Farfan G, Nicolini H, Velasco AL, Salin-Pascual R et al (2009) Preliminary study in patients with obsessive-compulsive disorder treated with electrical stimulation in the inferior thalamic peduncle. Neurosurgery 65(6 Suppl):203–209 (discussion 9). doi:10.1227/01.NEU.0000345938.39199.90 00006123-200912001-00026 [pii]
252. Hong S, Hikosaka O (2008) The globus pallidus sends reward-related signals to the lateral habenula. Neuron 60(4):720–729. doi:10.1016/j.neuron.2008.09.035 S0896-6273(08)00837-4 [pii]
253. Matsumoto M, Hikosaka O (2009) Representation of negative motivational value in the primate lateral habenula. Nat Neurosci 12(1):77–84. doi:10.1038/nn.2233 nn.2233 [pii]
254. Geisler S, Trimble M (2008) The lateral habenula: no longer neglected. CNS Spectr 13(6):484–489
255. Hikosaka O, Sesack SR, Lecourtier L, Shepard PD (2008) Habenula: crossroad between the basal ganglia and the limbic system. J Neurosci 28(46):11825–11829. doi:10.1523/JNEUROSCI.3463-08.2008 28/46/11825 [pii]
256. Morra JT (2007) The neural substrate of disappointment revealed? J Neurosci 27(40):10647–10648. doi:10.1523/JNEUROSCI.3026-07.2007 27/40/10647 [pii]
257. Winter C, Vollmayr B, Djodari-Irani A, Klein J, Sartorius A (2011) Pharmacological inhibition of the lateral habenula improves depressive-like behavior in an animal model of treatment resistant depression. Behav Brain Res 216(1):463–465. doi:10.1016/j.bbr.2010.07.034 S0166-4328(10)00535-8 [pii]
258. Sartorius A, Henn FA (2007) Deep brain stimulation of the lateral habenula in treatment resistant major depression. Med Hypotheses 69(6):1305–1308. doi:10.1016/j.mehy.2007.03.021 S0306-9877(07)00247-2 [pii]
259. Sartorius A, Kiening KL, Kirsch P, von Gall CC, Haberkorn U, Unterberg AW et al (2010) Remission of major depression under deep brain stimulation of the lateral habenula in a therapy-refractory patient. Biol Psychiatry 67(2):e9–e11. doi:10.1016/j.biopsych.2009.08.027 S0006-3223(09)01047-6 [pii]
260. de Koning PP, Figee M, van den Munckhof P, Schuurman PR, Denys D (2011) Current status of deep brain stimulation for obsessive-compulsive disorder: a clinical review of different targets. Curr Psychiatry Rep 13(4):274–282. doi:10.1007/s11920-011-0200-8

261. Sarnecki T, Temel Y (2011) Deep brain stimulation for treatment-resistant depression: a review. Open Neurosurg J 4:1–6
262. Pansaon Piedad JC, Rickards HE, Cavanna AE (2012) What patients with gilles de la tourette syndrome should be treated with deep brain stimulation and what is the best target? Neurosurgery 71(1):173–192. doi:10.1227/NEU.0b013e3182535a00
263. Rogers MH, Anderson PB (2009) Deep brain stimulation: applications, complications and side effects. Nova Biomedical Books, New York
264. Maciunas RJ, Maddux BN, Riley DE, Whitney CM, Schoenberg MR, Ogrocki PJ et al (2007) Prospective randomized double-blind trial of bilateral thalamic deep brain stimulation in adults with Tourette syndrome. J Neurosurg 107(5):1004–1014. doi:10.3171/JNS-07/11/1004
265. Welter ML, Mallet L, Houeto JL, Karachi C, Czernecki V, Cornu P et al (2008) Internal pallidal and thalamic stimulation in patients with Tourette syndrome. Arch Neurol 65(7):952–957. doi:10.1001/archneur.65.7.952 65/7/952 [pii]
266. Hoflich GK, Kasper S, Hufnagel A et al (1993) Application of transcranial magnetic stimulation in treatment of drug-resistant major depression: a report of two cases. Hum Psychopharmacol Bull 8:361–365
267. Pascual-Leone A, Rubio B, Pallardo F, Catala MD (1996) Rapid-rate transcranial magnetic stimulation of left dorsolateral prefrontal cortex in drug-resistant depression. Lancet 348(9022):233–237. S0140673696012196 [pii]
268. Martin JL, Barbanoj MJ, Schlaepfer TE, Thompson E, Perez V, Kulisevsky J (2003) Repetitive transcranial magnetic stimulation for the treatment of depression. Systematic review and meta-analysis. Br J Psychiatry 182:480–491
269. Benadhira R, Saba G, Samaan A, Dumortier G, Lipski H, Gastal D et al (2005) Transcranial magnetic stimulation for refractory depression. Am J Psychiatry 162(1):193. doi:10.1176/appi.ajp.162.1.193 162/1/193 [pii]
270. Januel D, Dumortier G, Verdon CM, Stamatiadis L, Saba G, Cabaret W et al (2006) A double-blind sham controlled study of right prefrontal repetitive transcranial magnetic stimulation (rTMS): therapeutic and cognitive effect in medication free unipolar depression during 4 weeks. Prog Neuropsychopharmacol Biol Psychiatry 30(1):126–130. doi:10.1016/j.pnpbp.2005.08.016 S0278-5846(05)00279-4 [pii]
271. Barker AT, Jalinous R, Freeston IL (1985) Non-invasive magnetic stimulation of human motor cortex. Lancet 1(8437):1106–1107. S0140-6736(85)92413-4 [pii]
272. Rossi S, De Capua A, Ulivelli M, Bartalini S, Falzarano V, Filippone G et al (2007) Effects of repetitive transcranial magnetic stimulation on chronic tinnitus: a randomised, crossover, double blind, placebo controlled study. J Neurol Neurosurg Psychiatry 78(8):857–863. doi:10.1136/jnnp.2006.105007 jnnp.2006.105007 [pii]
273. Rosenberg O, Roth Y, Kotler M, Zangen A, Dannon P (2011) Deep transcranial magnetic stimulation for the treatment of auditory hallucinations: a preliminary open-label study. Ann Gen Psychiatry 10(1):3. doi:10.1186/1744-859X-10-3 1744-859X-10-3 [pii]
274. Husted DS, Shapira NA (2004) A review of the treatment for refractory obsessive-compulsive disorder: from medicine to deep brain stimulation. CNS Spectr 9(11):833–847
275. Jaafari N, Rachid F, Rotge JY, Polosan M, El-Hage W, Belin D et al (2012) Safety and efficacy of repetitive transcranial magnetic stimulation in the treatment of obsessive-compulsive disorder: a review. World J Biol Psychiatry 13(3):164–177. doi:10.3109/15622975.2011.575177
276. Saillet S, Langlois M, Feddersen B, Minotti L, Vercueil L, Chabardes S et al (2009) Manipulating the epileptic brain using stimulation: a review of experimental and clinical studies. Epileptic Disord 11(2):100–112. doi:10.1684/epd.2009.0255 epd.2009.0255 [pii]
277. Williams JA, Imamura M, Fregni F (2009) Updates on the use of non-invasive brain stimulation in physical and rehabilitation medicine. J Rehabil Med 41(5):305–311. doi:10.2340/16501977-0356
278. Passard A, Attal N, Benadhira R, Brasseur L, Saba G, Sichere P et al (2007) Effects of unilateral repetitive transcranial magnetic stimulation of the motor cortex on chronic

widespread pain in fibromyalgia. Brain 130(Pt 10):2661–2670. doi:10.1093/brain/awm189 awm189 [pii]
279. (ANAES) ANdAedÉeS (ed) (1998) Indications et Modalités de l'Electroconvulsothérapie—Recommandations Professionnelles. Service Communication et Diffusion, Paris
280. Grunhaus L, Schreiber S, Dolberg OT, Polak D, Dannon PN (2003) A randomized controlled comparison of electroconvulsive therapy and repetitive transcranial magnetic stimulation in severe and resistant nonpsychotic major depression. Biol Psychiatry 53(4):324–331. S0006322302014993 [pii]
281. Dannon PN, Grunhaus L (2003) Repetitive transcranial magnetic stimulation is effective following repeated courses in the treatment of major depressive disorder–a case report. Hum Psychopharmacol 18(4):313–315. doi:10.1002/hup.478
282. Janicak PG, Dowd SM, Martis B, Alam D, Beedle D, Krasuski J et al (2002) Repetitive transcranial magnetic stimulation versus electroconvulsive therapy for major depression: preliminary results of a randomized trial. Biol Psychiatry 51(8):659–667. S0006322301013543 [pii]
283. Pridmore S, Bruno R, Turnier-Shea Y, Reid P, Rybak M (2000) Comparison of unlimited numbers of rapid transcranial magnetic stimulation (rTMS) and ECT treatment sessions in major depressive episode. Int J Neuropsychopharmacol 3(2):129–134. doi:10.1017/S1461145700001784 S1461145700001784 [pii]
284. Arsonval A (1896) Dispositifs pour la mesure des courants alternatifs de toutes fréquences. C R Soc Biol (Paris) 2:450–451
285. Magnuson CE, Stevens HC (1914) Visual sensations created by a magnetic field. Philosoph Mag 28:188–207
286. Baxter LR Jr, Schwartz JM, Phelps ME, Mazziotta JC, Guze BH, Selin CE et al (1989) Reduction of prefrontal cortex glucose metabolism common to three types of depression. Arch Gen Psychiatry 46(3):243–250
287. Kito S, Fujita K, Koga Y (2008) Changes in regional cerebral blood flow after repetitive transcranial magnetic stimulation of the left dorsolateral prefrontal cortex in treatment-resistant depression. J Neuropsychiatry Clin Neurosci 20(1):74–80. doi:10.1176/appi.neuropsych.20.1.74 20/1/74 [pii]
288. Richieri R, Adida M, Dumas R, Fakra E, Azorin JM, Pringuey D et al (2010) Affective disorders and repetitive transcranial magnetic stimulation: therapeutic innovations. Encephale 36(Suppl 6):S197–S201. doi:10.1016/S0013-7006(10)70057-9 S0013-7006(10)70057-9 [pii]
289. Brunelin J, Poulet E, Boeuve C, Zeroug-vial H, d'Amato T, Saoud M (2007) Efficacy of repetitive transcranial magnetic stimulation (rTMS) in major depression: a review. Encephale 33(2):126–134. MDOI-ENC-4-2007-33-2-0013-7006-101019-200730012 [pii]
290. Millet B (2009) Electrostimulation techniques in treatment for severe depression. Encephale 35(Suppl 7):S325–S329. doi:10.1016/S0013-7006(09)73496-7 S0013-7006(09)73496-7 [pii]
291. Holtzheimer PE 3rd, Russo J, Avery DH (2001) A meta-analysis of repetitive transcranial magnetic stimulation in the treatment of depression. Psychopharmacol Bull 35(4):149–169
292. Kozel FA, George MS (2002) Meta-analysis of left prefrontal repetitive transcranial magnetic stimulation (rTMS) to treat depression. J Psychiatr Pract 8(5):270–275. 00131746-200209000-00003 [pii]
293. Gross M, Nakamura L, Pascual-Leone A, Fregni F (2007) Has repetitive transcranial magnetic stimulation (rTMS) treatment for depression improved? A systematic review and meta-analysis comparing the recent vs. the earlier rTMS studies. Acta Psychiatr Scand 116(3):165–173. doi:10.1111/j.1600-0447.2007.01049.x ACP1049 [pii]
294. Lam RW, Chan P, Wilkins-Ho M, Yatham LN (2008) Repetitive transcranial magnetic stimulation for treatment-resistant depression: a systematic review and metaanalysis. Can J Psychiatry 53(9):621–631
295. Schutter DJ, Laman DM, van Honk J, Vergouwen AC, Koerselman GF (2009) Partial clinical response to 2 weeks of 2 Hz repetitive transcranial magnetic stimulation to the right

parietal cortex in depression. Int J Neuropsychopharmacol 12(5):643–650. doi:10.1017/S1461145708009553 S1461145708009553 [pii]
296. Velasco F, Arguelles C, Carrillo-Ruiz JD, Castro G, Velasco AL, Jimenez F et al (2008) Efficacy of motor cortex stimulation in the treatment of neuropathic pain: a randomized double-blind trial. J Neurosurg 108(4):698–706. doi:10.3171/JNS/2008/108/4/0698
297. Friedland DR, Gaggl W, Runge-Samuelson C, Ulmer JL, Kopell BH (2007) Feasibility of auditory cortical stimulation for the treatment of tinnitus. Otol Neurotol 28(8):1005–1012. doi:10.1097/MAO.0b013e318159ebf5 00129492-200712000-00004 [pii]
298. Priori A, Lefaucheur JP (2007) Chronic epidural motor cortical stimulation for movement disorders. Lancet Neurol 6(3):279–286. doi:10.1016/S1474-4422(07)70056-X S1474-4422(07)70056-X [pii]
299. Brown JA, Lutsep HL, Weinand M, Cramer SC (2006) Motor cortex stimulation for the enhancement of recovery from stroke: a prospective, multicenter safety study. Neurosurgery 58(3):464–473. doi:10.1227/01.NEU.0000197100.63931.04 00006123-200603000-00007 [pii]
300. Amiaz R, Levy D, Vainiger D, Grunhaus L, Zangen A (2009) Repeated high-frequency transcranial magnetic stimulation over the dorsolateral prefrontal cortex reduces cigarette craving and consumption. Addiction 104:653–660
301. Kopell BH (2011) Epidural cortical stimulation (EpCS) of the left dorsolateral prefrontal cortex for refractory major depressive disorder. Neurosurgey
302. Nahas Z, Anderson BS, Borckardt J, Arana AB, George MS, Reeves ST et al (2010) Bilateral epidural prefrontal cortical stimulation for treatment-resistant depression. Biol Psychiatry 67(2):101–109. doi:10.1016/j.biopsych.2009.08.021 S0006-3223(09)01020-8 [pii]
303. Kito S, Fujita K, Koga Y (2008) Regional cerebral blood flow changes after low-frequency transcranial magnetic stimulation of the right dorsolateral prefrontal cortex in treatment-resistant depression. Neuropsychobiology 58(1):29–36. doi:10.1159/000154477 000154477 [pii]
304. Canavero S, Bonicalzi V (2002) Therapeutic extradural cortical stimulation for central and neuropathic pain: a review. Clin J Pain 18(1):48–55
305. Lefaucheur JP (2004) Transcranial magnetic stimulation in the management of pain. Suppl Clin Neurophysiol 57:737–748
306. Lefaucheur JP, Drouot X, Menard-Lefaucheur I, Nguyen JP (2004) Neuropathic pain controlled for more than a year by monthly sessions of repetitive transcranial magnetic stimulation of the motor cortex. Neurophysiol Clin 34(2):91–95. doi:10.1016/j.neucli.2004.02.001 S098770530400005X [pii]
307. Migita K, Uozumi T, Arita K, Monden S (1995) Transcranial magnetic coil stimulation of motor cortex in patients with central pain. Neurosurgery 36(5):1037–1039 (discussion 9–40)
308. Dougherty DD, Thase ME, Howland RH, Evans KC, Harsch H, Kondziolka D (eds) (2008) Feasibility study of an implantable cortical stimulation system for patients with major depressive disorder. Society of Biological Psychiatry 63rd Annual Meeting, Washington, D.C
309. Kopell BH, Halverson J, Butson CR, Dickinson M, Bobholz J, Harsch H et al (2011) Epidural cortical stimulation of the left dorsolateral prefrontal cortex for refractory major depressive disorder. Neurosurgery 69(5):1015–1029 (discussion 29). doi:10.1227/NEU.0b013e318229cfcd
310. Spielmans GI (2012) Unimpressive efficacy and unclear safety assessment of epidural cortical stimulation for refractory major depressive disorder. Neurosurgery 70(1):E268–E269; author reply E9. doi:10.1227/NEU.0b013e31823a3206
311. Achem (1994)
312. Handforth (1998)
313. Elger G, Hoppe C, Falkai P, Rush AJ, Elger CE (2000) Vagus nerve stimulation is associated with mood improvements in epilepsy patients. Epilepsy Res 42(2–3):203–210. S0920-1211(00)00181-9 [pii]

314. Carpenter LL, Friehs GM, Price LH (2003) Cervical vagus nerve stimulation for treatment-resistant depression. Neurosurg Clin N Am 14(2):275–282
315. Harden CL, Pulver MC, Ravdin LD, Nikolov B, Halper JP, Labar DR (2000) A pilot study of mood in epilepsy patients treated with vagus nerve stimulation. Epilepsy Behav 1(2):93–99. doi:10.1006/ebeh.2000.0046 S1525-5050(00)90046-5 [pii]
316. Hoppe C, Helmstaedter C, Scherrmann J, Elger CE (2001) Self-reported mood changes following 6 months of vagus nerve stimulation in epilepsy patients. Epilepsy Behav 2(4):335–342. doi:10.1006/ebeh.2001.0194 S1525-5050(01)90194-5 [pii]
317. Nemeroff CB, Mayberg HS, Krahl SE, McNamara J, Frazer A, Henry TR et al (2006) VNS therapy in treatment-resistant depression: clinical evidence and putative neurobiological mechanisms. Neuropsychopharmacology 31(7):1345–1355. doi:10.1038/sj.npp.1301082 1301082 [pii]
318. Yatham LN (2004) Newer anticonvulsants in the treatment of bipolar disorder. J Clin Psychiatry 65(Suppl 10):28–35
319. Groves DA, Brown VJ (2005) Vagal nerve stimulation: a review of its applications and potential mechanisms that mediate its clinical effects. Neurosci Biobehav Rev 29(3):493–500. doi:10.1016/j.neubiorev.2005.01.004
320. Zobel A, Joe A, Freymann N, Clusmann H, Schramm J, Reinhardt M et al (2005) Changes in regional cerebral blood flow by therapeutic vagus nerve stimulation in depression: an exploratory approach. Psychiatry Res 139(3):165–179. doi:10.1016/j.pscychresns.2005.02.010 S0925-4927(05)00091-0 [pii]
321. Henry TR, Bakay RA, Votaw JR, Pennell PB, Epstein CM, Faber TL et al (1998) Brain blood flow alterations induced by therapeutic vagus nerve stimulation in partial epilepsy: I. Acute effects at high and low levels of stimulation. Epilepsia 39(9):983–990
322. Drevets WC, Price JL, Bardgett ME, Reich T, Todd RD, Raichle ME (2002) Glucose metabolism in the amygdala in depression: relationship to diagnostic subtype and plasma cortisol levels. Pharmacol Biochem Behav 71(3):431–447. S0091305701006876 [pii]
323. Mayberg HS, Brannan SK, Tekell JL, Silva JA, Mahurin RK, McGinnis S et al (2000) Regional metabolic effects of fluoxetine in major depression: serial changes and relationship to clinical response. Biol Psychiatry 48(8):830–843. S0006-3223(00)01036-2 [pii]
324. Kosel M, Brockmann H, Frick C, Zobel A, Schlaepfer TE (2011) Chronic vagus nerve stimulation for treatment-resistant depression increases regional cerebral blood flow in the dorsolateral prefrontal cortex. Psychiatry Res 191(3):153–159. doi:10.1016/j.pscychresns.2010.11.004 S0925-4927(10)00385-9 [pii]
325. Jobe PC, Dailey JW, Wernicke JF (1999) A noradrenergic and serotonergic hypothesis of the linkage between epilepsy and affective disorders. Crit Rev Neurobiol 13(4):317–356
326. Rauch SL (2003) Neuroimaging and neurocircuitry models pertaining to the neurosurgical treatment of psychiatric disorders. Neurosurg Clin N Am 14(2):213–223, vii–viii
327. Hammond EJ, Uthman BM, Wilder BJ, Ben-Menachem E, Hamberger A, Hedner T et al (1992) Neurochemical effects of vagus nerve stimulation in humans. Brain Res 583(1–2):300–303
328. Ben-Menachem E, Hamberger A, Hedner T, Hammond EJ, Uthman BM, Slater J et al (1995) Effects of vagus nerve stimulation on amino acids and other metabolites in the CSF of patients with partial seizures. Epilepsy Res 20(3):221–227. doi:0920121194000839 [pii]
329. Roux FX, Turak B, Landre E (2008) Vagus nerve stimulation for the treatment of refractory epilepsy. Neurochirurgie 54(3):332–339. doi:10.1016/j.neuchi.2008.02.048 S0028-3770(08)00092-1 [pii]
330. Rush AJ, George MS, Sackeim HA, Marangell LB, Husain MM, Giller C et al (2000) Vagus nerve stimulation (VNS) for treatment-resistant depressions: a multicenter study. Biol Psychiatry 47(4):276–286. S0006-3223(99)00304-2 [pii]
331. George MS, Sackeim HA, Rush AJ, Marangell LB, Nahas Z, Husain MM et al (2000) Vagus nerve stimulation: a new tool for brain research and therapy. Biol Psychiatry 47(4):287–295. S0006-3223(99)00308-X [pii]

332. Sackeim HA, Rush AJ, George MS, Marangell LB, Husain MM, Nahas Z et al (2001) Vagus nerve stimulation (VNS) for treatment-resistant depression: efficacy, side effects, and predictors of outcome. Neuropsychopharmacology 25(5):713–728. doi:10.1016/S0893-133X(01)00271-8 S0893133X01002718 [pii]
333. Shuchman M (2007) Approving the vagus-nerve stimulator for depression. N Engl J Med 356(16):1604–1607. doi:10.1056/NEJMp078035 356/16/1604 [pii]
334. Rush AJ, Marangell LB, Sackeim HA, George MS, Brannan SK, Davis SM et al (2005) Vagus nerve stimulation for treatment-resistant depression: a randomized, controlled acute phase trial. Biol Psychiatry 58(5):347–354. doi:10.1016/j.biopsych.2005.05.025 S0006-3223(05)00620-7 [pii]
335. Nahas Z, Marangell LB, Husain MM, Rush AJ, Sackeim HA, Lisanby SH et al (2005) Two-year outcome of vagus nerve stimulation (VNS) for treatment of major depressive episodes. J Clin Psychiatry 66(9):1097–1104
336. Schlaepfer TE, Frick C, Zobel A, Maier W, Heuser I, Bajbouj M et al (2008) Vagus nerve stimulation for depression: efficacy and safety in a European study. Psychol Med 38(5):651–661. doi:10.1017/S0033291707001924 S0033291707001924 [pii]
337. Cristancho P, Cristancho MA, Baltuch GH, Thase ME, O'Reardon JP (2011) Effectiveness and safety of vagus nerve stimulation for severe treatment-resistant major depression in clinical practice after FDA approval: outcomes at 1 year. J Clin Psychiatry. doi:10.4088/JCP.09m05888blu
338. Schatzberg AF, Kraemer HC (2000) Use of placebo control groups in evaluating efficacy of treatment of unipolar major depression. Biol Psychiatry 47(8):736–744. doi:S0006-3223(00)00846-5 [pii]
339. George MS, Rush AJ, Marangell LB, Sackeim HA, Brannan SK, Davis SM et al (2005) A one-year comparison of vagus nerve stimulation with treatment as usual for treatment-resistant depression. Biol Psychiatry 58(5):364–373. doi:10.1016/j.biopsych.2005.07.028 S0006-3223(05)00917-0 [pii]
340. Morris GL 3rd, Mueller WM (1999) Long-term treatment with vagus nerve stimulation in patients with refractory epilepsy. The Vagus Nerve Stimulation Study Group E01-E05. Neurology 53(8):1731–1735
341. Rychlicki F, Zamponi N, Trignani R, Ricciuti RA, Iacoangeli M, Scerrati M (2006) Vagus nerve stimulation: clinical experience in drug-resistant pediatric epileptic patients. Seizure 15(7):483–490. doi:10.1016/j.seizure.2006.06.001
342. Khurana DS, Reumann M, Hobdell EF, Neff S, Valencia I, Legido A et al (2007) Vagus nerve stimulation in children with refractory epilepsy: unusual complications and relationship to sleep-disordered breathing. Childs Nerv Syst 23(11):1309–1312. doi:10.1007/s00381-007-0404-8
343. Sackeim HA, Keilp JG, Rush AJ, George MS, Marangell LB, Dormer JS et al (2001) The effects of vagus nerve stimulation on cognitive performance in patients with treatment-resistant depression. Neuropsychiatry Neuropsychol Behav Neurol 14(1):53–62

第四章
目前精神外科的相关疾病

摘要 强迫症（如反复确认和清洗的仪式行为）会导致人的精神极度衰弱，而且心理治疗和药物治疗对于10%的病例没有效果。现已发现高度聚焦的外科手术，特别是毁损个体的内囊和扣带回可以中断引起该病的环路。然而，这些相对有效的手术，比如内囊前肢毁损术和扣带回毁损术是不可逆的，并且可造成一些明确的并发症。随着深部脑刺激的出现，内囊成为靶点，其他诸如底丘脑核等结构也陆续成为靶点。这种深部脑刺激将电极植入大脑，具有可逆性和可调节性的优点。

强迫症

强迫症在西方国家的患病率为1%～2%，并且10%的患者对于所有药物治疗和心理治疗无效[1]。由于患者存在难以克服的侵入性的想法（强迫思维）以及重复的仪式性行为（强迫行为），这种“多疑病”是最为致残的焦虑症之一。这种强迫思维占据大脑，Jean Cottraux 称之为“内部敌人”1，既可以是冲动的指令，比如个体担心自己做出错误的行为（比如害怕刀子或者害怕使用刀子造成伤害），也可以造成不愉快的甚至是内疚的强迫性的想法，比如亵渎神灵的语言，或者个体强加给自己的心理任务。强迫性体现为“魔幻仪式”或者奇幻思维，比如打扮、清洗、整理、反复确认……这些行为在患者看起来是荒诞的，但是这是个体减少强迫思维带来的焦虑的必要方法。这些焦虑和仪式行为有时会逐渐侵入到个体的日常生活，会导致个体社交行为逐渐边缘化甚至被社会排斥。强迫症应当与“强迫性人格”相区别。强迫性人格的特征表现为追求完

1 Cottraux, J. (1998). Les ennemis intérieurs obsessions et compulsions. Paris, O. Jacob.

美或控制欲，但是受影响的个体出现持续的抱怨却极为罕见。

常见的相关精神疾病

强迫症伴随的精神科共病具有重要意义。据估计，接近2/3 的强迫症患者伴有抑郁症。其他可能观察到的情感障碍中有10% 的个体会有轻躁狂发作，约15% 的患者可能伴有表现为抑郁和轻躁狂交替发作的双相性情感障碍。患有强迫症和双相性情感障碍的个体如果服用抗抑郁药会导致转换为躁狂相，并促使躁狂和抑郁的快速交替发作。近2/3 的强迫症患者还伴有其他的焦虑障碍，包括惊恐障碍（12%）、恐惧症（40%），后者有大约50% 的患者会转变为社交恐惧症。7% 的患者出现抽动秽语综合征（syndrome of Gilles de la Tourette），10% 的个体会患有精神分裂症，其在普通人群中的患病率为1%。

对生活质量的严重影响

据估计，一半以上的患者认为自己的家庭和工作关系受到强迫症的影响，近1/3 的患者认为强迫症严重影响了自己的工作。这种对生活的影响主要是由于个体将大量的时间用于重复仪式行为以及焦虑或抑郁的临床表现。意识到自己行为荒诞的患者通常会产生羞耻感，迫使其隐藏疾病与仪式行为。平均患病7 年后，个体才会寻求精神科医生的帮助。

强迫症及其严重程度的评估

不同类型和不同严重程度的强迫症，和对生活造成的不同程度的影响，促进了用于评估治疗有效性的强迫症诊断量表的开发。最常用的是耶鲁–布朗强迫量表（Yale-Brown Obsessive-Compulsive Scale，Y-BOCS）。该量表是综合性的全球标准评估工具，有青少年版本和自评版本。Y-BOCS（表4.1）包括10 个标准，每项有4 分：5 个与强迫思维相关，5 个与强迫行为相关。总分在16 ~ 18 分意味着有必要接受足够强度的治疗，而30 分以上属于严重病例。16 分以下属于亚临床的强迫症或者属于强迫综合征，这种轻型强迫症的发病率是强迫症的4 倍。

表 4.1　Y-BOCS 量表

您每天花多少时间在强迫思维上？

0＝完全无强迫思维。

1＝每天少于 1 h。

2＝每天出现 1～3 h。

3＝每天出现 3～8 h。

4＝每天出现 8 h 以上。

您的强迫思维对社交、工作或其他角色功能有多大妨碍？

0＝不受妨碍。

1＝轻微。稍微妨碍社交或工作活动，但整体表现并无大碍。

2＝中度。确实妨碍社交或工作活动，但仍可应付。

3＝重度。导致社交或工作表现的障碍。

4＝极度。无能力应付社交或工作。

您的强迫思维给您带来多大的苦恼或困扰？

0＝没有。

1＝轻微。不会太烦人。

2＝中度。觉得很烦，但尚可应付。

3＝重度。非常烦人。

4＝极度。几乎一直持续痛苦且失能。

您尽了多大努力对抗强迫思维？

0＝一直不断地努力与之对抗，或症状很轻微，甚至不需要积极地对抗。

1＝大部分时间都试图与之对抗。

2＝用些许努力去对抗。

3＝不情愿地屈服于所有的强迫思维。

4＝完全愿意屈服所有强迫思维。

您控制强迫思维的能力有多少？

0＝完全控制。

1＝大多能控制。只要花些力气与注意力，即能停止或转移强迫思维。

2＝中等程度控制。有时能停止或转移强迫思维。

3＝控制力弱。很少能成功地停止或消除强迫思维。

4＝无法控制。完全不能自主，连转移一下强迫思维的能力都没有。

您每天花多少时间在强迫行为上？

0＝完全无强迫行为。

1＝每天少于 1 h。

2＝每天 1～3 h。

3＝每天 3～8 h。

续表

4 = 每次 8 h 以上。
您的强迫行为对社交、工作或其他角色功能有多大妨碍?
0 = 无妨碍。
1 = 轻微。稍微妨碍社交或工作活动,但整体表现并无大碍。
2 = 中度。确实妨碍社交或工作活动,但仍可应付。
3 = 重度。显著妨碍社交或工作活动。
4 = 极度。无能力应付社交或工作。
假如被制止从事强迫行为,您会多焦虑?
0 = 没有焦虑。
1 = 仅轻微焦虑。
2 = 中度焦虑,但是仍可以应付。
3 = 严重。明显焦虑并使人苦恼。
4 = 极度。使人失能。
您有多努力去对抗强迫行为?
0 = 一直不断地努力与之对抗,或症状很轻微,甚至不需要对抗。
1 = 大部分时间都试图与之对抗。
2 = 用些许努力去对抗。
3 = 屈服于所有的强迫行为,未试图控制,但仍有些不甘心。
4 = 完全愿意屈服于强迫行为。
您控制强迫行为的能力如何?
0 = 完全控制。
1 = 大多能控制。通常能够花些力气与注意力停止或转移强迫行为。
2 = 中等程度控制。有时能停止或转移强迫行为。
3 = 控制力弱。很少能成功停止或解除强迫行为。
4 = 完全无法控制。很少能够甚至不能耽搁一下改变强迫行为。

Y-BOCS 常常与整体功能评估(Global Assessment of Functioning, GAF)量表一起使用,后者主要是测量疾病对个体生活的影响(表 4.2)。

强迫症的严重程度通常根据这些量表得分以及对治疗手段的反应程度决定。

表 4.2 GAF 量表

91 ~ 100	在各个方面功能都比较健全,遇到问题都可以很好解决,被人认为具有很多积极的人格特质,没有任何症状。
81 ~ 90	没有症状或症状极微(如临考前轻度焦虑),各方面功能均佳,对很多活动均有兴趣并能参加,社会能力强,对生活满意,仅有一些日常小问题或顾虑(如偶与家人争吵)。

续表

71 ~ 80	如有症状，大多为时短暂且属于对心理社会刺激的预期反应（如与家人争吵后出现注意力不集中）。社会、职业或学习能力仅有轻微损害（如一时学业落后他人）。
61 ~ 70	轻度症状（如抑郁心境或轻度失眠），或是社交、职业或学习功能的某一方面有些困难（如偶有逃学或在家行窃），但是一般功能良好，保持着一定部分有意义的人际关系。
51 ~ 60	中度症状（如情感平淡、说话冗赘、偶有惊恐发作），或是社交、职业或学习能力中度损害（如几乎没有朋友、与同事冲突）。
41 ~ 50	严重症状（如自杀意念、严重的强迫性仪式动作、频繁行窃），或是社交职业或学习功能严重损害（如无朋友、不能工作）。
31 ~ 40	现实检验或语言交流有某些损害（如常常言语缺乏逻辑性、概念模糊或前后不连贯），或是工作、学习、家庭关系、判断、思维或心境的若干方面严重损害（如抑郁者回避朋友、对家庭冷淡且不能工作，儿童常常欺侮较幼者、在家胆大妄为并逃学）。
21 ~ 30	行为明显受妄想或幻觉的影响，或是言语交流或判断的严重损害（如有时思维破裂、行为明显不适切、自杀先占观念），或是几乎所有方面的功能丧失（如整日卧床，无工作、家庭或朋友）。
11 ~ 20	有伤害自己或他人的危险（如无明确死亡预期的自杀企图、频繁暴力、躁狂性兴奋），或是有时不能维持起码的个人卫生（如便床、尿裤），或是言语交谈明显受损（如大多是思维破裂或缄默）。
1 ~ 10	持续存在严重的自伤或伤人的危险（如反复暴力），或是长期不能维持起码的个人卫生，或是有明确死亡预期的严重自杀行为。
0	信息不全。

病理生理学

功能影像的发展部分揭示了强迫症的病理生理学机制，但是目前其病理生理学机制大多仍不清楚。影像学研究发现，强迫症患者的眶额皮质、前扣带回、尾状核的血流增加，同时伴有背内侧前额皮质活动的降低[2-3]。MRI 的数据也证明，强迫症患者这些脑区的体积也异于正常对照组[4-8]。当患者处于强迫思维或者强迫行为的状态时，这些脑区的活动也更加异常[9-10]。相反，已经恢复的患者（不管是用什么治疗手段）的大脑活动也会恢复[11-13]。研究进一步证明，在治疗的最开始阶段，这些脑区活动的正常化可以有效预测治疗效果[2-3,14-15]。这些研究结果证明，运动、认知和情绪相关的大脑皮质－纹状体－丘脑－皮质环路参与了强迫症[16]。这个环路在大脑皮质上的激活效应如我们所见，主要取决于刺激性直接通路或抑制性间接通路何者占优。以表现为运动过度的神经系统退行性疾病为例，如亨廷顿病或偏身投掷症，由于间接通路的变化导致了抑制的缺乏，进而产生了异常的运动[1]。从这个角度来看，强迫症或抽动秽语综合征患者表现出来的侵入性想法和强迫特征，可能是由于参与直接通路的腹侧纹状体（尾状核）过度激活和抑制性间接通路[2]抵消不充分共同导致的。这使得患者出现不自主想法和持续感到犯错或有些事不正确而导致强迫行为[19]。从解剖上看，这种直接通路（direct route）包括纹状体尾状核的腹内侧区域，间接通路（indirect route）主要是尾状核的背外侧参与[20-21]。另外，前扣带回作为著名的记忆环路（帕佩兹环路）的一部分，其异常提示强迫症与记忆处理之间可能的关系。一些研究者指出，记忆环路的异常可能导致包括反复清洗和检查等持续不断的行为[22-23]。最后，第三个环路与前两个通过丘脑和眶额皮质与杏仁核及其“延伸段”终纹床核密切相连，与强迫症患者焦虑的临床表现相关[24]。

治疗方法

治疗严重强迫症患者意味着其 Y-BOCS 得分高于 16 分，主要治疗手段是心理疗法和药物治疗[25]。对于治疗无效和极度衰弱的病例，可以考虑外科手术治疗。

认知行为治疗（CBT）

认知疗法帮助患者以内心独白的形式识别侵入性的想法和非理性的信念，进而改变思维策略。行为疗法通常与认知疗法相结合，主要是基于暴露与反应阻止法（exposure and response prevention，ERP），将患者暴露于其恐惧的刺激因素下，并鼓励患者抑制而后消除他们的仪式反应。这种治疗方法一般以每周 1～2 次的频率持续 1 年以上，对于 50%～70% 的患者都是有效的。认知行为治疗一般联合药物治疗。

---

1 相反，以帕金森病为例，多巴胺的缺乏会导致直接途径（引发运动）和间接途径（减缓运动）的不平衡。这种不平衡有利于间接通路，引起肌肉僵硬和该病的特征性运动障碍。

2 一些纹状体的肿瘤或出血性病变在某些文献记载中[17-18]为强迫症的潜在病因。

药物治疗

药物治疗通常指抗抑郁药。其中5-羟色胺再摄取抑制剂（SRI）除了抗抑郁效果之外，对于强迫症的治疗往往有一定疗效，因此被用于单药一线治疗强迫症[26]。在抗抑郁药中，氯米帕明（Anafranil®）由于其5-羟色胺能和去甲肾上腺素能的属性，已经被证实最为有效。但是由于与组胺、毒蕈碱、肾上腺素 α_1 受体，5-羟色胺 5-H_2 受体的拮抗效应，该药物会出现很多副作用（口干、尿潴留、便秘、头晕、性功能障碍、心律问题），这些限制了它在临床上的使用。强迫症作为慢性疾病需要长期治疗，使得这一药物的副作用不容忽视，正因为如此，目前选择性5-羟色胺再摄取抑制剂（SSRIs）如氟西汀（Prozac®）、帕罗西汀（Deroxat®）或西酞普兰（Seropram®）更受到青睐，这些药物的药效虽然要差些，但是副作用较少。该治疗初期通常需要12～24个月，使用这些药物治疗强迫症的效果要推迟8～12周是可以接受的。相比而言，这些药物治疗抑郁症的效果通常延迟的时间只有强迫症的一半。药物治疗对于50%～60%的患者都是有效的，但是如果治疗突然中止，复发率约90%。对5-羟色胺再摄取抑制剂可能反应欠佳的因素包括在年轻的时候发病、有家族病史、失业、严重程度、强迫症的复杂程度、清洗仪式。抗焦虑药包括氯硝西泮（clonazepam），可能在联合前述治疗时会是有益的补充治疗。这些药物可用于严重短期焦虑患者。所谓的非典型的抗精神病药物，如利培酮或奥氮平，结合5-羟色胺再摄取抑制剂对于难治性患者有较好的疗效。但是由于这一效果只在小样本量的患者中验证过，故这种药物相结合的方法的有效性有待证实。强迫症的严重程度由Y-BOCS和GFA量表得分，以及对药物治疗的反应共同决定。根据治疗反应分级，严重程度可分为多达10个等级（表4.3）。

表4.3　基于治疗反应对强迫症不同阶段的分类举例

Ⅰ	SRI或CBT
Ⅱ	SRI和CBT
Ⅲ	2种SRI和CBT
Ⅳ	3种SRI和CBT
Ⅴ	3种SRI（包括氯米帕明）和CBT

续表

Ⅵ	3 种 SRI（包括增加氯米帕明用量）和 CBT
Ⅶ	3 种 SRI（包括增加氯米帕明用量）、CBT 和其他药物（苯二氮䓬类、抗精神病药物）
Ⅷ	3 种 SRI（包括氯米帕明）、CBT 和心理教育
Ⅸ	3 种 SRI（包括氯米帕明）、CBT、心理教育和其他种类抗抑郁药
Ⅹ	神经外科手术

手术治疗

如果强迫症状对患者的生活造成了严重的影响，药物治疗又没有效果的话，一些作者将这种强迫症称为“恶性”强迫症[27]。由临床（Y-BOCS）和社会功能（GAF）评分证实并对所有现有治疗无效的严重强迫症患者，医生必须考虑神经外科手术的可能性。目前的干预手段主要有毁损手术和深部脑刺激两种（图 4.1）。2002 年，法国国家伦理咨询委员会提出，建议使用具有可逆性的深部脑刺激而不是毁损性精神外科手术（并没有完全废除这种方法）[28]。

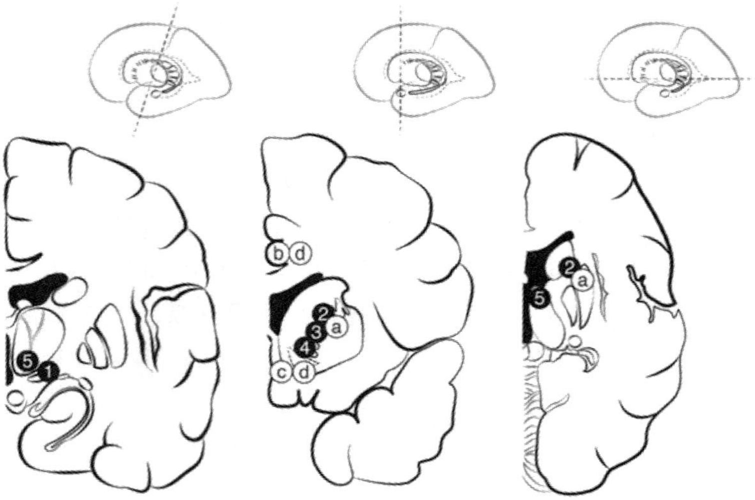

图 4.1　毁损或深部脑刺激（DBS）治疗强迫症的靶点。(a) 热凝固或伽马刀内囊前肢毁损术[29-31]；(b) 扣带回毁损术[32-33]；(c) 尾状核下神经束切断术[34]；(d) 边缘系统白质切断术[35]；(1) 底丘脑核 DBS[36-37]；(2) 内囊前肢 DBS[38-39]；(3) 腹侧纹状体（VC / VS）DBS[40]；(4) 伏隔核 DBS[41-43]；(5) 丘脑下脚 DBS[44]

毁损手术

最近几年主要有 4 种手术类型。4 种方法都是切断眶额皮质和剩余的边缘系统与丘脑之间的连接，这些技术细节和方法在前面已经介绍过。

双侧内囊前肢毁损术

内囊前肢包含皮质–纹状体–丘脑–皮质环路中的丘脑–皮质连接。形象地说，这种连接的过度活跃，导致了对同一个问题的反复考虑。目前，在局部麻醉下，有两种方法毁损前囊：热凝固术和放射治疗。两种方法均可以得到相似的效果[31]，50% ~60% 的患者被认为有效[29,31,45–46]，其 Y-BOCS 得分至少减少 35%。除了头痛和暂时混乱外，这种手术的副作用还包括第一年增重 6 kg 左右[31,47]。另外，有 1/3 的患者报告，术后 1 个月内出现疲乏和尿失禁症状[48]。对于认知功能，目前的研究结果并不一致。因此，Rück 带领的研究团队在斯德哥尔摩的研究[31]发现，25 个接受治疗的患者中，有 10 个出现情感冷漠现象；而巴西的研究团队发现，随着强迫症状的减轻，患者的认知功能得到了改善和提高[49]。所以，由于各项研究缺乏严格的神经心理学的评估，因而难以得到统一的结论。然而，考虑到放射给予的最大剂量仍不足 160 Gy，放射疗法报告的神经心理学的副作用较热凝固术少[50]。

双侧前扣带回毁损术

目前，前扣带回毁损术是治疗强迫症最常用的毁损手术，尤其在美国。虽然，功能影像学的研究确实表明强迫症患者的前扣带回过度激活，但是早在可获取影像数据之前，Ballantine 就开展毁损手术，首次将靶点定为前扣带回[51]。他在波士顿的研究团队认为强迫症最初是焦虑症，并且将边缘系统的前扣带回作为首要的靶向脑区。边缘系统中的前扣带回在 Foltz 和 White[52]治疗顽固性疼痛中可部分有效缓解疼痛的焦虑部分。与内囊前肢毁损术[1]不同，前扣带回毁损术几乎只能通过热凝固术，治疗

---

[1] 通过冷冻治疗（–70℃）实施扣带回毁损术，但比较有争议的是用于阿片类成瘾的治疗。

效果要推迟半年到 1 年[1]。Dougherty 最近发表的研究指出，在 44 个患者中，有 1/3 的患者报告术后效果持续 3 年以上[33]。其他团队报道了更好的结果：近 50% 的有效者，但随访时间较短且病例较少[3,48,53–58]。在所报道的并发症中，1% ~9% 的患者在治疗后会出现癫痫发作，通常是之前就出现过癫痫的强迫症患者[48,59]。不过大部分可以通过抗癫痫治疗控制病情。短暂发热、暂时的泌尿系统疾病、术后头痛也都有可能发生。很少有研究报道这类治疗手段对神经心理的影响。由于前扣带回是“记忆环路”（帕佩兹环路）的一部分（图 2. 24），双侧前扣带回毁损可能会导致记忆障碍。目前研究较少，并且结论也不一致，一些研究团队报告 3% ~20% 的患者会出现中度短暂的记忆障碍[57,59]；而韩国的研究团队并没有发现记忆障碍，相反，由于强迫症状的减轻，个体的执行能力得到提高[56]。

尾状核下神经束切断术和边缘系统白质切断术

尾状核下神经束切断术最初是由英国的神经外科医生在 1964 年发明的，这种切断术与美国的 W. Scoville 于 20 年前发明的皮质下切除术（cortical undercutting）基本相似，只是前者使用的是立体定向热凝固术。这种手术主要是中断从尾状核头下部经过的连接眶额皮质至丘脑、杏仁核的神经纤维束，毁损位置在尾状核头下方。这种治疗对 1/3 ~ 1/2 的患者有效果[34,60–61]。神经心理学测试并没有显示手术相关的长期认知障碍和人格改变[62]。在前扣带回毁损术无效的情况下，可以进行最小的神经束切断术作为辅助疗法。这两种方法相结合被称为边缘系统白质切断术。这种由 Kelly 发明的手术具有相似的效果[63]。这两种手术目前还没有实施过[2]，可能会导致癫痫发作、短暂混乱和轻度的人格改变[64]。

1　这可能是由于历史的原因：内囊前肢毁损术首先起源于欧洲，尤其是在瑞典（伽玛刀放射外科的发源地）；而扣带回毁损术则是由波士顿地区的研究团队发明，在当时放射外科手术很少实施或没有经验。到目前为止，只有韩国团队治疗强迫症患者时应用放射外科治疗技术进行扣带回毁损（M. C. Kim，and T. K. Lee. 2008. Stereotactic lesioning for mental illness. Acta Neurochir Suppl 101：39–43）。

2　最后一次提到这个干预手段是在 2006 年发表的文献中。在 2 个强迫症患者中利用神经导航技术（P. A. Woerdeman，P. W. Willems，H. J. Noordmans，J. W. Berkelbach van der Sprenkel，and P. C. van Rijen. 2006. Frameless stereotactic subcaudate tractotomy for intractable obsessive-compulsive disorder. Acta Neurochir（Wien）148：633-637）实施了手术。

深部脑刺激

随着深部脑刺激的出现，以上的治疗方法使用越来越少，因为深部脑刺激具有可逆性和适应性。患者要满足特定的条件才能使用这种方法。在法国，这种方法仅在研究方案内开展，常常涉及多所大学医院。对患者情况的评估和手术决定要由与开展手术的神经外科医生独立的专家团队决定。一旦患者签订了同意书，必须完成术前神经心理检测并参与术后监测及康复项目[65]。据估计，到目前为止已经有 100 例患者接受了这种治疗[66]。

纳入和排除标准

根据不同的研究协议，每个国家的手术纳入标准可以有显著差异[32,40,67-68]。法国的标准是规定接受这种治疗的患者必须年满 21 岁以上，并且强迫症的 Y-BOCS 得分超过 25 分，而且受到严重的心理社会影响。疾病进展必须至少 5 年，在此期间，患者必须完成两次分别由不同治疗师开展的设置合理的认知行为治疗（CBT），但没有效果。至少参与 40 h 以上的团体、个人或混合治疗。而且，必须正式确定药物治疗无效。为此，至少服用 3 种选择性 5-羟色胺再摄取抑制剂（SSRIs），包括氯米帕明，且必须以最大可耐受剂量治疗至少 12 周没有效果。其他与氯米帕明联用的药物包括氯丙嗪、利培酮、锂盐、氯硝西泮、丁螺环酮和吲哚洛尔也没有效果。可以看出深部脑刺激是在没有任何其他可能的治疗方案之后才可以实施[36,65,69]。在进行深部脑刺激之前，研究团队必须确认不存在认知功能的退化、人格障碍和其他精神障碍，比如精神分裂症、成瘾行为、双相性情感障碍等。鉴于必须进行脑 MRI 检查，患者不能对 MRI 有禁忌证。同样，不能对手术操作本身有禁忌证，比如凝血功能改变或者大脑畸形，这些都可能会妨碍电极的植入[36]。

解剖靶点

解剖靶点的选择很多是由于巧合或毁损手术的结果。就像 Nau 曾经写过关于选择底丘脑核，“我们在此刺激是单纯幸运还是强调观察者的敏锐性？”[70]因为 3 个强迫症患者[71-72]在通过深部脑刺激底丘脑核治疗帕金森病之后，强迫症状也得到了缓解，所以 Polosan 和 Mallet 的法国团队将底丘脑核作为靶点进行研究[36]。而由 Nuttin 带领的比利时研究团队根据内囊前肢毁损术在强迫症患者身上的疗效，将电极插在内囊前肢[38]。根据已有的临床观察，将电极插在患者的内囊前肢，有效电极触点越靠近伏隔核，高强度电刺激提示该结构也受到刺激，因此伏隔核也被作为靶向脑区（图 4.1）[41]。

内囊前肢和“VC/VS”

在 Nuttin 团队起初手术治疗的 4 个患者中，3 个患者的症状得到了显著改善，其中 1 个改善超过 90%[38,73-75]。结合过去作者和美国团队的大量研究发现，在 26 个患者中，在 3 个月的时候，有效者占 50%[1]，6 个月的时候为 46%（$N=24$），1 年的时候为 48%（$N=21$），2 年的时候为 65%（$N=17$），3 年的时候为 58%（$N=12$）（表 4.4）。这个研究持续了 8 年以上，靶向脑区也逐渐向后、向下转移[40]。研究者发现，如此定位电极使用较低强度的刺激效果更好。新的刺激脑区是腹侧内囊（VC）和腹侧纹状体（VS）的连接区域，故又称为 VC/VS。Greenberg 和他的同事根据 GAF 量表得分[2]发现，患者的抑郁症状得到明显改善，整体功能也得到显著提高。有 2 例患者出现术后感染和血肿，还有 1 例患者出现了癫痫抽搐。刺激过程中，作者也发现了偶尔的兴奋性轻躁狂表现、易激惹，还伴随着情绪变化（包括自杀想法）。这种情绪变化大部分可以通过改变刺激参数得到调整。神经心理学的调查并没有发现术后认知功能的损害。Goodman 领导的纽约研究团队同年报道在 6 个患者的相同脑区 VC/VS 植入了电极，通过 1 年的刺激，其中 4 个患者的症状得到改善[76]。作者同样观察到刺激期间的心境改变和显著轻躁狂，但是通过调节参数可快速改善这些症状。

伏隔核

VS/VC 区域是伏隔核的邻近区域，后者本身属于腹侧纹状体。在 2003—2008 年，由 Sturm 和 Huff 带领的德国团队，在科隆为 10 个患者的右侧伏隔核植入了单侧电极[41,77]。通过 1 年的刺激，1 个患者出现了改善，另外 5 个患者的 Y-BOCS 评分降低了 1/4。副作用类型和发生率与靶

---

1 应答者的标准为 Y-BOCS 评分在治疗后降低至少 35%。

2 参见定义：第 180 页表 4.2。

点为VC/VS的副作用一致。2010年，荷兰的研究团队试图改进研究结果，在16个患者的大脑双侧伏隔核植入了电极1[42]，8个月的首个“开放”阶段之后，9个患者归为应答者，其Y-BOCS评分平均降低了72%。在后续的双盲试验中仅包含14个患者，7个接受刺激，7个不接受刺激(患者并不知道刺激状态)。精神科医生Denys及其同事发现接受刺激的患者Y-BOCS评分较对照组平均降低了25%。根据HAD量表2评估结果，抑郁症状的评分也降低了50%以上。这一研究结果也解释了深部脑刺激可以用来治疗严重抑郁症的原因。没有发现手术并发症，不过8个患者在刺激时，尤其是开始时出现了轻躁狂，这也确定了伏隔核在情绪调整中的作用。这些状态可以通过调节刺激参数得到改善。这些研究结果也得到了较小样本的研究结果的证实[41,43,78]。

底丘脑核

从2005年开始，作为一个国家性的协议，几个法国研究团队开始定位于底丘脑核的情感和边缘部分。2008年在《新英格兰医学杂志》发表了令人兴奋的结果[36]。16个患者中有3/4的Y-BOCS评分减少1/4以上。治疗后3个月，患者的Y-BOCS评分平均为28分，而没有接受治疗的对照组（患者接受的是“假刺激”3）的平均得分是19分。另外，GAF平均得分从43分提高到56分，10个患者中的6个重返令人满意的家庭和社会生活。对这一严格随机对照双盲研究（图4.2）主要的批判在于其随访研究的时间较短，只随访了3个月的时间。然而还有一项未发表的3年随访研究，似乎可以证实这些最初的阳性结果[79]。不良反应包括2个出现了术后感染，1个由于脑血肿导致了1根手指麻痹。在7个患者中出现了运动和心理问题，不过随着参数的调整也得到了改善。所有患者术前、术后的神经心理学测试未发现异常。

---

1 在刺激电压增加后，患者均可快速观察到过分自信以及易激惹和冲动。刺激减少后一切恢复正常。参见文献J. Luigjes, M. Mantione, W. Van Den Brink et al. (2011) Deep brain stimulation increases impulsivity in two patients with obsessive-compulsive disorder. Int Clin Psychopharmacol 26: 338-340.

2 抑郁严重程度的异质性评价量表参见第203页表4.8。

3 未受刺激的患者并不知道自己是否接受刺激。

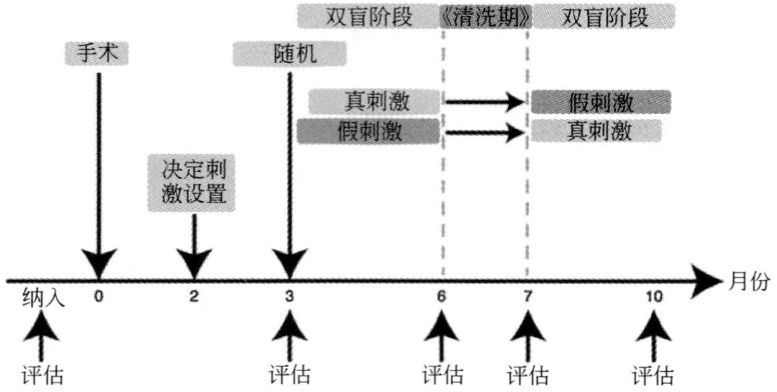

图 4.2　法国底丘脑核深部脑刺激治疗强迫症研究的“设计”示例

丘脑下脚

以丘脑下脚为靶点的研究更为少见，目的是调节连接丘脑至眶额皮质的连接束活动。由 F. Jiménez-Ponce 带领的墨西哥研究团队在 2003—2007 年对 5 个患者进行研究，结果显示经过 1 年的刺激之后，每个患者的 Y-BOCS 得分平均从 35 分降低到 18 分，个体的整体功能提高 20% ~ 70%。作者未报告并发症[44]。

总结

目前，精神外科治疗重度强迫症的临床疗效已被公认。在列举了目前外科手术治疗手段和治疗靶点后，一个重要的问题就是目前的靶向脑区是否是最优的、应当定位什么结构。最近来自于伦敦 Queen Square 团队的研究人员发表了一篇综述，总结了 18 篇研究，比较了 85 例内囊前肢毁损患者与 64 例通过刺激伏隔核或内囊前肢患者的疗效[82]。疗效方面似乎支持有效率为 68% 的内囊前肢毁损术，而非有效率为 46% 的长期电刺激[1]。然而，有一小部分患者在接受内囊前肢毁损术后会较容易出现情感淡漠和失抑制的现象。同时，体重增加似乎仅出现于内囊前肢毁损术后。

1　患者的“有效”定义为其 Y-BOCS 评分降低至少 1/3，“优异”的结果是得分降低一半，缓解定义为 8 分以下。在内囊前肢毁损组，有 26% 的人获得优异结果，9% 为缓解；而在刺激组仅有 11% 达到了优异，2% 为缓解。

毁损手术较大的潜在疗效与深部脑刺激较大的无害性之间的争议还在继续，只能通过进一步的研究来解决。

表 4.4　深部脑刺激治疗强迫症的研究结果

研究	患者人数	目标脑区	随访时间	有效率（%）
Belgium，1999[38]	4	内囊前肢	—	75
Belgium，2003[39]	6	内囊前肢	3 ~ 31	50
Germany，2003[41]	5	伏隔核	24 ~ 30	60
Abelson，2005[80]	4	内囊前肢	4 ~ 23	50
United States，2006[81]	10	VC/VS	36	40
France，2008[36]	16	底丘脑核	3	75[a]
Mexico，2009[44]	5	丘脑下脚	21	100
Germany，2010[77]	10	（单侧）伏隔核	12	10
Netherlands，2010[42]	16	伏隔核	21	56
United States，2010[76]	6	VC/VS	12	33
France，2012[37]	4	底丘脑核	6	100

[a] Y-BOCS 评分下降至少 25% 定义为对治疗有反应。

抽动秽语综合征

摘要　抽动秽语综合征（Gilles de la Tourette syndrome）是抽动的极端类型。抽动障碍的临床症状表现形式可为简单抽动，也可为复杂抽动；可以是运动抽动，也可以是发声抽动。该疾病往往在 5 ~ 7 岁起病，青少年期病情加重，并通常在成年时期病情减轻。这一罕见的神经精神疾病可使患者身体逐渐衰弱，并且有时对患者进行药物治疗疗效不佳。目前已开展 60 例神经外科毁损，而疗效最好的是以丘脑为靶点的外科治疗。在 20 世纪 90 年代末期，深部脑刺激治疗由于具有灵活性和可逆性的特点，已开始逐步取代毁损术。以丘脑和（或）苍白球为靶点的深部脑刺激在目前看来是非常具有前景的。

由于有些患者会控制不住地出现秽语症或猥亵行为，抽动秽语综合征成为一种广为人知的神经精神障碍。这一疾病首先由 Charcot 的学生神经内科医生 Georges Albert Édouard Brutus Gilles de la Tourette 发现，并称为抽动症，是一种罕见疾病，发病率为0.1%～1%[83]。抽动秽语综合征主要于童年期或青少年期的第一或第二年诊断，以运动抽动和发声抽动为主要症状，其表现与严重程度可能在数周或数年内波动。患者的抽动症状可以受意志控制在短时间内暂时不发生，但患者称之为“窒息”，并且会不可避免地再次发生或出现反弹[84]。

临床表现

抽动秽语综合征因其简单或复杂的运动或发声抽动症状而被认为是原发性运动障碍。运动抽动的表现形式为短暂的、刻板的、非自愿的或半自愿的，如眨眼或清嗓。运动抽动可以是单一的，也可以是包含一连串动作的复杂性抽动，常常外表正常但行为不合时宜：当患者做出猥亵动作时，称为猥亵行为；当患者不由自主地模仿讲者的活动时，称为模仿行为。发声抽动可以为简单哭泣或喃喃自语，也可以表现为复杂的形式如重复语言或秽语。这些抽动症状会随着情景的改变而发生改变，例如一个名字听起来像德国人的医生被他的抽动症患者称为“肮脏的德国人”[85]。这种明显的临床表现虽然广为人知，但只在10%的患者身上发生。通常当患者感到疲劳、厌烦或面临压力时，这些临床症状会更明显、更频繁地表现出来[86]。相反，大多数患者在从事体力或脑力劳动时，会出现抽动症状的减少。已有多种不同的量表用来评估抽动症状的严重程度及影响，其中临床研究中最常用的两个量表是耶鲁综合抽动严重程度量表（Yale Global Tic Severity Scales，YGTSS）和冲动行为录像评定量表（Rush Videotape Rating Scale，RVRS）[88]。运动抽动通常首次出现在儿童期，在男孩中的发生率比女孩高3～4倍[89]。在96%的病例中，首发症状通常在11岁之前出现[90]。在青春期早期，抽动的部位增多并出现抽动症状的恶化，但这些症状在成年早期通常会逐渐消失。据估计，到18岁时，半数患者不再表现出症状[87,91]。当成年期首次出现体征时，感染、头部创伤、药物使用或抗精神病药物很可能成为这个疾病的所谓“第一种类型”的诱因[92-93]。

相关疾病

该神经系统运动障碍的精神部分源于“对秽语和猥亵行为认识不清，

类似于行为障碍"[1]，约90%的患者伴有多种精神共病：注意缺陷多动障碍（ADHD）、强迫行为、抑郁症、焦虑症、人格障碍和自残行为[94]。而且，患者由于嘲笑、耻辱而遭受巨大痛苦，同时还会给他们的家庭和事业带来巨大影响。据报道，抽动秽语综合征患者的注意缺陷多动障碍患病率在21%～90%。强迫症的患病率变化较小。50%患者的强迫观念主要与性、宗教、暴力或对称有关，他们的强迫行为则多表现为计数仪式行为、反复整理和自残[95-96]。自残会造成患者烧伤、割伤或咬伤自己[97]。

病理生理学

同卵双胞胎的研究表明双生子的同病率为89%～94%，提示与遗传关联，尽管目前尚未正式分离致病基因[98]。某些因素如母亲怀孕前3个月生活压力过大或低出生体重，会诱发抽动秽语综合征的发病[99]。生物化学、神经生理学和影像学可能表明疾病与突触传递的发育异常有关，这一发育异常会导致皮质-纹状体-丘脑-皮质（CSTC）环路失抑制[92,100]。根据生物体的需要，CSTC环路通过促进或抑制所需运动及行为活动来调节额叶皮质的活动。尸检报告表明多巴胺能神经传递可能参与了这一过程，这也许就解释了为什么抗精神病药治疗抽动秽语综合征有效。多巴胺能过度活跃是由于突触前异常所致多巴胺受体敏感性增加，或致多巴胺释放增加，从而抑制CSTC环路间接通路，造成丘脑皮质功能亢进，以及由于失抑制所致运动或发声抽动[91,101-102]。在丘脑内，可能有两类细胞群受到丘脑皮质功能亢进的影响：第一类细胞群为内侧核群和腹侧核群，这类细胞群主要参与运动控制；第二类为板内核群，最多的是中央中核与束旁核（CM-Pf），这类细胞群主要与情感和认知功能有关。功能磁共振成像研究已证实，CSTC环路结构参与本病：当患者试图控制他们的抽动时，会出现壳核、苍白球与丘脑活动的降低，同时伴有尾状核头、额叶皮质、颞叶皮质和扣带回皮质活动的增加[103]。抽动秽语综合征在运动和行为表现的重叠建立了有趣的模型以理解一些神经行为学现象，如莱施-奈恩综合征（自毁容貌综合征）。莱施-奈恩综合征患者会表现出运动异常，

---

1 请查看由B. Moutaud发表的论文中的观点："C' est un problèmeneurologiqueoupsychiatrique?'' Ethnologie de la stimulation cérébraleprofondeappliquée au disorderobsessionnelcompulsif. Paris：Eco-leDoctorale ' 'Education, langage, sociétés," UniversitéParisDescartes；2009（可在线查询）。

如肌张力障碍，以及攻击行为障碍，如自残行为[92,104-105]。

药物治疗

无论是药物治疗还是认知行为治疗（CBT）的心理治疗，抽动秽语综合征的治疗都不能抑制抽动的发生，只能是在一定程度上控制抽动症状，从而减轻患者由于疾病带来的窘迫感和不适感[92]。只有极少数的双盲安慰剂对照试验评估了精神病药物或新型抗精神病药的疗效，其与 CBT 仍是目前的标准治疗[92,106-107]。这些多巴胺受体阻滞剂虽然能够显著改善患者的抽动症状，但多以副作用为代价，如抑郁、情感淡漠、体重增加，长期可导致迟发性运动障碍。大麻和一些抗焦虑药物如氯硝西泮或尼古丁贴剂可能有效，但目前没有随机试验证实它们的疗效[108]。治疗抽动秽语综合征时还包括治疗伴随的精神共病，如果共病注意缺陷多动障碍，使用苯丙胺类衍生物进行治疗；表现为强迫行为时，则使用选择性 5-羟色胺再摄取抑制剂（SSRIs）进行治疗。

手术治疗

有一小部分患者在进入成年期后仍残留抽动症状，有些人甚至因为疾病导致残疾。当药物治疗无效或副作用严重时，就需要应用外科治疗。自 1962 年起，已有 65 名患者通过毁损术治疗抽动秽语综合征[109]。目前，由于深部脑刺激具有过程可逆且损害小的特点，脑区毁损术几乎不再用于疾病的治疗。自 1999 年起，有近 100 名患者接受了深部脑刺激[89,109-114]（图 4.3）。

毁损手术

自 20 世纪 60 年代早期，毁损术已将多个解剖结构作为靶点，这一“传统”的精神外科干预手段当然也尝试用于治疗与本病伴随的强迫症。这包括最古老的前额叶脑白质切断术、扣带回毁损术、边缘系统白质切断术。已经发现更具针对性的手术：丘脑毁损术（丘脑内侧核与板内核）以及诸如未定带、红核与小脑齿状核等靶点。所用毁损术繁多、病例数量少、非标准化患者选择以及缺乏可靠性[1]，使得难以两两比较手术方法[91]。精神共病是使分析进一步复杂化的混杂因素，在严重类型的抽动秽语综合征中特别常见。然而，以丘脑为靶点的患者（在 65 名患者中共有 39 名）似乎取得了最好的疗效，在为期 12～24 个月的最短随访期中，这些患者的抽动症状减少了 45%～100%[122,125-131]。毁损术虽然以丘脑为靶点时没有失败，但确实也存在伦理问题，如“所测”靶点的多样性，以及患者年纪较小，最年轻的手术患者为 11～12 岁[132]。并且，大多数有关这一外科手术的文献并未提及手术副作用。在 22 名能够获得随访信息的患者中，有 20 名患者出现术后并发症，如肌张力障碍（7 名）、偏瘫（4 名）、构音障碍（4 名）、认知损害（2 名）及严重的非特异性神经系统缺陷（3 名）[109]。这些并发症促使了开始于 1999 年的可逆性深部脑刺激的发展[122]。

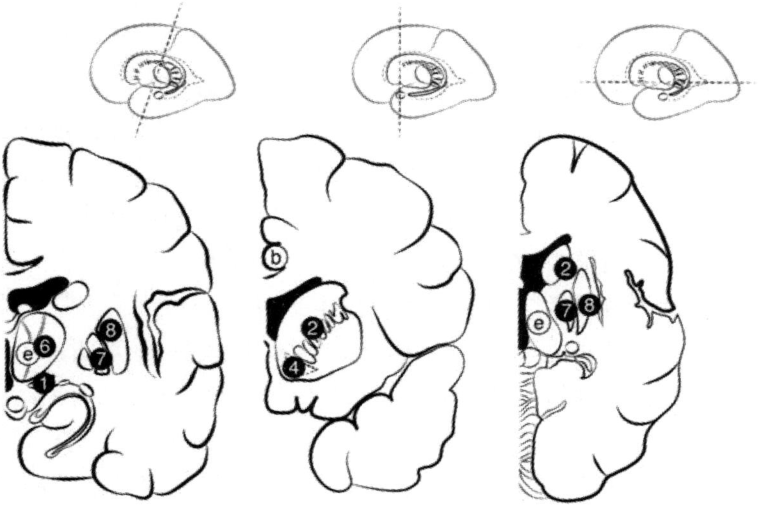

图 4.3　脑区毁损术或深部脑刺激抽动秽语综合征的靶点。(b) 扣带回毁损术[115]；(e) 内侧丘脑毁损术[116-117]；(1) 对底丘脑核进行深部脑刺激[118]；(2) 对内囊前肢进行深部脑刺激[119]；(4) 对伏隔核进行深部脑刺激[120]；(6) 对丘脑中央中核和束旁核进行深部脑刺激[121-122]；(7) 对内侧苍白球进行深部脑刺激[110,123]；(8) 对外侧苍白球进行深部脑刺激[124]

1　在大多数情况下，结果由决定手术治疗合理性的同一团队进行评估。

深部脑刺激

目前已研究了 6 个解剖靶点通过深部脑刺激治疗抽动秽语综合征：丘脑内侧部和束旁核、伏隔核、底丘脑核、内侧和外侧苍白球及内囊前肢（表 4.5）。已经在毁损术中使用 30 年的解剖结构中，到目前只有丘脑靶点仍在运用。这是由于以丘脑为靶点的治疗方法具有令人满意的疗效以及更好的病理生理学理解，后者提示丘脑失抑制。因此，在 1999 年，由 V. Vandewalle 带领的荷兰研究团队以丘脑，更准确地说是以丘脑前板内核群为靶点[122]。这名 42 岁男性患者与抽动症有关的临床症状在术后减少了 90%。术后 5 年，这些良好结果仍保持稳定[133]。这一团队又相继对另外 2 名患者进行同一靶点的深部脑刺激，并使这 2 名患者的抽动症状分别减少 72% 和 83%。此外，还有 4 个团队采用同样的方法对 25 名患者进行了治疗，这 25 名患者在术后与抽动症有关的临床症状减少了 40% ~ 78%[112,121,134-135]。鉴于抽动类似于运动障碍，都存在刻板运动和运动功能亢进，由 Diederich 带领的维也纳研究团队在 2005 年提出，将与感觉运动功能有关的内侧苍白球后部作为靶点[136]。在术后 14 个月，患者症状减少 75%，3 年后减少 66%。这些鼓舞人心的结果相继出现在另外 4 名患者身上，这 4 名患者的抽动症状减少了 75% ~88%[123,137-139]。然而还记录了 1 例失败病例[140]。同年，Houeto 及其法国研究团队在 Pitié-Salpêtrière 医院提出联合丘脑和苍白球这两个之前的靶点进行手术。3 名采用此种深部脑刺激的患者临床症状减少了 74% ~82%[141]。在丘脑和内侧苍白球前内侧部包括边缘结构系统部分植入电极，便可开展能对各个靶点进行交替刺激的双盲研究。与丘脑靶点相比，苍白球具有能够承受更高的电刺激而不产生副作用的优点。鉴于在抽动秽语综合征中丘脑和皮质间的连接经过内囊前肢，并且与抽动秽语综合征临床表现具有相似性的强迫症可通过电刺激内囊前肢成功治疗，由 Cosgrove 带领的波士顿研究团队将电极植入内囊前肢治疗 1 名共病强迫症[142]的 37 岁患者[119]。由于伏隔核在 CSTC 环路中的调节功能，研究团队认为选择这一靶点用于治疗强迫症是合理的。结果略优于治疗强迫症，患者 Y-BOCS 的评分从 25 分下降到 12 分，而抽动症状减少了 40%。类似的治疗结果也出现在一个没有共病强迫症的抽动秽语综合征患者身上。值得注意的一点是，这名患者同时是一个烟瘾者，而在电刺激之后他的烟瘾完全消失了[140]。伏隔核在成瘾行为中的作用将在之后的章节中详细讨论。最后，之前提到的2名患者采用的深部脑刺激都是对双侧伏隔核进行电刺激，而对右侧伏隔核进行单侧电刺激则会使抽动症状减少80%[143]。一个巴西的研究团队在2007年以外侧苍白球为靶点对2名患者进行深部脑刺激，使他们的临床症状减少了81%[124]。这个团队选择外侧苍白球源于动物实验：灵长类动物在外侧苍白球显微注射GABA拮抗剂会引起类似抽动症状的刻板行为。最后，1名共病帕金森病的抽动秽语综合征患者在底丘脑核植入电极治疗帕金森病后，抽动病情明显改善[118]。

患者的选择标准

深部脑刺激治疗抽动秽语综合征目前还处于研究阶段，并且在全球只有大约20个临床中心能开展这一手术。实施深部脑刺激时除了需要有经验的神经外科团队，还需要由擅长本病的精神科医生、神经内科医生、神经外科手术医生及心理科医生组成的多学科团队进行至少1次专业会诊。鉴于深部脑刺激治疗本病具有试验的性质，不同研究方案中有不同的纳入标准。然而大部分研究人员认同最小年龄为18岁或甚至25岁，既是出于医疗法律原因，也由于疾病的自发演变会在成年期出现病情的显著好转。也有一些研究人员提倡早期干预，他们认为早年正是社会技能和自尊形成的时候[146-147]。对药物具有抗药性和不能耐受药物也是进行深部脑刺激的一个主要的先决条件，不过不同研究团队对电刺激持续时间和已测试药物类型的选择不同。表4.6列出了由运动障碍协会（Movement Disorder Society）推荐的纳入标准，但是在不同的研究中纳入标准可有显著的差异[148]。

表4.5　深部脑刺激治疗抽动秽语综合征

研究	人数	靶点	随访[a]	结果[b]（%）
荷兰，1999—2003[122-133]	3	丘脑（CM-Pf）	9	82
法国，2005[141,144]	3	丘脑（CM-Pf）和GPi	36	74～82
美国，2005[119]	1	ALIC	18	23
卢森堡，2005[136]	1	GPi	14	75
巴西，2007[124]	1	GPe	23	81

续表

研究	人数	靶点	随访[a]	结果[b]（%）
德国，2007[142]	1	伏隔核	30	41
美国，2007[121]	5	丘脑（CM-Pf）	3	44
意大利，2008[112]	18	丘脑（CM-Pf）	3～18	65
英国，2009[118]	1	底丘脑核	12	76
荷兰，2011[145]	6	丘脑（CM-Pf）	12	49

[a] 平均随访月份。

[b] 耶鲁综合抽动严重程度量表（YGTSS）和（或）冲动行为录像评定量表（RVRS）评分减少的百分率。ALIC，内囊前肢；GPi，内侧苍白球；GPe，外侧苍白球；CM-Pf，丘脑中央中核和束旁核。

表 4.6　采用深部脑刺激治疗抽动秽语综合征研究方案的一些纳入标准示例

	标准
1	分别由 2 名不同的医生（神经内科医生和精神科医生）根据 DSM 和 DCI 明确诊断为抽动秽语综合征
2	严重失能的抽动症状为疾病的主要症状
3	对以下 3 种抗精神病药具有耐药性或者不能耐受其副作用： （a）“传统”抗精神病药：氟哌啶醇、匹莫齐特。 （b）新型抗精神病药：利培酮、奥氮平、氯氮平。 （c）试验性抗精神病药：培高利特。
4	已经进行了至少 12 个疗程的行为治疗（习惯逆转训练或暴露疗法）仍无效
5	年龄>25 岁

总结

上述研究大多数是单病例报告或未在双盲试验中进行评估的小样本临床试验。尽管这些研究已经表明良好的临床耐受技术及不同靶点，但其暂时难以说明靶点之间的相对优越性[148]。目前，尽管已有 2 个靶点（丘脑的板内核群和内侧苍白球），但仍需要研究其他结构或联合靶点对特定形式的抽动秽语综合征或精神共病是否有所帮助。

重度抑郁症

摘要　抑郁症作为最常见的精神疾病，有时可能难以通过药物疗法和心理疗法治愈。人们提出了主要毁损扣带回皮质的聚焦手术。这些不可逆的手术能够得到令人满意的临床结果，但是也会造成一些永久性的神经心理并发症。随着具有可逆性的脑部电刺激的出现，新的靶点位于伏隔核，特别是膝下皮质。尽管脑部电刺激治疗抑郁症的结果令人满意，但是其作用机制仍不清楚。研究也正在探索刺激前额皮质和迷走神经的有效性。

抑郁症（depression）一词来源于拉丁文 depressio，意思“减低”。抑郁症是最常见的精神疾病。8% 也就是将近 300 万法国人罹患抑郁症，而 17% 的美国人已经出现或者将会在生命中出现一次抑郁发作[149]。按致残年数排列，抑郁症是全球第四大疾病。2/3 的抑郁症患者为女性[150]。根据 WHO 的统计，至 2020 年，抑郁症将会成为导致伤残和过早死亡的第二大病因，仅次于心血管疾病。根据 WHO 的统计，全球每 10 万人有 14 人死于抑郁症；在法国，每 10 万人中则有 16 人是死于抑郁症。抑郁症已经成为自杀的重要原因。抑郁症患者可因特定疾病或其导致的躯体症状（慢性疼痛、心肌梗死等）使病情加重[151]。大约有 3/4 的抑郁症患者会在首次发作的 6 或 12 个月再次复发，并且有 1/5 的患者会迁延不愈。在所有的慢性疾病中，抑郁症对生活质量的影响最大[152]。

临床表现

对抑郁症的诊断往往是常态和病态的问题，也就是当人们在面对一些生活事件如分离、丧亲、疾病时，做出正常的情绪反应之后，就真正开始出现抑郁症。本部分问题不在于此，因为精神外科涉及两项容易的诊断：重度抑郁发作（major depressive episodes，MDE）和重度抑郁症（major depressive illness，MDI）。根据 DSM-IV 的定义，发作应至少持续 2 周才标志着之前正常功能的改变[153]。患者应存在以下 9 项症状条目中的至少 5 个，并且必须存在第一条或第二条症状：

1. 抑郁情绪或易激惹；

2. 对所有活动或大多数活动的兴趣或乐趣显著减少；
3. 显著的体重下降或增加，或是食欲增加或减少；
4. 失眠或嗜睡；
5. 精神运动性迟滞或激越；
6. 疲劳或精力缺失；
7. 无用感或过分或不合适的愧疚；
8. 注意力不集中或做事犹豫不决；
9. 反复出现的与死亡有关的念头或自杀观念和行为。

这些症状必须几乎每天都出现，并给患者造成苦恼或损害正常功能。重度抑郁症的诊断应包括一个或多个重度抑郁发作的症状条目，而没有躁狂或轻躁狂发作[1]。如果出现躁狂或轻躁狂发作，则不再是 MDI 而是双相性情感障碍。

评估

在临床研究中，对重度抑郁发作严重程度的评估是通过量表完成的。这些评估工具的优点在于能够尽可能严格地收集临床资料，为科学工作提供必要的统计数据。但是应当避免迷信这些数据，因为只是大致反映患者的心理现实。另外，评估者版本增多及编码差异可能会限制比较范围。现有多个量表，其中包括由患者自己完成的自评量表[2]和由医生进行评估的他评量表。我们将对精神外科常用量表进行讨论。

自评量表

最常使用的自评量表是贝克抑郁自评量表（Beck Depression Inventory，BDI），主要从烦躁维度评估抑郁的影响（表4.7）[154]。在量表

1 躁狂在某些方面类似“抑郁的反面”：患者表现为过分的自信，并容易受到多种情绪所致欣快感而激动，包括兴奋感、兴高采烈，有时为易激惹，甚至情绪不稳导致时而大笑、时而痛哭。还可能出现性欲失抑制、注意分散、思维奔逸和思维拥挤。通常，患者感觉不需要过多睡眠。他们可能经历想要帮助他人的无私感，并且可能感受他人的情感。

2 正确地应用这些量表需要遵循许多规则，并对合理分级进行训练。必须注意的事项包括诸如2次评估之间应有4～8天的间隔时间以避免“测试-重测”效应。评估者应当有足够的时间完成量表评估，必须遵照相同的安排以避免日夜周期差异。

中，每一个条目分四级（0~3）计分，代表症状的严重程度逐一递增。评分大于16分为严重抑郁。

他评量表

汉密尔顿抑郁评定量表（Hamilton Rating Scale for Depression, HRSD）简称为HAM-D，是评估抑郁症状严重程度最常用的多项选择问卷调查表（表4.8）。医生通过询问患者或者观察患者的临床症状，在所提供条目中选择一个选项。量表从17项（$HRSD_{17}$）到29项（$HRSD_{29}$）有多种问卷。量表的得分越高，表明抑郁程度越严重[155]。在进行治疗之后，如果抑郁[1]“反应”评分减少50%以上，则可使用术语“治愈”；而如果量表得分小于10分，则为“应答”。与应用Y-BOCS评估强迫症相同的是，在应用汉密尔顿量表时还经常联合应用GAF量表来量化疾病对患者生活的影响。

表4.7 抑郁自评量表（贝克抑郁症自评量表）

0	我不感到悲伤
1	我感到悲伤
2	我始终悲伤，不能自制
3	我太悲伤或不愉快，不堪忍受
0	我对将来并不特别失望
1	我对未来感到心灰意冷
2	我感到前景黯淡
3	我觉得将来毫无希望，无法改善
0	我没有感到失败
1	我觉得比一般人失败要多些
2	回首往事，我只能看到很多次失败
3	我觉得我是一个完全失败的人
0	我从各种事件中得到很多满足

[1] 该定义根据研究的不同而不同。

续表

1	我不能以以前的方式从各种事件中感受到乐趣
2	我不能再从各种事件中得到真正的满足
3	我对一切事情不满足或感到无聊
0	我没有感到特别罪过
1	我在相当的时间里感到有罪过
2	我在大部分时间里觉得相当罪过
3	我在任何时候都觉得有罪
0	我对自己并不失望
1	我对自己感到失望
2	我讨厌自己
3	我恨自己
0	我没有任何自杀想法
1	我有自杀想法，但我不会去做
2	我想自杀
3	如果有机会，我就自杀
0	我对其他人没有失去兴趣
1	和过去相比，我对别人的兴趣减少了
2	我对别人的兴趣大部分失去了
3	我对别人的兴趣已全部丧失了
0	我能和以前一样做出决定
1	我推迟做出决定比过去多了
2	我做决定比以前困难大得多
3	我再也不能做出决定了
0	我觉得我的外表看上去并不比过去差
1	我担心自己看上去显得老了，没有吸引力
2	我觉得我的外貌有些永久性变化，使我难看了
3	我认为我看起来很丑陋
0	我工作和以前一样好
1	要着手做事，我目前需额外花些力气
2	无论做什么，我必须努力催促自己才行
3	我什么工作也不能做了
0	我并不感到比往常更疲乏

续表

1	我比过去更容易感到疲乏无力
2	几乎不管做什么，我都感到疲乏无力
3	我太疲乏无力，不能做任何事情
0	我的食欲和往常一样
1	我的食欲不如过去好
2	我目前的食欲差得多了
3	我一点儿也没有食欲了

表 4.8　抑郁症他评量表示例

抑郁情绪（悲伤、无望、无助、无用）	
0	未出现
1	这些感受只在问到时才诉说
2	这些感受在访谈中自发地描述
3	不用言语也可以从表情、姿势、声音或易睡中流露出这种情绪
4	患者自发言语和非语言表达（表情、动作）表现为这种情绪
有罪感	
0	未出现
1	责备自己，感到自己令他人失望
2	认为自己犯了罪，或反复思考以往的过失和错误
3	认为疾病是对自己错误的惩罚，或有罪恶妄想
4	听到指责或责备声和（或）经历威胁性视幻觉
自杀	
0	未出现
1	觉得活着没有意义
2	希望自己已经死去，或想到自身可能死亡
3	消极观念（自杀念头）
4	企图自杀
失眠初期	
0	入睡无困难
1	主诉偶尔入睡困难，例如半小时以上
2	主诉每晚均有入睡困难

续表

失眠中期	
0	未出现入睡困难
1	患者主诉夜间坐立不安，会受干扰
2	夜间清醒
失眠末期	
0	未出现
1	早晨早些时候清醒，但又入睡
2	早醒后无法重新入睡
工作和活动	
0	无异常
1	失能的想法和感受，与活动、工作或习惯相关的疲劳或虚弱
2	对活动、工作或学习失去兴趣——患者直接报告，或无精打采、犹豫不决、不能坚持（需强迫自己去工作或劳动）以间接表达
3	实际活动或工作时间减少
4	因现有疾病而停止工作
迟滞：精神运动性（思维言语迟缓、注意力不集中、活动减少）	
0	思维和语言正常
1	精神检查中发现轻度迟滞
2	精神检查中发现明显迟滞
3	精神检查进行困难
4	完全不能回答问题（木僵）
激越	
0	未出现异常
1	检查时有些心神不定
2	玩手、头发等
3	四处走动，无法静止站立
4	搓手、咬手指、扯头发、咬嘴唇
焦虑（心理）	
0	无异常
1	主观紧张、易激惹
2	担心小问题
3	表情和言谈流露出明显忧虑

续表

4	无须询问即表现出恐惧
躯体性焦虑（口干、腹绞痛、心悸、头痛、感觉异常、过度换气、出汗、震颤）	
0	未出现
1	轻度
2	中度
3	重度
4	失能
躯体症状（胃肠道）	
0	未出现
1	食欲减退，但不需他人鼓励便自行进食
2	无他人敦促有进食困难。食欲和摄食显著减少
全身症状	
0	未出现
1	四肢、背部或头部沉重感。背痛、头痛、肌肉疼痛。全身乏力或疲倦
2	任何明显症状评为2
性症状（性欲减退、月经紊乱）	
0	无异常
1	轻度
2	重度
疑病	
0	未出现
1	对自己关注（身体上）
2	反复考虑健康问题
3	频繁抱怨、寻求帮助
4	疑病妄想
体重减轻	
0	不减轻
1	很可能与现有疾病相关的体重减轻
2	未评估
自知力	
0	知道自己有病，表现为忧郁
1	知道自己有病，但归咎于饮食太差、天气问题、工作过忙、病毒感染或需要休息等
2	完全否认有病

病理生理学

抑郁症患者表现出不同的情感、认知和自主神经症状，是多个脑区异常所致。因此，抑郁症可能是脑网络异常导致的疾病，而非单一的解剖结构或神经递质功能异常所致（图 4.4）。

抑郁症的功能影像学数据以及包括毁损精神外科手术或神经刺激在内的临床结果确实都是针对一系列的脑部结构。因而抑郁症患者表现出的精神运动、情感淡漠和记忆障碍，是由于背外侧前额皮质功能不够活跃所致，眶额皮质和杏仁核过度活跃所致注意缺陷可能导致对疼痛更为敏感并加重焦虑。当患者受到负性情感刺激时，更会加重眶额皮质和杏仁核的功能亢进，并且还会导致腹侧纹状体功能亢进。然而在快乐刺激期间，腹侧纹状体可能活动异常减少。因此，Rauch[157] 和 Mayberg[158] 对重度抑郁症患者加以区分，包括背外侧前额皮质[15,159] 和背侧扣带回[160]

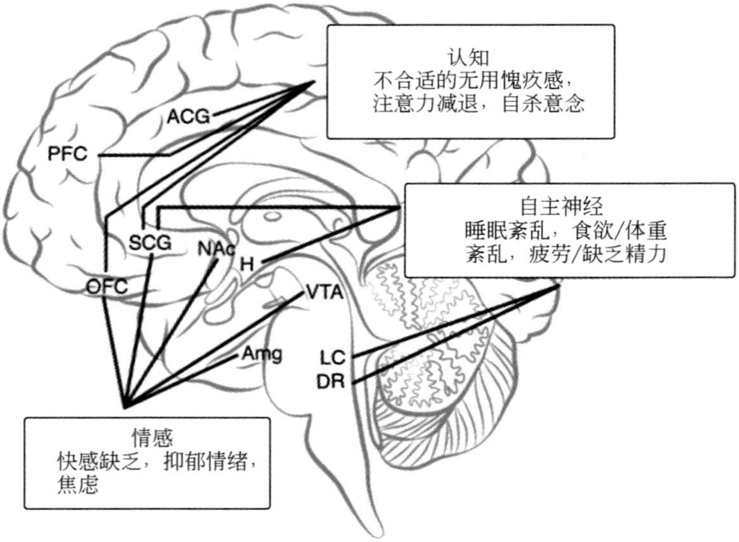

图 4.4　与重度抑郁症临床症状相关的脑结构。A，杏仁核；VTA，腹侧被盖区；ACC，扣带回前部；DLC，背外侧皮质；OFC，眶额皮质；H，下丘脑；LC，蓝斑；N，伏隔核；RN，中缝核[156]

在内“背侧”结构活动减少，以及包括眶额皮质[161-163]、岛叶前部和膝下皮质[164-167]在内的“腹侧”结构过于活跃。在用抗抑郁药成功治愈的患者当中，包括膝下皮质在内的脑区功能活动都恢复正常[168-172]。

治疗方法

重度抑郁发作的治疗方法主要包括心理治疗和药物治疗。重度抑郁发作的心理治疗是基于对患者的支持态度，包括倾听和理解。这种鼓舞可能是精神分析或认知行为的。在成人患者中，药物治疗常与心理治疗联用。有大约 20 种抗抑郁药，对其的选择取决于是否存在副作用的风险因素、量表评估的严重程度、焦虑、激越或失眠表现。据估计，采用联合疗法对大约一半的患者有效。其中，2/3 的患者可认定为缓解[173-174]。某些因素可能会提示令人失望的反应，例如抑郁症家族史、诸如成瘾或焦虑在内的精神共病表现、症状发作到治疗之间的时间、慢性病程，或者甚至是病理性人格：表演型、依赖型、强迫型等[173-176]。如果药物治疗无效，可能会增加药物剂量或者改用不同的药物。药物治疗无效的定义在精神科医生当中是存在争议的：在哪一个治疗阶段、药物剂量多大、试验了多少种药物，才能认为是药物治疗无效？虽然有分类对患者药物难治性的严重程度进行评估，但是常常存在争议（表 4.9）[177-178]。这些问题可能会降低治疗依从性[174,176,179]。

表 4.9　基于药物疗效对抑郁症严重程度的分类示例[180]

分级	治疗反应
0	未达到足疗程用药
1	有一种达到足疗程用药的药物对患者无效
2	两种不同药理学性质的不同单药治疗试验无效
3	符合严重程度 2，且增加一种单药治疗无效
4	符合严重程度 3，且再次增效治疗无效
5	符合严重程度 4，且电休克治疗无效

非侵入性技术

电休克疗法

电休克疗法（ECT）在治疗重度抑郁症方具有不可否认的临床疗效[181]。ECT 仍是保留在法国 Pitié- Salpêtrière 医院的 Fossati Shusha et Fossati 所记载的技术[182]，“研究已经证实抽搐疗法的疗效与抗抑郁药相当。尽管临床治疗方法进步……但 ECT 仍是治疗抑郁症的一种重要方法。在重度抑郁症的治疗方面，ECT 的重要性是独一无二的，并且它能提高患者的生存率。”ECT 保留用于重度抑郁症、妄想抑郁或紧张症患者。与之前樟脑或卡地阿唑一样，ECT 会引发广泛抽搐的癫痫，并具有明确的抗抑郁疗效，但其中机制仍不清楚。这种由经颅电流引起的癫痫是在全身麻醉下实施的，并且通过脑电图记录证实这关键的几十秒钟。麻醉状态下进行治疗可以避免运动性抽搐，以及对关节或口腔可能造成的影响。由于 ECT 在治疗上存在的局限性和可能造成的风险，常常有必要在疗程间间隔一段时间，并且必须首选药物治疗，除非需要快速有效的改善（自杀风险、营养不良、严重脱水）。ECT 具有抗抑郁的疗效，对 50% ~ 60% 的应用抗抑郁药物治疗无效的患者有效。ECT 对有抑郁情绪的患者疗效很好，对其中 80% ~90% 的患者有效。ECT 还可能对老年患者或者存在药物治疗禁忌证的患者有效。然而，抽搐疗法或 ECT 具有两个弊端。一方面，ECT 疗程结束后 1 年内，抑郁症的复发率为 35% ~80%。在这种情况下，需要通过药物或开始新的 ECT 疗程进行巩固治疗[183]。另一方面，副作用可能包括短暂的意识模糊、疾病、频繁的记忆障碍[1]、肌肉酸痛、头痛或轻躁狂兴奋。

重复经颅磁刺激

由于重复经颅磁刺激（repeated transcranial magnetic stimulation, rTMS）与 ECT 的治疗机制不同（不需诱发抽搐），但是具有相似的疗

1　顺行性遗忘是由疾病、意外事故、治疗干预造成的记忆部分或全部丧失。患者无法再产生新的记忆。我们可以将这种情况做一个类比，顺行性遗忘的患者就像是一个存在缺陷的电脑硬盘，它可以读取所有的数据，但写入机制缺陷而不能将新的数据记录下来。

效[184-187]，它可以更灵活地应用于治疗中且没有副作用。这一非侵入性技术通过提供一个规律的交变磁场来改变靶向脑区神经元的活动（图3.21）。通常为左侧背外侧前额皮质，有时为右侧[188]。然而，鉴于rTMS的疗效具有延迟性，它不适用于紧急情况的治疗，如降低自杀风险。rTMS治疗的另一个常见弊端是只能使情绪在短时间内得到改善，因此患者需要定期接受rTMS治疗来巩固疗效。在rTMS治疗时，覆盖的背外侧前额叶区域放置皮质刺激电极可解决该弊端。这些永久电极产生的疗效接近rTMS，并且能够永久地保持抗抑郁作用。尽管放置一个可持续的皮质刺激系统是rTMS合乎逻辑的一步，但对其临床疗效的验证仍处于起步阶段，目前只有两个研究团队发表了他们在这一领域的研究成果[189-190]。

磁痉挛治疗

虽然磁痉挛治疗（magnetic seizure therapy，MST）相比以上提到的两种方法在临床上的应用更少，但是它们两者都是从经颅刺激衍生而来，或者说MST仍是ECT试验技术预期作用的原因——抽搐——类似rTMS的经颅磁刺激。这项技术与ECT相比，其独创性是引起更为集中的抽搐发作，以减少ECT的认知副作用。2001年，纽约哥伦比亚大学的Lisanby首次报告了将这项技术应用于动物和人类难治性抑郁症的治疗[191-192]。关于这项仍然相对保密的技术，研究表明它具有与ECT相似的疗效，而另一些研究则证实它的疗效要优于后者[193-195]。最近一项纳入20名患者的研究发现，ECT和MST无论是对临床结果的满意度还是良好的认知耐受都没有明显区别，所记录的EEG在其他方面也有可比性[193]。MST的治疗机制与ECT一样仍未明确。仍然可以认为通过明确患者的选择标准、精确参数及定位磁痉挛刺激的靶点，可以使MST这项新技术得到改进[196]。

侵入性技术

除却上述讨论的治疗方法，仍有5%～10%的严重药物难治性抑郁症患者使用任何方法治疗无效。这类患者承受着巨大的精神痛苦，无法工作并且长期住院，对于他们的治疗是临床上的一项挑战。对解剖靶点例如内囊前肢和前扣带回皮质的毁损手术，疗效已经得到证实（图4.5）。如今，由于新刺激技术的出现，这些不可逆的手术越来越多地被弃用。

目前正在研究的3项侵入性神经刺激技术包括：深部脑刺激、迷走神经刺激术和皮质电刺激（图3.12）。在详细介绍这些技术的方法和结果之前，我们将先对合理化使用这些技术的公认临床标准进行综述。

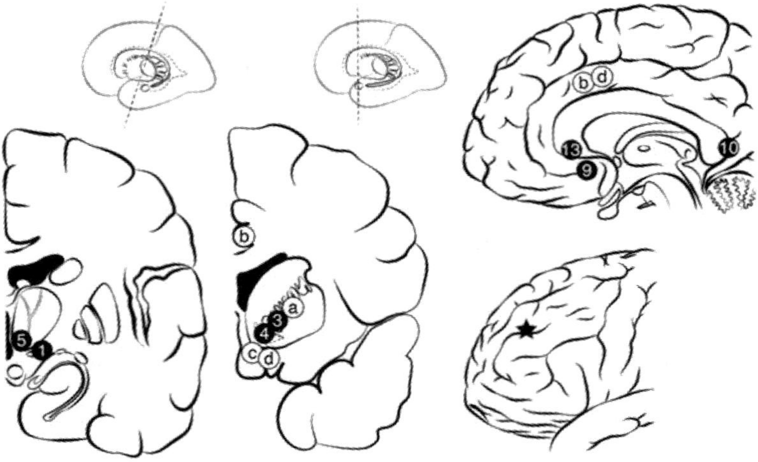

图4.5 毁损手术或深部脑刺激（DBS）治疗抑郁症的靶点。（a）内囊前肢毁损术[197]；（b）扣带回毁损术[48,198-199]；（c）尾状核下神经束切断术[200]；（d）边缘系统脑白质切断术[201]；（3）腹侧纹状体 DBS（VC/VS）[202-203]；（4）伏隔核 DBS[204-206]；（5）丘脑下脚 DBS[207]；（9）膝下皮质 DBS[208-213]；（10）缰核 DBS[214]；（13）前脑内侧束 DBS[215]，（星号标志）背外侧皮质电刺激[189-190]。图中未呈现迷走神经刺激术

纳入和排除标准

评估这些侵入性手术有效性的研究方案中，纳入标准虽然十分严格，但可能在各研究之间有显著差异，特别是涉及药物难治性的标准[189,216-217]。首先，疾病的严重程度必须符合 DSM-IV 中重度抑郁发作（EDM）的诊断标准[1]。重度抑郁疾病除了躁狂或轻躁狂发作外，有1次或1次以上的 EMD 出现。然而，在一些研究中也有例外[190,218-220]，这些临床研究方案通常会排除双相性情感障碍的患者，主要是因为担心患者“转躁”。纳入的患者必须是成年人或者有时还必须大于30岁，并且症状

---

1 参见第199页 DSM-IV 中诊断重度抑郁发作的标准。

严重程度表现为17项HRSD量表[1]得分高于20分，BDI[2]自评问卷得分高于30分。患者的临床症状必须对生活产生严重的影响，患者的GAF量表[3]得分低于50分。病程必须至少2年，当疾病是慢性的且患者在过去至少出现过4次发作时，纳入标准中对病程的要求有时可以缩短。心理治疗和药物治疗对于患者来说必须明确无效，通常至少应该对2种或3种不同抗抑郁药的药理学作用无效（如选择性5-羟色胺再摄取抑制剂、5-羟色胺和去甲肾上腺素再摄取抑制剂以及三环类抗抑郁药），并且患者使用有效剂量的三环类抗抑郁药丙咪嗪或磷酸异丙烟肼至少6周。ECT或者rTMS对患者必须是无效的，除了在皮质刺激研究中我们应当观察到rTMS的疗效反而要作为纳入标准。认知退化[4]、人格障碍或其他精神障碍如精神分裂症或成瘾行为是所有研究常见的排除标准。除迷走神经刺激术以外的所有手术都需要对患者进行MRI检查，患者必须没有MRI检查以及手术本身的禁忌证，例如凝血障碍或可能使电极植入脑实质过程中移位的大脑异常。要求怀孕的妇女或者准备怀孕的妇女排除在研究之外。

毁损手术

只有目前的手术研究结果得以发表。与强迫症及其他精神障碍相同的是，毁损技术文献分析面临同样的问题：文献中大部分患者都是老年人，通常不满80岁，并且未使用标准化量表。最近的一些研究确实使用了更好的方法学，但是它们的样本量通常比较小。

内囊前肢毁损术

在抑郁症的毁损手术中，很少有研究团队以内囊前肢为靶点。确实，内囊前肢毁损术通常是用于强迫症的治疗，抑郁症的出现甚至被认为是手术的并发症[211-222]。不过，让我们回顾一下一项样本量为20人的在英国进行的前瞻性研究[197]。这项研究的作者Christmas在2011年报道内囊前肢毁损术对50%的患者有效，并且在平均7年的随访中有40%的患者临床症状得到缓解。没有报告称内囊前肢毁损术会造成神经心理功能的退化。

1　参见表4.8 17项HRSD量表。

2　同上。

3　同上。

4　使用MATIS神经心理学量表，并且得分必须小于130分。

扣带回毁损术

扣带回毁损术是疗效最好的毁损手术。一篇综述表明有超过400名患者在治疗中发现前扣带回毁损术对于治疗抑郁症疗效最佳[223]。1996年，一个波士顿的研究团队在对15名患者进行前扣带回毁损手术时发现，60%的患者BDI量表评分减少一半以上，12%的患者“部分有效”1[53]。2008年，这一研究团队在33名患者中得到了类似的研究结果，30%的患者有效2，43%的患者“部分有效”[224]。在进行扣带回毁损术1年之后，有6名患者因为缺乏临床疗效而进行了尾状核下神经束切断术，在他们当中，1/4的人在术后获得疗效，一半的人在术后获得部分疗效。所有在患者中观察到的术后并发症都是短暂存在的：尿失禁3例；暂时性的记忆受损1例；1名患者出现癫痫；1名患者出现脑内脓肿，但在术后引流及抗生素治疗后痊愈。其他使用不同量表而难以比较的较早的研究发现术后44%~92%的患者病情好转。报道有体重增加、尿失禁和极少数的人格改变[225]。

尾状核下神经束切断术

由Knight发明的尾状核下神经束切断术极少应用于治疗中，并且几乎都是与扣带回毁损术联合应用，通常是在扣带回毁损术实施后疗效不佳时进行尾状核下神经束切断术：这两种手术方法的联合应用称为边缘系统白质切断术。1995年，伦敦布鲁克总医院的研究团队发表了从1971—1991年接受尾状核下神经束切断术的183名患者的研究结果。术后1年，有63名患者不再表现出抑郁症状，53名患者病情改善，而有57名患者的临床症状没有变化或出现恶化。手术有3%的死亡率，最常见的并发症为出现显著的疲劳、体重增加及癫痫发作（2%）[61]。

边缘系统白质切断术

边缘系统白质切断术是以上两种手术方法的结合，发明于1973年，但是目前几乎已经不在临床实践中应用。这一手术通常与扣带回毁损术用于治疗抑郁症[94]。一些较早之前的研究或没有使用标准化量表的研究

1　当术后患者CGI量表评分减少至少35%则认为手术对患者部分有效。

2　当术后患者CGI量表评分减少至少50%则认为手术对患者有效。

表明，这一手术会使 39% ~78% 的患者病情得到改善[35,226-227]。有关边缘系统白质切断术最新的一项研究是由 R. Cosgrove 在 2002 年进行的一个小样本研究，样本量为 6 人[201]。6 ~60 个月的随访发现，虽然精神科医生认为手术对 3 名患者有效，但是在这 3 名患者中只有 1 名患者认为他的症状确实得到改善。研究人员只提供了 21 名包括接受手术的强迫症患者在内的副作用总比例。明确的副作用包括尿失禁（14%）、短期记忆损害（9%）和癫痫（5%）。

深部脑刺激

与毁损手术相比，深部脑刺激的优越性在于其可逆性和可调节性，能够在不同部位给予刺激，并且可以用于双盲试验中。1968 年首次有深部脑刺激治疗抑郁症的文献发表。挪威精神科医生 Sem-Jacobsen 在 65 名患有精神分裂症或帕金森病的患者脑中安置了电极。Delgado 在其备受争议的书中对一段在研究中观察到的场景进行了描述："我们观察到每次在给予一名神情悲伤并有轻度抑郁情绪的患者短暂的隔区电刺激后，他都会出现微笑，当刺激结束后又迅速恢复他原有的悲伤神情，直到进行下一次刺激。然后，一次 10 s 的电刺激完全改变了他的行为和面部表情，带给他 10 s 的快乐表情。"同时 Delgado 还提到，"有些精神障碍患者配备便携式的电子刺激器，让他们通过自我治疗的方法改变抑郁状态，这一方法取得了明显的临床疗效。"[228]这些患者的治疗需要依赖于一个庞大的外界装置，这一装置除了会引起明显的不适感外，随着时间的推移还会成为一个感染源。这一研究难以重复，并且备受伦理和方法学质疑，该试验迄今没有得到重复。自 1987 年以来，由于技术的突破和神经科学的进步，成千上万名帕金森病患者受益于在底丘脑核进行的深部脑刺激。正是从此开始，开始出现躁狂发作[229-233]、抑郁症[234-239]或自杀[232,237-243]。这些临床作用表明该结构特别是边缘系统部分[1]（图 2.20）[244-245]，参与了情绪的调节。底丘脑核电刺激有时被认为会对情绪产生复杂的作用[246]，故暂时未考虑用于这方面的问题。1987 年，一个研究团队在对 1 名顽固性疼痛患者进行丘脑电刺激时发现，该患者在电刺激后出现了与疼痛相关的反应性抑郁症状的减轻。由 Jiménez 领导的墨西

1　通常将底丘脑核的运动区作为帕金森病的治疗靶点。

哥研究团队在患者丘脑底部植入电极后也发现了相似的现象[207]。在第二个案例中，2002 年，研究人员初步设想通过热凝固术实现尾状核下神经束切断术，但在进行手术之前，他们沿着神经束的走向对患者进行了电刺激，结果发现电刺激使得患者的焦虑减少，并且出现愉快的感觉，于是研究人员最终决定将电极直接放置在脑部。进行电刺激的部位位于丘脑下脚，丘脑下脚穿行着丘脑和眶额皮质联系的纤维束。功能影像学研究已经表明在患有抑郁症的患者中，丘脑主干下部和眶额皮质活动增加。高频而具有抑制性地电刺激该网络部分能够使眶额皮质的活动趋于正常，从而减轻抑郁症状[180,247]。仍是基于功能影像学数据，加拿大的研究者 H. Mayberg 和 A. Lozano 研究了膝下回——布罗德曼 25 区，一个位于扣带回前部的区域，作为治疗抑郁症的一个潜在靶点（图 2.4）。基于影像学研究，多伦多的研究团队得出结论，抑郁或悲伤状态下该区域代谢亢进[158,171,248-251]。相反，在有效的治疗之后——不管是认知行为疗法[170]、抗抑郁药[252]、rTMS[253]、ECT[254]或毁损手术[198,255]，25 区的代谢活动则恢复正常。根据纤维束成像研究，已知这一区域与腹侧纹状体、伏隔核的壳部、眶额皮质、前额皮质、前扣带回皮质和背外侧皮质联系紧密[172,256]。同时，25 区与杏仁核中央中核（图 2.7）、下丘脑和 5-羟色胺能环路（图 2.31）也相互联系。这些不同的解剖区域都分别以各自的形式与抑郁症的临床症状有关。下丘脑与睡眠、内分泌、食欲和性欲障碍有关，前额皮质则与精神运动性迟滞、注意和记忆缺陷有关。快感缺失，即无法感受快乐，是由于多巴胺能奖赏系统功能障碍引起的，这一系统属于伏隔核的一部分，而焦虑发作则是与杏仁核有关。这一长串与抑郁症有关的解剖结构和神经递质表明，借用 H. Mayberg 的话来说，抑郁症是“一个系统的功能障碍”，而不仅仅是某个单一结构的功能障碍。来自多伦多大学的研究人员发现了膝下区的关键作用，因此提出通过抑制膝下区的活动可以调控整个系统的功能障碍活动[208,221]。研究人员在 6 名患者的 25 区植入电极，获得了令人鼓舞的结果，并为深入研究敞开大门。治疗重度抑郁症的另一种研究方法则是调节伏隔核或周围腹侧纹状体的活动。由 Aouizerate 和 Cuny 带领的波多尔研究团队于 2004 年在 1 名强迫症患者身上观察到，调节腹侧纹状体区域不仅减少了强迫症状，而且也减少了抑郁症状[78]。2008 年，德国的神经外科医生和精神科医生基于对先前数据的研究，将伏隔核作为靶点治疗 3 名仅患有抑郁症的患者。这一由 T. Schlaepfer 和 V. Sturm 带领的研究团队取得令人满意的临床结果。

前扣带回皮质，也就是布罗德曼 24 区，是毁损手术治疗抑郁症的常见靶点，但至今未成为深部脑刺激的临床研究对象。然而功能影像学显示，抑郁症患者的前扣带回皮质功能亢进[164-166]。然而，Mayberg 却发现这一功能亢进存在于药物治疗有效者，无效者则不存在该表现[165]。更有趣的是，由于抑郁症患者缰核功能活动增强，已提出将其作为潜在靶点[257]。缰核是位于丘脑后部边缘的一小部分核团，并投射连接至 3 个神经递质环路的结构：多巴胺能神经通路、去甲肾上腺素能神经通路和 5-羟色胺能神经通路，从而抑制这些通路的神经递质分泌。精神科医生 Sartorius 和他的研究团队提出，缰核可作为抑郁症的治疗靶点[258]，但目前只有 1 名患者接受了治疗，治疗结果比较满意[214]（表 4.10）。

表 4.10　深部脑刺激治疗难治性抑郁症的研究结果

研究	人数	靶点	随访	研究结果[a]
墨西哥，2005[207]	1	脑下脚	16	缓解
南美，2008—2011[210-212]	20	膝下皮质	36	75% 和 50%
美国，2009[204]	15	VC/VS[b]	23	53% 和 43%
德国，2009[204]	10	伏隔核	12	50% 和 30%
西班牙，2011[209]	8	膝下皮质	12	62% 和 50%
德国，2010[214]	1	缰核	14	缓解

[a]治疗有效和缓解百分比。

[b]VC/VS，腹侧内囊前肢和腹侧纹状体。

膝下皮质（布罗德曼 25 区）

由 Lozano 带领的多伦多研究团队是最早将扣带回皮质的最前部作为治疗靶点。该研究团队在 2005 年的预试验结束后又招募了 14 名新患者，使得整个研究总共有 20 名药物治疗无效的重度抑郁症患者。1 年后的随访发现，在这 20 名患者中有 11 名（55%）17 项 HRSD 量表评分减少一半[210]。患者在治疗后完成神经心理测试时较治疗前提高的分数也被记录了下来，神经心理测试分数提高通常是抑郁症状减轻[259]。术后 3 年和 6 年随访时，这些临床疗效仍持续[212]。另一项在蒙特利尔和温哥华进行的多中心研究纳入了 21 名患者[216]。发表于 2012 年的研究结果表明，在治疗 1 个月后，治疗方法对 57% 的患者有效，6 个月后有效的患者为 48%，1 年后则为 29%。如果用 17 项 HRSD 量表得分减少 40% 作为评估疗效的标准，则该方法对62%的患者有效。在并发症方面，研究者报告出现1名药物中毒自杀的患者和1名企图自杀的患者。有9名患者出现了恶心、呕吐，但没有正式确定恶心、呕吐与脑部电刺激的因果关系。这些令人鼓舞的研究结果同样也在一个巴塞罗那研究团队的临床研究中得到证实。在电刺激1年后，有一半的患者达到缓解[209]。

伏隔核

伏隔核可以看做是把边缘系统调节情绪的功能与运动系统调节我们行为的功能联系起来的一个结构。它在奖赏快乐环路的关键作用使它成为调控情绪和行为的“动机通道”。换句话说，伏隔核的作用在于寻求奖赏。快感缺失和动机下降是抑郁症重要的临床症状。功能影像学研究也发现，在重度抑郁症患者中，伏隔核活动降低，因而提出奖赏概念[260]。因此，一些学者如Schlaepfer推测通过调控伏隔核可以减轻抑郁症状[206]。2010年，阿姆斯特丹的研究者Denys在通过电刺激伏隔核治疗强迫症的患者身上观察到情绪的改善[261]。同一年，来自波恩的研究者Bewernick及其同事发表了用电刺激伏隔核治疗10名药物治疗无效的重度抑郁症患者的研究结果。在电刺激伏隔核治疗1年后，有一半的患者HDRS量表得分下降了一半。所有患者的焦虑症状都有所减轻，包括治疗后未出现情绪改变的患者。

腹侧内囊和腹侧纹状体

腹侧内囊前肢（VC）和腹侧纹状体（VS）与伏隔核交界紧密以至于似乎难以区分。当电极放置在这3个区域的其中1个时，很难准确说明观察到的临床效应是由于刺激哪一个结构引起的。这种不确定性随着刺激电极电流强度的增加而增加，因为当电流强度增加时，它的有效范围也随之扩大，波及新的解剖结构。由Malone、Dougherty和Greenberg组成的一个美国研究团队将VC/VS作为靶点对17名患者进行治疗[202-203]。电刺激治疗6个月后，47%的患者有效，29%的患者缓解，并且1年之后，有效的患者和缓解的患者分别上升为53%和41%。在平均37个月的随访中，71%的患者有效，35%的患者缓解。这些来自克里夫兰诊所、布朗大学和哈佛大学的研究者导致抑郁症状的增加。通过调整电刺激的参数和改变药物治疗纠正了这些情况。大部分患者经神经心理测试并未出现认知损害。与先前的研究一样，这一研究也同样存在方法学上的问题，即研究未采用双盲和未设置对照组。

丘脑下脚

丘脑下脚包括连接丘脑板内核群和眶额皮质的神经束。丘脑下脚参与了情绪和动机处理过程[262]，并且在抑郁症患者中，丘脑下脚的功能活动亢进[263]。根据神经外科医生 Jiménez 带领的墨西哥团队的研究，丘脑下脚的这些神经束将抑制信息从眶额皮质传递到大脑深部结构[207,247]。因此，刺激丘脑下脚会控制过度放大的抑制作用，从而减轻抑郁症患者在情绪和动机方面的临床症状。目前，只有 1 名患者接受了以丘脑下脚为靶点的深部脑刺激，他的临床症状甚至在刺激前发生了显著的改善(HAM-D 量表得分由 42 分下降为 3 分)。在电刺激的 8 个月内，患者临床疗效保持不变，电刺激所用的电流为 2.5 V、130 Hz。在双盲试验阶段，停止电刺激的患者在电刺激停止的 10 个月内出现情绪恶化。在恢复电刺激的几天后，临床症状则消失。

缰核

在抑郁症患者中，缰核外侧部的功能活动增强，抑制了与缰核联系的多巴胺能神经通路、去甲肾上腺素能神经通路及 5-羟色胺能神经通路[257]。在动物实验中，通过电刺激抑制缰核会导致前额皮质的去甲肾上腺素释放增加及纹状体的 5-羟色胺释放增加[258,264]。一个德国的研究团队以缰核为靶点对 1 名患者实施深部脑刺激，在电刺激开始的 1 个月后，患者缓解。当神经刺激器出人意料地突然停止后，患者的临床症状又再次出现。当刺激装置修好后，患者的临床症状又再次在 1 个月之后消失。德国曼海姆的精神科医生强调，这一突发事故可以作为一个证据证明这项开放性研究得到的结果与安慰剂效应无关[214]。

前脑内侧束

这一属于奖赏通路的神经束将腹侧被盖区与伏隔核联系了起来（图 2.30）[265]。2012 年，由 Coenen 和 Schlaepfer 带领的研究团队报告了电刺激双侧前脑内侧束（medial forebrain bundle，MFB）治疗 7 名重度抑郁症患者的初步研究结果[215]。电刺激 12 周后，患者的平均 MADRS 量表评分从 30 分下降到 25 分。在最后一次进行观察时，大概是电刺激的第 12 周至 33 周，发现该方法对 6 名患者有效，其中有 3 名患者缓解。这些初步的研究结果提示，电刺激前脑内侧束可以显著减轻重度抑郁症的临床症状。与之前其他靶点的研究所不同的是，电刺激前脑内侧束能够很快地产生抗抑郁疗效，并且强度相对较低的电刺激就可以使患者产生疗效。

总结

深部脑刺激在治疗抑郁症方面取得的成功是不可否认的。然而，有关深部脑刺激的大部分研究在研究方法上仍有很大的缺陷，这些研究没有使用双盲来消除安慰剂效应。由于根据研究方案，精神科医生需要频繁随访，在试验情况下感觉“有用”或者被密切观察，可导致与刺激无关的情绪改善。与强迫症患者不同的是，抑郁症患者的临床症状在电刺激后改善较慢，并且易于波动。这些情绪的波动会增加自杀风险，就像精神科医生 J. Luigjes 提到的，对患者进行严密的观察是绝对必需的[261]。

皮质电刺激

10 年来，重复经颅磁刺激（rTMS）已广泛用于治疗难治性重度抑郁症患者。但 rTMS 治疗抑郁症时存在一些缺点，患者必须重复接受治疗，并且在大多数的情况下接受 rTMS 治疗后只能取得短暂的疗效。为了维持疗效，有些研究团队在患者头骨附近植入电极，持续刺激背外侧前额皮质这一 rTMS 常用的治疗靶点（图 3. 22）。目前为止，只有 2 个在美国进行的研究发表了。第一个研究是由 Kopell 在 2008 年发起的一个多中心研究，该研究纳入了 12 名患者[189,266-267]。在研究的头 2 个月，即双盲试验阶段发现电刺激组和非电刺激组没有差别。在之后 21 个月的开放性试验阶段，电刺激对 5 名患者有时有效，其中有 4 名患者缓解。第二个研究是由 Nahas[190]发起的，纳入了 5 名患者。患者的 24 项 HRSD 量表平均评分术前为 28 分，术后 12 天降低到 25 分，术后 4 个月降低到 19 分，7 个月后降低到 13 分。7 个月后，研究结果显示电刺激对 5 名患者中的 4 名有效，其中有 3 名患者缓解。

迷走神经刺激术

迷走神经刺激术（图 3. 24）已经在部分类型的难治性癫痫的治疗中应用了数十年。在治疗中已经发现，迷走神经刺激术具有抗抑郁的作用，但作用机制尚不清楚。具体的手术方法和其术后并发症将在另一章节中讨论。在这里我们要阐述的是这种颅外实施的方法在治疗抑郁症方面的研究结果。迷走神经刺激术在治疗抑郁症方面相比之前提到的干预方法具有一定的优势，它不需要进行颅骨或脑实质的穿孔。第一个非盲法临床研究是由 Rush 和 George 在美国进行的[218,268-269]，他们在研究中发现，1/3的患者在迷走神经刺激 3 个月后，临床症状明显减轻。基于这些研究结果，美国食品药品监督管理局在 2005 年批准迷走神经刺激术的植入装置商业化。然而，由于缺乏足够的证据证明迷走神经刺激术治疗抑郁症的疗效，没有一家保险公司同意将其纳入保险范围[270]。唯一一项关于迷走神经刺激术治疗抑郁症的双盲研究只持续了 10 周，这个研究比较了 119 名接受刺激的患者与 116 名植入装置但未进行刺激的患者，但未发现两组患者在抑郁症临床症状的改善方面有显著的不同。在 3 个月后，15% 的电刺激组患者临床症状部分改善，而对照组只有 10% 的患者改善[271]。在开放性试验阶段有 59 名患者继续进行观察，1 年后，迷走神经刺激术对 30% 的患者有效，17% 的患者缓解[272]。2008 年，一个纳入 74 名患者的欧洲多中心研究报告了在接受迷走神经刺激术治疗 3 个月后，37% 的患者有效，17% 的患者缓解。在治疗 1 年后，有效的患者和缓解的患者分别为 53% 和 44%[217]。总之，一个纳入至今发表的 13 篇文献的综述对迷走神经刺激术治疗抑郁症的有效性进行评估后发现，在总共包含了约 500 名患者的这些开放性研究中，32% 的患者有效[273]。对这些开放性研究及一个随机双盲研究进行了 meta 分析，尚未得出确切的证据证明迷走神经刺激术在治疗抑郁症方面的疗效。

总结

目前，植入电刺激装置治疗难治性重度抑郁症的疗效和安全性技术仍在评估阶段。尽管这些技术的优点逐步确立，但其临床疗效仍难以明确。对植入电刺激装置治疗抑郁症的有效性进行评估的临床研究几乎都存在相同的缺点，即有限的病例数显著降低了统计学检验能力。另外，大部分的研究都为开放性研究，未对安慰剂效应设立对照组[1]。这个领域

1　H. Mayberg 通过代谢显像（TEP 扫描）发现安慰剂效益与前额皮质、运动前区皮质、顶叶皮质、岛叶后部及扣带回的功能激活有关，并与膝下扣带回、海马旁回和丘脑功能活动的同步降低有关。这些改变与患者服用抗抑郁药（氟西汀）时脑区产生的改变相同。使用安慰剂和服用抗抑郁药时脑区产生的改变相同表明，不管用什么方法治疗抑郁症，这些是抑郁症缓解的必要改变（Vallance，A. K. 2007. A systematic review comparing the functional neuroanatomy of patients with depression who respond to placebo to those who recover spontaneously：is there a biological basis for the placebo effect in depression? J Affect Disord 98：177-185）。

的专家对该现象的重要性看法不一。研究人员评估其对抑郁造成30%～40%的影响，或者对不太严重的症状甚至有70%的影响[274]。然而，安慰剂效应对临床症状的减轻程度受抑郁症严重程度的影响，并且随着时间的推移，它对临床症状的减轻程度逐渐减小[275]。持续10周的双盲阶段的研究，如2005年由Rush进行的随机试验[271]，似乎持续时间过短，不足以证明迷走神经刺激术的有效性。不过，早期研究的纳入标准选择的是药物难治性重度抑郁症患者，他们比较不容易受安慰剂效应的影响。但是，我们仍需谨慎考虑这些安慰剂效应对研究带来的影响，因为该作用在药物试验中已经研究过，而在植入装置中尚未探索。然而，安慰剂效应会随着手术的侵入性而成比例地增加。这些方法学困难增加了寻找各个靶点最佳电刺激参数的难度。尽管在表4.11中对这些研究的解剖靶点进行了总结，但是由于研究的样本量较小及各个研究间的纳入标准不同，使得将这些治疗靶点的研究结果之间进行直接比较变得困难。除了优化电刺激参数、确定每一个药物治疗靶点的电极最佳放置部位，疾病演变及其疾病特性应当提高临床结果。绘制功能影像数据也应当产生抑郁症及强迫症患者的治疗图谱，从症状和可见的功能影像异常中可计算电刺激参数。

表4.11　按受迷走神经刺激术1年后HAM评分变化与靶点

靶点	研究中心	人数	1年后有效的患者百分数
25区	多伦多[210]	20	55
	多伦多、蒙特利尔、温哥华[216]	21	29
伏隔核	波恩、巴尔的摩、科隆[204]	10	50
VC/VS	克利夫兰、波士顿、罗德岛[203]	17	53
丘脑下脚	墨西哥[207]	1	100
缰核	曼海姆[214]	1	100
前脑内侧束	波恩[215]	7	86（12周）
迷走神经	多中心[276]	181	30
	伦敦、都柏林[277]	11	55
	多中心（欧洲）[217]	59	53
前额皮质	多中心[190]	11	18

攻击行为障碍

摘要　除了罕见的莱施–奈恩综合征，攻击行为障碍是一种很难定义的具有社会和政治影响的疾病群。一些毁损手术比如杏仁核毁损术、下丘脑毁损术曾经用来治疗攻击行为障碍，但现已由内囊前肢毁损术和扣带回毁损术取代——这些手术用得越来越少，但仍有争议。目前，深部脑刺激是一种可逆的且更易被患者接受的治疗。

从医学和伦理的角度看，对攻击行为进行手术治疗仍然是有争议的(图4.6)。首先，疾病分类“条目”必须给予其医学定义。攻击行为障碍可定义为一种反复的愤怒或者不可控制的狂怒状态，并伴有言语或身体暴力[278]。世界卫生组织（WTO）将其定义扩展为“故意使用或威胁使用暴力攻击自己、他人，对抗团体或社会，会导致或可能导致伤亡、心理伤害、发育不良或丧失”，这一定义突出了这一行为障碍自残、攻击

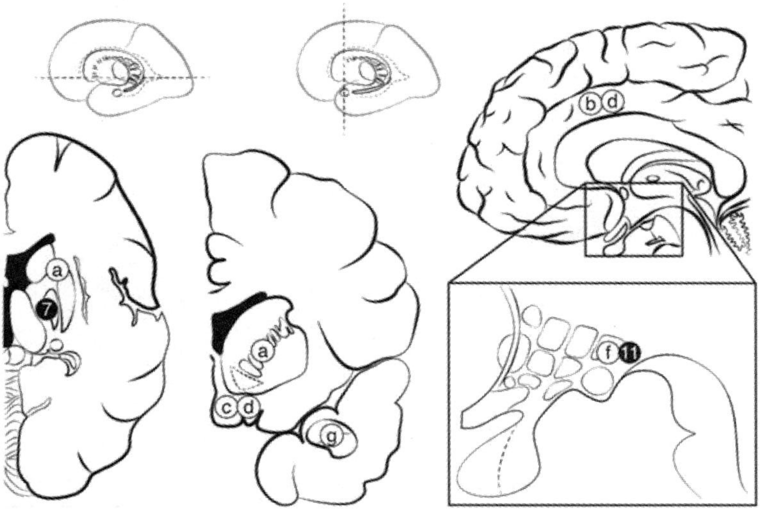

图4.6　毁损手术或深部脑刺激治疗攻击行为障碍。（a）内囊前肢毁损术[279-282]；（b）扣带回毁损术[281-282]；（c）尾状核下神经束切断术[280]；（d）边缘系统白质切断术[279-280]；（f）下丘脑后部毁损术[283]；（g）杏仁核毁损术[284]；（7）内侧苍白球深部脑刺激[285-286]；（11）下丘脑后部深部脑刺激[287]

他人和监禁的风险。这种精神病的首要危害必须从历史和政治的角度出发，这一概念的定义和相关的法律规定可能反映了社会顾虑和社会安全。人们可以理解这些概念可能在不同的时间和空间有所差异。在过去 4 年内，这些疾病的治疗方案有了长足的进步，主要是药理学进步和攻击行为障碍概念的演变。然而，生物伦理学提出质疑：①这些患者知情同意的重要问题；②利益冲突问题。针对攻击行为的患者，社会有兴趣使潜在犯罪行为正常化。目前，精神外科几乎仅关注药物难治性和严重自我攻击行为障碍，其最常见的原因为大脑损伤或一种罕见的遗传性疾病——莱施-奈恩综合征，主要表现为精神发育迟滞、异常运动以及自残倾向。在过去一些国家，对这些问题的治疗缺乏强制严格的管理，就像印度 20 世纪 80 年代末进行的杏仁核毁损术。

表 4.12　杏仁核毁损术的靶向脑区和治疗效果

国家/年代	患者人数	靶向脑区	并发症	即时效果（%）	长期效果
瑞士，1966[295]	85	中部杏仁核[b]	无	100	无报告
美国，1966[296]	20	前内侧杏仁核	无	75	无报告
日本，1966[297]	98[a]	外侧杏仁核[b]	1 synd. de Klüver-Bucy[c]	85	67%（3 年）
瑞士，1972[298]	45[a]	杏仁核 § §	无报告	100	无报告
英国，1973[294]	18	中部杏仁核 § §	无	33	无报告
澳大利亚，1974	18	中央杏仁核[b]或 §	5%轻偏瘫	50	39%(27 个月 ~6 年)
印度，1975[295]	235	中央杏仁核[b]或 § §	3. 8%死亡	75	无报告
美国，1977[299]	58[a]	前内侧杏仁核 § §	短暂烦渴	33	无报告
波兰，1980[300]	70	中部杏仁核	无	83	无报告
印度，1988[284]	481	中央杏仁核[b]或 § §	6%轻偏瘫	76	42%（3 年）

[a] 分组纳入难治性癫痫的患者。

[b] 注射橄榄油和蜜蜡形成毁损[295]。

[c] 1937 年，两位美国研究者 H. Klüver 和 P. Bucy 观察到双侧颞叶毁损术后患者常出现恐惧和情绪水平降低、社交缺乏、视觉失认和性欲亢进。该症状关联现称为 Klüver-Bucy 综合征。

§ 冷冻疗法形成毁损（−120℃ ~ −60℃）。

§§ 使用立体定向和热/电凝法形成毁损。

杏仁核毁损术：一种过时的技术

在20世纪60年代晚期，Klüver和Bucy[288]进行了动物实验之后，Thomson、Walker[289]和Kling发现切除内侧颞叶可以使猴子和猫都更加温顺。Terzian[290]发现毁损人体双侧颞叶所含杏仁核可以减少个体的攻击行为。同时，Ursin[291]发现电刺激动物和人的杏仁核会激起强烈的愤怒。由Narabayashi[292]带领的日本团队的研究数据显示，对60例存在严重攻击行为而且有时过度活跃的个体实施立体定向杏仁核毁损手术，其中40例在14岁以下，39例是单侧毁损，剩余的是双侧毁损。作者发现85%的案例都出现了立即的好转，这个结果在68%的患者身上持续了3～6年。在这之后，全球略多于1000例具有攻击行为的患者，有的还伴有癫痫，实施了这个手术，主要集中在日本、印度和美国[293-294]。最少有10例已发表的研究总结于表4.12。然而由于患者群体本身的异质性和变异性，接受不等同的技术监测，因此研究之间几乎没有可比性。但我们注意到，大多数这些干预措施是通过杏仁核的脑电图记录和刺激进行引导，这种刺激都是在个体清醒的状态下进行，允许分析其反应——常常是恐惧或愤怒——以确保形成毁损灶前器械末端位于目标位点。而且，患有难治性癫痫的部分患者经过治疗以后，很少或没有后续病情加重，因为杏仁核-海马复合体是这些发作源之一。

事实上，目前通过杏仁核毁损术治疗攻击行为障碍已经消失了[301]。心理社会治疗和神经药理学的进步减少了这类手术的适应证。20世纪70和80年代，西方社会对于精神外科的顾虑越来越多也减少了这类手术。1970年，Mark和Ervin发表的“*Violence and the brain*”唤醒了公众的观点[302]。哲学家和历史学家JN Missa解释说，“在Mark和Ervin的著作出版之后，争论主要集中在社会通过精神外科方法控制暴力的可能性。Mark和Ervin在书中指出很多美国人患有可能导致攻击行为的杏仁核功能紊乱。根据他们的观点，这种行为障碍可以通过操纵大脑得到改善。当黑人贫民区正在酝酿起义的时候，这本书的大力宣传使得大规模使用外科手术治疗由社会原因导致的暴力行为，引起了社会恐慌。”[303]在同一时期，媒体广泛报道了Delgado在塞维利亚竞技场使用植入芯片远程控制牛的实验。这位西班牙裔美国科学家的研究“先河”被广泛宣传，增加了社会对滥用外科手术纠正反社会行为的潜在问题的意识[304]。1977年，参议院调查员揭露了 CIA 的“Project MK-Ultra”秘密项目后，滥用可能甚至更为明显。虽然这个项目的最终目标与精神外科几乎无关，但是这个研究项目确实研究了精神药物的政治和军事用途的可能性[305]。由于诸多原因，虽然成像和立体定向方面的技术精进，但除了少数例外，杏仁核毁损术已不再使用[301]。

扣带回毁损术和内囊前肢毁损术

20 世界 60 年代初，在杏仁核毁损术和下丘脑毁损术之前，额叶切断术和扣带回毁损术用来治疗“危险攻击所致反应与可能引起反社会行为的冲动”[306]。但是文献很少有这些手术的证据。1961 年，两位巴黎的神经外科医生 Purple 和 David 认为，“治疗的阳性结果很少，遗传和家庭因素是精神外科学无法治疗的，又有导致智力损伤的风险，降低患者的心理控制能力，影响情绪亢奋。在这种情况下，精神外科学似乎只适用于小部分患者，即那些存在明显的反社会情绪的患者身上。Brousseau、Rylander 和 Mugica 在一些存在永久性的焦虑和攻击性个体身上得到了很好的效果，但是总的来说，这种手术还是不推荐的。”[306]尽管如此，在 20 世纪 60 年代后期，意大利 Schergna 和 Mingrino 还是进行了扣带回毁损术[307]。尽管是有针对性的手术，但 1970 年在哥本哈根召开的精神外科学会议上发布的数据却让人失望[308]。在扣带回毁损术后的 27 个月，10 例患者中只有 2 例患者的攻击性症状得到改善。虽然效果不好，但目前这种扣带回毁损术仍在使用。2006 年，墨西哥的研究团队报告了一个 13 岁的病例，患者伴有强迫症的症状，接受了扣带回毁损术，手术失败了，随后通过放射治疗内囊前肢，减少了患者的攻击行为[279-280]。另外，还报告了 6 例具有自残倾向的患者接受了伽玛刀放射外科治疗：前内囊前肢毁损术（2 例）、边缘系统白质切断术（3 例）和尾状核下神经束切断术（1 例）。作者宣称其中 5 例的症状得到改善，但是并没有提供后续的神经心理学的追踪调查结果。2011 年，墨西哥的另一个研究团队对 12 例有攻击行为障碍的患者使用立体定向热凝固术，同时进行了扣带回毁损术和内囊前肢毁损术[281]，其中 9 例存在智力迟钝，3 例存在精神分裂症。作者称在手术6个月后有明显的改善，主要体现在“功能性得分”[1] 上面，另外还发现了四类并发症，4例摄食过量，3例出现困倦，2例出现去抑制或者性亢奋，1例感染，1例下肢轻瘫[2]。2012年，同一个研究团队没有解释是否为同一个被试群体，提供了10例15～58岁患者相似的治疗结果，追踪研究持续了4年，除了1例患者死亡，患者存在与之前研究相同的并发症[282]。这些研究在伦理学章节会详细讨论。

下丘脑后部毁损和刺激

20世纪70年代，日本神经外科医生Sano提出通过毁损下丘脑后部治疗攻击行为。这个脑区参与调节自主神经系统的交感神经表现。与杏仁核毁损术相似，下丘脑的具体毁损位置是由电刺激定位该强化区域。超过40例患者接受下丘脑后部毁损术，95%显著获益[283,309]。与杏仁核毁损术终止使用的原因类似，下丘脑后部毁损术也在20世纪80年代晚期逐渐被弃用。从2002年开始，米兰团队的Franzini和Broggi[312]在之前研究的基础上，将这个脑区作为深部脑刺激的靶点，治疗由于大脑损伤（围生期弓形体病、脑损伤、大脑缺氧等）导致的严重攻击行为。6例患者接受该手术，年龄20～64岁，全部智商低于40，其中3例有显著的攻击行为减少，2例攻击行为彻底消失，使患者重返社会。几乎或完全没有反应的患者均表现为前额皮质损伤。西班牙的Hernando和Sola带领的团队为1名22岁患者进行了相同的手术，该患者存在严重的原发性精神迟滞和自发攻击的暴力发作[313]。同样，刺激后的临床病程良好，暴力发作显著减少，使个体的社会活动得到恢复。令人好奇的是与意大利的研究团队从高频电刺激（>100 Hz）获得令人满意的结果不同，他们使用的是低频电刺激（15 Hz）。在这个患者身上使用高频刺激会诱发交感神经症状，并且没有减少攻击行为。这一意料之外的临床发现与广为接受和验证的高频刺激可以抑制周围脑区活动的观点相反。有些作者将其功能性作用与毁损比较[314]。与此同时，低频刺激被认为有激活作用。这个研究结果再次说明，目前关于深部脑刺激的作用机制仍不清楚。2002年，巴黎团队Agid在手术过程中意外发现，高频刺激帕金森病患者会诱发攻击

1　梅奥–波特兰适应性问卷（MPAI）和整体功能评估（GAF）。

2　下肢不完全性麻痹。

行为的暴发[315]，这个研究团队在 Pitié-Salpêtrière 医院确认，电极没有插在底丘脑核，而是插在了邻近脑区，下丘脑的后部。这一发现也与 Franzini 和 Broggi 的研究结果相反。即使患者没有攻击行为障碍，140 Hz 的高频刺激应该会有抑制效应，而不是激活效应。

苍白球电刺激在治疗莱施-奈恩综合征中的应用

莱施-奈恩综合征是一种罕见的遗传性疾病，发病率不到 1/40 万[316]。患者以缺少嘌呤代谢的酶——次黄嘌呤磷酸核糖转移酶为特征[317]。该病是儿科医生 Nyhan 和他的年轻实习生 Lesch 于 1964 年提出的，症状包括肢体运动异常和自残行为。

临床表现

这些患者在出生时通常是正常的，在 6 个月的时候才表现出发育迟缓[319]。通常在幼儿期确诊，在幼儿的强迫性自残行为出现时，幼儿会咬自己的嘴唇、脸和手指。这些自残行为导致严重的感染甚至截肢的情况并不罕见[320]。这种攻击行为也会表现为对外攻击，导致明显的攻击行为或侮辱。接着会快速出现运动发育迟缓，主要表现为肌张力低，逐步发展为肌张力障碍和运动障碍导致残疾，也常常出现精神迟滞[321]。

病理生理学

莱施-奈恩综合征是 X 染色体隐性遗传病，意味着女性可携带异常基因而不受影响。这种疾病是由于缺乏参与嘌呤代谢的酶，导致血尿酸水平增加，结晶形成储存于肾、皮肤和关节。即使高尿酸血症有助于解释关节（痛风）和皮肤（痛风结节）症状，但神经系统的病理生理学表现仍然无法解释。基于所建立的动物模型，自残的行为可能与基底神经节的多巴胺受体 D1 亚族的过度敏感性相关[104,322-323]。

药物治疗

自我造成的伤害是可以预防的，可以通过戴头盔、手套或面具预防。

在最严重的情况下，拔牙是必要的。目前，没有针对病因的治疗药物，但一些分子用于控制症状：别嘌呤醇降低尿酸，防止肾或关节症状。抗精神病药物的使用可以减少行为障碍，尽管有些用于治疗痉挛状态或帕金森病的药物治疗肌张力障碍的效果有限。

刺激内侧苍白球

2000 年，东京的 Taira 和 Hori 在 1 名 19 岁的极度衰弱的莱施-奈恩综合征患者的内侧苍白球（GPi）植入电极进行深部脑刺激，该患者肌张力障碍长达 10 年[286]。这个脑区是深部脑刺激治疗某些肌张力障碍时的靶向脑区[324-327]。日本神经外科医生惊讶地发现，采取这种干预后，个体正常运动恢复和自残行为消失。这一结果说明，一方面，所假设的 CSTC 运动环路导致了肌张力障碍；另一方面，边缘系统环路造成攻击行为障碍。与抽动秽语综合征类似，神经行为学的临床表现很可能是运动环路和边缘环路之间相互作用改变的结果[92,104-105]。基于这一假设和电生理记录的结果[328]，Coubes 的团队在法国蒙彼利埃一个 16 岁的严重综合征患者身上植入两个电极，一个在 GPi 的后部，与运动环路对应；另一个插在前腹侧部分，与边缘环路对应。当靠后电极给予高频刺激（130 Hz）时，蒙彼利埃研究小组发现在不到一个星期内，肌张力障碍消失。与此同时，3 天前腹侧电极的刺激导致攻击行为的消失[285]。28 个月的随访也证明了结果的稳定性。使用相同的随访方式，芝加哥的团队在一个 7 岁儿童的一侧 GPi 插入电极，获得了积极的临床效果[329]。

总结

精神药理学的进步、不利的公众舆论和生命伦理学限制了 20 世纪 70 年代用于治疗严重攻击行为障碍的杏仁核毁损术和下丘脑毁损术，而脑刺激内侧苍白球治疗莱施-奈恩综合征提供了令人鼓舞的结果。与毁损手术相比，刺激的可逆性可能提供了更好的伦理保障。在这些患者中，绝大多数人都有某种形式的精神发育迟滞。如果治疗不是永久性的，那么签署同意书的挑战会更小一些。这些治疗攻击性疾病的手术，无论是毁损还是电刺激，需要极度小心，因为“政策”会给予严重警告来划定疾病的边界。这个警告不是只针对研究人员和医生，而是针对社会这个整体。很难想象，极权主义政策下的“医师”在生物伦理学家反对的情况下，在国际期刊上发表了一系列患者的临床结果。这些顾虑也同样针对成瘾和性行为的治疗。

成瘾

摘要 从20世纪70年代起，成瘾的社会经济学后果和戒毒的失败（尤其是阿片类）鼓励临床医生转向外科治疗。扣带回和下丘脑毁损术以及最近的伏隔核毁损术作为治疗方法被提出。这些手术的结果引起了治疗方法和伦理上的争议。这些技术的有效性很少与其他治疗如替代技术进行比较。此外，由于这些干预措施的影响是不可逆的，这些弱势群体获得知情同意的情况更是有问题。最近，研究转向对脑刺激技术进行研究，包括伏隔核在慢性顽固性酒精成瘾和阿片类药物成瘾治疗中作用的研究。

成瘾这个词来自于拉丁语“addicere”。在罗马帝国时期，奴隶们没有一个合适的名字且听命于他们的主人。很明显，成瘾表现为缺乏自由，特征为对一种物质如乙醇、烟草、可卡因、过度行为（如赌博或性交）产生的身体或心理上成瘾。WHO估计，在每个国家使用禁用物质的人群占总人口的0.1%～3%[330]。酒精依赖的患病率占总人口的7%左右，而每3个成年人中就有1个人抽烟[331]。成瘾也因此成为一个公共健康问题，同时也是经济和社交问题。治疗的目的是通过药物治疗或心理治疗达到戒断，但失败是常见的。如果我们以严重的慢性酒精成瘾为例，据估计复发率约80%[332]。神经生物学的最新数据揭示了成瘾的发生、延续的机制并为新的治疗方法铺平了道路，如针对严重成瘾施行手术。

临床表现

根据WHO提出的定义，成瘾是某种物质的消耗成为必需品，且以之前更重要的其他行为为代价的综合征。DSM-IV对这类障碍的定义更为严格，以下7个症状中至少要具备3个，病情进展时间在1年以上[153]：

1. 忍耐度，定义为以下几种症状中的任意一种：①需要显著地增加物质的数量以达到迷醉或预期效果；②持续使用相同数量物质的效果明显减弱。

2. 戒断症状，定义为以下几种症状中的任意一种：①对一种物质的戒断综合征，或②服用相同（或密切相关的）物质缓解或避免戒断的症状。

3. 相较于预期，对该物质的摄取时间更长且量更大。

4. 对减少或控制物质的使用有长期的渴望，或做过努力却失败了。

5. 必须用大量时间来获取该物质、使用该物质，或从该物质的影响中恢复过来。

6. 由于该物质滥用而放弃或减少重要的社会、工作或娱乐活动。

7. 尽管知道可能是由该物质的使用引起或加剧一个持续性的生理或心理问题，但仍继续服用该物质。

病理生理学

成瘾的病理生理学比这章讨论的其他精神疾病的病理生理学更好理解，这是由于成瘾行为的许多方面可以在实验室动物身上重现。这些实验表明所有的成瘾物质，不论其性质，都会导致多巴胺在伏隔核上的释放[333]。这种释放导致了服用药物产生幸福感和愉悦感觉[334]，从而产生了正强化[335]。这个核心是中脑边缘多巴胺奖赏环路的一部分。该环路是在腹侧被盖区（ventral tegmental area，VTA）的神经元网络，多巴胺能神经元轴突投射到腹侧纹状体，尤其是其基底部，通过一束轴突的伏隔核、前脑内侧束（MFB）（图 2. 30）[336-338]。这个核心不仅属于奖赏环路，也属于 CSTC 环路[339]。这种双重身份使其成为这些 CSTC 环路的介于奖励系统和包括运动在内的功能连接。换句话说，它有助于将欲望转化为行动。另外，中脑皮质多巴胺通路由 VTA 神经元通过 MFB 投射到前额叶和扣带回皮质、杏仁核和海马（图 4. 7）。

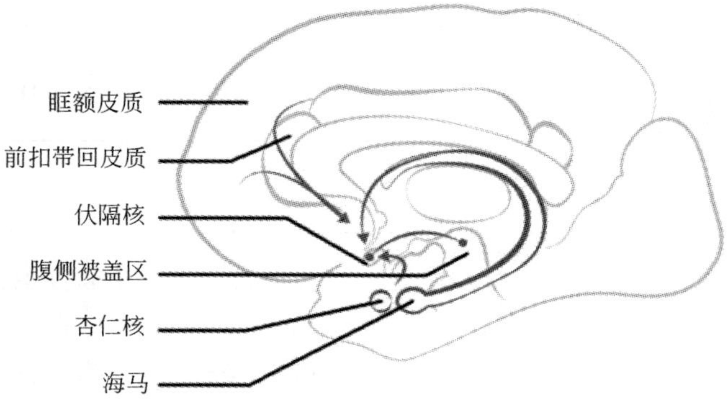

图 4. 7　成瘾的一些神经解剖结构[336]

这些结构反过来影响了伏隔核。拿尼古丁或海洛因举例，这些分子引发烟碱和阿片受体在 VTA 上多巴胺的释放。作为可卡因的反应，突触间隙的神经递质再摄取的选择性抑制导致多巴胺直接释放在伏隔核上。多巴胺的释放产生正强化[340]。在习惯性摄取的过程中，这些物质引起奖赏环路的逐步适应[343]，进而导致习惯性和依赖性。为了维持对情绪和注意力的同样影响，成瘾患者需要更频繁地服药。这就是成瘾的表现。这种消耗的增长导致了成瘾。这种导致心理困扰和身体痛苦的需求，只有药物才能缓解。这是一个负强化，会导致心情抑郁、震颤、疼痛和出汗[341-342]。这种情况造成了戒断综合征的回避和犯罪行为。Koob 认为对依赖患者而言，重复给药导致交替的正负强化会引起奖励系统的功能失调[343]。除了幸福的感觉，自行给药使杏仁核和海马的多巴胺大量涌入，这会加强对物质奖励质量和相关环境记忆的关系[344-345]。药物突出了环境关联的奖励。面对一个完全相同的情绪环境，相反，也会引起对物质不合理的需求——“渴求”。这对于酗酒者、吸烟者、海洛因依赖者尤为如此，他们所处的环境会变成一个强有力的条件刺激。研究成瘾方向的神经生物学家 Tassin 引用了在越南的美国士兵的例子，这一群体海洛因成瘾比例非常高，导致美国政府开始考虑一个特殊的戒毒项目。当局的救援机构发现，一旦士兵回归他们的家庭，吸毒者的比例下降到一个仅仅略高于一般人群的水平：环境已经改变[346]。同样，海洛因或可卡因成瘾者看到注射器或滑石粉后，毒瘾复发的例子比比皆是。多巴胺系统的功能障碍通过中脑皮质环路影响前额皮质和前扣带回皮质[334-347]。这一皮质功能障碍导致渴求中脑边缘通路中皮质抑制性控制的减少，这可能解释了成瘾患者即使知道他们行为产生的不良后果，却依然难以抑制自身物质滥用的原因[334,347-348]。杏仁核可以通过自身与伏隔核的连接给予一个环境积极的情绪色彩[349]，也能导致面对阿片类药物使用的相关情景时引起这类现象复发[350]。一些研究者以此作为成瘾治疗的一个潜在靶点[351-352]。

治疗技术

20 世纪 60 年代，医学并发症、社会后果、成瘾的代价导致了许多医疗团队采用扣带回毁损术、下丘脑毁损术和伏隔核毁损术（图 4.8）。与杏仁核毁损术和下丘脑毁损术对攻击性行为障碍的治疗遭停用存在相同顾虑，进而导致在 20 世纪 80 年代早期除俄罗斯、中国以外的其他国家的医疗团队停止使用这类干预措施治疗成瘾[353-354]。深部脑刺激取得的进展使得人们可以将该技术应用到之前毁损手术所定位的结构，如伏隔核[355-359]。

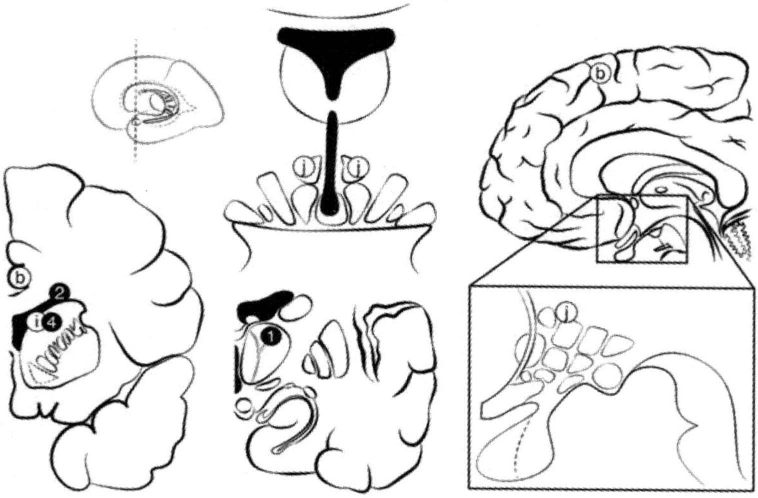

图 4.8　毁损手术或深部脑刺激治疗成瘾靶点的探索，一些是偶然发现的。(b) 双侧前扣带回毁损术[360-361]；(i) 伏隔核的毁损[354]；(j) 单/双侧腹内侧核海马[362]；(1) 底丘脑核深部脑刺激[363]；(2) 内囊前肢背侧部深部脑刺激[358]；(4) 伏隔核深部脑刺激[358,364]

扣带回毁损术

成瘾患者的渴求就像是强迫症的一种形式。根据这一假设，Balasubramaniam 提出了扣带回毁损术的想法，这一技术也被用来治疗严重强迫症的患者[360-361,365]。这位印度神经内科医生参考了 Foltz 和 White 的工作提出这一选择，后者在 1962 年将这一技术应用于治疗慢性顽固性疼痛患者[366]。16 例被试者中的 14 例已经对麻醉药上瘾。除 12 例患者疼痛缓解，这些西雅图的神经外科医生指出，之前的药物依赖患者在术后均未再使用吗啡，只有 5 例显示出中度的戒断症状。印度马德拉斯的医疗团队将扣带回毁损术应用于 73 例酒精或吗啡成瘾患者。在手术之后的 1 ~ 6 年时间里，80% 的吗啡成瘾者和 68% 的酒精成瘾者症状减轻。这种干预不再用于这类疾病，20 世纪 90 年代末，圣彼得堡的 Medvedev 及其医疗团队将这类技术应用于海洛因成瘾患者。1998 年，在这个项目被俄罗斯当局批评并终止之前，348 例患者接受了双侧扣带回冷冻毁损术，这是一种依靠仪器末端的冷冻源实施的手术，是立体定向扣带回毁损术的一种变形：−70 ℃冷冻探针持续 5 min。在随后 2 年的随访中发现，45% 的患者完全戒断，17% 的患者在一两次复发之后成功戒断[353]。奇怪的是，这些重要的印度和俄罗斯研究并没有报告神经心理学方面的改变。这与那些报告有注意缺陷或执行功能障碍的更小型研究产生了对比[367-368]。有趣的是，法国 Jarraya 和 Palfi 的团队发现扣带回皮质后部的损害可以促使戒烟[369]。

下丘脑毁损术

1973 年，Müller 假设戒断的躯体症状——发热、震颤、高血压、出汗、脱水——都是下丘脑活动过度的表现。这一观点促使了德国格廷根市的研究团队对 30 例酒精成瘾患者进行了单侧腹内侧下丘脑毁损术。最初的结果是令人鼓舞的，但第 11 个月出现了复发[370]。Müller 认为应该施行双侧毁损。5 年后，洪堡的 Dieckmann 和 Schneider 采用立体定向双侧下丘脑毁损术治疗 13 例酗酒和吸毒成瘾患者中的 6 例[362]。其中 6 例中的 4 例出现了记忆问题、视觉障碍或冷漠。然而，在 1 ~ 3 年的随访中，研究者发现这项干预措施能够提高患者的自控能力。他们指出，所有患者都抱怨自身性欲明显下降。应该指出的是，这种效应于 1962—1979 年间在西德已经被 Müller 和其他人“利用”了[298,370]。这项研究是有争议的，75 名罪犯和 59 名性“变态”者被施行了“治疗”（图 5. 1）[371-373]。

伏隔核毁损术

伏隔核在成瘾的病理生理学方面起到了很重要的作用。有学者指出“移除这种结构导致多巴胺中脑边缘环路的阻断，且阻碍了戒毒后对药物的渴求，从而防止了复发。”[354] 西安的部队医院医生进行的动物研究验证了这个关系。他们发现在伏隔核中心位置的毁损还会使阿片类药物的自我给药停止[374]。鉴于这些令人鼓舞的初步结果，该小组对 28 例海洛因成瘾患者施行立体定向手术并随访了 15 个月[375]。研究者发现 11 例患者在这段期间没有复发，心理评估显示出冲动、抑郁和焦虑症状减少。中国团队还发现 2 例患者出现了人格改变，4 例患者出现了短暂的记忆障碍。需要注意的是，7 例患者的数据没有包括在分析结果中，还有 2 例患者失去了联系。据估计，“2004 年有超过 1000 例吸毒者在近 20 家医院”接受毁损手术[354]。手术靶点不仅有伏隔核，还有杏仁核和扣带回。《中华医学杂志》报道“鉴于这类手术有限的有效性、安全和伦理影响，中国卫生部（现称国家卫生和计划生育委员会）在 2004 年 11 月（381）宣布禁止这类手术（作者注：治疗阿片药物成瘾），但鼓励对这类手术进行科学评估。”[352] 随后，研究发现手术后 6 ~ 12 个月的复发率为 15% ~ 54%[376-378]。2012 年，高和其同事们报告了 2004 年之前接受毁损手术的 272 例海洛因成瘾患者的结果，69.5% 的患者 1 年后症状减轻，其中 93 人（58%）在 5 年后停止吸毒[354,379]。2007—2009 年，中国团队将这类手术应用于 12 例有严重酒精成瘾的患者[380]。在手术后的 6 个月至 2 年的监测期内，只有 2 例患者出现复发。研究者发现，患者的平均智商提高，易激惹、抑郁症状减轻。另一家成都部队医院的一个团队在对 70 例海洛因依赖者行立体定向毁损之前进行了伏隔核和杏仁核刺激。2004 年 8 月到 11 月进行了这项研究，此研究并没有提及结果或监测信息，只是简单提及了这些试验表明对这些区域的刺激（50 Hz、2 ~ 4 V）能够引起愉悦的心境，这与海洛因使用引起“兴奋”感觉的强度相类似[352]。

伏隔核深部脑刺激

2005 年，Witjas 等报告 2 名帕金森病患者同时患上一种多巴胺失调综合征，这是一种严重的多巴胺成瘾，进而导致多巴胺药物暴食症[363]。2 名患者都进行了底丘脑核刺激治疗。第一位患者不仅患有该综合征，还有慢性酒精中毒，其综合征和酒精成瘾症状均减轻。另一名患者能够减少 3/4 的多巴胺摄入。法国马赛的团队认为这种依赖性可以通过直接刺激奖赏环路消除。德国团队的 Kuhn 和 Sturm 报告了一例患有严重广场恐惧症的 54 岁男子还患有继发性抑郁障碍和慢性酒精中毒的案例[381]。研究者采用伏隔核双侧刺激（130 Hz、3V）治疗该男子的严重焦虑。这项研究发现焦虑和抑郁障碍只有轻微地减轻。然而，Cologne 团队确实观察到乙醇消耗量的急剧下降。基于这一出人意料的发现以及可卡因[382]和乙醇[382-384]在动物实验的确凿结果，戒断发生在伏隔核刺激后。马格德堡大学的研究者和学生们将试验目标转向人，他们采用伏隔核刺激对 3 例酒精成瘾超过 20 年且所有戒断治疗均失败的患者进行治疗。在 14 个月的随访中，他们发现电极位于每个核团壳部的电刺激使得 2 例患者完全实现戒断，而第 3 个患者出现了 1 次复发[385-386]。德国团队对一个每天喝半瓶伏特加超过 30 年的 69 岁患者进行了 1 年的刺激，成功实现了完全戒断[387]。根据第 4 例慢性酒精中毒患者的电生理学研究，深部脑刺激的有效性取决于调节伏隔核的活动，使前扣带回皮质的活动正常化。我们之前看到过，这种多巴胺能系统的功能紊乱会影响前扣带回皮质的作用[334,347]。这一失败导致皮质抑制控制的减少，解释了抵抗替换物的困难[388]。德国的一个新研究在 5 例患者证实了这些结果后[359]，目前德国开展了该指征的随机双盲前瞻性研究。在对一例严重强迫症患者刺激该核团后，一个来自荷兰的小组还发现该手术除了可以治疗强迫症，还可以戒烟和治疗病态肥胖暴饮暴食[356]。2011 年，来自上海的周医生、江医生发表了临床研究结果，他们于 7 年前在海洛因成瘾患者的伏隔核中植入电极，患者术前连续 5 年平均每天消耗 1 ~2 g 海洛因[356]。这一观察强化了关于 CSTC 环路（包括放松管制解释强迫行为）和参与成瘾奖赏之间紧密关系的假设。刺激（145 Hz、0. 8 ~2. 5 V）可以导致完全戒断，从而在 3 年后取出神经刺激器。患者自此不再复发。这个上海的研究团队在后来对一例新的海洛因成瘾患者进行了电刺激，但得到一个令人失望的结果，因为该患者仍然依赖美沙酮治疗[389]。2012 年，阿姆斯特丹的一个团队进行了相同的手术，但这次电极的一部分在内囊前肢并且末端不在伏隔核。荷兰团队根据海洛因消耗量进行了为期 4 个月的相关电极片刺激（180 Hz、3. 5 V）。他们观察这例患者服用海洛因（0. 5 ~0. 6 g/ j）22 年，直到刺激到内囊前肢的中间部分，平均消耗量增加到每天 0. 87 g；而当它刺激到背部时，下降到 0. 10 g；当刺激到伏隔核时，下降到 0. 25 g。患者 2 周后复发一次，终于在 6 个月时达到完全戒断[358]。在里斯本的一例可卡因依赖 14 年的患者中发现令人鼓舞的结果，但监测期较短[390]。在内囊前肢和伏隔核后部植入电极刺激，患者描述说，“可卡因引起的愉悦感不那么强烈了，我从中获得的愉悦感变少了，甚至在服用一次后我可以停止服用了。”（表 4. 13）

表 4.13　深部脑刺激治疗成瘾的结果

研究	受试者人数	成瘾/深部脑刺激靶点	随访时间（月）	结果
法国，2005[363]	2	多巴胺/丘脑底核（帕金森病）	18	戒断
荷兰，2010[356]	1	烟草/伏隔核（强迫症）	24	戒断
德国，2009[355]	3	烟草/伏隔核（强迫症，GTS）	30	部分戒断
德国，2009[359]	5	酒精/伏隔核	38	3/5 戒断
中国，2011[364]	1	海洛因/伏隔核	36	戒断
中国，2012[389]	1	海洛因/伏隔核	?	部分戒断
荷兰，2012[358]	1	海洛因/伏隔核	6	戒断
葡萄牙，2012[390]	1	可卡因/伏隔核	6	部分戒断

总结

精神外科治疗，特别是治疗成瘾的毁损手术，可引发自由、知情同意、利益冲突等伦理问题。我们回到生物伦理学一章的这些观点，我们已经可以质疑提供患者毁损手术的选择。无论是在俄罗斯还是中国，对海洛因的政策都是惩罚性的[391]，而且在中国，毒品走私会被判处死刑[392]。此外，这两个国家很少有或没有获得药物治疗的途径，如美沙酮诊所[393-394]。缺乏这类治疗将无法与这种手术替代治疗的有效性相比较[395]。意识到伦理问题，大多数的手术团队对这类问题的工作方向更倾向于可逆的深部脑刺激，这似乎是有前途的，且与美沙酮替代治疗相比更经济[396]。然而，经济上具有吸引力的或可逆的伏隔核深部脑刺激治疗必须在某种程度上予以保留。伦理学家如加拿大的 Racine 或澳大利亚的 Hall 担心成瘾刺激的潜在滥用[397]。他们认为如今的临床结果仍然值得怀疑，首先应该等到精神疾病方面的刺激治疗已经被证明无太多争议时再投入使用才是明智的。此外，这些神经伦理学家建议严格管制这些治疗技术，专用于包括替代治疗在内的最佳治疗无效的难治性成瘾患者。这些研究者强调，绝对有必要从完全独立授权的个体获得知情同意，这类治疗不能在一个强迫或强制医疗环境下使用。

进食障碍

摘要　病态肥胖正在成为一个重大的公众健康问题。在该疾病治疗中，研究团队观察了下丘脑（是一个饥饿和饱腹感调节中心）的神经调控。到目前为止，很少的干预措施被实施，有时会有意想不到的结果。与强迫症表现出部分相同临床特征的神经性厌食症患者及一些同时患有两种疾病的患者相比，近年来，深部脑刺激内囊前肢在一些患者产生了有益的影响。

肥胖

肥胖的定义是体重指数（BMI）[1] 大于 30 kg/m^2。全球有超过 5 亿人患有肥胖，其社会成本占国家卫生支出的 2% ~7%[398]。例如，在美国，这些费用平均每年达 1000 亿美元[399]。与这个巨大的成本相应的是发生相关疾病（糖尿病、心血管疾病、睡眠呼吸暂停综合征、癌症、关节炎等）和减少约 20 年的寿命，此外，数以百万计的人生活质量受到影响[400]。随着时间的推移，这个公共卫生问题越来越恶化。在美国，据估计成年人肥胖的患病率在 1980—2000 年这 20 年里翻了 1 倍[401]，儿童和青少年的患病率已经增加到原来的 3 倍[402]。2/3 的美国人超重（25 kg/m^2<BMI< 30 kg/m^2），每年导致 30 万人死亡。对于病态肥胖（BMI>40 kg/m^2），因其高复发率，低卡路里饮食或药物治疗[403]效果不佳。近 20 年来，减肥手术治疗已经成了重要手段。这些常用的干预手段[404]包括通过胃扎结限制食物摄入从而限制胃的营养吸收，或通过减少胃的大小减少生长素（一种胃合成的导致饥饿的激素）分泌的胃成形术[405]。第二类干预措施称为混合式，通过胃创建一个消化道的分支（“胃旁路手术”）以减少从肠道吸收的营养。这些干预措施能使体重减少 20% ~60%[406-407]，使得并发症和死亡率净值减少。但有 10% 的肥胖可能会再次复发[408]，这个比例在极其肥胖的患者（BMI>50 kg / m^2）中可能超过 40%[409]。减肥手术出现之前，已有人提出针对丘脑饱腹感中心的精神外科毁损手术。令人失望的结果和频繁的并发症导致人们放弃了这一做法。目前，随着深部脑刺激这一新技术的出现，一些团队又回到这个下丘脑的靶点。这些临床研究在减肥手术失败后留下的数据是非常有限的。为了了解这些新进展，以下将回顾一下传统的下丘脑毁损术（图 4. 9）。

1 BMI=体重（kg）/身高（m）^{2}。

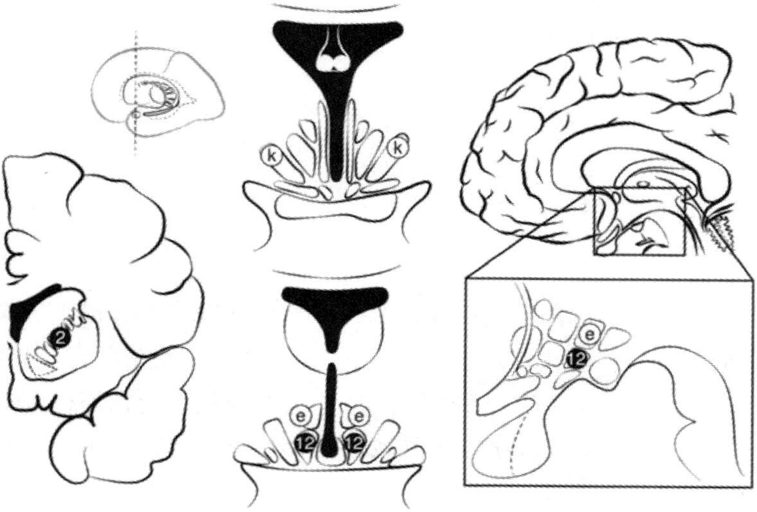

图 4.9　毁损手术或深部脑刺激治疗进食障碍的靶点。(e) 背内侧下丘脑毁损术：肥胖；(k) 下丘脑外侧毁损术：肥胖；(2) 内囊前肢的深部脑刺激：神经性厌食症；(12) 下丘脑腹内侧核的深部脑刺激：肥胖

下丘脑毁损术

内侧下丘脑包含负责饥渴的腹内侧和背内侧核（图 2.11）。与杏仁核连接的腹内侧核控制饱腹感[1][410]。毁损这个结构可能导致食欲大增而导致肥胖。反之，电刺激该核团减少了主动食物摄入量和脂解作用，减少了体重[411]。下丘脑内侧旁边是外侧核（图 2.12～2.14），其行为不同于腹内侧核，它们促进摄食行为。在大脑皮质和杏仁核的控制下，毁损外侧核导致体重下降[412]或恶病质[2][413-415]。相反，这些部分的电刺激增加食物摄入、体重和脂肪生成[416]。1974 年，丹麦 F. Quaade 对 3 例肥胖患者进行了下丘脑外侧的电刺激，诱发了饥饿感[417]。针对这个区域的单侧的热凝固术也同时进行。最后，体重在 118～180 kg 的 5 例患者接受了下丘脑外侧毁损术。内分泌科医生报道了少数病例有短暂的食欲和体重减

1　由白色脂肪组织分泌的一种激素，即瘦素（来自希腊语），有时也叫“饥饿激素”，在腹内侧核控制激素水平。

2　严重营养不良或疾病晚期引起的体重减轻和全身疲劳状态。

少[418]。考虑到这些令人失望的结果和风险很高的神经系统并发症，这些干预措施很快就被弃用了。

深部脑刺激

外侧下丘脑

有些研究者[419]猜测在治疗帕金森病[420-421]时刺激底丘脑核，会导致患者体重增加，平均增加 9 kg[420]，这可能是由于长期刺激下丘脑外侧的结果。前面提到，高频率（130 Hz）应该具有类似于受伤那样的抑制剂效果，因此，反过来可以导致体重减轻。在下丘脑部位，刺激丘脑核团所获得的这个旁观者效应机制可能更复杂，除非体重增加是由于异常运动的减少，体力得到改善，甚至由于通过阻止运动障碍而节省了能量[411]。对肥胖老鼠的研究工作显示，尽管饲喂高热量的食物，双侧高频电刺激下丘脑外侧仍导致手术后 20 天体重减少了 16%。在该研究结果以及 Quaade 的观察结果之后，目前研究方案正在评估高频刺激下丘脑外侧的有效性，这是一个类似于损伤但是可逆、可调节的过程，适用于那些减肥手术失败、正在遭受病态肥胖威胁的患者（BM>40 kg/m^2）[422]。

腹正中下丘脑

腹内侧核心区负责饱腹感。其损害可导致食欲过度，从而引起肥胖[423]。反之，低频电刺激该核引起老鼠减肥。最近，N. Torres、S. Chabardes 和 A. Benabid 在格勒诺布尔的工作已经证明，高频刺激（130 Hz）腹内侧核 30 min，老鼠的食物摄入量增加，而低频（30 Hz）减少食物摄入[411]。对猕猴脑室刺激可引起脂肪质量减少的相关结果[424]。矛盾的是，每天 4 h 高频刺激导致体重降低。De Sallesm 团队的类似工作表明，长期的低频刺激（50 Hz）导致猪的体重下降[425]。根据这些研究者的解释，体重减少不是食物摄入量减少，而是代谢改变所致。目前，针对人这一区域的研究只有 2 个。第一个手术是在 2008 年由加拿大 Hamani 和 Lozano 的团队进行的，患者体重 190 kg（BMI＝55 kg/m^2）[426]，保守讲，在一个低频率刺激（50 Hz、3～4 V）不改变饮食或运动的情况下，5 个月后的记录显示体重下降 6%。高频刺激（130 Hz）6 个月没有使体重减少。刺激结束，患者又恢复失去的重量，这表明刺激影响是可逆的。这次手术非常好，不仅是因为适度的减重，而是因为这位 50 岁的患者在高频率刺激期间，有显著的记忆力改善。检测到电极比腹内侧核更接近穹窿。我们知道穹窿通过相互连接海马和乳头体参与记忆系统帕佩兹环路。这一发现促进了阿尔茨海默病治疗研究项目的发展。患有这种神经退行性疾病的患者接受穹窿的刺激可能通过神经发生过程阻止记忆衰退[427]。第二个试验是刺激肥胖患者的下丘脑腹内侧，该试验于 2010 年开展。再次出现了意想不到的结果：在刺激（130 Hz、1 ~ 7V）患者时，出现了严重惊恐发作。这种效果已经在动物身上看到，可能源于下丘脑和杏仁核之间的连接（图 2. 7）[428-429]。

伏隔核

2010 年，阿姆斯特丹的团队利用深部脑刺激将电极植入伏隔核治疗严重强迫症患者，患者除了强迫症的症状外，还有肥胖（BMI = 37 kg/m^2）和长期吸烟。该核团的刺激（185 Hz、3. 5 V）使 Y- BOCS 评分减少，从 38 分减少到 5 个月后的 2 分，体重减少 44 kg（BMI = 25 kg/m^2）并戒烟[356]。这个结果强调了伏隔核在强迫症、贪食和成瘾行为方面治疗的重要性。仔细观察涉及强迫症的 CSTC 环路与涉及成瘾的奖赏环路之间的联系也是必要的。临床和实验室证据显示，肥胖与多巴胺奖赏系统的失调有关[430-432]。此外，在解剖学上，下丘脑外侧与饥饿中心、伏隔核、快乐中心[433- 434]有相互连接。该系统的异常会改变前额皮质和前扣带回皮质的功能，它自己本身也是阻止强迫行为的抑制性控制起源[334,347,388,430]。功能影像学研究也表明这些区域的活动和 BMI 之间的负相关关系[435]。目前，伏隔核的刺激还没有成为肥胖治疗研究的对象[430]。

总结

无论动物测试、传统的下丘脑毁损术，还是今天的深部脑刺激，不断积累的证据表明神经调控治疗难治性病态肥胖可能是有益的。临床研究方案也正在对方法的有效性和治疗的安全性进行评估[422]。这些结果，以及神经调控期间可能发生的并发症发生率和严重程度，应与减肥手术的效果进行比对。对于后者，成功的干预定义为干预 1 年之后体重下降超过 45%。这些干预措施总的成功率平均为：胃旁路手术 97%，胃绑扎 30%，各自的并发症发生率分别为33%和22%。费城的一个研究团队以“等效严重程度”为标准，比较了减肥手术和深部脑刺激的并发症。从这些不同的成功率、并发症发生率和一些复杂的计算，作者得出结论，深部脑刺激必须至少达到83%的有效率才能成为一个有效的减肥手术的替代技术[436]。

神经性厌食症

摘要 神经性厌食症可危及生命，具有强迫症的部分临床特征。基于这些观察，研究团队建议对已经治疗无效的病例采用内囊前肢毁损术或深部脑刺激。这些研究结果只是初步的，仍然存在伦理障碍：患者经常拒绝而难以获得同意。

神经性厌食症起病隐匿，通常发生在过度的体力活动后。实际上，厌食如缺乏食欲，通常是长期限食的生理反应并仅出现在第二阶段[437]。体重减轻的定义为体重指数（BMI）[1] 小于18.5 kg／m^2。在该指数低于14 kg／m^2，预期会低于13kg／m^{2}时，通常就需要住院治疗。停经症状总是发病早、缓解晚。与这三点相关的症状还有对疾病和消瘦的否认，以及愿意过度思考的年轻患者对有关食物的所有事物夸大的兴趣。无论是焦虑症[438]或强迫症[438]，精神共病是常见的。生物学层面上，下丘脑-垂体轴的失调在临床表现为停经，已经证明是因为甲状腺和卵巢激素的减少引起的。

在DSM-IV中，神经性厌食症的诊断标准是：

（1）拒绝保持体重超过最低的正常体重（BMI<18.5 kg/m^2）。

（2）尽管体重过轻，仍强烈害怕体重增加。

（3）对自己身体的重量或体形的感知发生改变。

（4）体重对自尊的不恰当影响或对当前消瘦的否认。

（5）妇女在经期至少有3个连续周期性闭经。

近3/4的患者是女性[438]，患病率在0.3% ~1%[439]，西方国家更为多见[440]。心理治疗是治疗的主要手段，也会以治疗联盟或家庭治疗的方式让其父母参与进来。这种治疗有时需要极其消瘦的患者（BMI<13 kg/m^2）住院治疗，为了建立体重契约，从而支撑患者参与未来的随访和并逐渐增加患者体重。10年来，认知行为治疗（CBT）也证明了其有效性[441-442]，

---

1 BMI=体重（kg）／身高（m）^{2}

但抗精神病药物治疗是无效的。10 年后，少于一半的患者痊愈了，还有 1/3 的患者只达到治疗的中间阶段[443]。在余下的患者中，该疾病成为慢性病，5% 的患者死亡。

20 世纪 60 年代的毁损手术

在北美洲，支持手术的精神科热潮使得一些医疗团队[444-447]为晚期消瘦体质患者施行脑白质切断术。有时能在生命紧急的情况下[448-449]发挥作用的这些干预措施的有效性仍然很难评估。这些手术纳入 10 例患者[450]，如果暴食症发作之后有体重增加，特别是人格改变，会严重损害这些粗糙手术的潜在好处。20 世纪 60 年代末，伦敦圣乔治医院的 A. Crisp 收治了 5 例严重厌食症患者。前 2 例患者做了经眼眶脑叶切断术，后 3 例做了立体定向边缘叶白质切断术[450]。精神科医生采取这种治疗方式的理由是基于这种疾病和强迫症之间的相似性。英国团队对其中 4 例患者随访超过 20 年。其中 3 例患者发现了“合理的生活质量”和可接受的体重，但是做过经眼眶脑叶切断术的第 1 例患者自杀身亡。1993 年，智利团队在 2 例患者身上实施了双侧丘脑背内侧核毁损术[451]。2 ~4 年的监测期似乎发现男病患和女病患显著的体重增加和生活质量改善。Nuttin 领导的比利时团队对神经性厌食症动物模型[1]的研究发现，丘脑背内侧、扣带回皮质、腹侧纹状体的代谢增加[452]：CSTC 环路包括了这 3 个结构。对大鼠进行丘脑毁损手术或高频电刺激并不会导致体重增加[453]。神经性厌食患者其他功能的成像研究还指出背外侧皮质、扣带回皮质和纹状体的异常[454]。

治疗前景

研究发现，目前有 10% ~40%[438,455]的厌食症患者表现符合强迫人格或强迫症的诊断标准。对体重增加的强迫性恐惧，对体象的反复、侵入性思考，仪式一样的饮食计划和卡路里计数，这些症状都更接近于强迫症。当真实的强迫症症状也存在时，这些症状往往是与对称、秩序、精

1　这个模型是每天限制动物的喂养每天 1.5 h 并让它们连续踩轮子。过了一会儿，动物发展出多动行为和停止自发进食，从而导致饥饿或常常死亡（Routtenberg，A. 1968. “Self-starvation” of rats living in activity wheels：adaptation effects. J Comp Physiol Psychol 66：234-238）。

度和清洁相关。在功能成像研究结果中发现的临床相似性，引导研究者对这两种疾病的 CSTC 环路功能障碍进行研究。2003 年，鲁汶大学的 Nuttin 及其同事报告了一个有严重强迫症和神经性厌食症的 39 岁女性，在对其内囊前肢进行深部脑刺激后，她所有的症状消失了。随后，她又恢复了正常的体重。同样的进展也在 2005 年一个遭受同样疾病的 46 岁患者身上发现。该团队最近报道了第 3 个病例——一个自 4 岁起患强迫症的 38 岁女性[456]。症状开始于对粪便污染的恐惧并伴随着不断的清洗。后来出现了对伤害他人的病态恐惧和强迫检查，她会强制要求她的交谈者理解她。她的神经性厌食症表现为患者住院十几次，最低体重为 27 kg（BMI = 9 kg/m^2）。由于症状的严重程度和反复治疗失败，患者接受了前内囊前肢毁损术治疗。手术后 1 年，强迫症明显减轻，体重从 40 kg（BMI = 13 kg/m^2）增加到 76 kg（BMI = 22 kg/m^2）。2006—2011 年，上海瑞金医院孙伯民团队对 104 例有神经性厌食症并伴有其他精神共病的患者实施了手术。随访 61 例患者 1 年以上，56 例施行了前内囊前肢毁损术[1]，12 例施行了伏隔核深部脑刺激。这些中国研究者计算出平均 BMI 由 13.8 kg/m^2 增长到 20.9 kg/m^2。除 4 名受试者以外，所有患者的月经周期均恢复到正常水平。大多数抑郁症状或强迫性的恐惧似乎也消失了[457]。

2013 年，多伦多的 Lozano 领导的团队在《柳叶刀杂志》发表了 I 期研究结果，对 6 例患者采取膝下扣带回区域的深部脑刺激。顾名思义，这类研究的主要目的是确定治疗的可行性和无害性。这一目标已经达成，因为作者记录术后 15 天仅出现 1 次癫痫发作。在治疗效果方面，术后 9 个月平均 BMI 从 16.1 kg/m^2 增加到 16.6 kg/m^2，只有 2 例患者显著增加（20 kg/m^2 和 21 kg/m^2）。其他途径正在考虑中，包括下丘脑。我们已经知道饮食行为是由两个对立的结构控制：下丘脑外侧和下丘脑腹内侧核。后者损伤会导致暴饮暴食和肥胖，而低频电刺激能够减少食物的摄入量。格勒诺布尔的 A. Benabid 领导的团队估计使用相反的刺激参数可以治疗严重的神经性厌食症，但现在这方面研究尚未开始[458]。除了对最佳的解剖靶点存在疑问，这个疾病的一个主要问题可能是获得患者知情同意的困难，这种否认是一种防御机制：否认他们的消瘦、自己病情的严重程度、不承认进食障碍和任何精神痛苦。

---

1 这些厌食症患者中的 8 例至少在 6 个月前已经植入电极用于刺激伏隔核。

创伤后应激障碍

摘要 创伤后应激状态发生在一个特殊的创伤性事件之后，是一种伴随着潜在灾难性后果的精神障碍。患有这一综合征的人杏仁核和边缘系统的其他结构会有异常。目前对杏仁核的研究工作主要是针对此类疾病的治疗。

创伤后应激障碍（post-traumatic stress disorder，PTSD）曾被称为战斗疲劳症、炮弹冲击和战争神经症。5% ~6% 的男性和 10% ~14% 的女性[1]患此类综合征。该疾病在精神疾病中排名第 4 位[459]。DSM-IV 手册对其的定义为：患者必须目睹了个体严重受伤或死亡或他自身的身体完整性受到威胁。诊断手册补充说，人对这一事件的反应应该包括一种强烈的恐惧、无助或恐怖[153]。此后，患者会体验创伤性事件的重复记忆，往往是实际的“闪回”，或侵入性的噩梦。患者会避免任何可能与创伤相关的事物。除了情感迟钝，患者有自主神经症状（烦躁、睡眠障碍、愤怒、易激惹、注意力障碍）和疼痛，从而影响其社会和职业活动。无论是否从创伤事件、情感麻木或自主活动中恢复过来，确诊前所有的症状必须持续 1 个多月。这种精神损害可能是复杂的，在 60% ~75% 的情况下会有物质滥用、抑郁症，甚至自杀[459-460]。心理学家 V. Dosseto 认为，该病未得到诊断是因为这些患者的病耻感、内疚和压抑体验导致了他们不愿去做心理咨询。通常，该综合征的治疗包括心理治疗，其中包含认知行为治疗、抗抑郁药[459]、EMDR[2][461-462]，有时采用 rTMS[463-464]。已在这些患者中观察到了高水平的去甲肾上腺素和甲状腺激素，因此可以解释一些症状如惊恐发作、失眠、过度警觉和血皮质醇水平降低[3][465]。在这些患者中，最近的研究指出在杏仁核、扣带回皮质、海马回的功能性神经解剖学发生了改变[466-467]。功能成像显示，创伤后应激障碍患者的杏仁核活动增加[466,468]。一项关于头部严重受伤的美国退伍军人的研究表明，杏仁核损伤的士兵发

---

1 55% 的女性强奸受害者、7.5% 的车祸受害者、14% 的遭遇亲人或亲密朋友意外死亡的人会表现出创伤后应激障碍。

2 眼动脱敏和再加工是一种基于眼睛运动的神经情绪疗法。对创伤后应激障碍的治疗效果仍在评估中。

3 在初始阶段，一段时间的极端压力，观察到迅速且显著的皮质醇增加（图 2.15），而抑制是其次的。

展成创伤后应激障碍的可能性不大或没有。与此相反，患有创伤后应激障碍的患者功能成像显示杏仁核极度活跃[469]。杏仁核参与了感觉信息的处理，其中可能包含情感内容[470]、带有强烈情感付出的储存记忆[312]，以及这些内容的回忆[471]。但是其他研究观察到前扣带回和眶额皮质活性下降[472]。应该注意的是，健康受试者的杏仁核活动受内侧前额皮质抑制。创伤后应激障碍患者患病期间，海马出现萎缩[473-475]；此外，较小的海马似乎是患创伤后应激障碍的危险因素[476]。后者的观察结果往往表明，海马可以抑制创伤性回忆的重复性。最近的动物模型研究已经表明，高频率的脑刺激，特别是针对杏仁核的刺激，可以减轻创伤后应激障碍的症状[477-478]。尽管是首次开展这些试探性研究，但在啮齿类动物中得到了令人鼓舞的结果。研究者认为，重症和难治性创伤后应激障碍患者未来可以从手术治疗中获益，如针对杏仁核或纹状体–前额叶回路的毁损和刺激手术[351,479]。

（何佳　林潇　陈斯婧　译）

参考文献

1. Denys D (2006) Pharmacotherapy of obsessive-compulsive disorder and obsessive-compulsive spectrum disorders. Psychiatr Clin North Am 29(2):553–584. doi:10.1016/j.psc.2006.02.013
2. Brody AL, Saxena S, Schwartz JM, Stoessel PW, Maidment K, Phelps ME et al (1998) FDG-PET predictors of response to behavioral therapy and pharmacotherapy in obsessive compulsive disorder. Psychiatry Res 84(1):1–6
3. Rauch SL, Shin LM, Dougherty DD, Alpert NM, Fischman AJ, Jenike MA (2007) Predictors of fluvoxamine response in contamination-related obsessive compulsive disorder: a PET symptom provocation study. Neuropsychopharmacology 27(5):782–791. doi:10.1016/S0893-133X(02)00351-2 S0893133X02003512 [pii]
4. Szeszko PR, Robinson D, Alvir JM, Bilder RM, Lencz T, Ashtari M et al (1999) Orbital frontal and amygdala volume reductions in obsessive-compulsive disorder. Arch Gen Psychiatry 56(10):913–919
5. Gilbert AR, Moore GJ, Keshavan MS, Paulson LA, Narula V, Mac Master FP et al (2000) Decrease in thalamic volumes of pediatric patients with obsessive-compulsive disorder who are taking paroxetine. Arch Gen Psychiatry 57(5):449–456
6. Scarone S, Colombo C, Livian S, Abbruzzese M, Ronchi P, Locatelli M et al (1992) Increased right caudate nucleus size in obsessive-compulsive disorder: detection with magnetic resonance imaging. Psychiatry Res 45(2):115–121
7. Robinson D, Wu H, Munne RA, Ashtari M, Alvir JM, Lerner G et al (1995) Reduced caudate nucleus volume in obsessive-compulsive disorder. Arch Gen Psychiatry 52(5):393–398
8. Jenike MA, Breiter HC, Baer L, Kennedy DN, Savage CR, Olivares MJ et al (1996) Cerebral structural abnormalities in obsessive-compulsive disorder. A quantitative morphometric magnetic resonance imaging study. Arch Gen Psychiatry 53(7):625–632
9. McGuire PK, Bench CJ, Frith CD, Marks IM, Frackowiak RS, Dolan RJ (1994) Functional anatomy of obsessive-compulsive phenomena. Br J Psychiatry 164(4):459–468

10. Rauch SL, Jenike MA, Alpert NM, Baer L, Breiter HC, Savage CR et al (1994) Regional cerebral blood flow measured during symptom provocation in obsessive-compulsive disorder using oxygen 15-labeled carbon dioxide and positron emission tomography. Arch Gen Psychiatry 51(1):62–70
11. Schwartz JM, Stoessel PW, Baxter LR Jr, Martin KM, Phelps ME (1996) Systematic changes in cerebral glucose metabolic rate after successful behavior modification treatment of obsessive-compulsive disorder. Arch Gen Psychiatry 53(2):109–113
12. Baxter LR Jr, Schwartz JM, Bergman KS, Szuba MP, Guze BH, Mazziotta JC et al (1992) Caudate glucose metabolic rate changes with both drug and behavior therapy for obsessive-compulsive disorder. Arch Gen Psychiatry 49(9):681–689
13. Swedo SE, Pietrini P, Leonard HL, Schapiro MB, Rettew DC, Goldberger EL et al (1992) Cerebral glucose metabolism in childhood-onset obsessive-compulsive disorder: revisualization during pharmacotherapy. Arch Gen Psychiatry 49(9):690–694
14. Saxena S, Brody AL, Maidment KM, Dunkin JJ, Colgan M, Alborzian S et al (1999) Localized orbitofrontal and subcortical metabolic changes and predictors of response to paroxetine treatment in obsessive-compulsive disorder. Neuropsychopharmacology 21(6):683–693. doi:10.1016/S0893-133X(99)00082-2 [pii] S0893133X99000822
15. Rauch SL, Dougherty DD, Malone D, Rezai A, Friehs G, Fischman AJ et al (2006) A functional neuroimaging investigation of deep brain stimulation in patients with obsessive-compulsive disorder. J Neurosurg 104(4):558–565. doi:10.3171/jns.2006.104.4.558
16. Haynes WI, Mallet L (2010) High-frequency stimulation of deep brain structures in obsessive-compulsive disorder: the search for a valid circuit. Eur J Neurosci 32(7):1118–1127. doi:10.1111/j.1460-9568.2010.07418.x
17. Carmin CN, Wiegartz PS, Yunus U, Gillock KL (2002) Treatment of late-onset OCD following basal ganglia infarct. Depress Anxiety 15(2):87–90 [pii] 10.1002/da.10024
18. Thobois S, Jouanneau E, Bouvard M, Sindou M (2004) Obsessive-compulsive disorder after unilateral caudate nucleus bleeding. Acta Neurochir (Wien) 146(9):1027–1031. doi:10.1007/s00701-004-0312-6 (discussion 31)
19. Baxter LC et al (2001) Cortical-subcortical systems in the mediation of OCD: modeling the brain's mediation of a classic ''neurosis''. In: Lichter DG, Cummings JL (eds) Frontal-subcortical circuits in psychiatric and neurological disorders. Guilford Press, New York, pp 207–230
20. Modell JG, Mountz JM, Curtis GC, Greden JF (1989) Neurophysiologic dysfunction in basal ganglia/limbic striatal and thalamocortical circuits as a pathogenetic mechanism of obsessive-compulsive disorder. J Neuropsychiatry Clin Neurosci 1(1):27–36
21. Lipsman N, Neimat JS, Lozano AM (2007) Deep brain stimulation for treatment-refractory obsessive-compulsive disorder: the search for a valid target. Neurosurgery 61(1):1–11. doi:10.1227/01.neu.0000279719.75403.f7 [pii] 00006123-200707000-00001 (discussion -3)
22. Merckelbach H, Wessel I (2000) Memory for actions and dissociation in obsessive-compulsive disorder. J Nerv Ment Dis 188(12):846–848
23. Sher KJ, Frost RO, Kushner M, Crews TM, Alexander JE (1989) Memory deficits in compulsive checkers: replication and extension in a clinical sample. Behav Res Ther 27(1):65–69 [pii] 0005-7967(89)90121-6
24. Gabriels L, Nuttin B (2012) Deep brain stimulation in the VC/VS for the treatment of OCD: role of the bed nucleus of the stria terminalis. In: Denys D, Feenstra M, Schuurman R (eds) Deep brain stimulation: a new frontier in psychiatry. Springer, Berlin, pp 35–41
25. Sauteraud A (2005) Le trouble obsessionnel-compulsif: Le manuel du thérapeute. Odile Jacob
26. Millet B, Jaafari N (2004) Approches thérapeutiques dans le trouble obsessionnel compulsif. Ann Med Psychol (Paris) 162:411–417
27. Polosan MM, B. Bougerol, T. Olié, J-P. Devaux, B (2003) Traitement psychochirurgical des TOC malins: à propos de trois cas. L'Encéphale XXIX(Cahier 1):514–552

28. France Comité consultatif national d'éthique pour les sciences de la vie et de la santé (2005) Avis sur la neurochirurgie fonctionnelle d'affections psychiatriques sévères. Ethique et recherche biomédicale Rapport 2002. la Documentation française, Paris
29. Lippitz BE, Mindus P, Meyerson BA, Kihlstrom L, Lindquist C (1999) Lesion topography and outcome after thermocapsulotomy or gamma knife capsulotomy for obsessive-compulsive disorder: relevance of the right hemisphere. Neurosurgery 44(3):452–458 (discussion 8-60)
30. Oliver B, Gascon J, Aparicio A, Ayats E, Rodriguez R, Maestro De Leon JL et al (2003) Bilateral anterior capsulotomy for refractory obsessive-compulsive disorders. Stereotact Funct Neurosurg 81(1–4):90–95. doi:10.1159/000075110 [pii] 75110
31. Ruck C, Karlsson A, Steele JD, Edman G, Meyerson BA, Ericson K et al (2008) Capsulotomy for obsessive-compulsive disorder: long-term follow-up of 25 patients. Arch Gen Psychiatry 65(8):914–921. doi:10.1001/archpsyc.65.8.914 [pii] 65/8/914
32. Baer L, Rauch SL, Ballantine HT Jr, Martuza R, Cosgrove R, Cassem E et al (1995) Cingulotomy for intractable obsessive-compulsive disorder. Prospective long-term follow-up of 18 patients. Arch Gen Psychiatry 52(5):384–392
33. Dougherty DD, Baer L, Cosgrove GR, Cassem EH, Price BH, Nierenberg AA et al (2002) Prospective long-term follow-up of 44 patients who received cingulotomy for treatment-refractory obsessive-compulsive disorder. Am J Psychiatry 159(2):269–275
34. Woerdeman PA, Willems PW, Noordmans HJ, Berkelbach van der Sprenkel JW, van Rijen PC (2006) Frameless stereotactic subcaudate tractotomy for intractable obsessive-compulsive disorder. Acta Neurochir (Wien) 148(6):633–637. doi:10.1007/s00701-006-0769-6 (discussion 7)
35. Kelly D, Richardson A, Mitchell-Heggs N (1973) Stereotactic limbic leucotomy: neurophysiological aspects and operative technique. Br J Psychiatry 123(573):133–140
36. Mallet L, Polosan M, Jaafari N, Baup N, Welter ML, Fontaine D et al (2008) Subthalamic nucleus stimulation in severe obsessive-compulsive disorder. N Engl J Med 359(20):2121–2134. doi:10.1056/NEJMoa0708514 [pii] 359/20/2121
37. Chabardes S, Polosan M, Krack P, Bastin J, Krainik A, David O et al (2012) Deep brain stimulation for obsessive-compulsive disorder: subthalamic nucleus target. World Neurosurg. doi:10.1016/j.wneu.2012.03.010 [pii]S1878-8750(12)00413-5
38. Nuttin B, Cosyns P, Demeulemeester H, Gybels J, Meyerson B (1999) Electrical stimulation in anterior limbs of internal capsules in patients with obsessive-compulsive disorder. Lancet 354(9189):1526. doi:10.1016/S0140-6736(99)02376-4 [pii] S0140-6736(99)02376-4
39. Nuttin BJ, Gabriels LA, Cosyns PR, Meyerson BA, Andreewitch S, Sunaert SG et al (2003) Long-term electrical capsular stimulation in patients with obsessive-compulsive disorder. Neurosurgery 52(6):1263–1272 (discussion 72-4)
40. Greenberg BD, Gabriels LA, Malone DA Jr, Rezai AR, Friehs GM, Okun MS et al (2010) Deep brain stimulation of the ventral internal capsule/ventral striatum for obsessive-compulsive disorder: worldwide experience. Mol Psychiatry 15(1):64–79. doi:10.1038/mp.2008.55 [pii] mp200855
41. Sturm V, Lenartz D, Koulousakis A, Treuer H, Herholz K, Klein JC et al (2003) The nucleus accumbens: a target for deep brain stimulation in obsessive-compulsive- and anxiety-disorders. J Chem Neuroanat 26(4):293–299 S0891061803001030 [pii]
42. Denys D, Mantione M, Figee M, van den Munckhof P, Koerselman F, Westenberg H et al (2010) Deep brain stimulation of the nucleus accumbens for treatment-refractory obsessive-compulsive disorder. Arch Gen Psychiatry 67(10):1061–1068. doi:10.1001/archgenpsychiatry.2010.122 [pii] 67/10/1061
43. Franzini A, Messina G, Gambini O, Muffatti R, Scarone S, Cordella R et al (2010) Deep-brain stimulation of the nucleus accumbens in obsessive compulsive disorder: clinical, surgical and electrophysiological considerations in two consecutive patients. Neurol Sci 31(3):353–359. doi:10.1007/s10072-009-0214-8
44. Jimenez-Ponce F, Velasco-Campos F, Castro-Farfan G, Nicolini H, Velasco AL, Salin-Pascual R et al (2009) Preliminary study in patients with obsessive-compulsive disorder

treated with electrical stimulation in the inferior thalamic peduncle. Neurosurgery 65(6 Suppl):203–209. doi:10.1227/01.NEU.0000345938.39199.90 [pii] 00006123-200912001-00026 (discussion 9)
45. Liu K, Zhang H, Liu C, Guan Y, Lang L, Cheng Y et al (2008) Stereotactic treatment of refractory obsessive compulsive disorder by bilateral capsulotomy with 3 years follow-up. J Clin Neurosci 15(6):622–629. doi:10.1016/j.jocn.2007.07.086 [pii] S0967-5868(07)00497-3
46. Bingley TL, Leksell L, Meyerson BA, Rylander G (1977) Long-term results of stereotactic capsulotomy in chronic obsessive-compulsive neurosis. In: Sweet WOS, Martin Rodriguez JG (eds) Neurosurgical treatment in psychiatry, pain and epilepsy. University Park Press, Baltimore, pp 287–289
47. Herner T (1961) Treatment of mental disorders with frontal stereotaxic thermo-lesions. Acta Psychiatr Scand 36(158):1–140
48. Cosgrove GR (2009) Cingulotomy for depression and OCD. In: Lozano A (ed) Textbook of stereotactic and functional neurosurgery, vol 1, 2nd edn. Springer, NY, pp 2887–2896
49. Taub A, Lopes AC, Fuentes D, D'Alcante CC, de Mathis ME, Canteras MM et al (2009) Neuropsychological outcome of ventral capsular/ventral striatal gamma capsulotomy for refractory obsessive-compulsive disorder: a pilot study. J Neuropsychiatry Clin Neurosci 21(4):393–397. doi:10.1176/appi.neuropsych.21.4.393 [pii] 21/4/393
50. Lévêque MC, Régis J (2012) Radiosurgery for the treatment of psychiatric disorders: a review world neurosurgery
51. Ballantine HT Jr, Bouckoms AJ, Thomas EK, Giriunas IE (1987) Treatment of psychiatric illness by stereotactic cingulotomy. Biol Psychiatry 22(7):807–819 [pii] 0006-3223(87)90080-1
52. Foltz EL, White LE (1968) The role of rostral cingulumotomy in "pain" relief. Int J Neurol 6(3–4):353–373
53. Spangler WJ, Cosgrove GR, Ballantine HT, Jr, Cassem EH, Rauch SL, Nierenberg A et al (1996) Magnetic resonance image-guided stereotactic cingulotomy for intractable psychiatric disease. Neurosurgery 38(6):1071–1076 (discussion 6–8)
54. Rauch SL, Kim H, Makris N, Cosgrove GR, Cassem EH, Savage CR et al (2000) Volume reduction in the caudate nucleus following stereotactic placement of lesions in the anterior cingulate cortex in humans: a morphometric magnetic resonance imaging study. J Neurosurg 93(6):1019–1025. doi:10.3171/jns.2000.93.6.1019
55. Rauch SL, Makris N, Cosgrove GR, Kim H, Cassem EH, Price BH et al (2001) A magnetic resonance imaging study of regional cortical volumes following stereotactic anterior cingulotomy. CNS Spectr 6(3):214–222
56. Jung HH, Kim CH, Chang JH, Park YG, Chung SS, Chang JW (2006) Bilateral anterior cingulotomy for refractory obsessive-compulsive disorder: long-term follow-up results. Stereotact Funct Neurosurg 84(4):184–189. doi:10.1159/000095031 [pii] 95031
57. Kim CH, Chang JW, Koo MS, Kim JW, Suh HS, Park IH et al (2003) Anterior cingulotomy for refractory obsessive-compulsive disorder. Acta Psychiatr Scand 107(4):283–290 [pii] 087
58. Richter EO, Davis KD, Hamani C, Hutchison WD, Dostrovsky JO, Lozano AM (2004) Cingulotomy for psychiatric disease: microelectrode guidance, a callosal reference system for documenting lesion location, and clinical results. Neurosurgery 54(3):622–628 (discussion 8–30)
59. Jenike MA, Baer L, Ballantine T, Martuza RL, Tynes S, Giriunas I et al (1991) Cingulotomy for refractory obsessive-compulsive disorder. A long-term follow-up of 33 patients. Arch Gen Psychiatry 48(6):548–555
60. Goktepe EO, Young LB, Bridges PK (1975) A further review of the results of sterotactic subcaudate tractotomy. Br J Psychiatry 126:270–280
61. Hodgkiss AD, Malizia AL, Bartlett JR, Bridges PK (1995) Outcome after the psychosurgical operation of stereotactic subcaudate tractotomy, 1979–1991. J Neuropsychiatry Clin Neurosci 7(2):230–234

62. Kartsounis LD, Poynton A, Bridges PK, Bartlett JR (1991) Neuropsychological correlates of stereotactic subcaudate tractotomy: a prospective study. Brain 114(Pt 6):2657–2673
63. Kelly D, Richardson A, Mitchell-Heggs N, Greenup J, Chen C, Hafner RJ (1973) Stereotactic limbic leucotomy: a preliminary report on forty patients. Br J Psychiatry 123(573):141–148
64. Gabriels L (2009) DBS for OCD. In: Lozano A (ed) Textbook of stereotactic and functional neurosurgery, vol 1, 2nd edn. Springer, NY, pp 2887–2896
65. HAS (2005) Troubles obsessionnels compulsifs (TOC) résistants: prise en charge et place de la neurochirurgie fonctionnelle. In: professionnels HAdSH-Sevda (ed) Paris, p 80
66. de Koning PP, van den Munckhof P, Figee M, Schuurman PR, Denys D (2012) Deep brain stimulation in obsessive-compulsive disorder targeted at the nucleus accumbens. In: Denys D, Feenstra M, Schuurman R (eds) Deep brain stimulation: a new frontier in psychiatry. Springer, Berlin, pp 43–51
67. Mindus P, Rasmussen SA, Lindquist C (1994) Neurosurgical treatment for refractory obsessive-compulsive disorder: implications for understanding frontal lobe function. J Neuropsychiatry Clin Neurosci 6(4):467–477
68. Jenike MA (1998) Neurosurgical treatment of obsessive-compulsive disorder. Br J Psychiatry Suppl 35:79–90
69. Haynes WM (2012) Trouble obsessionnel compulsif, la place de la stimulation cérébrale profonde. Neurologies 15(144):37–40
70. Nau J (2008) Stimulation cérébrale profonde contre les TOC. Revue Médicale Suisse 181
71. Mallet L, Mesnage V, Houeto JL, Pelissolo A, Yelnik J, Behar C et al (2002) Compulsions, Parkinson's disease, and stimulation. Lancet 360(9342):1302–1304. doi:S0140-6736(02)11339-0
72. Fontaine D, Mattei V, Borg M, von Langsdorff D, Magnie MN, Chanalet S et al (2004) Effect of subthalamic nucleus stimulation on obsessive-compulsive disorder in a patient with Parkinson disease Case report. J Neurosurg 100(6):1084–1086. doi:10.3171/jns.2004.100.6.1084
73. Cosyns P, Gabriels L, Nuttin B (2003) Deep brain stimulation in treatment refractory obsessive compulsive disorder. Verh K Acad Geneeskd Belg 65(6):385–399 (discussion 99-400)
74. Gabriels L, Cosyns P, Nuttin B, Demeulemeester H, Gybels J (2003) Deep brain stimulation for treatment-refractory obsessive-compulsive disorder: psychopathological and neuropsychological outcome in three cases. Acta Psychiatr Scand 107(4):275–282. doi:10.1034/j.1600-0447.2003.00066.x
75. Nuttin B, Gybels J, Cosyns P, Gabriels L, Meyerson B, Andreewitch S et al (2003) Deep brain stimulation for psychiatric disorders. Neurosurg Clin N Am 14(2):xv–xvi
76. Goodman WK, Foote KD, Greenberg BD, Ricciuti N, Bauer R, Ward H et al (2010) Deep brain stimulation for intractable obsessive compulsive disorder: pilot study using a blinded, staggered-onset design. Biol Psychiatry 67(6):535–542. doi:10.1016/j.biopsych.2009.11.028 [pii] S0006-3223(09)01426-7
77. Huff W, Lenartz D, Schormann M, Lee SH, Kuhn J, Koulousakis A et al (2010) Unilateral deep brain stimulation of the nucleus accumbens in patients with treatment-resistant obsessive-compulsive disorder: Outcomes after one year. Clin Neurol Neurosurg. 112(2):137–143. doi:10.1016/j.clineuro.2009.11.006 [pii] S0303-8467(09)00303-5
78. Aouizerate B, Cuny E, Martin-Guehl C, Guehl D, Amieva H, Benazzouz A et al (2004) Deep brain stimulation of the ventral caudate nucleus in the treatment of obsessive-compulsive disorder and major depression Case report. J Neurosurg 101(4):682–686. doi:10.3171/jns.2004.101.4.0682
79. Haynes WI, Mallet L (2012) What is the role of the subthalamic nucleus in OCD. Elements and insights from DBS. In: Denys D, Feenstra M, Schuurman R (eds) Deep brain stimulation: a new frontier in psychiatry. Springer, Berlin, pp 53–60

80. Abelson JL, Curtis GC, Sagher O, Albucher RC, Harrigan M, Taylor SF et al (2005) Deep brain stimulation for refractory obsessive-compulsive disorder. Biol Psychiatry 57(5):510–516. doi:10.1016/j.biopsych.2004.11.042 [pii] S0006-3223(04)01285-5
81. Greenberg BD, Malone DA, Friehs GM, Rezai AR, Kubu CS, Malloy PF et al (2006) Three-year outcomes in deep brain stimulation for highly resistant obsessive-compulsive disorder. Neuropsychopharmacology 31(11):2384–2393. doi:10.1038/sj.npp.1301165 [pii] 1301165
82. Pepper J, Hariz M (2012) Anterior capsulotomy versus dbs for obsessive compulsive disorder: a review of the literature. In: XXth Congress of the European Society for stereotactic and functional neurosurgery; 27 Sep 2012, Cascais, Portugal
83. Gilles de la Tourette G (1885) Etude sur une affection nerveuse caracterisée par l'incoordination motrice accompagnée d'écholalie et de coprolalie. Arch Neurol 9(19):158–200
84. Berardelli A, Curra A, Fabbrini G, Gilio F, Manfredi M (2003) Pathophysiology of tics and Tourette syndrome. J Neurol 250(7):781–787. doi:10.1007/s00415-003-1102-4
85. Moutaud B (2009) «C'est un problème neurologique ou psychiatrique ?» Ethnologie de la stimulation cérébrale profonde appliquée au trouble obsessionnel compulsif. Université Paris Descartes, Paris
86. Lombroso PJ, Mack G, Scahill L, King RA, Leckman JF (1991) Exacerbation of Gilles de la Tourette's syndrome associated with thermal stress: a family study. Neurology 41(12):1984–1987
87. Leckman JF, Riddle MA, Hardin MT, Ort SI, Swartz KL, Stevenson J et al (1989) The yale global tic severity scale: initial testing of a clinician-rated scale of tic severity. J Am Acad Child Adolesc Psychiatry 28(4):566–573. doi:10.1097/00004583-198907000-00015 [pii] S0890-8567(09)65477-0
88. Goetz CG, Pappert EJ, Louis ED, Raman R, Leurgans S (1999) Advantages of a modified scoring method for the rush video-based tic rating scale. Mov Disord 14(3):502–506
89. Sassi M, Porta M, Servello D (2011) Deep brain stimulation therapy for treatment-refractory Tourette's syndrome: a review. Acta Neurochir (Wien) 153(3):639–645. doi:10.1007/s00701-010-0803-6
90. Robertson MM (1989) The Gilles de la Tourette syndrome: the current status. Br J Psychiatry 154:147–169
91. Visser-Vandewalle V (2009) Surgical procedure for Tourette's Syndrome. In: Lozano A (ed) Textbook of stereotactic and functional neurosurgery, 2nd edn. Springer, NY, pp 2963–2969
92. Jankovic J (2001) Tourette's syndrome. N Engl J Med 345(16):1184–1192. doi:10.1056/NEJMra010032
93. Kurlan R, Behr J, Medved L, Como P (1988) Transient tic disorder and the spectrum of Tourette's syndrome. Arch Neurol 45(11):1200–1201
94. Krack P, Hariz MI, Baunez C, Guridi J, Obeso JA (2010) Deep brain stimulation: from neurology to psychiatry? Trends Neurosci 33(10):474–484. doi:10.1016/j.tins.2010.07.002 [pii] S0166-2236(10)00105-0
95. Abramowitz JS, Taylor S, McKay D (2009) Obsessive-compulsive disorder. Lancet 374(9688):491–499. doi:10.1016/S0140-6736(09)60240-3 [pii] S0140-6736(09)60240-3
96. Leckman JF, Bloch MH, Scahill L, King RA (2006) Tourette syndrome: the self under siege. J Child Neurol 21(8):642–649
97. Jankovic J, Sekula S (1998) Dermatological manifestations of Tourette syndrome and obsessive-compulsive disorder. Arch Dermatol 134(1):113–114
98. Hyde TM, Aaronson BA, Randolph C, Rickler KC, Weinberger DR (1992) Relationship of birth weight to the phenotypic expression of Gilles de la Tourette's syndrome in monozygotic twins. Neurology 42(3 Pt 1):652–658
99. Leckman JF, Dolnansky ES, Hardin MT, Clubb M, Walkup JT, Stevenson J et al (1990) Perinatal factors in the expression of Tourette's syndrome: an exploratory study. J Am Acad Child Adolesc Psychiatry. 29(2):220–226. doi:10.1097/00004583-199003000-00010 [pii] S0890-8567(09)65511-8

100. Swerdlow NR, Young AB (2001) Neuropathology in Tourette syndrome: an update. Adv Neurol 85:151–161
101. Singer HS, Minzer K (2003) Neurobiology of Tourette's syndrome: concepts of neuroanatomic localization and neurochemical abnormalities. Brain Dev 25(Suppl 1):S70–S84. doi:S038776040390012X
102. Vesterhus P (1971) Tics in children. Differential diagnosis, etiology and therapy. Tidsskr Nor Laegeforen 91(4):285–288
103. Peterson BS, Skudlarski P, Anderson AW, Zhang H, Gatenby JC, Lacadie CM et al (1998) A functional magnetic resonance imaging study of tic suppression in Tourette syndrome. Arch Gen Psychiatry 55(4):326–333
104. Goldstein M, Anderson LT, Reuben R, Dancis J (1985) Self-mutilation in Lesch-Nyhan disease is caused by dopaminergic denervation. Lancet 1(8424):338–339. doi:S0140-6736(85)91107-9
105. Jinnah HA, Wojcik BE, Hunt M, Narang N, Lee KY, Goldstein M et al (1994) Dopamine deficiency in a genetic mouse model of Lesch-Nyhan disease. J Neurosci 14(3 Pt 1):1164–1175
106. Sallee FR, Nesbitt L, Jackson C, Sine L, Sethuraman G (1997) Relative efficacy of haloperidol and pimozide in children and adolescents with Tourette's disorder. Am J Psychiatry 154(8):1057–1062
107. Diallo R (2007) Prise en charge thérapeutique des tics dans la maladie de Gilles de la Tourette. Revue Neurologique 163(3):375–386
108. Lang A (2001) Update on the treatment of tics. In: Cohen DJ et al (eds) Advances in neurology. Tourette syndrome. Lippincott Williams and Wilkins, Philadelphia, pp 355–362
109. Temel Y, Visser-Vandewalle V (2004) Surgery in Tourette syndrome. Mov Disord. 19(1):3–14. doi:10.1002/mds.10649
110. Martinez-Fernandez R, Zrinzo L, Aviles-Olmos I, Hariz M, Martinez-Torres I, Joyce E et al (2011) Deep brain stimulation for Gilles de la Tourette syndrome: a case series targeting subregions of the globus pallidus internus. Mov Disord 26(10):1922–1930. doi:10.1002/mds.23734
111. Hariz MI, Robertson MM (2010) Gilles de la Tourette syndrome and deep brain stimulation. Eur J Neurosci 32(7):1128–1134. doi:10.1111/j.1460-9568.2010.07415.x
112. Servello D, Porta M, Sassi M, Brambilla A, Robertson MM (2008) Deep brain stimulation in 18 patients with severe Gilles de la Tourette syndrome refractory to treatment: the surgery and stimulation. J Neurol Neurosurg Psychiatry 79(2):136–142. doi:10.1136/jnnp.2006.104067
113. Servello D, Sassi M, Brambilla A, Defendi S, Porta M (2010) Long-term, post-deep brain stimulation management of a series of 36 patients affected with refractory gilles de la tourette syndrome. Neuromodulation 13(3):187–194. doi:10.1111/j.1525-1403.2009.00253.x
114. Viswanathan A, Jimenez-Shahed J, Baizabal Carvallo JF, Jankovic J (2012) Deep brain stimulation for Tourette syndrome: target selection. Stereotact Funct Neurosurg 90(4):213–224. doi:10.1159/000337776
115. Baer L, Rauch SL, Jenike MA, Cassem NH, Ballantine HT, Manzo PA et al (1994) Cingulotomy in a case of concomitant obsessive-compulsive disorder and Tourette's syndrome. Arch Gen Psychiatry 51(1):73–74
116. Visser-Vandewalle V, Ackermans L, van der Linden C, Temel Y, Tijssen MA, Schruers KR et al (2006) Deep brain stimulation in Gilles de la Tourette's syndrome. Neurosurgery 58(3):E590. doi:10.1227/01.NEU.0000207959.53198.D6 [piii] 00006123-200603000-00032
117. Idris Z, Ghani AR, Mar W, Bhaskar S, Wan Hassan WN, Tharakan J et al (2010) Intracerebral haematomas after deep brain stimulation surgery in a patient with Tourette syndrome and low factor XIIIA activity. J Clin Neurosci 17(10):1343–1344. doi:10.1016/j.jocn.2010.01.054 [pii] S0967-5868(10)00249-3

118. Martinez-Torres I, Hariz MI, Zrinzo L, Foltynie T, Limousin P (2009) Improvement of tics after subthalamic nucleus deep brain stimulation. Neurology 72(20):1787–1789. doi:10.1212/WNL.0b013e3181a60a0c
119. Flaherty AW, Williams ZM, Amirnovin R, Kasper E, Rauch SL, Cosgrove GR et al (2005) Deep brain stimulation of the anterior internal capsule for the treatment of Tourette syndrome: technical case report. Neurosurgery 57(4 Suppl):E403. doi:00006123-200510004-00029 [pii] (discussion E)
120. Neuner I, Podoll K, Lenartz D, Sturm V, Schneider F (2009) Deep brain stimulation in the nucleus accumbens for intractable Tourette's syndrome: follow-up report of 36 months. Biol Psychiatry 65(4):e5–e6. doi:10.1016/j.biopsych.2008.09.030 [pii] S0006-3223(08)01170-0
121. Maciunas RJ, Maddux BN, Riley DE, Whitney CM, Schoenberg MR, Ogrocki PJ et al (2007) Prospective randomized double-blind trial of bilateral thalamic deep brain stimulation in adults with Tourette syndrome. J Neurosurg 107(5):1004–1014. doi:10.3171/JNS-07/11/1004
122. Vandewalle V, van der Linden C, Groenewegen HJ, Caemaert J (1999) Stereotactic treatment of Gilles de la Tourette syndrome by high frequency stimulation of thalamus. Lancet 353(9154):724. doi:S0140673698059649
123. Dehning S, Mehrkens JH, Muller N, Botzel K (2008) Therapy-refractory Tourette syndrome: beneficial outcome with globus pallidus internus deep brain stimulation. Mov Disord 23(9):1300–1302. doi:10.1002/mds.21930
124. Vilela Filho O, Ragazzo PC, Silva DJ, Souza JT, Oliveira PM, Ribeiro TMC (2007) Bilateral globus pallidus externus deep brain stimulation (GPe-DBS) for the treatment of Tourette syndrome: an ongoing prospective controlled study. Stereotact Funct Neurosurg 85:42–43
125. Babel TB, Warnke PC, Ostertag CB (2001) Immediate and long term outcome after infrathalamic and thalamic lesioning for intractable Tourette's syndrome. J Neurol Neurosurg Psychiatry 70(5):666–671
126. Cappabianca P, Spaziante R, Carrabs G, de Divitiis E (1987) Surgical stereotactic treatment for Gilles de la Tourette's syndrome. Acta Neurol (Napoli) 9(4):273–280
127. Cooper IS (1962) Dystonia reversal by operation on basal ganglia. Arch Neurol 7:132–145
128. Hassler R (1982) Stereotaxic surgery for psychiatric disturbances. In: Schaltenbrand G et al (eds) Stereotaxy of the human brain. Thieme-Stratton Inc., New York, pp 570–590
129. Korzenev AV, Shoustin VA, Anichkov AD, Polonskiy JZ, Nizkovolos VB, Oblyapin AV (1997) Differential approach to psychosurgery of obsessive disorders. Stereotact Funct Neurosurg 68(1–4 Pt 1):226–230
130. Leckman JF, de Lotbiniere AJ, Marek K, Gracco C, Scahill L, Cohen DJ (1993) Severe disturbances in speech, swallowing, and gait following stereotactic infrathalamic lesions in Gilles de la Tourette's syndrome. Neurology 43(5):890–894
131. Rauch SL, Baer L, Cosgrove GR, Jenike MA (1995) Neurosurgical treatment of Tourette's syndrome: a critical review. Compr Psychiatry 36(2):141–156
132. Nadvornik P, Sramka M, Lisy L, Svicka I (1972) Experiences with dentatotomy. Confin Neurol 34(5):320–324
133. Visser-Vandewalle V, Temel Y, Boon P, Vreeling F, Colle H, Hoogland G et al (2003) Chronic bilateral thalamic stimulation: a new therapeutic approach in intractable Tourette syndrome: report of three cases. J Neurosurg 99(6):1094–1100. doi:10.3171/jns.2003.99.6.1094
134. Bajwa RJ, de Lotbiniere AJ, King RA, Jabbari B, Quatrano S, Kunze K et al (2007) Deep brain stimulation in Tourette's syndrome. Mov Disord 22(9):1346–1350. doi:10.1002/mds.21398
135. Egidi M et al (eds) (2005) Thalamic DBS in Tourette's syndrome: case report. In: 14th meeting of the WSSFN, Rome
136. Diederich NJ, Kalteis K, Stamenkovic M, Pieri V, Alesch F (2005) Efficient internal pallidal stimulation in Gilles de la Tourette syndrome: a case report. Mov Disord 20(11):1496–1499. doi:10.1002/mds.20551

137. Ackermans L, Temel Y, Cath D, van der Linden C, Bruggeman R, Kleijer M et al (2006) Deep brain stimulation in Tourette's syndrome: two targets? Mov Disord 21(5):709–713. doi:10.1002/mds.20816
138. Gallagher CL, Garell PC, Montgomery EB Jr (2006) Hemi tics and deep brain stimulation. Neurology 66(3):E12. doi:10.1212/01.wnl.0000190258.92496.a4 [pii] 66/3/E12
139. Shahed J, Poysky J, Kenney C, Simpson R, Jankovic J (2007) GPi deep brain stimulation for Tourette syndrome improves tics and psychiatric comorbidities. Neurology 68(2):159–160. doi:10.1212/01.wnl.0000250354.81556.90 [pii] 68/2/159
140. Dueck A, Wolters A, Wunsch K, Bohne-Suraj S, Mueller JU, Haessler F et al (2009) Deep brain stimulation of globus pallidus internus in a 16-year-old boy with severe tourette syndrome and mental retardation. Neuropediatrics 40(5):239–242. doi:10.1055/s-0030-1247519
141. Houeto JL, Karachi C, Mallet L, Pillon B, Yelnik J, Mesnage V et al (2005) Tourette's syndrome and deep brain stimulation. J Neurol Neurosurg Psychiatry 76(7):992–995. doi:10.1136/jnnp.2004.043273 [pii] 76/7/992
142. Kuhn J, Lenartz D, Mai JK, Huff W, Lee SH, Koulousakis A, Klosterkoetter J, Sturm V (2007) Deep brain stimulation of the nucleus accumbens and the internal capsule in therapeutically refractory Tourette-syndrome. J Neurol 254:963–965
143. Zabek M, Sobstyl M, Koziara H, Dzierzecki S (2008) Deep brain stimulation of the right nucleus accumbens in a patient with Tourette syndrome: case report. Neurol Neurochir Pol 42(6):554–559. doi:11799
144. Welter ML, Mallet L, Houeto JL, Karachi C, Czernecki V, Cornu P et al (2008) Internal pallidal and thalamic stimulation in patients with Tourette syndrome. Arch Neurol 65(7):952–957. doi:10.1001/archneur.65.7.952 [pii] 65/7/952
145. Ackermans L, Duits A, van der Linden C, Tijssen M, Schruers K, Temel Y et al (2011) Double-blind clinical trial of thalamic stimulation in pa- tients with Tourette syndrome. Brain 134:832–844
146. Como PG (2001) Neuropsychological function in Tourette syndrome. Adv Neurol 85:103–111
147. Mink JW, Walkup J, Frey KA, Como P, Cath D, Delong MR et al (2006) Patient selection and assessment recommendations for deep brain stimulation in Tourette syndrome. Mov Disord 21(11):1831–1838. doi:10.1002/mds.21039
148. Pansaon Piedad JC, Rickards HE, Cavanna AE (2012) What patients with gilles de la tourette syndrome should be treated with deep brain stimulation and what is the best target? Neurosurgery 71(1):173–192. doi:10.1227/NEU.0b013e3182535a00
149. Kessler RC, Chiu WT, Demler O, Merikangas KR, Walters EE (2005) Prevalence, severity, and comorbidity of 12-month DSM-IV disorders in the National Comorbidity Survey Replication. Arch Gen Psychiatry 62(6):617–627. doi:10.1001/archpsyc.62.6.617 [pii] 62/6/617
150. Lopez AD, Mathers CD, Ezzati M, Jamison DT, Murray CJ (2006) Global and regional burden of disease and risk factors, 2001: systematic analysis of population health data. Lancet 367(9524):1747–1757. doi:10.1016/S0140-6736(06)68770-9 [pii] S0140-6736(06)68770-9
151. Joukamaa M, Heliovaara M, Knekt P, Aromaa A, Raitasalo R, Lehtinen V (2001) Mental disorders and cause-specific mortality. Br J Psychiatry 179:498–502
152. Moussavi S, Chatterji S, Verdes E, Tandon A, Patel V, Ustun B (2007) Depression, chronic diseases, and decrements in health: results from the World Health Surveys. Lancet 370(9590):851–858. doi:10.1016/S0140-6736(07)61415-9
153. American Psychiatric Association (2000) American Psychiatric Association. Task Force on DSM-IV. Diagnostic and statistical manual of mental disorders: DSM-IV-TR, 4th ed. American Psychiatric Association, Washington, DC
154. Beck AT, Ward CH, Mendelson M, Mock J, Erbaugh J (1961) An inventory for measuring depression. Arch Gen Psychiatry 4:561–571

155. Hamilton M (1967) Development of a rating scale for primary depressive illness. Br J Soc Clin Psychol 6(4):278–296
156. Anderson RJ, Frye MA, Abulseoud OA, Lee KH, McGillivray JA, Berk M et al (2012) Deep brain stimulation for treatment-resistant depression: efficacy, safety and mechanisms of action. Neurosci Biobehav Rev 36(8):1920–1933. doi:10.1016/j.neubiorev.2012.06.001
157. Rauch SL (2003) Neuroimaging and neurocircuitry models pertaining to the neurosurgical treatment of psychiatric disorders. Neurosurg Clin N Am 14(2):213–223, vii–viii
158. Mayberg HS (2003) Modulating dysfunctional limbic-cortical circuits in depression: towards development of brain-based algorithms for diagnosis and optimised treatment. Br Med Bull 65:193–207
159. Drevets WC (1998) Functional neuroimaging studies of depression: the anatomy of melancholia. Annu Rev Med 49:341–361. doi:10.1146/annurev.med.49.1.341
160. George MS, Ketter TA, Parekh PI, Rosinsky N, Ring HA, Pazzaglia PJ et al (1997) Blunted left cingulate activation in mood disorder subjects during a response interference task (the Stroop). J Neuropsychiatry Clin Neurosci 9(1):55–63
161. Drevets WC, Bogers W, Raichle ME (2002) Functional anatomical correlates of antidepressant drug treatment assessed using PET measures of regional glucose metabolism. Eur Neuropsychopharmacol 12(6):527–544. doi:S0924977X02001025 [pii]
162. Drevets WC (2007) Orbitofrontal cortex function and structure in depression. Ann NY Acad Sci 1121:499–527. doi:10.1196/annals.1401.029 [pii] annals.1401.029
163. Drevets WC, Videen TO, Price JL, Preskorn SH, Carmichael ST, Raichle ME (1992) A functional anatomical study of unipolar depression. J Neurosci 12(9):3628–3641
164. Brody AL, Saxena S, Silverman DH, Alborzian S, Fairbanks LA, Phelps ME et al (1999) Brain metabolic changes in major depressive disorder from pre- to post-treatment with paroxetine. Psychiatry Res 91(3):127–139
165. Mayberg HS, Brannan SK, Mahurin RK, Jerabek PA, Brickman JS, Tekell JL et al (1997) Cingulate function in depression: a potential predictor of treatment response. Neuroreport 8(4):1057–1061
166. Pizzagalli D, Pascual-Marqui RD, Nitschke JB, Oakes TR, Larson CL, Abercrombie HC et al (2001) Anterior cingulate activity as a predictor of degree of treatment response in major depression: evidence from brain electrical tomography analysis. Am J Psychiatry 158(3):405–415
167. Mayberg HS (2003) Positron emission tomography imaging in depression: a neural systems perspective. Neuroimaging Clin N Am 13(4):805–815
168. Kennedy SH, Evans KR, Kruger S, Mayberg HS, Meyer JH, McCann S et al (2001) Changes in regional brain glucose metabolism measured with positron emission tomography after paroxetine treatment of major depression. Am J Psychiatry 158(6):899–905
169. Kennedy SH, Konarski JZ, Segal ZV, Lau MA, Bieling PJ, McIntyre RS et al (2007) Differences in brain glucose metabolism between responders to CBT and venlafaxine in a 16-week randomized controlled trial. Am J Psychiatry 164(5):778–788. doi:10.1176/appi.ajp.164.5.778 [pii] 164/5/778
170. Goldapple K, Segal Z, Garson C, Lau M, Bieling P, Kennedy S et al (2004) Modulation of cortical-limbic pathways in major depression: treatment-specific effects of cognitive behavior therapy. Arch Gen Psychiatry 61(1):34–41. doi:10.1001/archpsyc.61.1.3461/1/34 [pii] 61/1/34
171. Mayberg HS, Liotti M, Brannan SK, McGinnis S, Mahurin RK, Jerabek PA et al (1999) Reciprocal limbic-cortical function and negative mood: converging PET findings in depression and normal sadness. Am J Psychiatry 156(5):675–682
172. Johansen-Berg H, Gutman DA, Behrens TE, Matthews PM, Rushworth MF, Katz E et al (2008) Anatomical connectivity of the subgenual cingulate region targeted with deep brain stimulation for treatment-resistant depression. Cereb Cortex 18(6):1374–1383. doi:bhm167 10.1093/cercor/bhm167
173. Keller MB (2005) Issues in treatment-resistant depression. J Clin Psychiatry 66(Suppl 8):5–12

174. Nierenberg AA, Katz J, Fava M (2007) A critical overview of the pharmacologic management of treatment-resistant depression. Psychiatr Clin North Am 30(1):13–29. doi:10.1016/j.psc.2007.01.001 [pii] S0193-953X(07)00002-0
175. Fava M (2003) Diagnosis and definition of treatment-resistant depression. Biol Psychiatry 53(8):649–659. doi:S0006322303002312 [pii]
176. Rush AJ, Thase ME, Dube S (2003) Research issues in the study of difficult-to-treat depression. Biol Psychiatry 53(8):743–753. doi:S000632230300088X [pii]
177. Petersen T, Papakostas GI, Posternak MA, Kant A, Guyker WM, Iosifescu DV et al (2005) Empirical testing of two models for staging antidepressant treatment resistance. J Clin Psychopharmacol 25(4):336–341. doi:00004714-200508000-00008 [pii]
178. Souery D, Amsterdam J, de Montigny C, Lecrubier Y, Montgomery S, Lipp O et al (1999) Treatment resistant depression: methodological overview and operational criteria. Eur Neuropsychopharmacol 9(1–2):83–91. doi:S0924-977X(98)00004-2 [pii]
179. Parker GB, Malhi GS, Crawford JG, Thase ME (2005) Identifying "paradigm failures" contributing to treatment-resistant depression. J Affect Disord 87(2–3):185–191. doi:10.1016/j.jad.2005.02.015 [pii] S0165-0327(05)00072-8
180. Hauptman JS, DeSalles AA, Espinoza R, Sedrak M, Ishida W (2008) Potential surgical targets for deep brain stimulation in treatment-resistant depression. Neurosurg Focus 25(1):E3. doi:10.3171/FOC/2008/25/7/E3
181. Rasmussen K (2002) The practice of electroconvulsive therapy: recommendations for treatment, training, and privileging, 2nd edn. J ECT 18(1):58–59
182. Cabut S (2012) Neurologie : volte-face sur l'électrochoc. Le Monde
183. Szekely DP (2010) Les thérapeutiques non médicamenteuses en psychiatrie. Ann Med Psychol (Paris) 168:546–551
184. Grunhaus L, Schreiber S, Dolberg OT, Polak D, Dannon PN (2003) A randomized controlled comparison of electroconvulsive therapy and repetitive transcranial magnetic stimulation in severe and resistant nonpsychotic major depression. Biol Psychiatry 53(4):324–331. doi:S0006322302014993 [pii]
185. Dannon PN, Grunhaus L (2003) Repetitive transcranial magnetic stimulation is effective following repeated courses in the treatment of major depressive disorder—a case report. Hum Psychopharmacol 18(4):313–315. doi:10.1002/hup.478
186. Janicak PG, Dowd SM, Martis B, Alam D, Beedle D, Krasuski J et al (2002) Repetitive transcranial magnetic stimulation versus electroconvulsive therapy for major depression: preliminary results of a randomized trial. Biol Psychiatry 51(8):659–667. doi:S0006322301013543
187. Pridmore S, Bruno R, Turnier-Shea Y, Reid P, Rybak M (2000) Comparison of unlimited numbers of rapid transcranial magnetic stimulation (rTMS) and ECT treatment sessions in major depressive episode. Int J Neuropsychopharmacol 3(2):129–134. doi:10.1017/S1461145700001784 [pii] S1461145700001784
188. Richieri R, Adida M, Dumas R, Fakra E, Azorin JM, Pringuey D et al (2010) Affective disorders and repetitive transcranial magnetic stimulation: therapeutic innovations. Encephale 36(Suppl 6):S197–S201. doi:10.1016/S0013-7006(10)70057-9 [pii] S0013-7006(10)70057-9
189. Kopell BH, Halverson J, Butson CR, Dickinson M, Bobholz J, Harsch H et al (2011) Epidural cortical stimulation of the left dorsolateral prefrontal cortex for refractory major depressive disorder. Neurosurgery 69(5):1015–1029. doi:10.1227/NEU.0b013e318229cfcd (discussion 29)
190. Nahas Z, Anderson BS, Borckardt J, Arana AB, George MS, Reeves ST et al (2010) Bilateral epidural prefrontal cortical stimulation for treatment-resistant depression. Biol Psychiatry 67(2):101–109. doi:10.1016/j.biopsych.2009.08.021 [pii] S0006-3223(09)01020-8
191. Lisanby SH, Schlaepfer TE, Fisch HU, Sackeim HA (2001) Magnetic seizure therapy of major depression. Arch Gen Psychiatry 58(3):303–305

192. Lisanby SH, Luber B, Finck AD, Schroeder C, Sackeim HA (2001) Deliberate seizure induction with repetitive transcranial magnetic stimulation in nonhuman primates. Arch Gen Psychiatry 58(2):199–200
193. Kayser S, Bewernick BH, Grubert C, Hadrysiewicz BL, Axmacher N, Schlaepfer TE (2011) Antidepressant effects, of magnetic seizure therapy and electroconvulsive therapy, in treatment-resistant depression. J Psychiatr Res 45(5):569–576. doi:10.1016/j.jpsychires.2010.09.008
194. Kosel M, Frick C, Lisanby SH, Fisch HU, Schlaepfer TE (2003) Magnetic seizure therapy improves mood in refractory major depression. Neuropsychopharmacology 28(11):2045–2048. doi:10.1038/sj.npp.1300293
195. White PF, Amos Q, Zhang Y, Stool L, Husain MM, Thornton L et al (2006) Anesthetic considerations for magnetic seizure therapy: a novel therapy for severe depression. Anesth Analg 103(1):76–80. doi:10.1213/01.ane.0000221182.71648.a3 (table of contents)
196. Rowny SB, Benzl K, Lisanby SH (2009) Translational development strategy for magnetic seizure therapy. Exp Neurol 219(1):27–35. doi:10.1016/j.expneurol.2009.03.029
197. Christmas D, Eljamel MS, Butler S, Hazari H, MacVicar R, Steele JD et al (2011) Long term outcome of thermal anterior capsulotomy for chronic, treatment refractory depression. J Neurol Neurosurg Psychiatry 82(6):594–600. doi:10.1136/jnnp.2010.217901 [pii] jnnp.2010.217901
198. Dougherty DD, Weiss AP, Cosgrove GR, Alpert NM, Cassem EH, Nierenberg AA et al (2003) Cerebral metabolic correlates as potential predictors of response to anterior cingulotomy for treatment of major depression. J Neurosurg 99(6):1010–1017. doi:10.3171/jns.2003.99.6.1010
199. Steele JD, Christmas D, Eljamel MS, Matthews K (2008) Anterior cingulotomy for major depression: clinical outcome and relationship to lesion characteristics. Biol Psychiatry 63(7):670–677. doi:10.1016/j.biopsych.2007.07.019 [pii] S0006-3223(07)00731-7
200. Dalgleish T, Yiend J, Bramham J, Teasdale JD, Ogilvie AD, Malhi G et al (2004) Neuropsychological processing associated with recovery from depression after stereotactic subcaudate tractotomy. Am J Psychiatry 161(10):1913–1916. doi:10.1176/appi.ajp.161.10.1913 [pii] 161/10/1913
201. Montoya A, Weiss AP, Price BH, Cassem EH, Dougherty DD, Nierenberg AA et al (2002) Magnetic resonance imaging-guided stereotactic limbic leukotomy for treatment of intractable psychiatric disease. Neurosurgery 50(5):1043–1049 (discussion 9–52)
202. Malone DA Jr (2010) Use of deep brain stimulation in treatment-resistant depression. Cleve Clin J Med 77(Suppl 3):S77–S80. doi:10.3949/ccjm.77.s3.14 [pii] 77/Suppl_3/S77
203. Malone DA Jr, Dougherty DD, Rezai AR, Carpenter LL, Friehs GM, Eskandar EN et al (2009) Deep brain stimulation of the ventral capsule/ventral striatum for treatment-resistant depression. Biol Psychiatry 65(4):267–275. doi:10.1016/j.biopsych.2008.08.029 [pii] S0006-3223(08)01083-4
204. Bewernick BH, Hurlemann R, Matusch A, Kayser S, Grubert C, Hadrysiewicz B et al (2010) Nucleus accumbens deep brain stimulation decreases ratings of depression and anxiety in treatment-resistant depression. Biol Psychiatry 67(2):110–116. doi:10.1016/j.biopsych.2009.09.013 [pii] S0006-3223(09)01094-4
205. Bewernick BH, Kayser S, Sturm V, Schlaepfer TE (2012) Long-term effects of nucleus accumbens deep brain stimulation in treatment-resistant depression: evidence for sustained efficacy. Neuropsychopharmacology 37(9):1975–1985. doi:10.1038/npp.2012.44
206. Schlaepfer TE, Cohen MX, Frick C, Kosel M, Brodesser D, Axmacher N et al (2008) Deep brain stimulation to reward circuitry alleviates anhedonia in refractory major depression. Neuropsychopharmacology 33(2):368–377. doi:1301408 [pii] 10.1038/sj.npp.1301408
207. Jimenez F, Velasco F, Salin-Pascual R, Hernandez JA, Velasco M, Criales JL et al (2005) A patient with a resistant major depression disorder treated with deep brain stimulation in the inferior thalamic peduncle. Neurosurgery 57(3):585–593. doi:00006123-200509000-00027 [pii] (discussion 93)

208. Mayberg HS, Lozano AM, Voon V, McNeely HE, Seminowicz D, Hamani C et al (2005) Deep brain stimulation for treatment-resistant depression. Neuron 45(5):651–660. doi:10.1016/j.neuron.2005.02.014 [pii] S0896-6273(05)00156-X
209. Puigdemont D, Perez-Egea R, Portella MJ, Molet J, de Diego-Adelino J, Gironell A et al (2011) Deep brain stimulation of the subcallosal cingulate gyrus: further evidence in treatment-resistant major depression. Int J Neuropsychopharmacol 1–13. doi:10.1017/S1461145711001088 [pii] S1461145711001088
210. Lozano AM, Mayberg HS, Giacobbe P, Hamani C, Craddock RC, Kennedy SH (2008) Subcallosal cingulate gyrus deep brain stimulation for treatment-resistant depression. Biol Psychiatry 64(6):461–467. doi:10.1016/j.biopsych.2008.05.034 [pii] S0006-3223(08)00703-8
211. Neimat JS, Hamani C, Giacobbe P, Merskey H, Kennedy SH, Mayberg HS et al (2008) Neural stimulation successfully treats depression in patients with prior ablative cingulotomy. Am J Psychiatry 165(6):687–693. doi:10.1176/appi.ajp.2008.07081298 [pii] 165/6/687
212. Kennedy SH, Giacobbe P, Rizvi SJ, Placenza FM, Nishikawa Y, Mayberg HS et al (2011) Deep brain stimulation for treatment-resistant depression: follow-up after 3 to 6 years. Am J Psychiatry 168(5):502–510. doi:10.1176/appi.ajp.2010.10081187 [pii] appi.ajp.2010.10081187
213. Holtzheimer PE, Kelley ME, Gross RE, Filkowski MM, Garlow SJ, Barrocas A et al (2012) Subcallosal cingulate deep brain stimulation for treatment-resistant unipolar and bipolar depression. Arch Gen Psychiatry 69(2):150–158. doi:10.1001/archgenpsychiatry.2011.1456 [pii] archgenpsychiatry.2011.1456
214. Sartorius A, Kiening KL, Kirsch P, von Gall CC, Haberkorn U, Unterberg AW et al (2010) Remission of major depression under deep brain stimulation of the lateral habenula in a therapy-refractory patient. Biol Psychiatry 67(2):e9–e11. doi:10.1016/j.biopsych.2009.08.027 [pii] S0006-3223(09)01047-6
215. Coenen VA, Bewernick B, Kayser S, Maedler B, Schlaepfer TE (2012) Deep brain stimulation of the human medial forebrain bundle (slmfb-dbs) for refractory depression—results from the foresee study. In: XXth Congress of the European Society for stereotactic and functional neurosurgery; 27 Sep 2012, Cascais, Portugal
216. Lozano AM, Giacobbe P, Hamani C, Rizvi SJ, Kennedy SH, Kolivakis TT et al (2012) A multicenter pilot study of subcallosal cingulate area deep brain stimulation for treatment-resistant depression. J Neurosurg 116(2):315–322. doi:10.3171/2011.10.JNS102122
217. Schlaepfer TE, Frick C, Zobel A, Maier W, Heuser I, Bajbouj M et al (2008) Vagus nerve stimulation for depression: efficacy and safety in a European study. Psychol Med 38(5):651–661. doi:10.1017/S0033291707001924 [pii] S0033291707001924
218. Rush AJ, George MS, Sackeim HA, Marangell LB, Husain MM, Giller C et al (2000) Vagus nerve stimulation (VNS) for treatment-resistant depressions: a multicenter study. Biol Psychiatry 47(4):276–286. doi:S0006-3223(99)00304-2
219. George MS, Rush AJ, Marangell LB, Sackeim HA, Brannan SK, Davis SM et al (2005) A one-year comparison of vagus nerve stimulation with treatment as usual for treatment-resistant depression. Biol Psychiatry 58(5):364–373. doi:10.1016/j.biopsych.2005.07.028 [pii] S0006-3223(05)00917-0
220. Kosel M, Brockmann H, Frick C, Zobel A, Schlaepfer TE (2011) Chronic vagus nerve stimulation for treatment-resistant depression increases regional cerebral blood flow in the dorsolateral prefrontal cortex. Psychiatry Res 191(3):153–159. doi:10.1016/j.pscychresns.2010.11.004 [pii] S0925-4927(10)00385-9
221. Abosch A, Cosgrove GR (2008) Biological basis for the surgical treatment of depression. Neurosurg Focus 25(1):E2. doi:10.3171/FOC/2008/25/7/E2
222. Mashour GA, Walker EE, Martuza RL (2005) Psychosurgery: past, present, and future. Brain Res Brain Res Rev 48(3):409–419. doi:10.1016/j.brainresrev.2004.09.002 [pii] S0165-0173(04)00129-8

223. Leiphart JW, Valone FH 3rd (2010) Stereotactic lesions for the treatment of psychiatric disorders. J Neurosurg 113(6):1204–1211. doi:10.3171/2010.5.JNS091277
224. Shields DC, Asaad W, Eskandar EN, Jain FA, Cosgrove GR, Flaherty AW et al (2008) Prospective assessment of stereotactic ablative surgery for intractable major depression. Biol Psychiatry 64(6):449–454. doi:10.1016/j.biopsych.2008.04.009 [pii] S0006-3223(08)00431-9
225. Andrade P, Noblesse LH, Temel Y, Ackermans L, Lim LW, Steinbusch HW et al (2010) Neurostimulatory and ablative treatment options in major depressive disorder: a systematic review. Acta Neurochir (Wien) 152(4):565–577. doi:10.1007/s00701-009-0589-6
226. Sachdev PS, Sachdev J (2005) Long-term outcome of neurosurgery for the treatment of resistant depression. J Neuropsychiatry Clin Neurosci 17(4):478–485. doi:10.1176/appi.neuropsych.17.4.478 [pii] 17/4/478
227. Schoene-Bake JC, Parpaley Y, Weber B, Panksepp J, Hurwitz TA, Coenen VA (2010) Tractographic analysis of historical lesion surgery for depression. Neuropsychopharmacology 35(13):2553–2563. doi:10.1038/npp.2010.132 [pii] npp2010132
228. Delgado JMR, Graulich M (1972) Le conditionnement du cerveau et la liberté de l'esprit. Ch. Dessart
229. Romito LM, Raja M, Daniele A, Contarino MF, Bentivoglio AR, Barbier A et al (2002) Transient mania with hypersexuality after surgery for high frequency stimulation of the subthalamic nucleus in Parkinson's disease. Mov Disord 17(6):1371–1374. doi:10.1002/mds.10265
230. Kulisevsky J, Berthier ML, Gironell A, Pascual-Sedano B, Molet J, Pares P (2002) Mania following deep brain stimulation for Parkinson's disease. Neurology 59(9):1421–1424
231. Herzog J, Reiff J, Krack P, Witt K, Schrader B, Muller D et al (2003) Manic episode with psychotic symptoms induced by subthalamic nucleus stimulation in a patient with Parkinson's disease. Mov Disord 18(11):1382–1384. doi:10.1002/mds.10530
232. Houeto JL, Mesnage V, Mallet L, Pillon B, Gargiulo M, du Moncel ST et al (2002) Behavioural disorders, Parkinson's disease and subthalamic stimulation. J Neurol Neurosurg Psychiatry 72(6):701–707
233. Witt K, Krack P, Deuschl G (2006) Change in artistic expression related to subthalamic stimulation. J Neurol 253(7):955–956. doi:10.1007/s00415-006-0127-x
234. Schneider F, Habel U, Volkmann J, Regel S, Kornischka J, Sturm V et al (2003) Deep brain stimulation of the subthalamic nucleus enhances emotional processing in Parkinson disease. Arch Gen Psychiatry 60(3):296–302. doi:yoa10144
235. Witt K, Daniels C, Herzog J, Lorenz D, Volkmann J, Reiff J et al (2006) Differential effects of L-dopa and subthalamic stimulation on depressive symptoms and hedonic tone in Parkinson's disease. J Neuropsychiatry Clin Neurosci 18(3):397–401. doi:10.1176/appi.neuropsych.18.3.397 [pii] 18/3/397
236. Houeto JL, Mallet L, Mesnage V, Tezenas du Montcel S, Behar C, Gargiulo M et al (2006) Subthalamic stimulation in Parkinson disease: behavior and social adaptation. Arch Neurol 63(8):1090–1095. doi:10.1001/archneur.63.8.1090 [pii] 63/8/1090
237. Berney A, Vingerhoets F, Perrin A, Guex P, Villemure JG, Burkhard PR et al (2002) Effect on mood of subthalamic DBS for Parkinson's disease: a consecutive series of 24 patients. Neurology 59(9):1427–1429
238. Funkiewiez A, Ardouin C, Caputo E, Krack P, Fraix V, Klinger H et al (2004) Long term effects of bilateral subthalamic nucleus stimulation on cognitive function, mood, and behaviour in Parkinson's disease. J Neurol Neurosurg Psychiatry 75(6):834–839
239. Temel Y, Blokland A, Ackermans L, Boon P, van Kranen-Mastenbroek VH, Beuls EA et al (2006) Differential effects of subthalamic nucleus stimulation in advanced Parkinson disease on reaction time performance. Exp Brain Res 169(3):389–399. doi:10.1007/s00221-005-0151-6
240. Burkhard PR, Vingerhoets FJ, Berney A, Bogousslavsky J, Villemure JG, Ghika J (2004) Suicide after successful deep brain stimulation for movement disorders. Neurology 63(11):2170–2172. doi:63/11/2170

241. Soulas T, Gurruchaga JM, Palfi S, Cesaro P, Nguyen JP, Fenelon G (2008) Attempted and completed suicides after subthalamic nucleus stimulation for Parkinson's disease. J Neurol Neurosurg Psychiatry 79(8):952–954. doi:10.1136/jnnp.2007.130583 [pii] jnnp.2007.130583
242. Witt K, Daniels C, Reiff J, Krack P, Volkmann J, Pinsker MO et al (2008) Neuropsychological and psychiatric changes after deep brain stimulation for Parkinson's disease: a randomised, multicentre study. Lancet Neurol 7(7):605–614. doi:10.1016/S1474-4422(08)70114-5 [pii] S1474-4422(08)70114-5
243. Smeding HM, Speelman JD, Koning-Haanstra M, Schuurman PR, Nijssen P, van Laar T et al (2006) Neuropsychological effects of bilateral STN stimulation in Parkinson disease: a controlled study. Neurology 66(12):1830–1836. doi:10.1212/01.wnl.0000234881.77830.66 [pii] 66/12/1830
244. Bejjani BP, Damier P, Arnulf I, Thivard L, Bonnet AM, Dor- mont D, Cornu P, Pidoux B, Samson Y, Agid Y (1999) Transient acute depression induced by high-frequency deep-brain stimulation. N Engl J Med 340:1476–1480
245. Temel Y, Kessels A, Tan S, Topdag A, Boon P, Visser-Vandewalle V (2006) Behavioural changes after bilateral subthalamic stimulation in advanced Parkinson disease: a systematic review. Parkinsonism Relat Disord 12(5):265–272. doi:10.1016/j.parkreldis.2006.01.004 [pii] S1353-8020(06)00026-5
246. Wichmann TD, DeLong MR (2006) Deep brain stimulation for neurologic and neuropsychiatric disorders. Neuron 52:197–204
247. Velasco F, Velasco M, Jimenez F, Velasco AL, Salin-Pascual R. Neurobiological background for performing surgical intervention in the inferior thalamic peduncle for treatment of major depression disorders. Neurosurgery 57(3):439–448. doi:00006123-200509000-00001 [pii] (discussion 48)
248. Brody AL, Barsom MW, Bota RG, Saxena S (2001) Prefrontal-subcortical and limbic circuit mediation of major depressive disorder. Semin Clin Neuropsychiatry 6(2):102–112. doi:S1084361201000119
249. Drevets WC, Ongur D, Price JL (1998) Neuroimaging abnormalities in the subgenual prefrontal cortex: implications for the pathophysiology of familial mood disorders. Mol Psychiatry 3(3):220–226, 190–191
250. Drevets WC, Price JL, Simpson JR Jr, Todd RD, Reich T, Vannier M et al (1997) Subgenual prefrontal cortex abnormalities in mood disorders. Nature 386(6627):824–827. doi:10.1038/386824a0
251. Mayberg HS (1994) Frontal lobe dysfunction in secondary depression. J Neuropsychiatry Clin Neurosci 6(4):428–442
252. Mayberg HS, Brannan SK, Tekell JL, Silva JA, Mahurin RK, McGinnis S et al (2000) Regional metabolic effects of fluoxetine in major depression: serial changes and relationship to clinical response. Biol Psychiatry 48(8):830–843. doi:S0006-3223(00)01036-2
253. Mottaghy FM, Keller CE, Gangitano M, Ly J, Thall M, Parker JA et al (2002) Correlation of cerebral blood flow and treatment effects of repetitive transcranial magnetic stimulation in depressed patients. Psychiatry Res 115(1–2):1–14. doi:S092549270200032X
254. Nobler MS, Oquendo MA, Kegeles LS, Malone KM, Campbell CC, Sackeim HA et al (2001) Decreased regional brain metabolism after ect. Am J Psychiatry 158(2):305–308
255. Malizia AL (1997) The frontal lobes and neurosurgery for psychiatric disorders. J Psychopharmacol 11(2):179–187
256. Sedrak M, Gorgulho A, De Salles AF, Frew A, Behnke E, Ishida W et al (2008) The role of modern imaging modalities on deep brain stimulation targeting for mental illness. Acta Neurochir Suppl 101:3–7
257. Winter C, Vollmayr B, Djodari-Irani A, Klein J, Sartorius A (2011) Pharmacological inhibition of the lateral habenula improves depressive-like behavior in an animal model of treatment resistant depression. Behav Brain Res 216(1):463–465. doi:10.1016/j.bbr.2010.07.034 [pii] S0166-4328(10)00535-8

258. Sartorius A, Henn FA (2007) Deep brain stimulation of the lateral habenula in treatment resistant major depression. Med Hypotheses 69(6):1305–1308. doi:10.1016/j.mehy.2007.03.021 [pii] S0306-9877(07)00247-2
259. McNeely HE, Mayberg HS, Lozano AM, Kennedy SH (2008) Neuropsychological impact of Cg25 deep brain stimulation for treatment-resistant depression: preliminary results over 12 months. J Nerv Ment Dis 196(5):405–410. doi:10.1097/NMD.0b013e3181710927 [pii] 0005053-200805000-00007
260. Pizzagalli DA, Holmes AJ, Dillon DG, Goetz EL, Birk JL, Bogdan R et al (2009) Reduced caudate and nucleus accumbens response to rewards in unmedicated individuals with major depressive disorder. Am J Psychiatry 166(6):702–710. doi:10.1176/appi.ajp.2008.08081201
261. Luigjes J, van den Brink W, Feenstra M, van den Munckhof P, Schuurman PR, Schippers R et al (2012) Deep brain stimulation in addiction: a review of potential brain targets. Mol Psychiatry 17(6):572–583. doi:10.1038/mp.2011.114
262. Rolls ET (2004) The functions of the orbitofrontal cortex. Brain Cogn 55(1):11–29. doi:10.1016/S0278-2626(03)00277-X S027826260300277X
263. Drevets WC (2000) Neuroimaging studies of mood disorders. Biol Psychiatry 48(8):813–829. doi:S0006-3223(00)01020-9
264. Ferraro G, Montalbano ME, Sardo P, La Grutta V (1996) Lateral habenular influence on dorsal raphe neurons. Brain Res Bull 41(1):47–52. doi:S0361923096001700
265. Coenen VA, Schlaepfer TE, Maedler B, Panksepp J (2011) Cross-species affective functions of the medial forebrain bundle-implications for the treatment of affective pain and depression in humans. Neurosci Biobehav Rev 35(9):1971–1981. doi:10.1016/j.neubiorev.2010.12.009
266. Dougherty DT, Thase ME, Howland RH, Evans KC, Harsch H, Kondziolka D (eds) (2008) Feasibility study of an implantable cortical stimulation system for patients with major depressive disorder. In: Society of Biological Psychiatry 63rd Annual Meeting, Washington, DC
267. Spielmans GI (2012) Unimpressive efficacy and unclear safety assessment of epidural cortical stimulation for refractory major depressive disorder. Neurosurgery 70(1):E268-E269. doi:10.1227/NEU.0b013e31823a3206 (author reply E9)
268. George MS, Sackeim HA, Rush AJ, Marangell LB, Nahas Z, Husain MM et al (2000) Vagus nerve stimulation: a new tool for brain research and therapy. Biol Psychiatry 47(4):287–295. doi:S0006-3223(99)00308-X
269. Sackeim HA, Rush AJ, George MS, Marangell LB, Husain MM, Nahas Z et al (2001) Vagus nerve stimulation (VNS) for treatment-resistant depression: efficacy, side effects, and predictors of outcome. Neuropsychopharmacology 25(5):713–728. doi:10.1016/S0893-133X(01)00271-8 [pii] S0893133X01002718
270. Shuchman M (2007) Approving the vagus-nerve stimulator for depression. N Engl J Med 356(16):1604–1607. doi:10.1056/NEJMp078035 [pii] 356/16/1604
271. Rush AJ, Marangell LB, Sackeim HA, George MS, Brannan SK, Davis SM et al (2005) Vagus nerve stimulation for treatment-resistant depression: a randomized, controlled acute phase trial. Biol Psychiatry 58(5):347–354. doi:10.1016/j.biopsych.2005.05.025 [pii] S0006-3223(05)00620-7
272. Nahas Z, Marangell LB, Husain MM, Rush AJ, Sackeim HA, Lisanby SH et al (2005) Two-year outcome of vagus nerve stimulation (VNS) for treatment of major depressive episodes. J Clin Psychiatry 66(9):1097–1104
273. Martin JL, Martin-Sanchez E (2012) Systematic review and meta-analysis of vagus nerve stimulation in the treatment of depression: variable results based on study designs. Eur Psychiatry 27(3):147–155. doi:10.1016/j.eurpsy.2011.07.006 [pii] S0924-9338(11)00125-8
274. Corfmat J, Januel D, Braha S, Moulier V (2012) The placebo effect: general information and specificities in psychiatry (depression and schizophrenia). Encephale 38(1):50–57. doi:10.1016/j.encep.2011.01.010 [pii] S0013-7006(11)00011-X

275. Schatzberg AF, Kraemer HC (2000) Use of placebo control groups in evaluating efficacy of treatment of unipolar major depression. Biol Psychiatry 47(8):736–744. doi:S0006-3223(00)00846-5
276. Rush AJ, Sackeim HA, Marangell LB, George MS, Brannan SK, Davis SM et al (2005) Effects of 12 months of vagus nerve stimulation in treatment-resistant depression: a naturalistic study. Biol Psychiatry 58(5):355–363. doi:10.1016/j.biopsych.2005.05.024 [pii] S0006-3223(05)00619-0
277. Corcoran CD, Thomas P, Phillips J, O'Keane V (2006) Vagus nerve stimulation in chronic treatment-resistant depression: preliminary findings of an open-label study. Br J Psychiatry 189:282–283. doi:10.1192/bjp.bp.105.018689 [pii] 189/3/282
278. Yudofsky SC, Silver JM, Jackson W, Endicott J, Williams D (1986) The overt aggression scale for the objective rating of verbal and physical aggression. Am J Psychiatry 143(1):35–39
279. Valle D (2005) Estado actual de la radiocirugía psiquiátrica con gamma Knife en México. Medical Sur
280. del Valle RdA, Garnica SR, Aguilar E, Pérez-Pastenes M (2006) Radiocirurgia psiquiatrica con gammaknife. Salud Mental 29(1):18–27
281. Jimenez-Ponce F, Soto-Abraham JE, Ramirez-Tapia Y, Velasco-Campos F, Carrillo-Ruiz JD, Gomez-Zenteno P (2011) Evaluation of bilateral cingulotomy and anterior capsulotomy for the treatment of aggressive behavior. Cir Cir 79(2):107–113
282. Jimenez F, Soto JE, Velasco F, Andrade P, Bustamante JJ, Gomez P et al (2012) Bilateral cingulotomy and anterior capsulotomy applied to patients with aggressiveness. Stereotact Funct Neurosurg 90(3):151–160. doi:10.1159/000336746 [pii] 000336746
283. Sano K, Mayanagi Y (1988) Posteromedial hypothalamotomy in the treatment of violent, aggressive behaviour. Acta Neurochir Suppl (Wien) 44:145–151
284. Ramamurthi B (1988) Stereotactic operation in behaviour disorders. Amygdalotomy and hypothalamotomy. Acta Neurochir Suppl (Wien) 44:152–157
285. Cif L, Biolsi B, Gavarini S, Saux A, Robles SG, Tancu C et al (2007) Antero-ventral internal pallidum stimulation improves behavioral disorders in Lesch-Nyhan disease. Mov Disord 22(14):2126–2129. doi:10.1002/mds.21723
286. Taira T, Kobayashi T, Hori T (2003) Disappearance of self-mutilating behavior in a patient with lesch-nyhan syndrome after bilateral chronic stimulation of the globus pallidus internus: case report. J Neurosurg 98(2):414–416. doi:10.3171/jns.2003.98.2.0414
287. Broggi G, Franzini A (2009) Treatment of aggressive behavior. In: Lozano A (ed) Textbook of stereotactic and functional neurosurgery, 2nd edn. Springer, NY, pp 2963–2969
288. Kluver H, Bucy PC (1997) Preliminary analysis of functions of the temporal lobes in monkeys. J Neuropsychiatry Clin Neurosci 9(4):606–620
289. Thomson AF, Walker AE (1950) Behavioral alterations following lesions of the medial surface of the temporal lobe. Folia Psychiatr Neurol Neurochir Neerl 53(2):444–452
290. Terzian H, Ore GD (1955) Syndrome of Kluver and Bucy; reproduced in man by bilateral removal of the temporal lobes. Neurology 5(6):373–380
291. Ursin H (1960) The temporal lobe substrate of fear and anger. A review of recent stimulation and ablation studies in animals and humans. Acta Psychiatr Scand 35:378–396
292. Narabayashi H, Nagao T, Saito Y, Yoshida M, Nagahata M (1963) Stereotaxic amygdalotomy for behavior disorders. Arch Neurol 9:1–16
293. Balasubramaniam V, Ramamurthi B (1968) Stereotaxic amygdalotomy. Proc Aust Assoc Neurol 5(2):277–278
294. Hitchcock E, Cairns V (1973) Amygdalotomy. Postgrad Med J 49(578):894–904
295. Chitanondh H (1966) Stereotaxic amygdalotomy in the treatment of olfactory seizures and psychiatric disorders with olfactory hallucination. Confin Neurol 27(1):181–196
296. Heimburger RF, Whitlock CC, Kalsbeck JE (1966) Stereotaxic amygdalotomy for epilepsy with aggressive behavior. JAMA 198(7):741–745
297. Narabayashi H, Uno M (1966) Long range results of stereotaxic amygdalotomy for behavior disorders. Confin Neurol 27(1):168–171

298. Hitchcock ER, Laitinen L, Vaernet K (eds) (1970) Psychosurgery. In: Proceedings. International Conference on Psychosurgery, Copenhagen, Springfield, Ill, Denmark
299. Small IF, Heimburger RF, Small JG, Milstein V, Moore DF (1977) Follow-up of stereotaxic amygdalotomy for seizure and behavior disorders. Biol Psychiatry 12(3):401–411
300. Mempel E, Witkiewicz B, Stadnicki R, Luczywek E, Kucinski L, Pawlowski G et al (1980) The effect of medial amygdalotomy and anterior hippocampotomy on behavior and seizures in epileptic patients. Acta Neurochir Suppl (Wien) 30:161–167
301. Fountas KN, Smith JR, Lee GP (2007) Bilateral stereotactic amygdalotomy for self-mutilation disorder. Case report and review of the literature. Stereotact Funct Neurosurg 85(2–3):121–128. doi:10.1159/000098527 [pii] 000098527
302. Mark VHE, Frank R (1970) Violence and the brain, 1st edn, Medical Dept, New York
303. Missa J-N (2001) Psychochirurgie. In: Hautois GM, Missa J-N (eds) Nouvelle encyclopédie de bioéthique médecine, environnement, biotechnologie avec la collab. de Marie-Geneviève Pinsart et Pascal Chabot. Bruxelles [Paris]: De Boeck université, p 922
304. Osmundsen J (1965 May) Matador with a radio stops bull. New York Times 17(1965):1
305. United State Senate (1977) Project MKULTRA, the CIA's program of research into behavioral modification. In: Ninety-Fifth Congress FS (ed) U.S. Government Printing Office, Washington
306. David MP, Lepoire J, Dilenge D (1961) Chapitre IV - Troubles mentaux (Psycho-chirurgie). Neurochirurgie, Collection médico-chirurgicale à révision annuelle. Flammarion édit, Paris, pp 927–963
307. Schergna EMS (1969) Treatment of character disorders with stereotaxic anterior cingulotomy. Riv Sper Freniatr Med Leg Alien Ment 93(3):795–802
308. Mingrino SS et al (eds) (1970) Stereotaxic anterior cingulotomy in the treatment of sever behavior disorders. In: International conference on psychosurgery, copenhagen, Springfield, Ill, Denmark
309. Sano K, Mayanagi Y, Sekino H, Ogashiwa M, Ishijima B (1970) Results of timulation and destruction of the posterior hypothalamus in man. J Neurosurg 33(6):689–707. doi:10.3171/jns.1970.33.6.0689
310. Arjona VE (1974) Sterotactic hypothalamotomy in erethic children. Acta Neurochir Suppl (Wien) 21:185–191
311. Schvarcz JR, Driollet R, Rios E, Betti O (1972) Stereotactic hypothalamotomy for behaviour disorders. J Neurol Neurosurg Psychiatry 35(3):356–359
312. Franzini A, Ferroli P, Leone M, Broggi G (2003) Stimulation of the posterior hypothalamus for treatment of chronic intractable cluster headaches: first reported series. Neurosurgery 52(5):1095–1099 (discussion 9–101)
313. Hernando V, Pastor J, Pedrosa M, Pena E, Sola RG (2008) Low-frequency bilateral hypothalamic stimulation for treatment of drug-resistant aggressiveness in a young man with mental retardation. Stereotact Funct Neurosurg 86(4):219–223. doi:10.1159/000131659 [pii] 000131659
314. Benazzouz A, Hallett M (2000) Mechanism of action of deep brain stimulation. Neurology 55(12 Suppl 6):S13–S16
315. Bejjani BP, Houeto JL, Hariz M, Yelnik J, Mesnage V, Bonnet AM et al (2002) Aggressive behavior induced by intraoperative stimulation in the triangle of Sano. Neurology 59(9):1425–1427
316. Goetz CG (2007) Textbook of clinical neurology, vol 355, Elsevier, The Netherlands
317. Nyhan WL, Wong DF (1996) New approaches to understanding Lesch-Nyhan disease. N Engl J Med 334(24):1602–1604. doi:10.1056/NEJM199606133342411
318. Lesch M, Nyhan WL (1964) A familial disorder of uric acid metabolism and central nervous system function. Am J Med 36:561–570
319. Norstrand IF (1982) Lesch-Nyhan syndrome. N Engl J Med 306(22):1368
320. Mizuno TI, Yugari Y (1974) Letter: self mutilation in Lesch-Nyhan syndrome. Lancet 1(7860):761

321. Nyhan WL (1968) Clinical features of the Lesch-Nyhan syndrome. Introduction—clinical and genetic features. Fed Proc 27(4):1027–1033
322. Ernst M, Zametkin AJ, Matochik JA, Pascualvaca D, Jons PH, Hardy K et al (1996) Presynaptic dopaminergic deficits in Lesch-Nyhan disease. N Engl J Med 334(24):1568–1572. doi:10.1056/NEJM199606133342403
323. Casas-Bruge M, Almenar C, Grau IM, Jane J, Herrera-Marschitz M, Ungerstedt U (1985) Dopaminergic receptor supersensitivity in self-mutilatory behaviour of Lesch-Nyhan disease. Lancet 1(8435):991–992. doi:S0140-6736(85)91773-8
324. Coubes P, Roubertie A, Vayssiere N, Hemm S, Echenne B (2000) Treatment of DYT1-generalised dystonia by stimulation of the internal globus pallidus. Lancet 355(9222):2220–2221. doi:10.1016/S0140-6736(00)02410-7 [pii] S0140-6736(00)02410-7
325. Andaluz N, Taha JM, Dalvi A (2001) Bilateral pallidal deep brain stimulation for cervical and truncal dystonia. Neurology 57(3):557–558
326. Trottenberg T, Volkmann J, Deuschl G, Kuhn AA, Schneider GH, Muller J et al (2005) Treatment of severe tardive dystonia with pallidal deep brain stimulation. Neurology 64(2):344–346. doi:10.1212/01.WNL.0000149762.80932.55 [pii] 64/2/344
327. Vercueil L, Pollak P, Fraix V, Caputo E, Moro E, Benazzouz A et al (2001) Deep brain stimulation in the treatment of severe dystonia. J Neurol 248(8):695–700
328. Pralong E, Pollo C, Coubes P, Bloch J, Roulet E, Tetreault MH et al (2005) Electrophysiological characteristics of limbic and motor globus pallidus internus (GPI) neurons in two cases of Lesch-Nyhan syndrome. Neurophysiol Clin 35(5–6):168–173. doi:10.1016/j.neucli.2005.12.004 [pii] S0987-7053(05)00081-X
329. Deon LL, Kalichman MA, Booth CL, Slavin KV, Gaebler-Spira DJ (2012) Pallidal deep-brain stimulation associated with complete remission of self-injurious behaviors in a patient with Lesch-Nyhan syndrome: a case report. J Child Neurol 27(1):117–120. doi:10.1177/0883073811415853 [pii] 0883073811415853
330. Programme UNIDC (2007) World drug report. Oxford University Press, Northamptonshire
331. Ferri MA, Amato L, Davoli M (2006) Alcoholics anonymous and other 12-step programmes for alcohol dependence. Cochrane Data-base Syst Rev 3:CD005032
332. Heinze HJ, Heldmann M, Voges J, Hinrichs H, Marco-Pallares J, Hopf JM, Münte TF (2009) Counteracting incentive sensitization in severe alcohol dependence using deep brain stimulation of the nucleus accumbens: clinical and basic science aspects. Front Hum Neurosci 3:22. doi:10.3389/neuro.09.022.2009
333. Di Chiara G, Imperato A (1988) Drugs abused by humans preferentially increase synaptic dopamine concentrations in the mesolimbic system of freely moving rats. Proc Natl Acad Sci USA 85(14):5274–5278
334. Kalivas PW, Volkow ND (2005) The neural basis of addiction: a pathology of motivation and choice. Am J Psychiatry 162(8):1403–1413. doi:10.1176/appi.ajp.162.8.1403 [pii] 162/8/1403
335. Stewart J, de Wit H, Eikelboom R (1984) Role of unconditioned and conditioned drug effects in the self-administration of opiates and stimulants. Psychol Rev 91(2):251–268
336. Robbins TW, Everitt BJ (1999) Drug addiction: bad habits add up. Nature 398(6728):567–570. doi:10.1038/19208
337. Wise RA, Bozarth MA (1987) A psychomotor stimulant theory of addiction. Psychol Rev 94(4):469–492
338. Hoebel BG, Monaco AP, Hernandez L, Aulisi EF, Stanley BG, Lenard L (1983) Self-injection of amphetamine directly into the brain. Psychopharmacology (Berl) 81(2):158–163
339. Alexander GE, DeLong MR, Strick PL (1986) Parallel organization of functionally segregated circuits linking basal ganglia and cortex. Annu Rev Neurosci 9:357–381. doi:10.1146/annurev.ne.09.030186.002041
340. Wise RA (1996) Addictive drugs and brain stimulation reward. Annu Rev Neurosci 19:319–340. doi:10.1146/annurev.ne.19.030196.001535

341. Wikler A (1948) Recent progress in research on the neurophysiologic basis of morphine addiction. Am J Psychiatry 105(5):329–338
342. Koob GF, Bloom FE (1988) Cellular and molecular mechanisms of drug dependence. Science 242(4879):715–723
343. Koob GF (2006) The neurobiology of addiction: a neuroadaptational view relevant for diagnosis. Addiction 101(Suppl 1):23–30. doi:10.1111/j.1360-0443.2006.01586.x [pii] ADD1586
344. Jentsch JD, Taylor JR (1999) Impulsivity resulting from frontostriatal dysfunction in drug abuse: implications for the control of behavior by reward-related stimuli. Psychopharmacology (Berl) 146(4):373–390. doi:91460373.213
345. Koob GF, Moal ML (2005) Neurobiology of addiction. Elsevier, The Netherlands
346. Tassin J-P (1998) Drogues, dépendance et dopamine. La recherche 2(306)
347. Lubman DI, Yucel M, Pantelis C (2004) Addiction, a condition of compulsive behaviour? Neuroimaging and neuropsychological evidence of inhibitory dysregulation. Addiction 99(12):1491–1502. doi:10.1111/j.1360-0443.2004.00808.x [pii] ADD808
348. Goldstein RZ, Volkow ND (2002) Drug addiction and its underlying neurobiological basis: neuroimaging evidence for the involvement of the frontal cortex. Am J Psychiatry 159(10):1642–1652
349. Ambroggi F, Ishikawa A, Fields HL, Nicola SM (2008) Basolateral amygdala neurons facilitate reward-seeking behavior by exciting nucleus accumbens neurons. Neuron 59(4):648–661. doi:10.1016/j.neuron.2008.07.004
350. Frenois F, Stinus L, Di Blasi F, Cador M, Le Moine C (2005) A specific limbic circuit underlies opiate withdrawal memories. J Neurosci 25(6):1366–1374. doi:10.1523/JNEUROSCI.3090-04.2005
351. Langevin JP (2012) The amygdala as a target for behavior surgery. Surg Neurol Int 3(Suppl 1):S40–S46. doi:10.4103/2152-7806.91609
352. Fang J, Gu JW, Yang WT, Qin XY, Hu YH (2012) Clinical observation of physiological and psychological reactions to electric stimulation of the amygdaloid nucleus and the nucleus accumbens in heroin addicts after detoxification. Chin Med J (Engl) 125(1):63–66
353. Medvedev SV, Anichkov AD, PoliakovIu I (2003) Physiological mechanisms of the effectiveness of bilateral stereotactic cingulotomy in treatment of strong psychological dependence in drug addiction. Fiziol Cheloveka 29(4):117–123
354. Li N, Wang J, Wang XL, Chang CW, Ge SN, Gao L et al (2012) Nucleus accumbens surgery for addiction. World Neurosurg. doi:10.1016/j.wneu.2012.10.007
355. Kuhn J, Bauer R, Pohl S, Lenartz D, Huff W, Kim EH et al (2009) Observations on unaided smoking cessation after deep brain stimulation of the nucleus accumbens. Eur Addict Res 15(4):196–201. doi:10.1159/000228930 [pii] 000228930
356. Mantione M, van de Brink W, Schuurman PR, Denys D (2010) Smoking cessation and weight loss after chronic deep brain stimulation of the nucleus accumbens: therapeutic and research implications: case report. Neurosurgery 66(1):E218. doi:10.1227/01.NEU.0000360570.40339.64 [pii] 00006123-201001000-00024 (discussion E)
357. Luigjes J, van den Brink W, Feenstra M, van den Munckhof P, Schuurman PR, Schippers R et al (2011) Deep brain stimulation in addiction: a review of potential brain targets. Mol Psychiatry. doi:10.1038/mp.2011.114 [pii] mp2011114
358. Valencia-Alfonso CE, Luigjes J, Smolders R, Cohen MX, Levar N, Mazaheri A et al (2012) Effective deep brain stimulation in heroin addiction: a case report with complementary intracranial electroencephalogram. Biol Psychiatry 71(8):e35–e37. doi:10.1016/j.biopsych.2011.12.013
359. Voges J, Muller U, Bogerts B, Munte T, Heinze HJ (2012) DBS surgery for alcohol addiction. World Neurosurg. doi:10.1016/j.wneu.2012.07.011
360. Kanaka TS, Balasubramaniam V (1978) Stereotactic cingulumotomy for drug addiction. Appl Neurophysiol 41(1–4):86–92
361. Brotis AG, Kapsalaki EZ, Paterakis K, Smith JR, Fountas KN (2009) Historic evolution of open cingulectomy and stereotactic cingulotomy in the management of medically

intractable psychiatric disorders, pain and drug addiction. Stereotact Funct Neurosurg 87(5):271–291. doi:10.1159/000226669 [pii] 000226669
362. Dieckmann G, Schneider H (1978) Influence of stereotactic hypothalamotomy on alcohol and drug addiction. Appl Neurophysiol 41(1–4):93–98
363. Witjas T, Baunez C, Henry JM, Delfini M, Regis J, Cherif AA et al (2005) Addiction in Parkinson's disease: impact of subthalamic nucleus deep brain stimulation. Mov Disord 20(8):1052–1055. doi:10.1002/mds.20501
364. Zhou H, Xu J, Jiang J (2011) Deep brain stimulation of nucleus accumbens on heroin-seeking behaviors: a case report. Biol Psychiatry 69(11):e41–e42. doi:10.1016/j.biopsych.2011.02.012 [pii] S0006-3223(11)00147-8
365. Balasubramaniam V, Kanaka TS, Ramanujam PB (1973) Stereotaxic cingulumotomy for drug addiction. Neurol India 21(2):63–66
366. Foltz EL, White LE Jr (1962) Pain "relief" by frontal cingulumotomy. J Neurosurg 19:89–100. doi:10.3171/jns.1962.19.2.0089
367. Lenhard T, Brassen S, Tost H, Braus DF (2005) Long-term behavioural changes after unilateral stereotactic cingulotomy in a case of therapy-resistant alcohol dependence. World J Biol Psychiatry 6(4):264–266. doi:10.1080/15622970510029984 [pii] M6048386L6037760
368. Cohen RA, Kaplan RF, Moser DJ, Jenkins MA, Wilkinson H (1999) Impairments of attention after cingulotomy. Neurology 53(4):819–824
369. Jarraya B, Brugieres P, Tani N, Hodel J, Grandjacques B, Fenelon G et al (2010) Disruption of cigarette smoking addiction after posterior cingulate damage. J Neurosurg 113(6):1219–1221. doi:10.3171/2010.6.JNS10346
370. Muller D, Roeder F, Orthner H (1973) Further results of stereotaxis in the human hypothalamus in sexual deviations. First use of this operation in addiction to drugs. Neurochirurgia (Stuttg) 16(4):113–126. doi:10.1055/s-0028-1090504
371. Rieber I, Sigusch V (1979) Psychosurgery on sex offenders and sexual "deviants" in West Germany. Arch Sex Behav 8(6):523–527
372. Anonymous (1969) Brain surgery for sexual disorders. Br Med J 4(5678):250–251
373. Schmidt G, Schorsch E (1981) Psychosurgery of sexually deviant patients: review and analysis of new empirical findings. Arch Sex Behav 10(3):301–323
374. He S, Gao GD, Wang XL (2001)Effect of ventral pallidum lesions on drug seeking behavior in rats. Chin J Drug Depend (3):182–184
375. Gao G, Wang X, He S, Li W, Wang Q, Liang Q et al (2003) Clinical study for alleviating opiate drug psychological dependence by a method of ablating the nucleus accumbens with stereotactic surgery. Stereotact Funct Neurosurg 81(1–4):96–104. doi:10.1159/000075111 75111
376. Xu JW, G. Zhou, H. Neurosurgical treatment on alleviating heroin psychological dependence. Chin J Neurosurg 21:590–593
377. Wang XL, He SM, Heng LJ (2005) Analysis of 1 year follow up results in patients who underwent bilateral nucleus accumbens ablation with stereotactic surgery for the treatment of drug dependence encephalopathy. Chin J Neurosurg 21(579–584)
378. Chen L, Li D, Xia X (2005) A clinical analysis on stereotactic surgery of multi-targets lesion for heroin dependence. Chin J Neurosurg 21:594–599
379. Zhao HK, Chang CW, Geng N, Gao L, Wang J, Wang X et al (2012) Associations between personality changes and nucleus accumbens ablation in opioid addicts. Acta Pharmacol Sin 33(5):588–593. doi:10.1038/aps.2012.10aps201210
380. Wu HM, Wang XL, Chang CW, Li N, Gao L, Geng N et al (2010) Preliminary findings in ablating the nucleus accumbens using stereotactic surgery for alleviating psychological dependence on alcohol. Neurosci Lett 473(2):77–81. doi:10.1016/j.neulet.2010.02.019 [pii] S0304-3940(10)00177-1
381. Kuhn J, Lenartz D, Huff W, Lee S, Koulousakis A, Klosterkoetter J et al (2007) Remission of alcohol dependency following deep brain stimulation of the nucleus accumbens: valuable therapeutic implications? J Neurol Neurosurg Psychiatry 78(10):1152–1153. doi:10.1136/jnnp.2006.113092 [pii] 78/10/1152

382. Vassoler FM, Schmidt HD, Gerard ME, Famous KR, Ciraulo DA, Kornetsky C et al (2008) Deep brain stimulation of the nucleus accumbens shell attenuates cocaine priming-induced reinstatement of drug seeking in rats. J Neurosci 28(35):8735–8739. doi:10.1523/JNEUROSCI.5277-07.2008 28/35/8735 [pii]
383. Knapp CM, Tozier L, Pak A, Ciraulo DA, Kornetsky C (2009) Deep brain stimulation of the nucleus accumbens reduces ethanol consumption in rats. Pharmacol Biochem Behav 92(3):474–479. doi:10.1016/j.pbb.2009.01.017 S0091-3057(09)00046-X [pii]
384. Henderson MB, Green AI, Bradford PS, Chau DT, Roberts DW, Leiter JC (2010) Deep brain stimulation of the nucleus accumbens reduces alcohol intake in alcohol-preferring rats. Neurosurg Focus 29(2):E12. doi:10.3171/2010.4.FOCUS10105
385. Heinze HJ HM, Voges J, Hinrichs H, Marco-Pallares J, Hopf JM, Müller UJ, Galazky I, Sturm V, Bogerts B, Münte TF (2009) Counteracting incentive sensitization in severe alcohol dependence using deep brain stimulation of the nucleus accumbens: clinical and basic science aspects. Front Human Neurosci 3(22)
386. Muller UJ, Sturm V, Voges J, Heinze HJ, Galazky I, Heldmann M et al (2009) Successful treatment of chronic resistant alcoholism by deep brain stimulation of nucleus accumbens: first experience with three cases. Pharmacopsychiatry 42(6):288–291. doi:10.1055/s-0029-1233489
387. Kuhn J, Grundler TO, Bauer R, Huff W, Fischer AG, Lenartz D et al (2011) Successful deep brain stimulation of the nucleus accumbens in severe alcohol dependence is associated with changed performance monitoring. Addict Biol 16(4):620–623. doi:10.1111/j.1369-1600.2011.00337.x
388. Stelten BM, Noblesse LH, Ackermans L, Temel Y, Visser-Vandewalle V (2008) The neurosurgical treatment of addiction. Neurosurg Focus 25(1):E5. doi:10.3171/FOC/2008/25/7/E5
389. Sun B, Liu W (2012) Surgical treatments for drug addictons in humans. In: Denys D, Feenstra M, Schuurman R (eds) Deep brain stimulation: a new frontier in psychiatry. Springer, Berlin, pp 131–140
390. Gonçalves-Ferreira A, Simões Do Couto F, Rainha Campos A, Lucas Neto L, Salgado L, Lauterbach M et al (2012) Deep brain stimulation for the treatment of refractory cocaine dependence. XXth Congress of the European Society for Stereotactic and Functional Neurosurgery; 27 Sep 2012, Cascais, Karger, Portugal
391. Goff P (2005) I was conscious as they pushed the needle deep into my brain. The Telegraph 2005:22
392. Philip BR (2009) Pour la première fois depuis 1951, la Chine exécute un Occidental. Le Monde. 2009 30 Décembre 2009
393. Cohen J (2004) HIV/AIDS in China. Changing course to break the HIV–heroin connection. Science 304(5676):1434–1435. doi:10.1126/science.304.5676.1434 [pii] 304/5676/1434
394. Krupitsky EM, Zvartau EE, Masalov DV, Tsoi MV, Burakov AM, Egorova VY et al (2004) Naltrexone for heroin dependence treatment in St. Petersburg, Russia. J Subst Abuse Treat 26(4):285–294. doi:10.1016/j.jsat.2004.02.002 [pii] S0740547204000078
395. Byrne G (1988) From Metrecal to methadone. Science 242(4884):1383
396. Stephen JH, Halpern CH, Barrios CJ, Balmuri U, Pisapia JM, Wolf JA et al (2011) Deep brain stimulation compared with methadone maintenance for the treatment of heroin dependence: a threshold and cost-effectiveness analysis. Addiction. doi:10.1111/j.1360-0443.2011.03656.x
397. Hall W, Carter A (2011) Is deep brain stimulation a prospective “cure” for addiction? F1000 Med Rep 3:4. doi:10.3410/M3-4
398. Deitel M (2002) The international obesity task force and “globesity”. Obes Surg 12(5):613–614
399. Allison DB, Fontaine KR, Manson JE, Stevens J, VanItallie TB (1999) Annual deaths attributable to obesity in the United States. JAMA 282(16):1530–1538. doi:joc90587
400. Fontaine KR, Redden DT, Wang C, Westfall AO, Allison DB (2003) Years of life lost due to obesity. JAMA 289(2):187–193. doi:joc20945

401. Flegal KM, Carroll MD, Ogden CL, Johnson CL (2002) Prevalence and trends in obesity among US adults, 1999–2000. JAMA 288(14):1723–1727. doi:joc21463
402. Ogden CL, Flegal KM, Carroll MD, Johnson CL (2002) Prevalence and trends in overweight among US children and adolescents, 1999–2000. JAMA 288(14):1728–1732. doi:joc21462
403. Li Z, Maglione M, Tu W, Mojica W, Arterburn D, Shugarman LR et al (2005) Meta-analysis: pharmacologic treatment of obesity. Ann Intern Med 142(7):532–546. doi:142/7/532
404. Santry HP, Gillen DL, Lauderdale DS (2005) Trends in bariatric surgical procedures. JAMA 294(15):1909–1917. doi:10.1001/jama.294.15.1909 [pii] 294/15/1909
405. Zhang JV, Ren PG, Avsian-Kretchmer O, Luo CW, Rauch R, Klein C et al (2005) Obestatin, a peptide encoded by the ghrelin gene, opposes ghrelin's effects on food intake. Science 310(5750):996–999. doi:10.1126/science.1117255 [pii] 310/5750/996
406. Beedupalli J (2007) Bariatric surgery and mortality. N Engl J Med 357(25):2633 (author reply 4)
407. Chen R, Takahashi T, Kanda T (2007) Bariatric surgery for morbid obesity. N Engl J Med 357(11):1159 (author reply 60)
408. Sjostrom L, Lindroos AK, Peltonen M, Torgerson J, Bouchard C, Carlsson B et al (2004) Lifestyle, diabetes, and cardiovascular risk factors 10 years after bariatric surgery. N Engl J Med 351(26):2683–2693. doi:10.1056/NEJMoa035622 [pii] 351/26/2683
409. Christou NV, Look D, Maclean LD (2006) Weight gain after short- and long-limb gastric bypass in patients followed for longer than 10 years. Ann Surg. 244(5):734–740. doi:10.1097/01.sla.0000217592.04061.d5 [pii] 00000658-200611000-00018
410. Grundmann SJ, Pankey EA, Cook MM, Wood AL, Rollins BL, King BM (2005) Combination unilateral amygdaloid and ventromedial hypothalamic lesions: evidence for a feeding pathway. Am J Phys Regul Integr Comp Physiol 288(3):R702–R707. doi:10.1152/ajpregu.00460.2004
411. Torres N, Chabardes S, Benabid AL (2011) Rationale for hypothalamus-deep brain stimulation in food intake disorders and obesity. Adv Tech Stand Neurosurg 36:17–30. doi:10.1007/978-3-7091-0179-7_2
412. Anand BK, Brobeck JR (1951) Localization of a "feeding center" in the hypothalamus of the rat. Proc Soc Exp Biol Med 77(2):323–324
413. Goldney RD (1978) Craniopharyngioma simulating anorexia nervosa. J Nerv Ment Dis 166(2):135–138
414. Heron GB, Johnston DA (1976) Hypothalamic tumor presenting as anorexia nervosa. Am J Psychiatry 133(5):580–582
415. Weller RA, Weller EB (1982) Anorexia nervosa in a patient with an infiltrating tumor of the hypothalamus. Am J Psychiatry 139(6):824–825
416. Anand BK, Dua S, Shoenberg K (1955) Hypothalamic control of food intake in cats and monkeys. J Physiol 127(1):143–152
417. Quaade F, Vaernet K, Larsson S (1974) Stereotaxic stimulation and electrocoagulation of the lateral hypothalamus in obese humans. Acta Neurochir (Wien) 30(1–2):111–117
418. Quaade F (1974) Letter: stereotaxy for obesity. Lancet 1(7851):267
419. Bannier S, Montaurier C, Derost PP, Ulla M, Lemaire JJ, Boirie Y et al (2009) Overweight after deep brain stimulation of the subthalamic nucleus in Parkinson disease: long term follow-up. J Neurol Neurosurg Psychiatry 80(5):484–488. doi:10.1136/jnnp.2008.158576 jnnp.2008.158576
420. Novakova L, Ruzicka E, Jech R, Serranova T, Dusek P, Urgosik D (2007) Increase in body weight is a non-motor side effect of deep brain stimulation of the subthalamic nucleus in Parkinson's disease. Neuro Endocrinol Lett 28(1):21–25. doi:NEL280107A05
421. Tuite PJ, Maxwell RE, Ikramuddin S, Kotz CM, Billington CJ, Laseski MA et al (2005) Weight and body mass index in Parkinson's disease patients after deep brain stimulation surgery. Parkinsonism Relat Disord 11(4):247–252. doi:10.1016/j.parkreldis.2005.01.006 [pii] S1353-8020(05)00023-4

422. Tomycz ND, Whiting DM, Oh MY (2012) Deep brain stimulation for obesity–from theoretical foundations to designing the first human pilot study. Neurosurg Rev 35(1):37–42. doi:10.1007/s10143-011-0359-9 (discussion 3)
423. Brobeck JR (1963) Hypothalamus, appetite, and obesity. Physiol Pharmacol Physicians 18:1–6
424. Torres N, Chabardes S, Piallat B, Devergnas A, Benabid AL (2012) Body fat and body weight reduction following hypothalamic deep brain stimulation in monkeys: an intraventricular approach. Int J Obes 1–8
425. Melega WP, Lacan G, Gorgulho AA, Behnke EJ, De Salles AA (2012) Hypothalamic deep brain stimulation reduces weight gain in an obesity-animal model. PLoS One 7(1):e30672. doi:10.1371/journal.pone.0030672 [pii] PONE-D-11-17312
426. Hamani C, McAndrews MP, Cohn M, Oh M, Zumsteg D, Shapiro CM et al (2008) Memory enhancement induced by hypothalamic/fornix deep brain stimulation. Ann Neurol 63(1):119–123. doi:10.1002/ana.21295
427. Laxton AW, Tang-Wai DF, McAndrews MP, Zumsteg D, Wennberg R, Keren R et al (2010) A phase I trial of deep brain stimulation of memory circuits in Alzheimer's disease. Ann Neurol 68(4):521–534. doi:10.1002/ana.22089
428. Maeda H, Maki S (1989) A mapping study of hypothalamic defensive attack and related responses in cats. Neurosci Res 6(5):438–445. doi:0168-0102(89)90005-9
429. Mori Y, Ma J, Tanaka S, Kojima K, Mizobe K, Kubo C et al (2001) Hypothalamically induced emotional behavior and immunological changes in the cat. Psychiatry Clin Neurosci 55(4):325–332. doi:10.1046/j.1440-1819.2001.00871.x [pii] pcn871
430. Taghva A, Corrigan JD, Rezai AR (2012) Obesity and brain addiction circuitry: implications for deep brain stimulation. Neurosurgery. doi:10.1227/NEU.0b013e31825972ab
431. Halpern CH, Wolf JA, Bale TL, Stunkard AJ, Danish SF, Grossman M et al (2008) Deep brain stimulation in the treatment of obesity. J Neurosurg 109(4):625–634. doi:10.3171/JNS/2008/109/10/0625
432. Halpern CH, Torres N, Hurtig HI, Wolf JA, Stephen J, Oh MY et al (2011) Expanding applications of deep brain stimulation: a potential therapeutic role in obesity and addiction management. Acta Neurochir (Wien). doi:10.1007/s00701-011-1166-3
433. Peyron C, Tighe DK, van den Pol AN, de Lecea L, Heller HC, Sutcliffe JG et al (1998) Neurons containing hypocretin (orexin) project to multiple neuronal systems. J Neurosci 18(23):9996–10015
434. Zahm DS (2000) An integrative neuroanatomical perspective on some subcortical substrates of adaptive responding with emphasis on the nucleus accumbens. Neurosci Biobehav Rev 24(1):85–105. doi:S0149-7634(99)00065-2
435. Killgore WD, Yurgelun-Todd DA (2005) Body mass predicts orbitofrontal activity during visual presentations of high-calorie foods. Neuroreport 16(8):859–863. doi:00001756-200505310-00016
436. Pisapia JM, Halpern CH, Williams NN, Wadden TA, Baltuch GH, Stein SC (2010) Deep brain stimulation compared with bariatric surgery for the treatment of morbid obesity: a decision analysis study. Neurosurg Focus 29(2):E15. doi:10.3171/2010.5.FOCUS10109
437. Lempérière T, Féline A (2006) Psychiatrie de l'adulte. Masson
438. Halmi KA, Tozzi F, Thornton LM, Crow S, Fichter MM, Kaplan AS et al (2005) The relation among perfectionism, obsessive-compulsive personality disorder and obsessive-compulsive disorder in individuals with eating disorders. Int J Eat Disord 38(4):371–374. doi:10.1002/eat.20190
439. Treasure J, Claudino AM, Zucker N (2010) Eating disorders. Lancet 375(9714):583–593. doi:10.1016/S0140-6736(09)61748-7 [pii] S0140-6736(09)61748-7
440. Gowers S, Bryant-Waugh R (2004) Management of child and adolescent eating disorders: the current evidence base and future directions. J Child Psychol Psychiatry 45(1):63–83
441. Pike KM, Walsh BT, Vitousek K, Wilson GT, Bauer J (2003) Cognitive behavior therapy in the posthospitalization treatment of anorexia nervosa. Am J Psychiatry 160(11):2046–2049

442. Ball J, Mitchell P (2004) A randomized controlled study of cognitive behavior therapy and behavioral family therapy for anorexia nervosa patients. Eat Disord 12(4):303–314. doi:10.1080/10640260490521389 [pii] N6EW4WJ9BX8BJ09W
443. Steinhausen HC (2002) The outcome of anorexia nervosa in the 20th century. Am J Psychiatry 159(8):1284–1293
444. Carmody JT, Vibber FL (1952) Anorexia nervosa treated by prefrontal lobotomy. Ann Intern Med 36(2:2):647–652
445. Glazebrook AJ, Prosen H (1956) Compulsive neurosis with cachexia. Can Med Assoc J 75(1):40–42
446. Sargant W (1951) Leucotomy in psychosomatic disorders. Lancet 2(6673):87–91
447. Sifneos PE (1952) A case of anorexia nervosa treated successfully by leucotomy. Am J Psychiatry 109(5):356–360
448. Drury MO (1950) An emergency leucotomy. Br Med J 2(4679):609
449. Gayral L (1950) Emergency frontal leucotomy. Toulouse Med 51(8):502–506
450. Crisp AH, Kalucy RS (1973) The effect of leucotomy in intractable adolescent weight phobia (primary anorexia nervosa). Postgrad Med J 49(578):883–893
451. Zamboni R, Larach V, Poblete M, Mancini R, Mancini H, Charlin V et al (1993) Dorsomedial thalamotomy as a treatment for terminal anorexia: a report of two cases. Acta Neurochir Suppl (Wien) 58:34–35
452. van Kuyck K, Casteels C, Vermaelen P, Bormans G, Nuttin B, Van Laere K (2007) Motor- and food-related metabolic cerebral changes in the activity-based rat model for anorexia nervosa: a voxel-based microPET study. Neuroimage 35(1):214–221. doi:10.1016/j.neuroimage.2006.12.009 [pii] S1053-8119(06)01187-6
453. Luyten L, Welkenhuysen M, van Kuyck K, Fieuws S, Das J, Sciot R et al (2009) The effects of electrical stimulation or an electrolytic lesion in the mediodorsal thalamus of the rat on survival, body weight, food intake and running activity in the activity-based anorexia model. Brain Res Bull 79(2):116–122. doi:10.1016/j.brainresbull.2009.01.001 [pii] S0361-9230(09)00017-3
454. Pietrini F, Castellini G, Ricca V, Polito C, Pupi A, Faravelli C (2011) Functional neuroimaging in anorexia nervosa: a clinical approach. Eur Psychiatry 26(3):176–182. doi:10.1016/j.eurpsy.2010.07.011 [pii] S0924-9338(10)00155-0
455. Sherman BJ, Savage CR, Eddy KT, Blais MA, Deckersbach T, Jackson SC et al (2006) Strategic memory in adults with anorexia nervosa: are there similarities to obsessive compulsive spectrum disorders? Int J Eat Disord 39(6):468–476. doi:10.1002/eat.20300
456. Barbier J, Gabriels L, van Laere K, Nuttin B (2011) Successful anterior capsulotomy in comorbid anorexia nervosa and obsessive-compulsive disorder: case report. Neurosurgery 69(3):E745–E751. doi:10.1227/NEU.0b013e31821964d2 (discussion E51)
457. Sun B, Lin G, Zhan S, Zhang X (eds) (2012) Grading refractory anorexia nervosa for surgical treatment. In: XXth congress of the European society for stereotactic and functional neurosurgery; 26–29 Sep 2012, Cascais, Portugal
458. Benabid AL, Torres N (2012) New targets for DBS. Parkinsonism Relat Disord 18(Suppl 1):S21–S23. doi:10.1016/S1353-8020(11)70009-8 [pii] S1353-8020(11)70009-8
459. Yehuda R (2002) Post-traumatic stress disorder. N Engl J Med 346(2):108–114. doi:10.1056/NEJMra012941
460. Guay S (2006) Les troubles liés aux événements traumatiques: Dépistage, évaluation et traitements. Presses de l'Université de Montréal
461. Cloitre M (2009) Effective psychotherapies for posttraumatic stress disorder: a review and critique. CNS Spectr 14(1 Suppl 1):32–43
462. Bisson JI, Ehlers A, Matthews R, Pilling S, Richards D, Turner S (2007) Psychological treatments for chronic post-traumatic stress disorder. Systematic review and meta-analysis. Br J Psychiatry 190:97–104. doi:10.1192/bjp.bp.106.021402
463. Watts BV, Landon B, Groft A, Young-Xu Y (2012) A sham controlled study of repetitive transcranial magnetic stimulation for posttraumatic stress disorder. Brain Stimul 5(1):38–43. doi:10.1016/j.brs.2011.02.002

464. Osuch EA, Benson BE, Luckenbaugh DA, Geraci M, Post RM, McCann U (2009) Repetitive TMS combined with exposure therapy for PTSD: a preliminary study. J Anxiety Disord 23(1):54–59. doi:10.1016/j.janxdis.2008.03.015
465. Morgan S (2012) L'Etat de stress post-traumatique : diagnostic, prise en charge et réflexions: sur les facteurs prédi. Publibook/Société des écrivains
466. Rauch SL, Whalen PJ, Shin LM, McInerney SC, Macklin ML, Lasko NB et al (2000) Exaggerated amygdala response to masked facial stimuli in posttraumatic stress disorder: a functional MRI study. Biol Psychiatry 47(9):769–776
467. Shin LM, Orr SP, Carson MA, Rauch SL, Macklin ML, Lasko NB et al (2004) Regional cerebral blood flow in the amygdala and medial prefrontal cortex during traumatic imagery in male and female Vietnam veterans with PTSD. Arch Gen Psychiatry 61(2):168–176. doi:10.1001/archpsyc.61.2.168
468. Liberzon I, Taylor SF, Amdur R, Jung TD, Chamberlain KR, Minoshima S et al (1999) Brain activation in PTSD in response to trauma-related stimuli. Biol Psychiatry 45(7):817–826
469. Koenigs M, Huey ED, Raymont V, Cheon B, Solomon J, Wassermann EM et al (2008) Focal brain damage protects against post-traumatic stress disorder in combat veterans. Nat Neurosci 11(2):232–237. doi:10.1038/nn2032
470. Anderson AK, Phelps EA (2001) Lesions of the human amygdala impair enhanced perception of emotionally salient events. Nature 411(6835):305–309. doi:10.1038/3507708335077083
471. Cahill L, Babinsky R, Markowitsch HJ, McGaugh JL (1995) The amygdala and emotional memory. Nature 377(6547):295–296. doi:10.1038/377295a0
472. Shin LM, McNally RJ, Kosslyn SM, Thompson WL, Rauch SL, Alpert NM et al (1999) Regional cerebral blood flow during script-driven imagery in childhood sexual abuse-related PTSD: a PET investigation. Am J Psychiatry 156(4):575–584
473. Gurvits TV, Shenton ME, Hokama H, Ohta H, Lasko NB, Gilbertson MW et al (1996) Magnetic resonance imaging study of hippocampal volume in chronic, combat-related posttraumatic stress disorder. Biol Psychiatry 40(11):1091–1099. doi:10.1016/S0006-3223(96)00229-6
474. Bremner JD, Randall P, Vermetten E, Staib L, Bronen RA, Mazure C et al (1997) Magnetic resonance imaging-based measurement of hippocampal volume in posttraumatic stress disorder related to childhood physical and sexual abuse—a preliminary report. Biol Psychiatry 41(1):23–32
475. Stein MB, Koverola C, Hanna C, Torchia MG, McClarty B (1997) Hippocampal volume in women victimized by childhood sexual abuse. Psychol Med 27(4):951–959
476. Gilbertson MW, Shenton ME, Ciszewski A, Kasai K, Lasko NB, Orr SP et al (2002) Smaller hippocampal volume predicts pathologic vulnerability to psychological trauma. Nat Neurosci 5(11):1242–1247. doi:10.1038/nn958
477. Langevin JP, De Salles AA, Kosoyan HP, Krahl SE (2010) Deep brain stimulation of the amygdala alleviates post-traumatic stress disorder symptoms in a rat model. J Psychiatr Res 44(16):1241–1245. doi:10.1016/j.jpsychires.2010.04.022
478. Stehberg J, Levy D, Zangen A (2009) Impairment of aversive memory reconsolidation by localized intracranial electrical stimulation. Eur J Neurosci 29(5):964–969. doi:10.1111/j.1460-9568.2009.06634.x
479. Robison RA, Taghva A, Liu CY, Apuzzo ML (2012) Surgery of the mind, mood, and conscious state: an idea in evolution. World Neurosurg. doi:10.1016/j.wneu.2012.03.005 [pii] S1878-8750(12)00345-2

第五章
一些法律伦理问题

摘要　最近，深部脑刺激的成功开展使精神外科学重新兴起，也使20世纪备受争议的受试者风险问题明显减少。这一专科领域的治疗目标是一小部分脆弱的精神障碍患者。

因此，现代生物医学伦理的基本原则，即自主、行善、不伤害和公正，必须得到重视。甚至有必要对这一领域的临床研究实施更为严格的监管，因为依然存在多种风险：获取某些患者的知情同意困难、社会内部利益冲突、应用于治疗的物质成瘾及攻击行为患者的正当性、对服刑人员和儿童的权利保障……为了避免像过去一样滥用这一技术，防止未来的发展误入歧途，伦理委员会颁布了促进该项项目透明化，多学科研究、监管以及最佳实践方式的协议，来确保在这一领域对生物医学伦理基本原则的尊重。也正是基于这些准则，精神外科学才能获得患者、医生乃至整个社会的信任。

精神外科学是一个新兴的、富有争议的实践学科。随着大脑前额叶切断术的发明，美国人 W. Freeman 不知疲倦的推行，精神外科学被寄予厚望。从20 世纪40 年代末到50 年代初，迫于收容所过于拥挤及缺乏有效治疗，精神外科学被过度发展与滥用。这段时间内，前额叶切断术的适应证甚至扩大到应用于人格障碍的患者身上，使得这个时期被贴上缺乏严格监管、违背道德伦理的标签[1]。对伦理学的援引并不一定代表对其原则的依从。第一篇有关这个主题的文章《精神外科伦理学》[2]发表于 1953 年的《新英格兰医学杂志》，作者竟然是 Freeman 本人！因神经精神药理学的出现，公众对精神外科学更加警觉，选择外科手术更加慎重，只有致力于该领域不断完善的少数团队还在应用。尽管有严格的条件，许多问题依然值得考虑。1970 年，神经外科医生 M. David 坚持认为：在精神外科学中，伦理问题会一直存在，其中道德问题是被提及的最敏感的话题，容易引发热烈的、有时也充满激情的争论[3]。事实上，随着1957年贝尔蒙报告（Belmont Report）的公布，国家生物医学和行为学研究人体受试者保护委员会制定了关于生物医学伦理学的基本内容，决定了精神外科学的未来[4]。贝尔蒙报告确立了医学研究中尊重他人、行善和公正的基本原则[5]。第2年，在生物医学伦理原则的基础上[6]，T. Beauchamp 和 J. Childress 将这些原则整合到治疗实践中，创造出现代生物医学伦理学最重要的四大基本原则：自主、行善、不伤害、公正。

自主原则

在生物医学伦理学中，自主原则是指每个患者都是一个自主的个体。换句话说，患者可以自己做出选择和决定。当精神外科学的受试者决定能力缺损时，取得患者知情同意会遇到困难，自主原则的执行便遇到了困境。在患者的决定能力严重受损时，获得受试者知情同意就会变得富有挑战性、变得敏感。深部脑刺激的效应的确是可逆的，限制了过去某些神经病理学的改变。然而，并发症确实存在，我们对长期效应也是知之甚少[7-8]。

缺乏洞察力

精神外科治疗的某些疾病的患者可能不能理解治疗的内容，没有知情同意的能力。知情同意能力需要理解干预内容及其适应证，对是否参加以后治疗做出决定和选择。获取这种患者的知情同意成为精神外科学中的障碍，因为知情同意能力恰恰与疾病的严重程度相关，而且普遍地影响着患者的生活，而此时，外科手术治疗又显得是必要的。J. J. Kress 指出一个严重的强迫症患者会被自己的优柔寡断所折磨，因为他那无休止的犹豫不决；一个抑郁症患者会产生某种病态思维，而对健康抱有极度扭曲的观念[9]。一位精神病学家引用 Ricoeur 的话补充道：所有的苦难都是因为失去了生活的动力。虽然如此，患有强迫症的患者还是能够认识到他们的病情，因此法国国家咨询伦理委员会认为强迫症与其他科的疾病一样，没有失去对疾病的判断能力，并且可以完整地认识现实情况[1]。严重抑郁症患者则不同，他们可能存在某种程度的认知损害[10]或一些人正在接受积极的抗精神病药物治疗。如果对患者的认知和决定能力产生怀疑，医生会通过客观的方法去评估患者做出决定的能力。MacArthur 知情同意能力评估工具-治疗（MacCAT-T）就是这样一种评估方法[11]。虽然如此，这些可靠的评估方法可能并没有考虑到情绪和自身经历会对患者的决定能力造成影响[7]。患者对精神外科学本身及其疗效的设想也会影响患者做出选择。也许是时候为医生提供一些帮助，去除那些因为《飞越疯人院》和《禁闭岛》这些电影给人们带来的关于精神外科学的某种虚无主义的印象。也许是时候让医生通过某种治疗媒介诸如深部脑刺激在不切实际的治疗期望中找到一个平衡点[12]。

正确知情同意的争论

精神外科学，特别是深部脑刺激技术，仍旧需要至少 5 年的研究。这些技术的研究性质被提出如下的质疑：如何向患者提供公平、清楚以及合适的信息[13]。少数患者愿意参加研究、对结果的不确定性、大量的副作用、短期和长期治疗耐受性的问题，使知情同意的信息告知难以确定。当然有些风险是明确的，例如可能脑出血或感染，这与某个解剖学靶点产生刺激后会产生多少神经心理学并发症是具有本质区别的，因此风险很难被预测。我们将讨论回到不伤害这一原则上来。许多神经心理学效应可以通过调节某些刺激参数实现，并且是可逆的，但行为学后果却是不可逆的。由此可见，提供“清晰的”信息对医生是非常困难的。长期效应的问题一样存在困扰，因为这些治疗方法很少有能被追溯到超过 15 年的：这些效应会永远存在吗？随着年龄增长，电极移位会造成什么风险？在 20 年后会有兼容性更好的刺激控制单元出现吗？什么时候公司会为患者报销同步刺激器的费用，难道要等到患者去世以后吗？

没有自主权的患者存在的问题

在美国，国家生物医学和行为学研究人类受试者保护委员会在其 1977 年颁布的指导建议中专门指出，精神外科学的治疗不应用于囚犯和儿童。为什么这一建议会提到囚犯呢？部分原因是华盛顿邮报披露了在加利福尼亚的一所监狱利用重刑犯实施精神外科介入治疗，并且揭露了密歇根州资助利用性犯罪者做精神外科学治疗研究的 Kaimowitz 事件，判决也促成这一建议指南的颁布[14]。据估计在 1962—1979 年这段时间，西德监狱里面的 72 名性犯罪者有一半以上的人也接受过立体定向下丘脑毁损术的“治疗”[15]（表 5.1）。1981 年，来自汉堡大学的性学家 G. Schmidt 和 E. Schorsch 批判性地评估了这些“治疗”过程。他们发现，不仅许多术后出现的临床表现无法解释，而且许多患者也没有得到术后的继续治疗。虽然当时许多患者是自愿接受手术的，但大部分也是受到接受治疗有可能获得自由这一条件的利诱。这些研究结果通过媒体的报道以及联邦健康调查局多年的调查，导致这些“治疗手段”在德国的终结[16]。下丘脑毁损术以及杏仁核毁损术曾经在表现为“病理性攻击行为”的儿童和成人身上实施。来自比利时的哲学家 J. N. Missa 指出：“似乎马德拉斯的医生特别热衷于实施毁损下丘脑和杏仁核的手术，受日本人 K. Sano 等[17]、H. Narabayashi 以及印度的 V. Balasubramaniam[18] 的影响，B. Ramamurthi 曾对大量有攻击倾向和‘多动症’的儿童实施过这类手术。Ramamurthi 提供了他 28 年来 1774 例立体定向手术的结果，其中 603 例是 15 岁以下、被其认为具有攻击行为倾向的儿童……其中有 39% 被认为疗效很好，37% 被认为疗效尚可……对于 Ramamurthi 的结论，如果儿童术后变得‘平静而安宁、不理会挑衅’，或孩子的家人对疗效满意就认为这手术效果是很好的，‘家人及亲属的反应体现出了手术对这个家庭产生不可估量的价值’，他们的生活质量得到了迅速改善，同时对这种手术的需求也迅速上升。”[19]精神外科学发展中这一戏剧性的过程使得两个重要的伦理问题得以显现：一个是未成年人的知情同意问题，另一个是利益冲突的问题。根据 B. Ramamurthi 的说法，这项技术并没有评估年轻患者在内心是否愿意，而仅仅是考虑了患者亲属是否满意。与此相关的罕见病有抽动秽语综合征和莱施-奈恩综合征。对于抽动秽语综合征，选择适当的深部脑刺激治疗的儿童非常少见，因为大部分儿童的症状会在长大后有所改善或消失。然而，当临床表现有骨髓病变或骨髓损伤的危险时，深部脑刺激是依然要被应用的[12,21-22]。但要十分谨慎，因为关于深部脑刺激治疗的副作用依然是未知的。

表 5.1　实施立体定向下丘脑毁损术患者的性偏离统计表（$N=59$）[a,b]

异性恋（$N=28$）	
强奸，成年女性	11
性接触，女孩（未满 14 岁）	5
露阴癖，成年女性	4
露阴癖，女孩（未满 14 岁）	4
施虐受虐行为，女孩（未满 14 岁）	1
“性欲过度”[c]	3
同性恋（$N=28$）	
性接触，成年男性[d]	2
性接触，男孩（未满 14 岁）	7
性接触，男孩和青少年（10～16 岁）	9
性接触，青少年（14～16 岁）	8
露阴癖，男孩（未满 14 岁）	1
施虐受虐行为，男孩（未满 14 岁）	1
其他（$N=3$）	
多形变态	1
异装癖和酗酒	1
性动机的纵火	
缺失的数据：	
哥廷根，13 例	
汉堡/萨尔州，1 例	
其他，2 例	

[a] From Müller et al. , 1974；Horn，1978；Supprian，1979.

[b] 根据外科医生或精神科医生的诊断。

[c] 表格中唯一的女性患者。

[d] 一名神经质患者被错误地诊断为疑似同性恋者（Müller et al,，1974，p. 102）

利益冲突

也许不止我们前面例子里提到的家庭间有利益冲突。同样，医生、制药行业，乃至整个社会都会存在利益冲突。

社会层面

考虑到行为干预的方法会使人意识到患者与社会之间的潜在冲突增加，《严重精神障碍的功能性神经外科学》中的一篇报道提到，美国国家伦理咨询委员会的前辈们曾在20世纪50年代早期解释道："希望缓解过分拥挤、替代医疗的收容所及医院压力的愿望是强烈的，脑叶切断术是一种能使患者镇定，甚至使相当一部分患者回归家庭的治疗方法。考虑到'经济效益'，对于这种手术的增加已经不再陌生，不必再去格外注意筛选标准和患者知情同意[1]的问题。[20-22]" 最终，随着精神药理学干预措施的出现，收容所也得到了真正的清空，就如同精神病学家和历史学家J. Hochmann强调的，这些药物疗法"使那些严重精神错乱患者的临床表现得以控制甚至消失，缩短了住院时间，增加了医院的可用空间和院外门诊监测的时间"[23]。当通货紧缩加重的时期，重要的是保持警惕，防止因经济问题导致利益冲突。出于这种考虑，我们必须解决以下人群的临床管理问题，因他们往往会干扰公众，即吸毒者、暴力狂和那些性取向异常或已经有性偏离行为者，或者某些生活在这个社会的被烙上离经叛道标签的人们。

性征

仅仅是50年前，我们西方社会认为同性恋，甚至手淫、性行为偏离都需要医治。直到1973年，同性恋不再被归类为精神障碍，从DSM中移除。在此之前，在那个特定的时代，性取向或品行障碍被认为是需要精神外科治疗的。1953年，一个社会工作者在蒙特利尔的Saint-Jean-de-Dieu医院观察到："10例在脑叶切断术之前被认为有慢性手淫习惯的或

1 参见Erreur! Signet non défini. 20世纪50年代精神外科学的流行。

同性恋者，其中6例在手术后似乎能控制他们邪恶的想法及行为。他们手术后不会再陷入之前的行为当中了……他们为这些患者提供了工作，以使他们不会无所事事，并且方便监测他们与他人交往过程中的行为”[27-28]。1972年，新奥尔良杜兰大学的精神病学家试图通过对隔区的刺激来“引发同性恋者的异性恋行为”[24]。虽然这样的干预方式在文献中是罕见的，但他们所做的这些工作提醒我们，正常和病理变化之间的障碍是由时代和国家决定的。医生并不能单独定义什么是或不是精神病理学。社会和宗教也影响这一过程，有时造成的影响是负面的。

药物滥用

据WHO的统计，全世界有0.1%～3%的人群存在药物滥用问题，特别是海洛因和可卡因[25]。1973年，印度马德拉斯的V. Balasubramaniam等[26]一共对28例患者进行了立体定向双侧扣带回毁损术。T. Kanaka、V. Balasubramaniam[27]和B. Ramamurthi等[28]在1978年又重复了上述的方法，继续进行该项手术，但采用的招募方法却令人质疑。

他们的项目在20世纪80年代被终断[1]。1998—2002年，俄罗斯有个类似的项目由神经外科医生S. Medvedev在圣彼得堡的脑研究所进行。348例海洛因依赖患者接受了立体定向低温扣带回毁损术的“治疗”[2]。S. Medvedev报告称“30%的成瘾患者得到了治愈，而另30%在完全戒断的前2个月出现了1次或2次的复发。”后来这种做法被禁止了，因为有个患者向当局投诉术后头痛。“出于经济上的原因，这些手术治疗方法均在未经过建立实验模型和对照研究的情况下实施的，也没有得到伦理委员会的批准。”俄罗斯学者B. lichterman在他发表在《柳叶刀》上的评论中说道：“据我所知，没有一个研究经过审查委员会的同意。”[29] S. Medvedev为自己辩解，称他的“工作”得到了俄罗斯卫生部下属的物质成瘾研究委员会的同意。2003年，在中国西安的一家部队医院里，由G. Gao牵头对28例海洛因依赖者进行了双侧伏隔核立体定向消融干预治

---

1 2000年，当提到这一计划的终止，B. Ramamurthi奇怪地宣布：“先是美国，其次是日本，然后欧洲国家，但这些利用扣带回毁损术治疗成瘾的精神外科偏执狂被扫清后，这些人的话是不可信的。将改变人意识状态的权利交到外科医生的手上是存在争议的，如果我们鼓励这样做，神经外科医生将利用它使得美好的美国变成罪恶的共产主义。”[99]

2 立体定向手术更多地依赖一个牙科模型而不是一个立体框架，使用一个“冷冻探针”在−70 ℃条件下捣毁双侧前扣带回、布罗德曼24区。

疗，治疗的临床效果与 S. Medvedev 的研究相似[30]。在这些结果中也没有提到伦理委员会的审批事宜，而且作者也没有详细说明选择患者的标准，只是简单地描述为“患者时间自由且无禁忌证”。目前还不清楚，在俄罗斯和中国的研究中有没有进行神经心理评估，以确定在治疗过程中患者是否有任何认知或人格改变。2009 年，来自德国科隆和马格德堡的一个团队决定恢复对伏隔核的研究，但这次是使用深部脑刺激的方法[31]。该计划是在更严格的伦理要求下，在更有限的患者中开展的。所有 3 例严重慢性酒精中毒患者实现了一次性戒断，并且在手术干预后的很短时间内就有了效果。虽然这项技术是可逆的，且前景可观，但伦理学家依然认为下结论还为时过早[37]。对深部脑刺激方法的批评主要集中在：干预位点缺乏足够的科学依据，成本和手术过程中存在风险[38]。此外，他们建议：如果研发出新的植入物，需要进行国际注册，以避免出现偏倚[32]。在这一点上，他们得到了法国团队的支持，植入操作后需要进行双盲研究，这是必要的[1][40]。大家达成了共识：深部脑刺激的治疗方法只能应用于进行了几次戒断尝试均失败、最好状态下的患者身上[37-38,40]。最后，对于某些物质成瘾，比如海洛因，仍然应用替代药物则视为治疗无效。手术成功的标准不同于那些没有药物替代品的病例，比如苯丙胺和可卡因成瘾[33]。

异性恋的攻击行为

异性恋偏激的攻击行为，就像吸毒成瘾，会导致犯罪。这种情况可能导致社会内部的利益冲突。被监禁的性侵犯者进行下丘脑毁损术会出现伦理困境，我们可以让患者自主选择是否知情同意来解决这一问题。2007 年，美国的 K. Fountas 指出，损伤性的精神外科手术治疗攻击行为已经随着更多精神药理学治疗选择的出现和手术自身的缺陷而慢慢消失[34]。然而，最近有 3 个报道对这种乐观的说法表示怀疑：第一个报道是墨西哥对具有攻击行为的个体实施了扣带回毁损术、内囊前肢毁损术和边缘系统白质切断术[35-36]，治疗中使用了伽玛刀，但知情同意的问题并没有在 2011 年发表的文献中提及。3 名患者曾被予以双侧额叶脑白质切断术或扣带回毁损的“治疗”，其中最年轻的患者 16 岁，他的故事是发人深省的：“他是第 6 个患者，是一位十几岁的青少年，是一位神经外科医生

1　患者和医生都不知道这一刺激是否会有效果。

的儿子，出现了自我攻击和攻击他人的精神发育迟滞症状。首先，对这个患者实施了全身麻醉下内囊前肢毁损术。治疗协议上注明，这一治疗过程日后可能会与双侧边缘系统白质切断术以及下丘脑毁损术联合以达到控制不自主攻击行为的作用。'治疗'后的最初2个月，患者的冲动行为明显减少。然而，在'治疗'后的6～8个月，患者出现放射性脑坏死，需要在另一家医院进行一个开放的扣带回毁损术。目前患者的临床状态还是未知的。"[36]这个悲惨的故事令我们对治疗者从一个患有精神发育迟滞的少年那里获得了何种程度的知情同意而感到疑惑。我们暂且不看手术本身带来的问题，仅仅看患者还是个未成年人，且还是同事的儿子，问题就不言自明了。这一不幸的事件使我们认识到：制订严格的指导方针去规范这些干预措施是十分必要的。第二个报道涉及12个人，其中9人患有精神发育迟滞，3人患有精神分裂症，都接受了内囊前肢毁损术及双侧扣带回毁损术。这些患者的平均年龄只有28岁，其中有2人还是未成年人。报道称在手术后的3个月后，言语和动作攻击的发生率下降了60%。大约42%的患者出现了短暂的并发症：狂欢纵乐（4例）、嗜睡（3例）、失抑制（2例）、性欲亢进（2例）、感染（1例）、下肢轻瘫（1例）。大部分患者在干预的6个月后都失访了[36]。作者提到"一个根据赫尔辛基宣言进行审查的伦理委员会审查了每一个案例"，这项研究是在墨西哥总医院资助下进行的"符合法律规定且在总医院研究委员会的实时监督下进行的"。但是问题仍然存在：是否这些患者的行为问题给家庭和社会带来了相比于自身更多的问题和困扰？此外，他们都患有精神发育迟滞或分离障碍带来的心理和智力减弱的问题，他们在临床研究中的自由选择和知情同意的有效性就会存在问题。在这一点上或许引用1947年制定的为了审判纳粹医生的纽伦堡法典或许会更有针对性。B. Baertschi在一部经典的神经伦理学书中解释道："人类受试者的自愿同意是绝对必要的。这意味着受试者有着法律赋予的权利去决定是否被给予知情同意；人必须能够自由自主地选择，没有任何力量和因素可以干预、欺诈、胁迫或强迫……通过上述情况，我们明确，神经外科治疗必须要能产生实际的效果，并且对社会有利，同时是不能通过其他方式实现的，干预也不能是随机进行和不必要的……这种干预必须是在避免任何痛苦和不必要的身体或精神损害的情况下进行的。"[37]2004年，意大利的A. Franzini和G. Broggi报道了1例不能用药物控制的、具有冲动暴力行为的2例患者，接受了下丘脑后部手术植入电极行深部电刺激治疗[38]。

两位患者都是三十多岁，因胎儿期脑缺氧患有精神发育迟滞与先天性弓形虫病。米兰团队详细阐述了其中1例患者服药后出现了严重的肝并发症，因他的破坏性行为被隔离治疗。经过1年的观察，作者发现第1例患者有了明显的临床症状的改善，再未出现之前的冲动行为，并且第2例患者也未出现之前的侵犯行为并且还能够加入一个职业的康复治疗中心。我们特别需要注意的是，对这些患者进行了长期监测，作者在结论中提到："这一治疗操作的可逆性以及下丘脑后部的双侧慢性刺激并未发现不利影响，这表明这种技术在道德上是可以接受的。之前在2例患者中想通过深部脑刺激提高生活质量的治疗尝试已经失败了。" 2008年，J. Kuhn和V. Sturm带领的德国团队以及V. Hernando和R. Sola报道了一个令人鼓舞的新发现[39]：在这种情况下，使用低频刺激可能会产生效果[40]。

医师与研究人员

除了社会压力，如果患者的基本功能障碍或是治疗花费太高也会带来额外的压力，使得负责获取精神外科治疗知情同意的医生同样面临着利益冲突。C. Jeanrenaud在他的一本关于法律和国家概念的书中这样写道："当这些医生、研究员或专家在做选择时，要考虑患者的健康、研究的完整性或推荐患者的利益作为一种必不可少的因素，也是冒着如下风险的，比如经济收益、名声，以及获得科研资金的能力，同时这样容易产生利益冲突。" 帮Freeman写自传的两位作家Valenstein和El-Hai，回忆了名声和威望对于这个来自华盛顿的精神科医生来说是多么重要，致使他这样孜孜不倦地去改进经眼眶额叶切断术。他"傲慢、自信且有说服力"，与Moniz的那种"甜蜜和谦卑"的态度形成鲜明对比[22]，但都没有半点显得蔑视荣誉和有失得体（图5.1）。

在《伟大而绝望的治疗》一书中[22]，Valenstein描述了Moniz为获得1949年诺贝尔奖去游说评选委员会，他因脑血管造影术错过1928年和1933年的诺贝尔奖评选。最近，猛烈抨击精神外科学的法国精神病学家A. Bottero[41]警告每位医生及研究者：这些试验性的治疗所带来的风险与获益是否平衡，需要冷静地去评估疗效。医生有责任明确建立在他们声誉的基础上进行的干预是否有效；也可以说他们既是法官，也是陪审团。医生需要有较高的热情和胆识去从事多数人都不赞成的研究和治疗。目标要高远，需要不断努力，失败的风险也总是存在。这样就需要坚信，

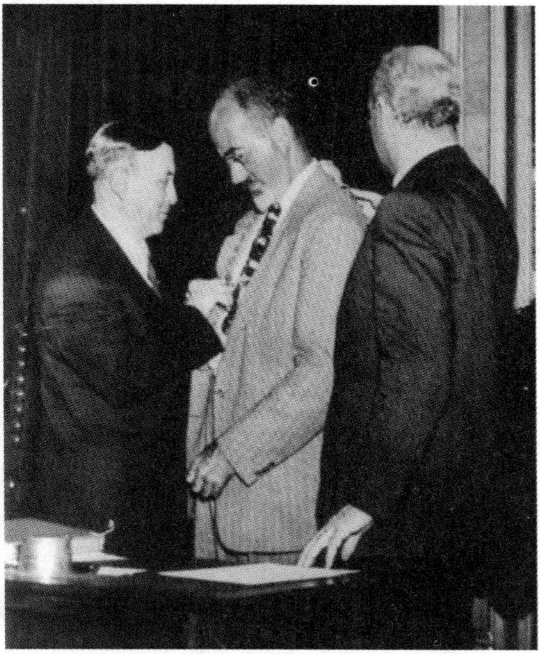

图 5.1　1948 年，在精神外科学第一次国际大会的颁奖仪式上，Freeman 成为西班牙科学院的外籍院士，Moniz 亲自为其颁奖

医生必须做得很好，也会使研究人员经常混淆假设与现实的区别，而忽略了相互矛盾的信息[42]。

医生能从这些新技术中获得的经济利益是很低的：因为监测和患者检查就需要耗费大量人力，并且许多干预本身又需要相当高的技术设置。例如，在法国，深部脑刺激是帕金森病治疗的一部分，几乎只有公立医院才会提供这一治疗，原因就是这种治疗对于私人诊所来说几乎没有任何收益；并且这种实践并不能给实践者带来额外的收益，同样也不适用于医药行业。

制药行业的矛盾心理

医药行业对用热凝或伽玛刀的外科消融手术并不感兴趣，因为这些技术所需的设备大多是可重复使用的，即使有不可重复的，也很廉价。虽然如此，同样也是由利益驱动，深部脑刺激以及某些以患者最佳利益为切入点的手术植入物产业，情况就有很大不同了。在治疗和商业动机两者不一致的情况下，可能会妨碍研究自由和创新[43]。2006 年，据估计用于深部脑刺激治疗的成本是 37 000 欧元，其中有将近 15 000 欧元是用于支付电极和刺激器的[44]。除此之外，由于电池寿命的限制，平均每 5 ~6年就要更换一次神经刺激器，耗资约 10 000 欧元。这些数字表明植入式设备所带来的经济负担；全球市场，包括所有医疗设备，估计总值接近 1500 亿欧元[45]。据估计，公司的研发费用大约占总额的 7%。一些伦理学家认为这些公司参与临床研究的行为是存在伦理问题的。当然，企业的参与为验证深部脑刺激在精神病理学方面的有效性和安全性的临床研究提供了经济支持。公司提供了研发所需的资源，使许多治疗得以实现。然而，研究者继续从事研发工作可能会与这些投资产生利益冲突[43,46-47]。一位来自哥伦比亚大学的伦理学家 Erickson Davis，对深部脑刺激治疗强迫症研究中的伦理问题提出了至关重要的疑问[46]，特别是她指出美国食品药品监督管理局（FDA）制定的某些条款可能受到了一些手术植入物制造企业不断游说的影响。一位纽约公共卫生学院的研究员指出，一个公司利用人道主义器械豁免权（HDE）绕过了严格且缓慢的上市前批准申请（PMA）过程（这通常被用于Ⅲ类设备）。事实上，HDE 通常用于某些在疾病中使用量少于 400 万/年的医疗器械。这些植入物生产企业认为强迫症患者只是少数，并且他们得不到相应的医疗救助，理应得到这一“富有同情心”且只能应用于少数罕见病的特权程序的帮助。Erickson Davis 了解到这一点，相反，她认为这是一种疗效并不确切的、为了避免长期且不确定的申请过程而采用的一种治疗方法。一篇类似的文章发表在 2007 年的《新英格兰医学杂志》上。作者 Shuchman 先生对 FDA 批准迷走神经刺激术被用于治疗药物成瘾的行为发表了评论，他强调了一个植入设备公司在获得这一宝贵的批准所付出的努力。他引用了一位美国财务委员会参议员 C. Grassley 的话：“2006 年，尽管 FDA 的科学家无法证明它的有效性，但 FDA 还是批准了迷走神经刺激术治疗难治性抑郁症。应该给予科学家更多的时间去研究，而一位美国 FDA 的高级官员不顾 20 个美国 FDA 科学家的反对，批准了这一申请。”[48]然而，美国 FDA 的高管们是为了确保使用不同刺激参数的随机、双盲研究得以实施。同时，两家大型保险公司选择支持参议员 Grassley，拒绝为没有经过充分验证治疗效果的医疗器械提供保险服务。《新英格兰医学杂志》的记者认为，没有保险公司的支持，研究公司将难以获得相关的临床病例。

前面的例子说明了临床研究和产业游说之间的紧密联系可能导致利益冲突。正是因为这一原因，2002 年，精神外科学界著名的且极具影响力的两位实践者——来自比利时的 Nuttin 和美国的 Greenberg，要求在这一领域进行临床研究要坚持严格的道德规则和透明度，这一主题将会在接下来的题为“保障措施”的部分进行探讨[49]。

患者需要“管理”吗?

在最近一期的《北美医学杂志》上有句话“请再按一下那个按钮!”[50]表明了一种愿望，即某些患者希望能够改变深部脑刺激仪的参数。我们知道更改刺激的强度、频率和电极结构，都会对电极所在的脑区产生或多或少的即刻效应，例如，在底丘脑核产生的临床效应几乎是即刻的，但这种效应也可能滞后数周，比如腹侧纹状体。当深部脑刺激用于治疗帕金森病或精神病时，患者可产生欣快感、幸福感[51-53]或躁狂发作[54-56]。性欲亢进[57-59]与性高潮的发生率相似，这种感觉甚至高度类似于吸食鸦片后产生的快感[60]。因此，可以理解一些患者希望维持能够产生这些感觉的参数。由于不再试图恢复到原始状态，甚至是尝试体验更好的状态，这就使情况复杂化了，我们会为了获得这种兴奋作用而偏离治疗的目的[1]。所以，内科医生会拒绝让患者去控制他们自己的“刺激参数”。这与药物治疗患者能够自己管理自己相比，的确会使患者丧失一定的自主权。脑刺激的目标之一就是帮助患者重新获得自主权，并减少精神症状的痛苦体验，这将在后面的章节进行探讨，而内科医生管理刺激参数会妨碍患者自主权的获得。人类学家 B. Moutaud 的分析有助于说明这一点。B. Moutaud 通过与使用深部脑刺激治疗的强迫症患者相处数月，观察到患者不再控制他的治疗（他不再随着正常的生活和需求适应他的治疗），而这位患者是经过咨询指导过的。一旦这种技术能够恢复这位患者的自主权，那他将会发现自己依赖于一位神经科专家和深部脑刺激，而对疾病本身的控制或有或无，这时他必须重新适应与治疗的关系。在这种情况下有一个问题（由于在最后一次治疗时没有计算好刺激参数，导致深部脑刺激的感觉减弱等），就是患者的唯一求助是预约、重新咨询

1　参见第 304 页“如何面对强大的人类”。

并且解释他的感觉。这些结果会使患者认为自己依赖于技术，否认恢复自主权的观念，而自主权在整个治疗计划中是完整的。由于持续需要医生而在治疗过程中丧失自主权，会导致患者尝试并再次占用治疗、疾病以及自我体验的情况（与在化疗过程中控制这些事情的方法相同）。某些患者甚至可能会问他们能否购买参数控制器[61]。这种由患者控制自己的可能性引起了患者拥有刺激参数控制权多少的问题。当前的情况仅仅只是一个刺激开或关的二项选择吗？或者能否给予他更多的管理权，如刺激强度、频率，甚至刺激电极的触点选择？而这种操作是比较精细的，甚至是由专科医生操作的，并发症的发生风险也是非常大的。但正如人类学家 B. Moutaud 分析的那样，患者可能会积极争取控制刺激参数的权利，就像他们根据自身情况自我调整精神病药物使用一样。多篇科学文献报道了多个由于改变脑刺激参数而导致镇静、欣快、性欲亢进或“类似吸食鸦片样感觉”的案例[52,57,60,62-63]。当面对一位满足于这些身体状况的患者，医生的态度应该是怎样的呢？当然这些案例都是例外，但是随着我们对精神疾病病理机制的深入研究，这些案例将会越来越多。确实，这些心理调节的目标脑区比调控异常活动的脑区具有更为显著的情绪效价，如伏隔核、腹侧纹状体、底丘脑核边缘区域等。著名的人类学家 Moutaud 认为，通过 2 位患者的体验，其中 1 位患者指出：当这项技术导致 Yvan 和 Melville 发生轻度躁狂时，他们描述当时的体验是失去控制但意识清晰，他们不能控制深部脑刺激的作用及其结果，这可能是一种残忍的体验。疾病的治疗被分为两个模式，即基本意识的客体，一个代表临床症状的实验模型的有机体以及治疗的主体。

行善原则

仅仅就疗效来说，我们可以讨论精神外科的伦理问题：可以仅靠事实、结果判断，并与多年的统计数据匹配。现实的问题依然是，我们能否拒绝一位患有严重心理障碍并且其他所有治疗都无效的患者，通过外科治疗使其摆脱病痛和终生的住院治疗？

——David M.，Guilly P. La neurochirurgie. “Que sais-je?”，Paris：PUF；1970.

Marcel David 是法国一位著名的神经外科医生，也是神经外科领域的领军人物之一。他强调，对于精神科医生和神经外科医生来说，最重要的就是使患者受益最大化。现如今，由于神经精神药理学的发展，终生住院治疗已属罕见。遗憾的是，这一实践的确一直应用在药物治疗难以改善的精神病患者身上。“精神疾病患者的这种痛苦促进了人们研发新的治疗方式，以实现对患者有尊严而人道的管理，并且密切关注病患的孤独、受限制和经济损失”[1]。鉴于竭尽全力为患者服务的理念，国家伦理咨询委员会在2005年批准了功能精神外科用于治疗严重精神疾病。深部脑刺激及其可逆性给了精神外科“第二次机会”。我们已经在精神外科损伤技术章节中概述了内囊前肢毁损术和扣带回毁损术的结果是令人满意的：超过一半的抑郁症或严重强迫症患者的症状明显改善，尽管这些疗效振奋人心，但伦理委员会仍然担心其神经精神并发症的风险。尽管随着立体定向技术的不断进步，这些风险越来越小，但是由于损伤是不可逆的，所以治疗的效应可能是永久的。而脑刺激的出现在很大程度上克服了这一缺点，并且能够取得类似的临床疗效。尽管很多患者在社交生活方面有所改善，但是疗效预测因子的问题仍然持续存在[64]。此时，有必要强调由来自荷兰伊拉斯姆斯大学的 M. Schermer 提出的理念“平衡原则和辅助性原则”[65]。辅助性原则是指“只有中央机构执行任务，而下属机构不能执行任务”的原则，这更像是政策性理念，而非伦理学理念[66]。鉴于这一原则，鹿特丹港市的伦理学家强调说，精神外科治疗只能在药物和心理治疗失败后方可使用。在概括精神外科研究的纳入步骤时常常遇到一个问题：药物治疗失败的标准是什么？为了将一个患者纳入一项临床研究，医生必须严格遵守指南：在进入该项临床研究之前，必须尝试哪些不同的药物和心理治疗措施？必须检测哪些分子变化？药物剂量如何？治疗多久？这种严格的标准是要求所有可能的治疗措施组合都被尝试过，并且失败了；多种治疗措施组合常常花费很长一段时间，并且使用更多的药物治疗一个患者，有时会让医生陷于没有医德的尴尬境地。M. David 早在1970年就问过自己，“我们是否有权利在一个尝试过自杀，并且将来迟早会自杀的抑郁障碍患者身上使用非常多的治疗措施？毕竟其他的治疗措施在这种疾病的治疗过程中成功过。”[3]第二个原则，即平衡原则，引进了不伤害原则，后面会详细阐述这一原则。平衡原则要求患者的临床症状足够严重，以证明精神外科治疗带来的可能不良风险是合理的。这一理念促使了精神科和神经外科医生仔细衡量风险-受益比值，这是精神外科出现之前所有医学操作所固有的。辅助性和平衡原则可能会与自主原则冲突。我们可以想象一下，一个患者在充分考虑了疾病带来的痛苦或药物治疗导致的副作用之后，依然希望能接受精神外科治疗，尽管他的医生并不觉得这些痛苦很严重。同样，行善与不伤害原则对于同一个患者来说，也可能会相互矛盾。

不伤害原则

不伤害原则让我们想起了希波克拉底誓言：以不伤害患者为第一要务。这也体现了上述风险-受益比的概念。其中，风险包括治疗的并发症、脑内植入装置、刺激的不良反应。就外科治疗而言，导致神经系统症状的脑出血的发生风险约为4%，而一次或多次癫痫发作的发生风险约为1.5%，手术后短暂发作意识不清的发生率约为15%[67]。根据一项近1000例帕金森病患者接受丘脑下植入术的meta分析的结果，脑内植入装置造成感染和功能失调的发生率约为3%，可用来推测深部脑刺激治疗精神障碍的疗效和不良反应。当考虑到不良反应时，深部脑刺激就显得更加复杂了，例如在使用丘脑下刺激治疗帕金森病时，产生的神经心理作用也是效应的一部分。医学文献也报道过强迫行为[68]、攻击行为[69]、性欲亢进或躁狂[54,58,70-72]、冷漠或抑郁[73-78]以及自杀企图[71,76-82]的案例，少数患者主诉陌生感[83]、生活失去意义、身份改变[84]、行为变化。这些都能影响家庭成员之间或同事之间的关系。在 Salpetriere 医院中，据 Y. Agid 领导的巴黎团队成员 M. Schupback 估计，近2/3的患者在治疗后出现家庭矛盾，并且在之后的2年内超过10%的患者离婚[83,85]。据研究者解释，这一现象的原因可能是患者重获自主权，而自主权改变了夫妻关系的平衡状态；还可能是患者难以放弃他之前的地位，并随后向配偶抱怨不能重获希望的“正常生活”。Salpetriere 的团队还发现患者的职场活动行为也发生了消极的变化。简而言之，尽管这种疗法带来的运动能力改善是不可否认的，但是神经心理作用更加微妙。相关领域文章支持了这一点，如题为“医生高兴，患者并不那样高兴?”[86]或“已修复的躯

---

1 In Epidemics (I, 5), dated around 410 BCE, Hippocrates defines the purpose of medicine thus: ἀσκέειν, περὶ τὰ νουσήματα, δύο, ὠφελέειν, ἢ μὴ βλάπτειν (to have with regards to disease two objectives in sight: to be useful or at least do-no-harm).

体中的沮丧精神”[83]的文章。一位患者的声明也说明了这个问题：以前是我想做但不能做，而现在是我能做但不想做了。然而，丘脑下刺激的神经心理作用是目标脑区受到刺激的副作用，而脑刺激主要结果是运动功能的改善。理论上，神经外科医生的目标只是结构上的运动行为，但是一旦控制更多情绪行为的解剖结构（如伏隔核、腹侧纹状体、底丘脑核的边缘部分）受到刺激后，其产生的神经心理作用的靶点是什么？要想知道这一答案，恐怕还为时过早，因为还需要对大量患者进行长期随访，例如帕金森病患者。这些不良反应的发生率必须与治疗的获益相平衡。因此，我们回到医学的概率特性，就像古人所说的随机艺术一样。此外，风险–受益比值的概念还引入了另一个概念——成本–效益比。

公正原则

深部脑刺激是最昂贵的治疗之一。据我们所知，一个疗程大约需要 40 000 欧元，还要加上每 5 年更换神经刺激器的费用[44]。虽然这些花费的全部或部分可以通过重返工作岗位、减少药物的使用、缩短住院治疗时间来补偿，但它对于整个社会来说负担还是很重的。目前，这些治疗方法被联合用于治疗重症患者。然而，随着资源限制力度的加大，促使人们进行经济–医学研究，以评估这些治疗的成本–效益比。相比于影响老年人的帕金森病来说，我们更希望在影响年轻人的抑郁障碍的治疗中取得成功，这将有助于提高生产力，减少社会负担[87]。

保障措施

很多作者已经探索建立完善的结构和流程，以确保精神外科临床研究中的自主、行善、不伤害和公正原则[1,49,65,87–89]。表 5. 2 中总结了这些指南，所有的研究流程必须经过伦理委员会批准，而且所有的精神外科工作必须被视为仅仅是研究，而非标准治疗。每个研究项目的资金及其依赖的植入装置行业的透明度，对于避免潜在的利益冲突是必要的。纳入患者必须遵守严格的标准，如为严重精神障碍、对被试者生命存在不良影响，以及经过标准的心理治疗和药物治疗后失败。未成年人、囚犯以及其他弱势群体不能被纳入临床研究。某些精神疾病由于存在被虐待的风险而被排除，如各种攻击性行为问题。对于这些患者，由于社会施加于他们的压力而不能进行自主知情同意。患者筛选、手术治疗，以及随后的随访观察，都应该由多学科团队来完成，这是必要的。该团队由精神科医生、病理科专家以及擅长立体定向技术的神经外科专家组成。应该着重强调新型深部脑刺激技术的作用是可逆的，相较于旧的毁损技术应优先选择采用。然而，我们必须谨记这些刺激技术（包括浅部和深部脑刺激技术）可能会引起未知的不可逆的并发症。自 20 世纪 80 年代早期，在深部脑刺激正式应用之前[90]，法国的神经外科医生 G. Lazorthes、R. Sedan 和 Swiss J. Siegfried 已经提出质疑，这些技术的远期疗效如何？这种疗法是否符合伦理？由于这些原因，这些患者在手术后的随访过程中必须进行定期的神经心理学评估。未来的研究在方法学上要严谨，只要有可能，必须进行随机双盲研究。因此，我们看到 FDA 于 2009 年基于人道主义器械豁免权，批准了深部脑刺激治疗强迫症，这一决定是一把双刃剑。虽然免除植入设备冗长的授权期限可使得患者更快地应用新技术，但是很多该领域的权威人士实际上是反对这项批准的[91]。关于临床预后，很多学者宣称有必要建立一个国际化注册平台，用于收集每个解剖结构和每种病理变化的信息，从而可以比较所有获得的数据并及时发现不良结果。这是一种在出版物中避免发表偏倚（即“阳性”结果更有可能被发表）的尝试。为了确保社会公正性，不论出身如何，所有成年人（无论出身）必须被纳入研究方案中，并且确保管理和监控可能发生的并发症。所有学者均同意这种新的刺激技术不能被用于政治目的、社交目的或用于增强正常个体的能力。

尽管在 20 世纪 50 年代伦理准则比较落后，对于过早地停止精神外科学的发展缺乏严格的监督，但是从那以后，这种情况发生了改变。防止重蹈覆辙的愿望促使精神外科治疗的支持者们极具批判性，并且制定了严格的保障措施来防止将来的错误。实际上，精神外科学促使人们反思深部脑刺激治疗神经精神障碍的适应证。正如 M. Hariz 所强调的[90]，尽管早在 1987 年[96]就使用外科手段治疗帕金森病和肌张力障碍，但是直到 1999 年，首次出现 2 例接受深部脑刺激治疗的精神障碍患者[92-93]，伦理问题才成为大家关注的焦点[49,94-95]。

表 5.2 伦理原则和指南

原则	指南
自主	研究方案必须经过独立伦理委员会批准[1,49,65,87-89] 患者的知情同意[1,49,65,87-88,97]包括手术后护理的需求以及必须进行的长期随访[13,89] 透明度：当签署知情同意时，研究团队必须向患者及其监护人、伦理委员会表明潜在的利益冲突[1,49,87-88,97] 这种操作必须限于成年人，并且排除囚犯以及其他不能自主签署知情同意的人群[1,65,89] 多学科的综合治疗团队应该评价患者的决定能力[65,87,97] 患者可以在任何时间退出研究[49,88] 精神科医生应该有能力在缺少筛选委员会的时候独立确定治疗的适应证
行善	严格的纳入、排出标准必须考虑疾病的严重程度、既往治疗的失败史以及对受试者生活质量的影响[1,49,65,87-89,97] 唯一的目标就是治愈患者或减轻其痛苦，或者在非病理条件下改善患者心智，并排除其他目的，如司法、政治[49,65,87-88,98] 在纳入患者前应对其进行多学科评估[49,87,97] 结果应该由领导这项研究的团队之外的另一课题组独立评估[65] 应该使用标准化的量表、评价标准和术语，以便对研究结果进行比较[97]
不伤害	需要长期随访[65,97-98] 手术后应该进行系统的神经心理学评估和生活质量评估[97] 为了避免阳性结果发表偏倚，应该建立国际化注册平台，以便收集研究结果、治疗的并发症和缺点[65,87,89] 必须首选精神外科刺激技术，而不是毁损治疗，其是不可逆的[1,87,89] 通过纵向研究检测深部脑刺激治疗不自主运动的神经心理并发症[89] 可以要求进行放射外科治疗，但是应该使用深部脑刺激的结果作为对照组进行疗效评价[1]
公正	患者不应该承受治疗及其并发症带来的经济负担[87,89] 研究目的既不能有商业性质，又不能降低医疗保健成本[1,87] 考虑到在发展中国家缺乏以刺激为基础的治疗，只要有可能，刺激技术和毁损治疗的结果都应该进行比较[89]
其他方面	实验流程、随访以及刺激装置的调整只有经临床研究中心批准后方可执行[49,65,87-88] 研究团队应该至少包括：擅长深部脑刺激的神经外科团队、擅长相关病理学知识的精神科团队。如果这两个团队在本领域缺乏前述经验，他们必须咨询参考中心[49,88-89,98] 精神外科治疗仍然处于临床研究阶段[87,89]，并且只要有可能，该临床研究应该是前瞻性、双盲、随机、与安慰剂（放射外科治疗）进行对照的研究[89] 应该向媒体提供关于这些技术的结果与局限性的详细信息，以纠正大众过高的期望值[87] 将来研究的结果可能会揭示增加伦理指南的必要性[89]

（王雪芹　师　东　范滕滕　译）

参考文献

1. France Comité consultatif national d'éthique pour les sciences de la vie et de la santé. Avis sur la neurochirurgie fonctionnelle d'affections psychiatriques sévères. Ethique et recherche biomédicale Rapport 2002. Paris: la Documentation française; 2005
2. Freeman W (1953) Ethics of psychosurgery. N Engl J Med 249(20):798–801. doi:10.1056/NEJM195311122492003
3. David M, Guilly P (1970) La Neurochirurgie. Que sais-je? vol 1369. Presses universitaires de France, Paris
4. United States. National Commission for the Protection of Human Subjects of Biomedical and Behavioral Research (1977) Psychosurgery: report and recommendations, vol xviii. DHEW publication no (OS)77-0001, p 76
5. Marzano MM (2008) L' éthique appliquée. Que sais-je?, vol 3823. Presses universitaires de France, Paris
6. Beauchamp TL, Childress JF (1979) Principles of biomedical ethics. Oxford University Press, Oxford
7. Skuban TH, Woopen C, Kuhn J (2011) Informed consent in deep brain stimulation—ethical considerations in a stress field of pride and prejudice. Front Integr Neurosci 5(7):1–2
8. Siegfried J, Lazorthes Y, Sedan R (1980) Indications and ethical considerations of deep brain stimulation. Acta Neurochir Suppl (Wien) 30:269–274
9. Kress J-J (1994) Quelle est la place du consentement éclairé du patient dans le traitement neuroleptique? Conférence de consensus: texte des experts. Frisson-Roche, Paris
10. Appelbaum PS, Grisso T, Frank E, O'Donnell S, Kupfer DJ (1999) Competence of depressed patients for consent to research. Am J Psychiatry 156(9):1380–1384
11. Breden TM, Vollmann J (2004) The cognitive based approach of capacity assessment in psychiatry: a philosophical critique of the MacCAT-T. Health Care Anal 12(4):273–283. doi:10.1007/s10728-004-6635-x (discussion 65–72)
12. Bell E, Maxwell B, McAndrews MP, Sadikot A, Racine E (2010) Hope and patients' expectations in deep brain stimulation: healthcare providers' perspectives and approaches. J Clin Ethics 21(2):112–124
13. Glannon W (2010) Consent to deep brain stimulation for neurological and psychiatric disorders. J Clin Ethics 21(2):104–111
14. Shuman SI (1977) Psychosurgery and the medical control of violence: autonomy and deviance. Wayne State University Press, Detroit
15. Roeder F, Orthuer H, Mtiller D (1972) The stereotaxis treatment of pedophilic homosexuality and other sexual deviations. In: Hitchcock E, Laitinen L, Vaernet K (eds) Psychosurgery. Charles Thomas, Springfield, Ill, pp 87–111
16. Schmidt G, Schorsch E (1981) Psychosurgery of sexually deviant patients: review and analysis of new empirical findings. Arch Sex Behav 10(3):301–323
17. Sano K, Mayanagi Y, Sekino H, Ogashiwa M, Ishijima B (1970) Results of stimulation and destruction of the posterior hypothalamus in man. J Neurosurg 33(6):689–707. doi:10.3171/jns.1970.33.6.0689

18. Ramamurthi B (1988) Stereotactic operation in behaviour disorders. Amygdalotomy and hypothalamotomy. Acta Neurochir Suppl (Wien) 44:152–157
19. Missa J-N (2001) Psychochirurgie. In: Hautois GM (ed) Nouvelle encyclopédie de bioéthique médecine, environnement, biotechnologie avec la collab. de Marie-Geneviève Pinsart et Pascal Chabot. de Boeck université, Bruxelles, p 922
20. Mashour GA, Walker EE, Martuza RL (2005) Psychosurgery: past, present, and future. Brain Res Brain Res Rev 48(3):409–419. doi:10.1016/j.brainresrev.2004.09.002. S0165-0173(04) 00129-8 [pii]
21. Feldman RP, Goodrich JT (2001) Psychosurgery: a historical overview. Neurosurgery 48 (3):647–657 (discussion 57–59)
22. Valenstein ES (1986) Great and desperate cures: the rise and decline of psychosurgery and other radical treatments for mental illness. Basic Books, New York
23. Hochmann J (2004) Histoire de la psychiatrie. Que sais-je? vol 1428. Presses universitaires de France, Paris
24. Moan CH, Heath RG (1972) Septal stimulation for the initiation of heterosexual behavior in a homosexual male. Exp Psychiatry 3(1):23–26
25. WHO (2007) United Nations international drug control programme: World drug report. Oxford University Press, Northamptonshire
26. Balasubramaniam V, Kanaka TS, Ramanujam PB (1973) Stereotaxic cingulumotomy for drug addiction. Neurol India 21(2):63–66
27. Kanaka TS, Balasubramaniam V (1978) Stereotactic cingulotomy for drug addiction. Appl Neurophysiol 41(1–4):86–92
28. Ramamurthi B, Ravi R, Narayanan R (1980) Functional neurosurgery in psychiatric illnesses. Indian J Psychiatry 22(3):261–264
29. Orellana C (2002) Controversy over brain surgery for heroin addiction in Russia. Lancet Neurol 1(6):333. S1474442202001758 [pii]
30. Gao G, Wang X, He S, Li W, Wang Q, Liang Q et al (2003) Clinical study for alleviating opiate drug psychological dependence by a method of ablating the nucleus accumbens with stereotactic surgery. Stereotact Funct Neurosurg 81(1–4):96–104. doi:10.1159/000075111 [pii]
31. Muller UJ, Sturm V, Voges J, Heinze HJ, Galazky I, Heldmann M et al (2009) Successful treatment of chronic resistant alcoholism by deep brain stimulation of nucleus accumbens: first experience with three cases. Pharmacopsychiatry 42(6):288–291. doi:10.1055/s-0029-1233489
32. Carter AB, Racine E, Hall W (2011) Ethical issues raised by proposals to treat addiction using deep brain stimulation. Neuroethics 4:129–142
33. Vorspan F, Mallet L, Corvol JC, Pelissolo A, Lepine JP (2011) Treating addictions with deep brain stimulation is premature but well-controlled clinical trials should be performed. Addiction 106(8):1535–1536. doi:10.1111/j.1360-0443.2011.03450.x (author reply 7–8)
34. Fountas KN, Smith JR (2007) Historical evolution of stereotactic amygdalotomy for the management of severe aggression. J Neurosurg 106(4):710–713. doi:10.3171/jns.2007.106.4.710
35. del Valle RDA, Garnica SR, Aguilar E, Pérez-Pastenes M (2006) Radiocirurgia psiquiatrica con gammaknife. Salud mental 29(1):18–27
36. Jimenez-Ponce F, Soto-Abraham JE, Ramirez-Tapia Y, Velasco-Campos F, Carrillo-Ruiz JD, Gomez-Zenteno P (2011) Evaluation of bilateral cingulotomy and anterior capsulotomy for the treatment of aggressive behavior. Cir Cir 79(2):107–113
37. Baertschi B (2009) La neuroéthique ce que les neurosciences font à nos conceptions morales. Textes à l'appui Philosophie pratique. Éd. la Découverte, Paris
38. Franzini A, Marras C, Ferroli P, Bugiani O, Broggi G (2005) Stimulation of the posterior hypothalamus for medically intractable impulsive and violent behavior. Stereotact Funct Neurosurg 83(2–3):63–66. doi:10.1159/000086675. 86675 [pii]
39. Kuhn J, Lenartz D, Mai JK, Huff W, Klosterkoetter J, Sturm V (2008) Disappearance of self-aggressive behavior in a brain-injured patient after deep brain stimulation of the

hypothalamus: technical case report. Neurosurgery 62(5):E1182. doi:10.1227/01.neu.0000325889.84785.69. 00006123-200805000-00029 [pii]
40. Hernando V, Pastor J, Pedrosa M, Pena E, Sola RG (2008) Low-frequency bilateral hypothalamic stimulation for treatment of drug-resistant aggressiveness in a young man with mental retardation. Stereotact Funct Neurosurg 86(4):219–223. doi:10.1159/000131659 [pii]
41. Bottéro A (2001) Histoire de la psychiatrie—Révisionnisme psychochirurgical? Neuropsychiatrie: Tendances et Débats 14:21–22
42. Bottéro A (2009) Réserves sur la stimulation cérébrale profonde dans les troubles obsessionnels compulsifs. Neuropsychiatrie 37:9–12
43. Fins JJ, Schiff ND (2010) Conflicts of interest in deep brain stimulation research and the ethics of transparency. J Clin Ethics 21(2):125–132
44. Fraix V, Houeto JL, Lagrange C, Le Pen C, Krystkowiak P, Guehl D et al (2006) Clinical and economic results of bilateral subthalamic nucleus stimulation in Parkinson's disease. J Neurol Neurosurg Psychiatry 77(4):443–449. doi:10.1136/jnnp.2005.077677. 77/4/443 [pii]
45. Audry A, Ghislain JC (2009) Le dispositif médical. Presses universitaires de France
46. Erickson-Davis C (2011) Ethical concerns regarding commercialization of deep brain stimulation for obsessive compulsive disorder. Bioethics. doi:10.1111/j.1467-8519.2011.01886.x
47. Synofzik M, Schlaepfer TE (2011) Electrodes in the brain–ethical criteria for research and treatment with deep brain stimulation for neuropsychiatric disorders. Brain Stimul 4(1):7–16. doi:10.1016/j.brs.2010.03.002. S1935-861X(10)00020-3 [pii]
48. Finance USSCo (2006) FDA's approval process for the vagus nerve stimulation therapy system for treatment-resistant depression. Government Printing Office, Washington DC
49. Group O-DC (2002) Deep brain stimulation for psychiatric disorders. Neurosurgery 51 (2):519
50. Walkinshaw E (2012) Press that button again, please. CMAJ 184(5):E242–E243. doi:10.1503/cmaj.109-4112. cmaj.109-4112 [pii]
51. Fang J, Gu JW, Yang WT, Qin XY, Hu YH (2012) Clinical observation of physiological and psychological reactions to electric stimulation of the amygdaloid nucleus and the nucleus accumbens in heroin addicts after detoxification. Chin Med J (Engl) 125(1):63–66
52. Burn DJ, Troster AI (2004) Neuropsychiatric complications of medical and surgical therapies for Parkinson's disease. J Geriatr Psychiatry Neurol 17(3):172–180. doi:10.1177/0891988704267466
53. Aarsland D, Larsen JP, Lim NG, Janvin C, Karlsen K, Tandberg E et al (1999) Range of neuropsychiatric disturbances in patients with Parkinson's disease. J Neurol Neurosurg Psychiatry 67(4):492–496
54. Kulisevsky J, Berthier ML, Gironell A, Pascual-Sedano B, Molet J, Pares P (2002) Mania following deep brain stimulation for Parkinson's disease. Neurology 59(9):1421–1424
55. Krack P, Kumar R, Ardouin C, Dowsey PL, McVicker JM, Benabid AL et al (2001) Mirthful laughter induced by subthalamic nucleus stimulation. Mov Disord 16(5):867–875. 10.1002/mds.1174 [pii]
56. Daniele A, Albanese A, Contarino MF, Zinzi P, Barbier A, Gasparini F et al (2003) Cognitive and behavioural effects of chronic stimulation of the subthalamic nucleus in patients with Parkinson's disease. J Neurol Neurosurg Psychiatry 74(2):175–182
57. Chang CH, Chen SY, Hsiao YL, Tsai ST, Tsai HC (2010) Hypomania with hypersexuality following bilateral anterior limb stimulation in obsessive-compulsive disorder. J Neurosurg 112(6):1299–1300. doi:10.3171/2009.10.JNS09918
58. Romito LM, Raja M, Daniele A, Contarino MF, Bentivoglio AR, Barbier A et al (2002) Transient mania with hypersexuality after surgery for high frequency stimulation of the subthalamic nucleus in Parkinson's disease. Mov Disord 17(6):1371–1374. doi:10.1002/mds.10265
59. Witjas T, Baunez C, Henry JM, Delfini M, Regis J, Cherif AA et al (2005) Addiction in Parkinson's disease: impact of subthalamic nucleus deep brain stimulation. Mov Disord 20 (8):1052–1055. doi:10.1002/mds.20501

60. Morgan JC, diDonato CJ, Iyer SS, Jenkins PD, Smith JR, Sethi KD (2006) Self-stimulatory behavior associated with deep brain stimulation in Parkinson's disease. Mov Disord 21 (2):283–285. doi:10.1002/mds.20772
61. Moutaud B (2009) C'est un problème neurologique ou psychiatrique? Ethnologie de la stimulation cérébrale profonde appliquée au trouble obsessionnel compulsif. Université Paris Descartes, Paris
62. Portenoy RK, Jarden JO, Sidtis JJ, Lipton RB, Foley KM, Rottenberg DA (1986) Compulsive thalamic self-stimulation: a case with metabolic, electrophysiologic and behavioral correlates. Pain 27(3):277–290
63. Wise RA (1996) Addictive drugs and brain stimulation reward. Annu Rev Neurosci 19:319–340. doi:10.1146/annurev.ne.19.030196.001535
64. Fangerau H, Fegert J, Trapp T (2010) Implanted minds: the neuroethics of intracerebral stem cell transplantation and deep brain stimulation. Transcript Verlag, Bielefeld
65. Schermer M (2011) Ethical issues in deep brain stimulation. Front Integr Neurosci 5:17. doi:10.3389/fnint.2011.00017
66. Robert P, Rey A (2001) Le grand Robert de la langue française. Dictionnaires Le Robert
67. Kleiner-Fisman G, Herzog J, Fisman DN, Tamma F, Lyons KE, Pahwa R et al (2006) Subthalamic nucleus deep brain stimulation: summary and meta-analysis of outcomes. Mov Disord 21(Suppl 14):S290–S304. doi:10.1002/mds.20962
68. Sensi M, Eleopra R, Cavallo MA, Sette E, Milani P, Quatrale R et al (2004) Explosive-aggressive behavior related to bilateral subthalamic stimulation. Parkinsonism Relat Disord 10(4):247–251. doi:10.1016/j.parkreldis.2004.01.007. S1353802004000240 [pii]
69. Bejjani BP, Houeto JL, Hariz M, Yelnik J, Mesnage V, Bonnet AM et al (2002) Aggressive behavior induced by intraoperative stimulation in the triangle of sano. Neurology 59 (9):1425–1427
70. Herzog J, Reiff J, Krack P, Witt K, Schrader B, Muller D et al (2003) Manic episode with psychotic symptoms induced by subthalamic nucleus stimulation in a patient with Parkinson's disease. Mov Disord 18(11):1382–1384. doi:10.1002/mds.10530
71. Houeto JL, Mesnage V, Mallet L, Pillon B, Gargiulo M, du Moncel ST et al (2002) Behavioural disorders, Parkinson's disease and subthalamic stimulation. J Neurol Neurosurg Psychiatry 72(6):701–707
72. Witt K, Krack P, Deuschl G (2006) Change in artistic expression related to subthalamic stimulation. J Neurol 253(7):955–956. doi:10.1007/s00415-006-0127-x
73. Schneider F, Habel U, Volkmann J, Regel S, Kornischka J, Sturm V et al (2003) Deep brain stimulation of the subthalamic nucleus enhances emotional processing in Parkinson disease. Arch Gen Psychiatry 60(3):296–302. yoa10144 [pii]
74. Witt K, Daniels C, Herzog J, Lorenz D, Volkmann J, Reiff J et al (2006) Differential effects of L-dopa and subthalamic stimulation on depressive symptoms and hedonic tone in Parkinson's disease. J Neuropsychiatry Clin Neurosci 18(3):397–401. doi:10.1176/appi.neuropsych.18.3.397 [pii]
75. Houeto JL, Mallet L, Mesnage V, Tezenas du Montcel S, Behar C, Gargiulo M et al (2006) Subthalamic stimulation in Parkinson disease: behavior and social adaptation. Arch Neurol 63(8):1090–1095. doi:10.1001/archneur.63.8.1090 [pii]
76. Berney A, Vingerhoets F, Perrin A, Guex P, Villemure JG, Burkhard PR et al (2002) Effect on mood of subthalamic DBS for Parkinson's disease: a consecutive series of 24 patients. Neurology 59(9):1427–1429
77. Funkiewiez A, Ardouin C, Caputo E, Krack P, Fraix V, Klinger H et al (2004) Long term effects of bilateral subthalamic nucleus stimulation on cognitive function, mood, and behaviour in Parkinson's disease. J Neurol Neurosurg Psychiatry 75(6):834–839
78. Temel Y, Blokland A, Ackermans L, Boon P, van Kranen-Mastenbroek VH, Beuls EA et al (2006) Differential effects of subthalamic nucleus stimulation in advanced Parkinson disease on reaction time performance. Exp Brain Res 169(3):389–399. doi:10.1007/s00221-005-0151-6

79. Burkhard PR, Vingerhoets FJ, Berney A, Bogousslavsky J, Villemure JG, Ghika J (2004) Suicide after successful deep brain stimulation for movement disorders. Neurology 63 (11):2170–2172. 63/11/2170 [pii]
80. Soulas T, Gurruchaga JM, Palfi S, Cesaro P, Nguyen JP, Fenelon G (2008) Attempted and completed suicides after subthalamic nucleus stimulation for Parkinson's disease. J Neurol Neurosurg Psychiatry 79(8):952–954. doi:10.1136/jnnp.2007.130583 [pii]
81. Witt K, Daniels C, Reiff J, Krack P, Volkmann J, Pinsker MO et al (2008) Neuropsychological and psychiatric changes after deep brain stimulation for Parkinson's disease: a randomised, multicentre study. Lancet Neurol 7(7):605–614. doi:10.1016/S1474-4422(08)70114-5. S1474-4422(08)70114-5 [pii]
82. Smeding HM, Speelman JD, Koning-Haanstra M, Schuurman PR, Nijssen P, van Laar T et al (2006) Neuropsychological effects of bilateral STN stimulation in Parkinson disease: a controlled study. Neurology 66(12):1830–1836. doi:10.1212/01.wnl.0000234881.77830.66. 66/12/1830 [pii]
83. Schupbach M, Gargiulo M, Welter ML, Mallet L, Behar C, Houeto JL et al (2006) Neurosurgery in Parkinson disease: a distressed mind in a repaired body? Neurology 66 (12):1811–1816. doi:10.1212/01.wnl.0000234880.51322.16. 66/12/1811 [pii]
84. Gisquet E (2008) Cerebral implants and Parkinson's disease: a unique form of biographical disruption? Soc Sci Med 67(11):1847–1851. doi:10.1016/j.socscimed.2008.09.026. S0277-9536(08)00480-2 [pii]
85. Perozzo P, Rizzone M, Bergamasco B, Castelli L, Lanotte M, Tavella A et al (2001) Deep brain stimulation of subthalamic nucleus: behavioural modifications and familiar relations. Neurol Sci 22(1):81–82
86. Agid Y, Schupbach M, Gargiulo M, Mallet L, Houeto JL, Behar C et al (2006) Neurosurgery in Parkinson's disease: the doctor is happy, the patient less so? J Neural Transm Suppl 70:409–414
87. Bell E, Mathieu G, Racine E (2009) Preparing the ethical future of deep brain stimulation. Surg Neurol 72(6):577–586. doi:10.1016/j.surneu.2009.03.029. S0090-3019(09)00285-7 [pii] (discussion 86)
88. Fins JJ, Rezai AR, Greenberg BD (2006) Psychosurgery: avoiding an ethical redux while advancing a therapeutic future. Neurosurgery 59(4):713–716. doi:10.1227/01.NEU.0000243605.89270.6C. 00006123-200610000-00001 [pii]
89. Appleby BSR, Rabins PV (2009) Ethical considerations in psychiatric surgery. In: Lozano A (ed) Textbook of stereotactic and functional neurosurgery, 2nd edn. Springer, New York, pp 2856
90. Hariz M (2012) Twenty-five years of deep brain stimulation: celebrations and apprehensions. Mov Disord 27(7):930–933. doi:10.1002/mds.25007
91. Fins JJ, Mayberg HS, Nuttin B, Kubu CS, Galert T, Sturm V et al (2011) Misuse of the FDA's humanitarian device exemption in deep brain stimulation for obsessive-compulsive disorder. Health Aff (Millwood) 30(2):302–311. doi:10.1377/hlthaff.2010.0157
92. Vandewalle V, van der Linden C, Groenewegen HJ, Caemaert J (1999) Stereotactic treatment of Gilles de la tourette syndrome by high frequency stimulation of thalamus. Lancet 353 (9154):724. S0140673698059649 [pii]
93. Nuttin B, Cosyns P, Demeulemeester H, Gybels J, Meyerson B (1999) Electrical stimulation in anterior limbs of internal capsules in patients with obsessive-compulsive disorder. Lancet 354(9189):1526. doi:10.1016/S0140-6736(99)02376-4. S0140-6736(99)02376-4 [pii]
94. Fins JJ (2003) From psychosurgery to neuromodulation and palliation: history's lessons for the ethical conduct and regulation of neuropsychiatric research. Neurosurg Clin N Am 14 (2):303–319
95. Fins JJ (2000) A proposed ethical framework for interventional cognitive neuroscience: a consideration of deep brain stimulation in impaired consciousness. Neurol Res 22(3):273–278

96. Benabid AL, Pollak P, Louveau A, Henry S, de Rougemont J (1987) Combined (thalamotomy and stimulation) stereotactic surgery of the VIM thalamic nucleus for bilateral Parkinson disease. Appl Neurophysiol 50(1–6):344–346
97. Kuhn J, Gaebel W, Klosterkoetter J, Woopen C (2009) Deep brain stimulation as a new therapeutic approach in therapy-resistant mental disorders: ethical aspects of investigational treatment. Eur Arch Psychiatry Clin Neurosci 259(Suppl 2):S135–S141. doi:10.1007/s00406-009-0055-8
98. Kringelbach ML, Aziz TZ (2009) Deep brain stimulation: avoiding the errors of psychosurgery JAMA 301(16):1705–1707. doi:10.1001/jama.2009.551. 301/16/1705 [pii]
99. Ramamurthi B (2000) Stereotactic surgery in India: the past, present and the future. Neurol India 48:1–7

第六章
展望未来

摘要 深部脑刺激对大脑的作用是可逆的，因此使我们能探索更广泛的解剖结构，同时也扩充了通过精神外科治疗手段可改善的精神障碍的种类。目前，某些精神疾病正面临治疗困境，但令人欣慰的是，纳米技术、生物学、信息技术和认知科学领域取得的巨大进步可能会打破这一僵局，带来治疗方式的革新。这些进步不仅能被尝试用于治愈病患，同时也能为健康人群带来福音。

面临的问题

治疗对临床分类的影响

对现有的精神疾病而言，美国诊断统计手册（DSM）是完整的[1]，但该手册备受争议的一点是它更强调精神疾病的客观症状，而忽略主观症状。作为一名精神科医生和心理分析师，M. Corcos 认为，DSM 侧重于疾病分类并反映了纯生物学观点，否认无意识的假说。因此，虽然 DSM 仅纳入了一种类型的症状，但这一症状实际上是两种症状的叠加，既有意识层面的，也有无意识层面的，反映了个体的内在冲突。DSM 对于精神病理学是一个纯粹的描述性的方法，只接受了纯粹的物理主义学派对于患者症状的观点，没有任何心理学内容[2]。有些精神科医师批评 DSM，认为 DSM 中确定的精神“疾病”的分类只是为了和药理学分类保持一致。实际上，制药工业和 DSM 作者们之间的这种勾结经常遭到人们的谴责[3]。尽管大家对 DSM 分类系统颇有争议，但不可否认的是 DSM 创建了一种通用的临床用语，从而我们能开展大量的流行病学研究，并且能评估大量精神药物的临床疗效。当然，遗传因素也在分类中发挥了作用。

例如，为什么一些双相障碍患者可以用锂盐治疗，而其他人却不能？为什么某些患者对于抗抑郁药有耐受性？而遗传药理学可以通过预测细胞对每个分子的代谢反应，对这些精神病理学进行更精细化的分类。正如2006年《美国精神病学杂志》所预言的，遗传学将是临床精神病学的未来[4]。此外，可以肯定的是脑功能成像也会影响精神疾病的分类。利用功能成像技术，我们可以将膝下回皮质过度活跃的重度难治性抑郁症患者和膝下回皮质无过度活跃的患者区分开来。例如，在以前的病例中，深部脑刺激膝下皮质能够治疗某些抑郁症患者，而其他患者则可能需要使用其他方法才能治疗。正如美国精神病学家 H. Mayberg 所言，在过去20年的神经科学研究中，我们经历了精神障碍概念化的根本性变化。过去，心理和神经化学理论占主导地位，而现在作为补充，越来越强调发育的、遗传的、分子的以及大脑环路的模型。正是功能性神经影像技术促使了这种模式的转变，该技术不仅提供了一个通用的平台能够反映某一特定综合征下大脑环路的功能异常，同时还能反映和成功治疗有关的大脑环路的改变[5]。除了社会学知识以外，精神病学家很快就会从遗传和功能影像检查中得出结果来协助他们采取适合患者的心理治疗或药物治疗。这些新的方法既令人振奋、充满希望，但同时也带来了新的问题和担忧。精神病学家拥有的理解和倾听的人文素养在以后可能会被以科学的方式编码症状和解释互补数据所代替，这样就不存在风险吗？

毁损或刺激？

精神外科的复兴很大程度上是因为深部脑刺激技术的出现。该技术的可逆性和可调节性让我们可以在更大程度上探索大脑的解剖结构，并发现那些可以使用精神外科治疗的新的精神疾病。然而，当今某些神经外科专家仍然质疑这项技术相较于毁损技术的优越性。近来，伦敦的 Hariz 团队比较了内囊前肢毁损术和深部脑刺激内囊或伏隔核治疗强迫症的效果[6]，他们发现毁损技术治疗效果更好。目前，任何一种技术带来的潜在并发症都不明确。刺激的好处是可以降低神经心理并发症的风险：如果出现了问题，还有机会通过调整刺激的参数来解决问题。然而，相较于放射外科治疗，除了植入材料的易损性外，深部脑刺激还增加了感染或出血的风险。目前还没有足够的数据能够比较深部脑刺激和毁损治疗这两种方法的疗效和出现并发症的风险，而这一争论只有进行前瞻性的随机化的研究才能平息。随着刺激技术和毁损手术的发展，这些“破坏性”手术的不足和并发症也会越来越少（表6.1）。

表6.1　深部脑刺激和内囊前肢毁损治疗强迫症的优劣对比

	深部脑刺激内囊前肢	伽马刀-内囊前肢毁损术
疗效	好	极好
手术并发症	中	低
神经心理并发症	可逆	不可逆
费用	高	低
双盲研究的可能性	是	
住院天数	5～10天	1～3天

放射外科手术的一个缺点是实施伽玛刀放射手术后产生的损伤只能持续数月。这种损伤的性质导致了无法在整个过程中进行临床评估。如果有可能进行临床评估，那么临床医生将能根据临床疗效或者是否出现并发症来控制毁损的大小。而神经外科中高强度聚焦超声（HIFU）的发展让我们能够设想新的精神外科治疗方式。

超声

和伽玛刀放射手术的原理类似，高强度聚焦超声是用高密度聚焦超声代替伽马波，通过控制超声的聚焦可以在聚焦的位置产生一个可控的局部增温使得组织凝结。靶组织的温度可达57～60 ℃（图3.11）。目前，该项已被用于丘脑毁损术以控制神经病理性疼痛[7]的技术也正被试验性地用来治疗特发性震颤[8]。手术过程中，随着丘脑某一特定区域（Vim）的温度渐进式上升，神经学家可以实时地监测患者的异常运动。因此，医生可以评估损伤大小的变化对症状改善的影响。如果医生遵循了适当的程式，手术可以及时停下来，以防止并发症的发生[9]。尽管该技术仍需进一步的研究才能成为精神外科治疗的一部分，但是它已经是相当有前景的。

进展

新的靶点

1999 年，深部脑刺激治疗强迫症的第一个靶区域是内囊前肢[10]。基于 20 世纪 50 年代的毁损手术，Nuttin 团队选择了该靶点。此外，刺激治疗强迫症的第二个靶点是底丘脑核，该靶点的发现源于 Mallet 和 Fontaine 对帕金森病患者和强迫症患者的观察[11-12]。刺激帕金森病患者的底丘脑核能治疗患者的强迫冲动症状，这个意外的发现打开了一条崭新的治疗之路[13]。深部脑刺激初始的作用靶点既有偶然发现的[14-16]，也有从毁损治疗中获得经验的；而治疗难治性抑郁症的新靶点，如膝下区，是通过功能性脑影像发现的。1997 年，人们开始注意到这个脑区是源于它在重度抑郁症患者中的过度活动[17]。数年后，H. Mayberg 和 A. Lozano 的团队通过膝下回皮质这个靶点成功治疗了抑郁症患者[18]。将来，功能性脑影像技术可能会发现新的靶点并纳入到研究中。在未来 10 年内，随着功能磁共振成像技术空间分辨率的提高，该技术也将揭开精神病变中新的解剖区域的神秘面纱[19-21]。此外，精神障碍疾病的共病率高，如神经性厌食症、强迫症和抑郁症共病，抑郁症和成瘾共病[24]，这也使得某一疾病新的有效的试验性靶点同样也可能成为与它共病的疾病的有效靶点。随着电极变得越来越小、纳米技术潜能的开发，以及随之带来的能够以更小的侵入性追踪记录电极数据的发展，毫无疑问，我们对不同精神病变皮质活动的了解也将与日俱增。

纳米技术、生物技术、信息技术、神经科学，四位一体

纳米技术也将改善神经调控。不久的将来，纳米技术将能靶作用于群体神经元，而不是只局限于电极周围立方毫米内特定数量的神经元[25-26]。随着碳纳米管的发展，电极和神经元的相互作用也会取得进步[27-28]。神经伦理学家 N. Kopp 认为，纳米技术在脑-机交互领域非常有前景。与此同时，电子学和生物学的交叉领域（神经电子学）也正在快速发展。晶体管和神经元之间开始能进行有效的沟通。晶体管是集成系

统的基本元件，神经元是人脑的基本单位。电信号通过集成环路可以在神经元中产生动作电位，反过来，神经元中的动作电位也能转变成晶体管中的电信号[29]。纳米技术发展的下一阶段是能够记录神经元的电活动。同时随着分析该类信号能力的发展，也将产生“个性化的”[27]神经调控方法。虽然处理这些巨大数量的信息所需要的计算能力是惊人的，但是随着电极片尺寸指数式的减小及处理速度的增加，在不久的将来，我们就能获得这些资源。事实上，摩尔定律[1]能使我们精确地预测何时可以获得这些信息！纳米技术、生物技术、信息技术、神经科学，或者更通俗地说，认知科学的发展形成了 NBIC 这一重要的四位一体的格局。这一概念强调了无限小、大脑研究、人类和信息技术的高度融合。交叉学科的理论家认为，不同领域的发现互相辉映。脑-机交互体现了自然和人工的互融。深部脑刺激、皮质刺激、迷走神经刺激术是这些新的交互的一部分，而且也将从这些发展中大获裨益。想象一下，我们今天所了解的神经调控，即通过微小电极穿过颅骨和组织到达某一特定结构，这一技术可能将会被作用于皮质血管系统的“血管内”技术所取代（图 6.1）。

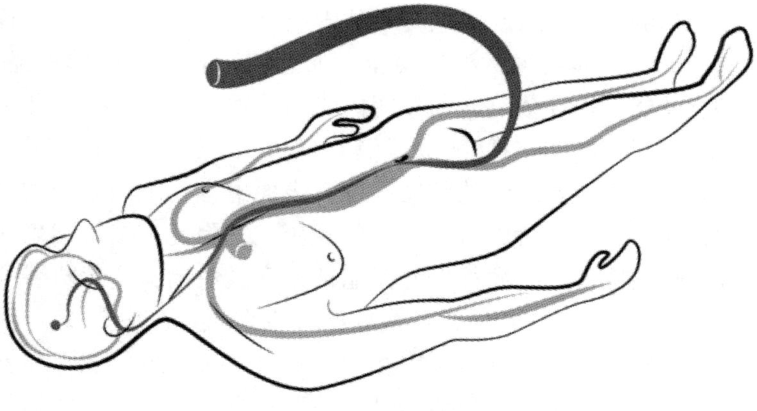

图 6.1　我们很快会有血管内“纳米电极”吗？

过去 20 年，这一非侵入性技术已经得到了广泛的验证，并成为治疗颅内动脉瘤的常规疗法。该技术不仅减少了对皮质软组织的损伤，同时

1　1975 年，工程师 Gordon Moore 阐明了硅片微处理器的密度每 2 年就会翻倍，而同期成本将会减半。晶体管密度也证明了每 1.96 年就会翻倍，这个经验法则确实是对的。

还避免了开颅。大脑中的毛细血管几乎遍布于脑中的任一区域，总长约25 m。这些血管的直径只有十几微米[30]，但却可以被亚微米级别的超微电极记录并刺激。一组超微电极不仅能够记录脑区的活动，还能对监测结果做出实时的反应，调节特定脑区的活动[31-32]。这样一组碳微管（直径只有 5 μm）还能实时地测量非常小的大脑区域内的神经介质的浓度[27]。

人工合成分子的原位扩散是研究的另一个领域。目前，神经药理学治疗方法的巨大挑战之一就是无法发现神经递质分泌异常的解剖区域。而现在，碳超微电极已经能够测量纹状体中多巴胺的传递，尽管多巴胺的浓度相当低，只有 100 nmol[31,33-34]。结合电神经调控技术，生物化学调控将会是未来的治疗之星。

光遗传学

几年前，只有电流和神经介质才能改变神经元的活动。但现在，得益于光遗传学的发展，我们可以通过光来调控神经组织（图 6.2）。作为光学和遗传学的交叉领域，光遗传学技术能够利用光来调节基因修饰过的细胞的活动。载体病毒将编码视蛋白的基因带入到大脑的神经元中，这些神经元就能表达仅依靠光而开闭的光敏感离子通道。而这些离子通道的开放和关闭可以调节神经元的活动。光是通过光纤进行传导的，而光纤被植入到靠近所要刺激的脑区的颅骨表面下方。不同波长的光通过光纤传送，能够激活相对应特定类型的视蛋白。因此，携带能表达视紫红质 2 或盐细菌视紫红质的神经元就能被打开或关闭，这意味着当它们分别暴露在蓝光或黄光下时，能够改变电活动的产生与否[35]。

目前，光遗传学技术只能应用在动物身上。研究者们能在完整的系统里控制基因选择的靶细胞的活动。这一强有力的研究工具能够帮助我们更好地理解精神病理学并带来突破[36]。现有的研究正在努力地通过探究抑郁和神经生物学之间的联系来发现新的治疗靶点[37]。研究者 P. Vernier 在法国参议院的发言中提到，虽然这种简单的、微创的方法主要是用来替代电极刺激的，但是将这些能够被移植或整合到神经环路中的细胞应用到人身上并不是不可能的。目前世界各地研究中心的研究人员，包括法国，也已经开始探索这种可能性[38]。随着纳米技术的发展，问题已经不再是这项技术是否能被用在人的身上，而是我们何时可以将其提供给患者。2008 年，《神经外科学杂志》的社论提到，这一千变万化的技术现在已经能应用到情绪和心境手术中[39-40]，同时这也将使我们能够使用更多的方法治疗精神疾病，并且在将来可能会带来治疗模式的转变[41]。

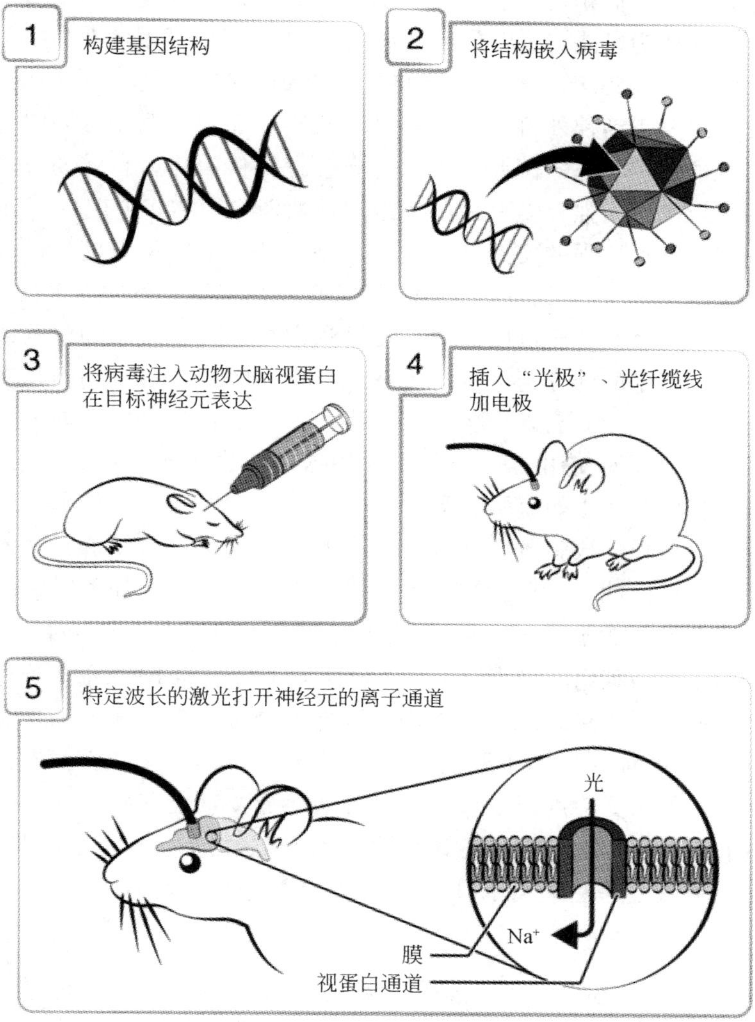

图 6.2　光遗传学原理

如何面对强大的人类?

5年前，光遗传学势头正劲[42]，可能彻底革新了现代生物学。这个充满活力的生物纳米技术领域至今仍然可以给我们带来许多的惊喜。根据摩尔定律，我们相信，信息技术工具的蔓延仍将继续。例如，计算机使基因测序成为可能。可以预见，到2020年，解码基因的花费将不超过50欧元[1]；到2050年，人工智能将能捕捉到人类的本质[2]。这些预测表明，某个时刻，精神外科领域中的进步将不仅能矫正病变，同时也能改善正常人的精神状态。因此，我们的观念也将从治疗患者转变成增强人类自身。近来，增强人类记忆[47-48]或选择性消除动物痛苦记忆[49]的研究告诉我们，神经增强的实践并不遥远。许多人会质疑说我们早已经可以这样做了，引证20世纪80年代和百忧解® 大约同时问世的人工精神病理学：确实，已经有许多可以被用来促进我们智力或强化我们感觉的分子了。例如，痴呆的处方药（多奈哌齐）、抗抑郁药（氟西汀）、注意缺陷药（哌甲酯）或发作性睡病药（莫达非尼）等，这些药物有时并不是作为首要的适应证而使用的[50]。除了混用这些药物，脑-机交互增强又将会是什么样的呢？正如前面的章节中提到的，2008年，一位阿尔茨海默病患者经过底丘脑核刺激后症状有所改善[47]，这为阿尔茨海默病的治疗提供了新的可能性。最近，在对7名患者进行记忆编码任务时刺激其内嗅皮质，又发现能显著地改善空间记忆。这7名患者中有6名对物体的路线长度的编码与理想的路线相比显著减少了67%。而10年前，通过大脑芯片甚至神经形态芯片等方式作用的深部脑刺激用来增强记忆还是无法想象的[52]。目前，现有的研究主要还是关注植入体的可塑性，即大脑环境对植入体的耐受程度以及植入体和神经元建立功能连接的能力。细胞连接的有效性是生物工程领域最重要的前沿课题之一，也是脑-机交互领域成功的关键之一。碳纳米管[53]、纳米线[54]、纳米涂层[55]和芯片实验

---

1 2007年，大约需要200万欧元，现在则需要大约1000欧元。更令人震惊的是，已经完成的首个全基因组序列花费了30亿美元，并且耗费了数百个研究人员13年的时间！

2 专家预测千万亿次、每秒运行10^{21}的处理能够实现对我们脑内的10^{11}个神经元之间的连接建模。美国的一个项目“连接组学”正在进行这样的工作[43-45]。该项目是为了绘制出大脑内无限的连接，“这些连接是我们的基因和知识经验的产物”。这个雄心壮志的研究项目的领导者认为10～20年间，我们将会拥有完成这项工作所需的计算能力[46]。

室[53,56]，都在探索这一前沿领域。如果可塑性问题得到解决，那么脑-机交互将可能把人类的进化与摩尔定律联系起来……如果是这样的话，植入体的应用将超越简单的记忆增强：就像电子语言学家所说，人类将能够与巨大的信息网络直接连接起来。目前，我们通过五种感官获取信息。而脑-机交互将带领我们走进一个网络无处不在的时代，届时，信息可以超越感官直接影响我们，这样，引领我们进入一个反人性的时代[1]。这样一个充满着装备仿生设备的人类未来世界，毫无疑问将在“生物保守派”和“生物激进派”之间引发巨大的争议，同时也会带来大量的伦理问题。

（宓为峰　岳晶丽　王　丰　马运东　译）

参考文献

1. American Psychiatric Association (2000) American Psychiatric Association. Task force on DSM-IV. Diagnostic and statistical manual of mental disorders: DSM-IV-TR, 4th edn. American Psychiatric Association, Washington
2. Corcos M (2011) L'homme selon DSM: Le nouvel ordre psychiatrique. Editions Albin Michel
3. Cosgrove L, Krimsky S (2012) A comparison of DSM-IV and DSM-5 panel members' financial associations with industry: a pernicious problem persists. PLoS Med 9(3):e1001190. doi:10.1371/journal.pmed.1001190 PMEDICINE-D-11-03049 [pii]
4. Hariri AR, Lewis DA (2006) Genetics and the future of clinical psychiatry. Am J Psychiatry 163(10):1676–1678. doi:10.1176/appi.ajp.163.10.1676 [pii]
5. Mayberg HS (2009) Targeted electrode-based modulation of neural circuits for depression. J Clin Invest 119(4):717–725. doi:10.1172/JCI38454 [pii]
6. Pepper J, Hariz M (2012) Anterior capsulotomy versus dbs for obsessive compulsive disorder: a review of the literature. XXth congress of the European society for stereotactic and functional neurosurgery, Cascais, Portugal
7. Martin E, Jeanmonod D, Morel A, Zadicario E, Werner B (2009) High-intensity focused ultrasound for noninvasive functional neurosurgery. Ann Neurol 66(6):858–861. doi:10.1002/ana.21801
8. Lozano A (2012) Functional neurosurgery—an illustrious past, an exciting future. XXth congress of the European society for stereotactic and functional neurosurgery, Cascais, Portugal
9. Medel R, Monteith SJ, Elias WJ, Eames M, Snell J, Sheehan JP et al (2012) Magnetic resonance-guided focused ultrasound surgery: part 2: a review of current and future applications. Neurosurgery 71(4):755–763. doi:10.1227/NEU.0b013e3182672ac9
10. Nuttin B, Cosyns P, Demeulemeester H, Gybels J, Meyerson B (1999) Electrical stimulation in anterior limbs of internal capsules in patients with obsessive-compulsive disorder. Lancet 354(9189):1526. doi:10.1016/S0140-6736(99)02376-4 [pii]

---

[1] 为了了解更多信息，请阅读 Bienvenue en Transhumanie（Welcome to Transhumania），by Geneviève Ferone and Jean-Didier Vincent（Grasset，290 p.）。在技术力量及伦理和政治层面做了非常精彩的工作。

11. Mallet L, Mesnage V, Houeto JL, Pelissolo A, Yelnik J, Behar C et al (2002) Compulsions, Parkinson's disease, and stimulation. Lancet 360(9342):1302–1304. doi:10.1016/S0140-6736(02)11339-0 [pii]
12. Fontaine D, Mattei V, Borg M, von Langsdorff D, Magnie MN, Chanalet S et al (2004) Effect of subthalamic nucleus stimulation on obsessive-compulsive disorder in a patient with Parkinson disease. Case report. J Neurosurg 100(6):1084–1086. doi:10.3171/jns.2004.100.6.1084
13. Mallet L, Polosan M, Jaafari N, Baup N, Welter ML, Fontaine D et al (2008) Subthalamic nucleus stimulation in severe obsessive-compulsive disorder. N Engl J Med 359(20):2121–2134. doi:10.1056/NEJMoa0708514 359/20/2121 [pii]
14. Baumeister AA (2006) Serendipity and the cerebral localization of pleasure. J Hist Neurosci 15(2):92–98. doi:10.1080/09647040500274879 Q68T775847306678 [pii]
15. Benabid AL, Torres N (2012) New targets for DBS. Parkinsonism Relat Disord 8(Suppl 1):S21–S23. doi:10.1016/S1353-8020(11)70009-8 S1353-8020(11)70009-8 [pii]
16. Benabid AL (2006) Attention, la psychochirurgie est de retour. Revue de neurologie 162(8):797–799
17. Drevets WC, Price JL, Simpson JR, Todd RD, Reich T, Vannier M et al (1997) Subgenual prefrontal cortex abnormalities in mood disorders. Nature 386(6627):824–827. doi:10.1038/386824a0
18. Mayberg HS, Lozano AM, Voon V, McNeely HE, Seminowicz D, Hamani C et al (2005) Deep brain stimulation for treatment-resistant depression. Neuron 45(5):651–660. doi:10.1016/j.neuron.2005.02.014
19. Abosch A, Yacoub E, Ugurbil K, Harel N (2010) An assessment of current brain targets for deep brain stimulation surgery with susceptibility-weighted imaging at 7 tesla. Neurosurgery 67(6):1745–1756, discussion 56. doi:10.1227/NEU.0b013e3181f74105 00006123-201012000-00041 [pii]
20. Metzger CD, Eckert U, Steiner J, Sartorius A, Buchmann JE, Stadler J et al (2010) High field FMRI reveals thalamocortical integration of segregated cognitive and emotional processing in mediodorsal and intralaminar thalamic nuclei. Front Neuroanat 4:138. doi:10.3389/fnana.2010.00138
21. Lenglet C, Abosch A, Yacoub E, de Martino F, Sapiro G, Harel N (2012) Comprehensive in vivo mapping of the human basal ganglia and thalamic connectome in individuals using 7T MRI. PLoS One 7(1):e29153. doi:10.1371/journal.pone.0029153 PONE-D-11-12474 [pii]
22. Halmi KA, Tozzi F, Thornton LM, Crow S, Fichter MM, Kaplan AS et al (2005) The relation among perfectionism, obsessive-compulsive personality disorder and obsessive-compulsive disorder in individuals with eating disorders. Int J Eat Disord 38(4):371–374. doi:10.1002/eat.20190
23. Milanfranchi A, Marazziti D, Pfanner C, Presta S, Lensi P, Ravagli S et al (1995) Comorbidity in obsessive-compulsive disorder: focus on depression. Eur Psychiatry 10(8):379–382. doi:10.1016/0924-9338(96)80341-5 0924-9338(96)80341-5 [pii]
24. Thimann J, Gauthier JW (1959) The management of depression in alcoholism and drug addiction. J Clin Exp Psychopathol Q Rev Psychiatry Neurol 20:320–325
25. Elder JB, Hoh DJ, Oh BC, Heller AC, Liu CY, Apuzzo ML (2008) The future of cerebral surgery: a kaleidoscope of opportunities. Neurosurgery 62(6 Suppl 3):1555–1579; discussion 79–82. doi:10.1227/01.neu.0000333820.33143.0d 00006123-200806001-00062 [pii]
26. Elder JB, Liu CY, Apuzzo ML (2008) Neurosurgery in the realm of 10(-9), part 2: applications of nanotechnology to neurosurgery-present and future. Neurosurgery 62(2):269–284; discussion 84–5. doi:10.1227/01.neu.0000315995.73269.c3 00006123-200802000-00009 [pii]
27. Li J, Andrews RJ (2007) Trimodal nanoelectrode array for precise deep brain stimulation: prospects of a new technology based on carbon nanofiber arrays. Acta Neurochir Suppl 97(Pt 2):537–545
28. Mazzatenta A, Giugliano M, Campidelli S, Gambazzi L, Businaro L, Markram H et al (2007) Interfacing neurons with carbon nanotubes: electrical signal transfer and synaptic stimulation

in cultured brain circuits. J Neurosci 27(26):6931–6936. doi:10.1523/JNEUROSCI.1051-07.2007 27/26/6931 [pii]
29. Kopp N. Neuroéthique et nanotechnologies (2007) In: Hervé C (ed) La nanomédecine: Enjeux éthiques, juridiques et normatifs. Dalloz, Paris, pp 142–156
30. Llina R, Walton K, Hunter M, Nakao I, Anquetil P (2005) Neuro-vascular central nervous recording/stimulating system: using nanotechnology probes. J Nanopart Res 7:111–127
31. Andrews RJ (2010) Neuromodulation: advances in the next decade. Ann N Y Acad Sci 1199:212–220. doi:10.1111/j.1749-6632.2009.05380.x NYAS5380 [pii]
32. Roco MC, Bainbridge WS (2003) Converging technologies for improving human performance: nanotechnology, biotechnology, information technology and cognitive science. Kluwer Academic Publishers, Dordrecht
33. Venton BJ, Zhang H, Garris PA, Phillips PE, Sulzer D, Wightman RM (2003) Real-time decoding of dopamine concentration changes in the caudate-putamen during tonic and phasic firing. J Neurochem 87(5):1284–1295. doi:2109 [pii]
34. Robinson DL, Venton BJ, Heien ML, Wightman RM (2003) Detecting subsecond dopamine release with fast-scan cyclic voltammetry in vivo. Clin Chem 49(10):1763–1773
35. Gradinaru V, Thompson KR, Zhang F, Mogri M, Kay K, Schneider MB et al (2007) Targeting and readout strategies for fast optical neural control in vitro and in vivo. J Neurosci 27(52):14231–14238. doi:10.1523/JNEUROSCI.3578-07.2007 27/52/14231 [pii]
36. Han MH, Friedman AK (2012) Virogenetic and optogenetic mechanisms to define potential therapeutic targets in psychiatric disorders. Neuropharmacology 62(1):89–100. doi:10.1016/j.neuropharm.2011.09.009
37. Lobo MK, Nestler EJ (2012) Covington HE, III. Potential utility of optogenetics in the study of depression. Biol Psychiatry 71(12):1068–1074. doi:10.1016/j.biopsych.2011.12.026
38. Vernier P (2011) L'impact et les enjeux des nouvelles technologies d'exploration et de thérapie du cerveau (Rapport). In: Rapports d'office parlementaire Apdj, editor. Sénat, République Française
39. Heller AC, Amar AP, Liu CY, Apuzzo ML (2006) Surgery of the mind and mood: a mosaic of issues in time and evolution. Neurosurgery 59(4):720–733; discussion 33–9 doi:10.1227/01.NEU.0000240227.72514.27 00006123-200610000-00003 [pii]
40. Robison RA, Taghva A, Liu CY, Apuzzo ML (2012) Surgery of the mind, mood, and conscious state: an idea in evolution. World Neurosurg doi:10.1016/j.wneu.2012.03.005 S1878-8750(12)00345-2 [pii]
41. Deisseroth K (2012) Optogenetics and psychiatry: applications, challenges, and opportunities. Biol Psychiatry 71(12):1030–1032. doi:10.1016/j.biopsych.2011.12.021
42. Minet P (2012) L'optogénétique gagne tous les organes. La recherche (460)
43. Axer M, Amunts K, Grassel D, Palm C, Dammers J, Axer H, Pietrzyk U, Zilles K (2011) A novel approach to the human connectome: ultra-high resolution mapping of fiber tracts in the brain. Neuroimage 54:1091–1101
44. Cammoun L, Gigandet X, Meskaldji D, Thiran JP, Sporns O, Do KQ, Maeder P, Meuli R, Hagmann P (2012) Mapping the human connectome at multiple scales with diffusion spectrum MRI. J Neurosci Methods 203:386–397
45. Toga AW, Clark KA, Thompson PM, Shattuck DW, Van Horn JD (2012) Mapping the human connectome. Neurosurgery 71:1–5
46. Vance A (2010) In pursuit of a mind map slice by slice. New York Times, New York
47. Hamani C, McAndrews MP, Cohn M, Oh M, Zumsteg D, Shapiro CM et al (2008) Memory enhancement induced by hypothalamic/fornix deep brain stimulation. Ann Neurol 63(1):119–123. doi:10.1002/ana.21295
48. Suthana N, Haneef Z, Stern J, Mukamel R, Behnke E, Knowlton B et al (2012) Memory enhancement and deep-brain stimulation of the entorhinal area. N Engl J Med 366(6):502–510. doi:10.1056/NEJMoa1107212
49. Han JH, Kushner SA, Yiu AP, Hsiang HL, Buch T, Waisman A et al (2009) Selective erasure of a fear memory. Science 323(5920):1492–1496. doi:10.1126/science.1164139 323/5920/1492 [pii]

50. Gross D (2010) Traditional vs. modern neuroenhancement: notes from a medico-ethical and societal perspective. In: Fangerau H, Fegert J, Trapp T (eds) Implanted minds: the neuroethics of intracerebral stem cell transplantation and deep brain stimulation. Transcript Verlag, London, pp 291–311
51. Laxton AW, Tang-Wai DF, McAndrews MP, Zumsteg D, Wennberg R, Keren R et al (2010) A phase I trial of deep brain stimulation of memory circuits in Alzheimer's disease. Ann Neurol 68(4):521–534. doi:10.1002/ana.22089
52. Neuner I, Podoll K, Janouschek H, Michel TM, Sheldrick AJ, Schneider F (2009) From psychosurgery to neuromodulation: deep brain stimulation for intractable Tourette syndrome. World J Biol Psychiatry 10(4 Pt 2):366–376. doi:10.1080/15622970802513317 905440831 [pii]
53. Nguyen-Vu TD, Chen H, Cassell AM, Andrews R, Meyyappan M, Li J (2006) Vertically aligned carbon nanofiber arrays: an advance toward electrical-neural interfaces. Small 2(1):89–94. doi:10.1002/smll.200500175
54. Green JE, Choi JW, Boukai A, Bunimovich Y, Johnston-Halperin E, DeIonno E et al (2007) A 160-kilobit molecular electronic memory patterned at 10(11) bits per square centimetre. Nature 445(7126):414–417. doi:10.1038/nature05462 nature05462 [pii]
55. He W, Bellamkonda RV (2005) Nanoscale neuro-integrative coatings for neural implants. Biomaterials 26(16):2983–2990. doi:10.1016/j.biomaterials.2004.08.021 S0142-9612(04)00770-7 [pii]
56. He W, McConnell GC, Bellamkonda RV (2006) Nanoscale laminin coating modulates cortical scarring response around implanted silicon microelectrode arrays. J Neural Eng 3(4):316–326. doi:10.1088/1741-2560/3/4/009 S1741-2560(06)31677-1 [pii]

结束语

2006年的一篇文章[1]使用了极具煽动性的题目，“注意，精神外科回来了!”深部脑刺激之父 Alim-Louis Benabid 讲道，“精神外科有责任重新开发用于缓解患者病痛的治疗方法。患者往往会因为精神疾病而被社会、家庭排斥，失去自己的尊严。”格勒诺布尔的知名神经外科专家警告道，“精神外科的复兴给了我们神经外科医生、患者、内科医生及科学家们第二次机会。尽最大可能使用它们并用好它们是我们的责任。我们有责任避免再次因为我们的失误和缺乏判断力导致它的失败并带来一个黑暗的新时代。”精神外科的前进之路不会平坦，我们很难逃离之前它所背负的历史争议。而一些作者提议将精神外科改名为“神经调控”，但是这种文字游戏没有任何意义。正相反，它使得让公众了解精神外科现有发展的努力付之东流，与20世纪50年代的脑叶切断术不同的是，目前的干预手段已经不等同于对患者人格的肢解。在未来的发展中，如果不注意基本的伦理原则，极有可能会造成该技术的滥用。这些过去的错误和意识形态以及科技恐慌可能带来的谴责，使得精神外科的前景并不明朗。但是，这个学科也许可以为改善数千万身患精神疾病却又缺乏治疗的患者的生活提供新的出路。为了发扬精神外科技术，未来我们需要严格的监督。因此，很有必要在这本书的结尾部分强调相关的安全措施，因为正如 Marwan Hariz 警告的“如果不考虑安全措施，深部脑刺激用于精神病理学的前景注定是一片黑暗[2]。”

首先，这些技术只能用在较少数非侵入治疗失败的重性精神障碍患者身上。

其次，这些治疗必须经过有一定权威性的多学科团队的讨论，并以

---

1 Benabid, A. L. 2006. ‘‘Beware psychosurgery is back’’ (Attention, la psychochirurgie est de retour). Revue de neurologie 162: 797–799

2 Hariz MI, and Hariz GM (2012) Hyping deep brain stimulation in psychiatry could lead to its demise. BMJ 345: e5447.

集体决议的方式批准适应证。

再次，独立的伦理机构必须确保基本的生命伦理学原则得到尊重。自由参与、知情同意及利益冲突的问题需要最大程度的警惕。

只有民主才能保证这些伦理机构必要的独立。精神外科与政治秩序是密不可分的[1]。如同媒体可以是民主之下用于解放的工具，也可以是专政之下用于独裁的工具一样，精神外科作为一种治疗的手段或操控的工具，也能被善良或邪恶地使用。为了应对这样的危险，我们的社会必须对该领域现有的进步及其在全世界的应用情况拥有最大透明度的知情权。

1 Breggin, P. R. 1975. Psychosurgery for political purposes. Duquesne Law Rev 13: 841-862 et Delgado, J. M. R. 1969. Physical control of the mind; toward a psychocivilized society, 1st edn. Harper & Row, New York.

后记

我们正处在神经外科治疗精神疾病复兴的时代前沿。与过去的神经毁损相反，精神外科新纪元的关键词是“神经调控”。神经调控利用了一项外科技术——深部脑刺激。这项新的技术因为非破坏性、可适应性，尤其是“可逆性”而被推进和接受。精神外科包括立体定向精神外科毁损手术，其曾被拒之门外，因为就像习语所说的泼洗澡水的时候将婴儿也一同泼出去一样。现在通过“神经调控”的窗口，精神外科又重新返回到大众的视野。“神经调控”的名字只是一种伪装，旨在向大众保证这项“现代手术”是无害的、温和的。

神经外科医生 Marc Lévêque 的这本书最大的贡献就是将这个非毁损手术的新兴时代放在历史的、科学的和伦理的背景下解读。读这本书就像在读一本文集，或更像是在读一本横跨一个多世纪的精神外科领域的百科全书。这是一本前所未有的博学著作，以学术的、科学的方式展现了一门学科，大量地引经据典、旁征博引。如果有一本书适用于对该领域感兴趣的任何专业的人读的话，那么就是这本书。

该领域的进展如何呢？正如书中所描述的，人们可能会对现代深部脑刺激治疗精神疾病的现状反思。1999 年，深部脑刺激已被倡导用于治疗强迫症和抽动秽语综合征。数年后，深部脑刺激又被用于治疗重度抑郁症。如今，已有公开发表的 8 个靶点脑区可以用于深部脑刺激治疗强迫症，10 个靶点脑区用于治疗抽动秽语综合征，9 个靶点脑区用于治疗抑郁症。这些靶点脑区互相重叠。然而，尽管在过去的 14 年里，该领域发表了大量的科学论文，但却没有建立深部脑刺激的靶点脑区以及精神适应证。尽管在这三种重性精神疾病中对深部脑刺激治疗尚缺乏共识，但是深部脑刺激已经被试验和倡导作为一种潜在的治疗方法用于治疗物质成瘾、神经性厌食症、创伤后应激障碍和痴呆。最近，有一个令人震惊的质的飞跃，就是深部脑刺激可以增强正常人的认知功能，而不是被用于疾病治疗。正如近期发表在著名杂志 *BRAIN* 上的一篇文章所言，这个令人震惊的飞跃现在正直达深渊。文章中的“科学家”认为，理论上深部脑刺激可以用于治疗“反社会行为”，改善“道德”！

所有的这些都证实了美国罗得岛州 Joseph H. Friedman 博士在 2004 年的预言。Friedman 当时写道：“既然深部脑刺激意味着精神外科是可逆的，那么我们就不需再担心永久性的伤害。另外，在精神外科已经在很多潜在的情况下都可以被使用的情况下，我们需要担心更多。”

确实，如果该领域继续朝这个方向发展的话，我们也许会有更多需要担心的地方，可能会见证手术治疗精神疾病的另一个挫折。该书很好地阐述了旧时代的深部脑刺激治疗的悲剧，如杜兰大学在 20 世纪 50 年代到 20 世纪 70 年代对深部脑刺激技术的使用。2000 年，Beaumeister 批评其是不道德的（“用过时的标准”）。这场过去的悲剧很可能会成为未来的闹剧。

神经调控不应成为神经操控，所谓的深部脑刺激技术治疗难治性精神疾病也并不总是“可逆的”，本质上也不一定要比实施良好的立体损伤如内囊前肢或扣带回毁损更“符合道德”。正如 Benabid 在 2006 年提出的，深部脑刺激给精神外科带来了“第二次机会”，我们不应使其沦落为一场闹剧。我们应该记住瑞典伟大的神经外科专家 Lars Leksell 的名言：“一个傻子即使手握工具也仍然是一个傻子。” Marc Lévêque 的这本书能使读者对精神外科这个领域及该领域必要的道德和伦理进行反思。对于应用其他非手术治疗方法难以治愈的真正严重的精神病患者，他们可以从这些正当的、实施良好的、经过评估的立体手术即立体深部脑刺激手术或立体定向毁损手术中获益。

Marwan Hariz 教授
功能神经外科主席
英国伦敦皇后广场，伦敦大学神经研究所
瑞典 Umeå 大学立体定向手术客座教授
2013 年 11 月

致谢

这本书是反思精神科、神经外科和伦理的产物。我想感谢 Monique Carton，他的仁爱、人道让我爱上精神科。我要感谢 Patrice Simon，他是我在 Charles Perrens 医院的实习指导老师，让我见识了丰富的精神分析。波尔多的 Jean Guérin、Dominique Liguoro 和伦敦大学的 Thierry Gustin 和 Claude Gilliard 慷慨智慧地帮助我迈开了神经手术的第一步。谢谢你们！在加拿大蒙特利尔和 Michel Bojanowski 共事的两年也是硕果颇丰。他是一位非常优秀的神经外科医师，同时也是一位无与伦比的老师。我们对神经解剖和伦理的讨论……那些法语和施瓦兹的烟熏三明治一样给我营养，我们会在那些无休止的手术之后去吃施瓦兹的烟熏三明治。我要感谢蒙特利尔大学的 Danielle Laudy，她让我注意到医学伦理这个领域，并且让我和她一起教授医学伦理学。蒂莫内的 Jean-Claude Péragut 和 Jean Régis 教我如何做功能神经手术，我非常感谢他们。感谢 Jean-Philippe Azulay，他们鼓励我学习精神外科这个令人着迷、前途无量的领域的更多知识。我要感谢两位著名的精神外科专家 Marwan Hariz 和 Bart Nuttin，他们欢迎我到他们的部门，并且愿意花时间回答我大量的问题。

如果没有 Emmanuel Ly-Batallan、Fabrice Bartholomei、Michel W. Bojanowski、Romain Carron、Monique Carton、C. Rees Cosgrove、Edgar Durand、Alexandre Eusebio、Denys Fontaine、Anne Jilger、Marie-Pierre Fournier-Gosselin、Björn Meyerson、Grégoire Moutel、Mircea Polosan、Raphaëlle Richieri、Napoléon Torres，没有他们机敏的评论和敏锐的洞察，就不可能有这本书的面世。他们慷慨地花费时间反复阅读了这本书。我非常感激 Philippe Cornu 给我的书作序。我从心底里感谢我的朋友 Laurent Alexandre 对本书的建议和我们关于 technomedecine 令人着迷的对话。我很荣幸能及时地被 Nathalie L' Horset-Poulainz 注意，她愿意把我的书收到她的系列里。作为一个年轻的作者，我无比感激。我要谢谢 Charlotte Porcheron，他的画笔完美地表达了我的想法。如果没有 Philippe 的鼓励和 Sophie 温柔的支持，这本书将不会面世。我把它献给我的女儿 Marie。

参考书目

历史

El-Hai J (2005) Thelobotomist: a maverick medical genius and his tragic quest to rid the world of mental illness. Wiley & Hoboken

Freeman W (1942) Psychosurgery. Charles C. Thomas, Baltimore Fulton JF (1951) Frontal Lobotomy and affective behavior: a neurophysiological analysis. Norton Le Beau JC, Gaches M, Rosier J (1954) Psycho-chirurgie et fonctions mentales: techniques— resultats applications physiologiques. Masson, Paris Mark VH, Ervin FR (1970) Violence and the brain. Medical Department., Harper & Row, New

York Pressman JD (2002) Last resort: psychosurgery and the limits of medicine. Cambridge University

Press, Cambridge Puech P, Guilly P, Lairy-Bounes GC (1950) Introduction à la psychochirurgie. Masson Valenstein ES (1974) Brain control. Wiley, New York

Valenstein ES (1986) Great and desperate cures: the rise and decline of psychosurgery and other radical treatments for mental illness. Basic Books, New York

技术

Denys D, Feenstra M, Schuurman R (2012) Deep brain stimulation: a new frontier in psychiatry. Springer, Berlin

Higgins ES, George MS (2008) Brain stimulation therapies for clinicians. American Psychiatric Pub

Kellner CH (2012) Brain stimulation in psychiatry: ECT,

DBS. Cambridge University Press，TMS and Other Modalities

Lisanby SH（2004）Brain Stimulation in psychiatric treatment. American Psychiatric Pub Lozano AM，Gildenberg PL，Tasker RR（2009）Textbook of stereotactic and functional

neurosurgery. Springer，Berlin Winn HR，Youmans JR （2011） Youmans' neurological surgery，6thedn. Saunders，Philadelphia

伦理

Fangerau H，Fegert JM，Trapp T （2010） Implanted minds：the neuroethics of intracerebral stem cell transplantation and deep brain stimulation. Transcript Verlag，Roswitha Gost，Sigrid Nokel

Kleinig J（1985）Ethical issues in psychosurgery. Allen & Unwin，London

原著者简介

MarcLévêque 是法国巴黎 Pitié- Salpêtrière 医院的神经外科医师。当他成为精神科的住院医师后，在成为神经外科医师之前，他曾被委派作为法国驻华大使馆的医师。他曾在比利时鲁汶大学和蒙特利尔大学学习后就职于马赛蒂莫内医院立体定向和功能神经外科部门。Marc Lévêque 已经提出了几个研究模式用于探索深部脑刺激治疗强迫症的方法，并参与一项关于皮质刺激治疗难治性抑郁症的研究。

关于精神外科的最新科学发现、证据、参考文献、图例及视频可以在作者的博客中找到：www. psychochirurgie. info

本书简介

精神外科或手术治疗精神障碍背负着备受争议的过去。随着新的深部脑刺激技术的使用，在过去的10年，精神外科经历了一个非常壮观的复兴。神经调控为治疗精神障碍如抑郁症、强迫症、成瘾和进食障碍提供了新的可能性。这本书呈现了这个不平凡的专业领域的历史，调查研究了现有的技术和伦理挑战。这本书有大量的示意图和详细的解剖图，旨在供那些医学人员及对当今神经科学领域取得的令人着迷的进展感兴趣的人阅读。